受験生の皆さんへ

　過去の問題に取り組む目的は、(1)出題傾向(2)出題方式(3)難易度(4)合格点を知り、これ
からの受験勉強に役立てることにあります。出題傾向などがつかめれば目的は達成したこと
になりますが、それを一歩深く進めるのが、受験対策の極意です。

　せっかく志望校の出題と取り組むのですから、本番に即した受験対策の場に活用すべき
です。どうするのか。

　第一は、実際の入試と同じ制限時間を設定して問題に取り組むこと。試験時間が六十分
なら六十分以内で挑戦し、時間配分を感覚的に身に付ける訓練です。

　二番目は、きっちりとした正答チェック。正解出来なかった問題は、正解できるまで、徹底
的に攻略する心構えが必要です。間違えた場合は、単なるケアレスミスなのか、知識不足が
原因のミスなのか、考え方が根本的に間違えていたためのミスなのか、きちんと確認して、必
ず正解が書けるようにしておく。

　正答が手元にある過去問題にチャレンジしながら、正解できなかった問題をほったらかし
にする受験生もいます。そのような受験生に限って、他の問題集をやっても、間違いを放置
したまま、次の問題、次の問題と単に消化することだけに走っているのではないかと思います。
過去問題であれ問題集であれ、間違えた問題は、正解できるまで必ず何度も何度も繰り返し
チャレンジする。これが必勝の受験勉強法なことをお忘れなく。

入試問題検討委員会

【本書の内容】

1. 本書は過去 10 年間の問題と解答を収録しています。医学科の試験問題です。

2. 英語・数学・物理・化学・生物の問題と解答を収録しています。尚、大学当局より非公表
   の問題は掲載していません。

3. 当社の本書解説執筆陣は、現在直接受験生を教育指導している、すぐれた現場の先
   生方です。

4. 本書は問題の微細な誤りをなくすため、実物の入試問題を各大学より提供を受け、そ
   のまま画像化して印刷しています。

　尚、本書発行にご協力いただきました先生方に、この場を借り、感謝申し上げる次第です。

金 沢 医 科 大 学 ※※※※※※※※※※※※※※※※※※※※※※※※※※※※※※※

目 次

平成30年度

問 題 と 解 答

英 語

問題

前期

30年度

---

1 In each of the following questions ⌐1¬ – ⌐7¬, there is a blank marked ＿＿. Choose the most appropriate answer from each list to complete the sentence.

1 President Johnston told the faculty members that the agreement between the two universities ＿＿ as of September 1, last fall.

① have taken place ② enabled ③ were reached ④ were efficient ⑤ became effective

2 A: Why are you so upset, Erica?
B: It's my Medical History class. I was sure I was going to get a high score. I worked so hard.
A: ＿＿

① That's too bad. That history book is so thick.
② Unfortunately, that's not how they were operated.
③ I know how you feel. I hate it when that happens.
④ How come you never told me about it when you chose that class?
⑤ I don't believe it. You couldn't have finished them already!

3 A: Why can't we use that money now?
B: Mom said that some money should ＿＿ aside for emergencies.

① have left ② have kept ③ be pulled ④ be turned ⑤ be put

4 Have you heard of "emotional abuse"? It's a form of brain-washing ＿＿ slowly takes away the victims' security and trust in themselves and others.

① that ② such that ③ in which ④ as if ⑤ who

5 The Internet has become a major ＿＿ of medical information for many. People go online to search for material on health and medical matters.

① source ② procedure ③ venture ④ attention ⑤ phase

6 ＿＿ the suggestion of the town's chairman of the Board of Education, Mr. Park decided to vote to reject the offer.

① Follow ② Beside ③ Provided ④ Against ⑤ Except

7 Our town is barely capable of maintaining its current number of healthcare professionals. ＿＿ it is struggling more and more with the demands and needs of the growing population.

① Otherwise, ② However, ③ As a result, ④ On the contrary, ⑤ Because

---

2 Read the passage below and answer the questions ⌐8¬ – ⌐16¬ about it. Answer all questions based on what is stated or implied in the passage.

Since the dawn of time, people have thought differently, acted differently, and lived differently from each other. It was guaranteed that someone would ask the question of why people differed—why some people are smarter or more moral— and whether there was something that made them permanently different. Experts ⌐8¬ up on both sides. Some claimed that there was a strong physical basis for these differences, making them unavoidable and unalterable. Through the ages, these <1>alleged physical differences have included phrenology and craniology*, and today, genes.

Others pointed to the strong differences in people's backgrounds, experiences, training, or ways of learning. It may surprise you to know that a big champion of this view was Alfred Binet, the inventor of the IQ test. Wasn't the IQ test meant to summarize children's unchangeable intelligence? In fact, no. Binet, a Frenchman working in Paris in the early twentieth century, designed this test to identify children who were not profiting from the Paris public schools, so that new educational programs could be designed to get (ア)them back on track. Without denying individual differences in children's intellects, he believed that nurture (education and practice) could <2>bring about fundamental changes in intelligence. Here is a quote from one of his major books, *Modern Ideas About Children*, in which he summarizes his work with hundreds of children with learning difficulties:

A few modern philosophers ⌐9¬ that an individual's intelligence is a fixed quantity, a quantity which cannot be increased. We must protest and react against this brutal pessimism*.... With practice, training, and above all, method, we manage to increase our attention, our memory, our judgment and literally to become more intelligent than we were before.

Who is right? Today most experts agree that it's not either-or. It's not nature or nurture, genes or environment. From conception on, there's a constant give and take between the two. In fact, as Gilbert Gottlieb, a famous and respected neuroscientist, put it, not only do genes and environment cooperate as we develop, but genes require input from the environment to work properly.

At the same time, scientists are learning that people have more ⬚10⬚ for lifelong learning and brain development than they ever thought. Of course, each person has a unique genetic endowment*. People may start with different characters and different talents, but it is clear that experience, training, and personal effort take them the rest of the way. Robert Sternberg, the present-day leader in the field of intelligence research, writes that the major factor in whether people achieve expertise is not some fixed prior ability, but purposeful engagement. Or, ⬚11⬚ Binet recognized, it's not always the people who start out the smartest who end up the smartest.

注*：　phrenology and craniology　骨相学や頭蓋学 ；　brutal pessimism　厳しい悲観主義 ；　genetic endowment　遺伝的資質

1. For ⬚8⬚ - ⬚11⬚ in the passage, choose the most appropriate word from each list.

8	① caught	② ran	③ lined	④ held	⑤ walked
9	① command	② afford	③ execute	④ administer	⑤ assert
10	① capacity	② volumes	③ fields	④ substance	⑤ medicines
11	① when	② since	③ has	④ as	⑤ unless

2. For ‹1›alleged and ‹2›bring about, choose ONE answer that is closest in meaning in context from each list.

| 12 | ‹1›alleged | ① supposed | ② reliable | ③ various | ④ complicated | ⑤ established |
| 13 | ‹2›bring about | ① emphasize | ② discover | ③ expose | ④ discharge | ⑤ accomplish |

3. What does (ア)them refer to? Choose ONE answer from the list.

| 14 | ① backgrounds, experiences, training | ② ways of learning | ③ children |
| | ④ public schools | ⑤ individual differences | ⑥ children's intellects |

4. For the questions ⬚15⬚ and ⬚16⬚, choose ONE answer from each list.

⬚15⬚　Why would a reader of this article be surprised about Alfred Binet?

① Because it is commonly believed that his IQ test measures unchangeable intelligence, even though he thought intelligence could be improved.
② Because he invented the IQ test to measure children's intelligence and made a profit by using it in the Paris public schools.
③ Because his IQ test was originally designed to show that education and practice do not have a strong effect on intelligence.
④ Because he strongly claimed that we are able to become more intelligent through protest and reaction to differences.
⑤ Because he was not the only person who wrote that people born with high intelligence should not be called the smartest people.

⬚16⬚　What is the current belief about the cause of the differences between people?

① It is caused by either nature or nurture.
② It is caused by neither nature nor genes.
③ It is caused by both genes and environment.
④ It is caused by conception and cooperation.
⑤ The cause of the differences hasn't been discussed.

3　Read the passage below and answer the questions ⬚17⬚ - ⬚30⬚ about it. Answer all questions based on what is stated or implied in the passage.

The body is a complex organism that has the ability to heal itself, ⬚17⬚ you listen to it and respond with proper nourishment and care. In spite of all the abuse our bodies endure, whether through exposure to environmental toxins*, poor nutrition, cigarette smoking, alcohol consumption, or inactivity, they still usually serve us well for many years before signs of illness may start to appear. Even then, with a little help, (イ)they respond and continue to function.

The human body is the greatest machine on earth. Nerve signals travel through muscles at speeds as fast as 200 miles per hour. The brain puts out enough electric power to light a 20-watt light bulb. If your leg muscles moved as fast as your eye muscles, you could walk really fast. ◄　①　► According to scientists, bone is among the strongest building materials known to humankind.

Think of your body as ⬚18⬚ of millions of tiny little engines. Some of these engines work in unison; some work independently. All are on call twenty-four hours a day. In order for the engines to work properly, they require specific fuels. ◄　②　► If the type of fuel given is the wrong blend, the engine will not perform to its maximum capacity. If the fuel is of a poor grade, the engine may make strange noises and lose power. If the engine is given no fuel at all, it will stop.

The fuel we give our bodies' engines comes directly from the things we consume. ◄　③　► The foods we eat contain nutrients. These nutrients are carbohydrates, lipids*, vitamins, minerals, proteins, and water. It is these nutrients that ⬚19⬚ life by providing us with the basic materials our bodies need to carry on their daily functions.

Individual nutrients differ in form and function, and in the amount needed by the body; however, they are all vital to our health. The actions that involve nutrients ☐20☐ on microscopic levels, and the specific processes differ greatly. Nutrients are involved in all body processes, from fighting infection to repairing tissue to thinking. ◀ ④ ▶ Although nutrients have different specific functions, their common function is to keep us going.

Research has shown that each part of the body contains high concentrations of certain nutrients. A deficiency of those nutrients will cause the body part to function abnormally and eventually break down, and, like dominos, other body parts will follow. ◀ ⑤ ▶ Brain function, memory, skin elasticity*, eyesight, energy, the ratio of fat tissue to lean tissue in the body, and overall health are all indications of how well the body is functioning. With the help of the proper nutrients, exercise, and a balanced diet, we can slow the aging process and greatly improve our chances for a healthier, pain-free, longer life. ◀ ⑥ ▶

If we do not give ourselves the proper nutrients, we can (イ)[___ ___ ___ ___ ___]. Even if we show no signs of illness, we may not necessarily be healthy. It simply may be that we are not yet exhibiting any obvious symptoms of illness. One problem most of us have is that we do not get the nutrients we need from our diets because most of the foods we consume are cooked and/or processed. Cooking food at high temperatures and conventional food processing destroy vital nutrients the body needs to function properly. The organic raw foods that supply these elements are largely missing from today's diet.

The past decade has brought to light much new knowledge about nutrition and its effects on the body, and the role it plays in disease. Phytochemicals* are one example of the results of this research. Phytochemicals are compounds present in plants that make the plants biologically active. All fruits and vegetables contain phytochemicals. However, since few people eat enough fruits and vegetables to get the ideal amount of phytochemicals from diet alone, it is recommended to take some supplements. Phytochemicals are not nutrients in the classic sense, but they determine a plant's color, flavor, and ability to resist disease. Researchers have identified thousands of phytochemicals and also have developed the technology to extract these chemical compounds and (ウ)concentrate them into pills, powders, and capsules. The term "dietary supplement" is often used to ☐21☐ natural compounds like phytochemicals.

Your body's nutritional needs are as unique to you as your appearance is. The first essential step toward wellness is to be sure you are getting the correct amounts of the proper nutrients. By understanding the principles of nutrition and knowing what nutrients you need, you can improve the state of your health, prevent disease, and maintain a harmonious balance in the way nature intended. Eating a healthful and balanced diet and supplementing your diet with appropriate nutrients will help to assure that your organs, cells, and tissues get the fuel they need to operate properly.

注*：　toxins　毒素；　carbohydrates, lipids　炭水化物, 脂質；　elasticity　弾力性；　Phytochemicals　ファイトケミカル（ポリフェノール
　　　等の植物中の化学成分）

1. For ☐17☐ - ☐21☐ in the passage, choose the most appropriate word or phrase from each list.

17	① as though	② if only	③ provided with	④ whereas	⑤ so that
18	① being composed	② composes	③ to compose	④ compose	⑤ component
19	① feed	② sustain	③ depend on	④ undergo	⑤ endure
20	① take place	② carry out	③ put out	④ turn out	⑤ pay off
21	① regard	② grasp	③ test	④ prefer	⑤ define

2. What does (ア)they refer to? Choose ONE answer from the list.

☐22☐　① our bodies　② all the abuse　③ environmental toxins
　　　④ poor nutrition, cigarette smoking, alcohol consumption, or inactivity　⑤ many years

3. Look at the brackets ◀ ① ▶ - ◀ ⑥ ▶, which indicate where the following sentence could be added to the passage. Choose a number from ①-⑥ that indicates where the sentence would best fit.

☐23☐　◀ To keep this from happening, we need a proper diet and appropriate nutritional supplements. ▶

4. For (イ)[___ ___ ___ ___ ___], arrange the phrases ①-⑤ to complete the sentence.

If we do not give ourselves the proper nutrients, we can (イ)[☐24☐ ☐25☐ ☐26☐ ☐27☐ ☐28☐].
　　　① damage　② great harm　③ functions and　④ the body's normal　⑤ cause ourselves

5. In the word (ウ)concentrate, which syllable is most stressed? Choose ONE from ①-③.

☐29☐　(ウ)concentrate　　con · cen · trate
　　　　　　　　　　　　　　① ② ③

6. According to the passage, which TWO of the following statements are FALSE?

☐30☐　① The speed of nerve signals traveling through muscles can be up to 200 miles an hour.
　　　② The form and function of each nutrient vary, but they are all essential to our health.
　　　③ Losing weight is vital to keep our body functioning normally and properly.
　　　④ We could be sick and yet have no obvious signs or symptoms of illness.
　　　⑤ Organic raw foods contain nutrients our bodies need and most people don't eat enough of them.
　　　⑥ Researchers discovered that some fruits and vegetables do not contain phytochemicals.

4 Read the passage below and answer the questions ☐ 31 ☐ – ☐ 44 ☐ about it. <u>Answer all questions based on what is stated or implied in the passage.</u>

First of all, decide on the sort of specialized knowledge you require, and the purpose for which it is needed. To a large extent your major purpose in life, the goal toward which you are working, will help determine what knowledge you need. With this question settled, your next move requires that you have accurate information ☐ 31 ☐ dependable sources of knowledge. The more important of these are:

    (a) One's own experience and education
    (b) Experience and education available through cooperation of others
    (c) Colleges and universities
    (d) Public libraries (through books and journals ☐ 32 ☐ may be found all the knowledge organized by civilization)
    (e) Special training courses (through evening classes and distance-learning courses ☐ 33 ☐ particular)

As knowledge is acquired it must be organized and put into use, for a definite purpose, through practical plans. Knowledge has no value except that which can be gained from its application toward some worthy end. This is one reason why university degrees are not guarantees of successful careers. If you <1>contemplate taking additional schooling, first determine the purpose for which you want the knowledge you are seeking, then learn where this particular sort of knowledge can be obtained from reliable sources.

Successful people, in all <2>callings, never stop acquiring specialized knowledge related to their major purpose, business or profession. Those who are not successful usually make the mistake of believing that the knowledge-acquiring period ends when they finish school. The truth is that schooling does little more than point one in the direction of how to acquire practical knowledge.

Year after year, university careers advisers report that recruiters who come to campuses are chiefly interested in hiring students who have studied in a specialized field such as business management, computer science, mathematics, chemistry, and other areas that prepare them to move rapidly into productive jobs, rather than the liberal arts students, who have broader but unspecialized schooling.

However, there are many students with great potential who did not choose a specialization because they were not sure at age 18 to 20 in what areas they wanted to make their careers. Many of these men and women have a diversified* education as undergraduates, but choose a career-oriented postgraduate qualification. Young readers of this article should not rush into choosing a specialty until they learn enough about what the field involves, its opportunities and its disadvantages.

Most universities and colleges provide information and guidance to students to help them make this key decision. Whether or not such guidance is available, students should explore a variety of fields, read as much as possible about that field and talk with people who currently ☐ 34 ☐ in that work.

Not all careers require degrees. Other types of training are available. Most universities have continuing education programs for people who want specialized knowledge. Some offer (ア)certificate programs in which people wanting to learn a new field or improve their current skills in a particular field can take a series of carefully designed courses to obtain the necessary knowledge. These courses are given in the evening or at weekends and are usually attended by adults rather than college-age students.

Home study programs—often referred to as "distance learning"—are available by (イ)correspondence or through the Internet. One advantage of home study is the flexibility of the program that permits one to study during spare time. Another remarkable advantage (if the provider is carefully chosen) is the fact that most courses offered provide opportunity for students to obtain clarification or additional information by mail or e-mail, which can be of priceless value to those needing specialized knowledge. ☐ 35 ☐ where you live, you can share the benefits. The home study method of training is especially suited to the needs of employed people who find, after leaving school, that they must acquire additional specialized knowledge, but cannot spare the time to go back to school.

The continuously changing economic conditions in our society have made it necessary for thousands of people to find additional, or new, sources of income. For the majority, the solution to their problem may be found only by acquiring specialized knowledge. Many will be forced to change their occupations entirely. When a merchant finds that a certain line of merchandise is not selling, he usually replaces it with another that is in demand. People whose business is that of marketing their services must also be efficient merchants. If their services do not bring adequate returns in one occupation, (ウ)they must change to another, where broader opportunities are available.

People who stop studying merely because they have finished school are forever hopelessly destined to mediocrity*, no matter what their calling. The way to a successful work life is the continuous pursuit of knowledge.

注* :　diversified　多様な ;　mediocrity = the quality or state of being average or not very good

1. For ☐ 31 ☐ – ☐ 35 ☐ in the passage, choose the most appropriate word or phrase from each list.

31	① concern	② concerns	③ to concern	④ concerning	⑤ concerns with
32	① which	② in which	③ where	④ that	⑤ what
33	① by	② on	③ in	④ at	⑤ for
34	① engaging	② engaged	③ are engaged	④ to engage	⑤ being engaged
35	① No matter	② Instead of	③ In regard	④ Nevertheless	⑤ Say the least

2. For <1>contemplate and <2>callings, choose ONE answer that is closest in meaning in context from each list.

| 36 | <1>contemplate | ① apply | ② consider | ③ purchase | ④ appreciate | ⑤ initiate |
| 37 | <2>callings | ① professions | ② visits | ③ namings | ④ orientations | ⑤ titles |

3. In the words (ア)certificate and (イ)correspondence, which syllable is most stressed? Choose ONE from ①-④ for each.

38　(ア) cer · tif · i · cate
　　　① ② ③ ④

39　(イ) cor · re · spond · ence
　　　① ② ③ ④

4. What does (ウ)they refer to? Choose ONE answer from the list.

40　① occupations　② people　③ services　④ opportunities　⑤ returns

5. For the questions 41 – 44, choose ONE answer from each list.

41　What is the first question you should answer when deciding on the type of knowledge that you will need to acquire?

① What is my goal or purpose?
② Where will I be working in the future?
③ Who will I need to contact for information?
④ What college or university should I choose?
⑤ When is the best time to start studying?

42　Why do some people with university degrees not have successful careers?

① They do not make use of the knowledge that they acquired.
② They acquired knowledge from an unreliable source.
③ They stopped acquiring knowledge after entering school.
④ The knowledge that they acquired has no value.
⑤ They acquired knowledge not related to their beliefs.

43　Why don't some people study a specialized field as undergraduates?

① They are too young to have a career at that age.
② The recruiters are interested in undergraduates with a specialty.
③ They will not be able to have productive jobs.
④ They are unsure about their careers at that young age.
⑤ They are unable to get good guidance from universities.

44　Which ONE of the following is mentioned as an advantage of home study?

① It allows people to study when they are not busy.
② E-mail is the most efficient way to acquire additional knowledge.
③ Studying from home ensures possibilities for merchandising.
④ It offers better services than most universities.
⑤ It provides a major source of income.

数 学

問題
前期

30年度

1 2個のさいころ A, B と3枚の硬貨を同時に投げるとき, さいころ A の出る目を a, さいころ B の出る目を b とし, 表が出る硬貨の枚数を c, 裏が出る硬貨の枚数を d とする。これらの値に対して2直線 $\dfrac{x}{a} + \dfrac{y}{b} = 1 \cdots\cdots$ ①, $\dfrac{x}{c+1} + \dfrac{y}{d+1} = 1 \cdots\cdots$ ② を考える。

(1) ①, ②のどちらも点 (2, 0) を通る確率は $\dfrac{\boxed{\text{ア}}}{\boxed{\text{イウ}}}$ である。

(2) ①, ②が一致する確率は $\dfrac{\boxed{\text{エ}}}{\boxed{\text{オカ}}}$ である。

(3) ①と x 軸および y 軸で囲まれた三角形の面積を S_1, ②と x 軸および y 軸で囲まれた三角形の面積を S_2 とするとき, $S_1 = S_2$ になる確率は $\dfrac{\boxed{\text{キ}}}{\boxed{\text{クケ}}}$ である。

(4) (2)の条件以外で①, ②が平行になる確率は $\dfrac{\boxed{\text{コ}}}{\boxed{\text{サシ}}}$ である。

2 i を虚数単位とし, a, b を負の定数とする。複素数 $z = a + bi$ について, z^2 と $3z$ が互いに共役な複素数であるとき, $a = -\dfrac{\boxed{\text{ス}}}{\boxed{\text{セ}}}$, $b = -\dfrac{\boxed{\text{ソ}}\sqrt{\boxed{\text{タ}}}}{\boxed{\text{チ}}}$ であり, $z^3 = \boxed{\text{ツテ}}$ である。次に, s, t を実数の定数とする。3次方程式 $x^3 + 10x^2 + sx + t = 0$ の解の1つが z^2 であるとき, $s = \boxed{\text{トナ}}$, $t = \boxed{\text{ニヌ}}$ であり, この3次方程式は実数解 $x = -\boxed{\text{ネ}}$ をもつ。

③ 平行六面体 OADB – CEGF において，AD, DG の中点をそれぞれ I, J とし，△FIJ の重心を K とするとき，$\overrightarrow{OK} = \dfrac{\boxed{ノ}\ \overrightarrow{OA} + \boxed{ハ}\ \overrightarrow{OB} + \boxed{ヒ}\ \overrightarrow{OC}}{\boxed{フ}}$ である。次に，辺 OA を 3:1 に外分する点を M，辺 OB を 3:2 に内分する点を N とし，平面 CMN と直線 OK の交点を P とするとき，$\overrightarrow{OP} = \dfrac{\boxed{ヘ}\ \overrightarrow{OA} + \boxed{ホ}\ \overrightarrow{OB} + \boxed{マ}\ \overrightarrow{OC}}{\boxed{ミム}}$ であり，線分 OP の長さと線分 OK の長さを最も簡単な整数比で表すと OP : OK = $\boxed{メ}$: $\boxed{モ}$ である。さらに，平面 BDGF と直線 OK の交点を Q とするとき，$\overrightarrow{OQ} = \dfrac{\boxed{ヤ}\ \overrightarrow{OA} + \boxed{ユ}\ \overrightarrow{OB} + \boxed{ヨ}\ \overrightarrow{OC}}{\boxed{ラ}}$ であり，線分 OP の長さと線分 OQ の長さを最も簡単な整数比で表すと OP : OQ = $\boxed{リ}$: $\boxed{ルレ}$ である。

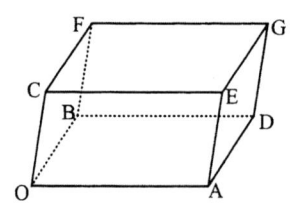

④ a, b, c, d, k を定数とする。関数 $f(x) = \dfrac{ax^2 + bx + c}{x + 2}$ が $x = -3$ で極大値 -1 をとり，$x = k$ で極小値 3 をとるとき，$a = \boxed{ロ}$，$b = \boxed{ワ}$，$c = \boxed{ヲ}$，$k = -\boxed{あ}$ である。曲線 $y = f(x)$ ……① と y 軸の交点を $\mathrm{D}(0, d)$ とするとき，$d = \dfrac{\boxed{い}}{\boxed{う}}$ であり，直線 $y = d$ と ① の，D 以外の交点を E とするとき，E の座標は $\left(-\dfrac{\boxed{え}}{\boxed{お}}, \dfrac{\boxed{い}}{\boxed{う}}\right)$ である。E における ① 上の法線の方程式は $y = \dfrac{\boxed{か}}{\boxed{き}}x + \boxed{く}$ ……② であり，① と ② で囲まれた部分の面積は $\dfrac{\boxed{けこ}}{\boxed{さし}} - \log_e \boxed{す}$ である。

物　理

問題

前期

30年度

次の $\boxed{1}$ ～ $\boxed{4}$ の問題に答えなさい。設問の解答は最も適切な数字，数式，語句またはグラフを指定の解答群より1つ選びなさい。分数形で解答が求められている場合，それ以上約分できない形で答えなさい。

〔解答番号 $\boxed{1}$ ～ $\boxed{59}$ 〕

$\boxed{1}$ 　$\boxed{1}$ ～ $\boxed{12}$ に入る数字をマークしなさい。解答の様式に合わせて適宜小数を四捨五入すること。

（1）真空中の光速はおおよそ $\boxed{1}.0 \times 10^{\boxed{2}}$ [m/s]である。

（2）6種類のクォークのうち，アップ，チャーム，トップは電気素量の $+\dfrac{\boxed{3}}{\boxed{4}}$ 倍の電気量をもつ。

（3）焦点距離 20 cm の凹レンズがある。このレンズの前方 30 cm の位置に物体を置いた。物体の虚像はレンズの前方 $\boxed{5}\boxed{6}$ cm の位置にできる。また，倍率は $\boxed{7}.\boxed{8}$ 倍である。

（4）万有引力定数を 6.7×10^{-11} N·m²/kg²，地球の半径を 6.4×10^{6} m とすると，地球の質量は $\boxed{9}.\boxed{10} \times 10^{\boxed{11}\boxed{12}}$ kg である。ただし，重力加速度の大きさを 9.8 m/s² とし，答えは有効数字2桁で計算しなさい。

$\boxed{2}$ 　図のように，質量 $7M$ [kg] の物体 A が水平台上に置かれ，その上に質量 $2M$ [kg] の物体 B が置かれている。物体 B から水平に張った軽い糸を，質量が無視できる摩擦のない滑車にかけ，その先端に質量 M [kg] の物体 C が鉛直につり下げられている。物体 C の側面は物体 A と接し，上下になめらかにすべることはできるが，離れないような構造になっている。$\boxed{13}$ ～ $\boxed{26}$ に入る数字をマークしなさい。ただし $\boxed{23}$ は符号（＋または−）を選びなさい。

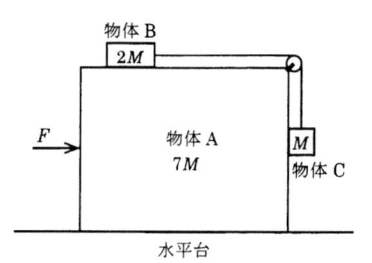

物体 B
2M

F

物体 A
7M

M
物体 C

水平台

（1）物体 A を水平台上に固定し，物体 A と物体 B の間の静止摩擦係数を μ とするとき，物体 B が動き出すための条件は，$\mu \leqq \boxed{13}.\boxed{14}$ である。

（2）物体 A を水平台上に固定し，さらに物体 A と物体 B の間に摩擦がないものとする。水平台から物体 C の底面までの高さが 0.98 m になるように物体 B をおさえ，その状態から手をはなした。物体 C が水平面に達するまでの時間 t [s] は次のように表せる。ただし重力加速度の大きさを 9.8 m/s² として計算しなさい。

$$t = \sqrt{\dfrac{\boxed{15}}{\boxed{16}}} \quad [s]$$

（3）物体 A を水平台上に固定せず，なめらかに動けるようにする。また，物体 A と物体 B の間に摩擦がないものとする。水平台から物体 C の底面までの高さが 1 m になるように物体 B をおさえ，その状態から手をはなした。水平台上から観測した物体 A と物体 C の水平方向の加速度の大きさ α [m/s²] と物体 C の鉛直方向の加速度の大きさ β [m/s²] はそれぞれ次のように表せる。ただし，ここでは重力加速度の大きさを g [m/s²] とする。

$$\alpha = \dfrac{\boxed{17}}{\boxed{18}\boxed{19}} \times g \quad [m/s^2] \qquad\qquad \beta = \dfrac{\boxed{20}}{\boxed{21}\boxed{22}} \times g \quad [m/s^2]$$

物体 C が水平台に達するまでの間の物体 A の変位 x [m] は次のように表せる。ただし水平右向きを正とし，$\boxed{23}$ は符号（＋または−）を選択しなさい。

$$x = \boxed{23}\,\dfrac{\boxed{24}}{\boxed{25}} \quad [m]$$

（4）物体 A が水平台上をなめらかに動けるようにする。また，物体 A と物体 B の間に摩擦がないものとする。図のように，常に一定な力 F [N] を物体 A に対して水平右向きに加えて，物体 A を動かす。このとき物体 B と物体 C から手をはなしていても，物体 B と物体 C が物体 A に対して動かないようにしたい。そのときの F は次のように表せる。ただし，ここでも重力加速度の大きさを g [m/s²] とする。

$$F = \boxed{26} \times Mg \quad [N]$$

3　なめらかに動くピストンの付いたシリンダー内に，1 mol の単原子分子からなる理想気体を封入し，図に示すように A→B→C→A の経路で直線的にゆっくりと状態を変化させた。状態 A は圧力 P_0，体積 V_0，絶対温度 T_0 である。状態 B は圧力 $3P_0$ で体積が V_0，状態 C は圧力 P_0 で体積が $3V_0$ である。気体定数を R として，以下の問いに答えなさい。 27 ～ 43 に入る数字をマークしなさい。ただし， 29 と 40 は解答群から選び， 32 と 34 は符号（＋または−）を選びなさい。

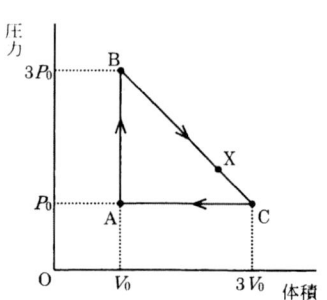

（1）状態 A の内部エネルギーUは次式で示される。

$$U = \frac{\boxed{27}}{\boxed{28}} \times RT_0$$

（2）経路 A→B→C→A の過程で，気体のとる温度が最高になるのは 29 のときである。そのときの温度 $T_{\max}$ と体積 $V_{T\max}$ はそれぞれ次式で示される。

$$T_{\max} = \boxed{30} \times T_0 \qquad\qquad V_{T\max} = \boxed{31} \times V_0$$

（3）経路 B→C の過程で，気体が外部にした仕事を W_{BC}，経路 C→A の過程で，気体が外部にした仕事を W_{CA} とする。W_{BC} と W_{CA} はそれぞれ次式で示される。ただし，気体が外部にした仕事を正として， 32 と 34 は符号（＋または−）を選択しなさい。

$$W_{BC} = \boxed{32}\,\boxed{33} \times P_0 V_0 \qquad\qquad W_{CA} = \boxed{34}\,\boxed{35} \times P_0 V_0$$

（4）経路 B→C の過程で，状態 B から図に示す状態 X までは気体は熱を吸収し，状態 X から状態 C までは気体は熱を放出する。このとき，状態 X の体積 V_X と状態 B から状態 X までに吸収される熱量 Q_{BX} はそれぞれ次式で示される。

$$V_X = \frac{\boxed{36}}{\boxed{37}} \times V_0 \qquad\qquad Q_{BX} = \frac{\boxed{38}}{\boxed{39}} \times P_0 V_0$$

（5）熱効率は，1 サイクルの間に気体が 40 として表される。したがって経路 A→B→C→A の熱効率は $\dfrac{\boxed{41}}{\boxed{42}\,\boxed{43}}$ である。

29 の解答群

① 状態 A 　　　② 状態 B 　　　③ 状態 C

④ 経路 AB 間のある一点 　　　⑤ 経路 BC 間のある一点 　　　⑥ 経路 CA 間のある一点

40 の解答群

① 吸収した熱量と放出した熱量の差のうち，仕事に変換した割合

② 吸収した熱量のうち，仕事に変換した割合

③ 放出した熱量のうち，仕事に変換した割合

④ 吸収した熱量と放出した熱量の和のうち，仕事に変換した割合

4　右図のような，荷電粒子を加速する装置（サイクロトロン）の原理を考えてみよう。内部が中空で半円形の2つの電極 D_1 と D_2 が真空中で水平に向かい合わせて設置されている（図1）。D_1 および D_2 の半径は R_0 であり，両電極間にはすき間（ギャップと呼ぶ）がある。ギャップは R_0 に比べて十分に小さいものとする。電極全体に一様で一定な磁束密度 B の磁場（磁界）が鉛直上向きにかかっているが，ギャップでの磁場（磁界）はないものとする。また，重力は無視できるものとする。

　　D_1 が正極，D_2 が負極となるように電圧 V がかけられているとき，D_1 の半円の中心部に置いたイオン源から，電荷 $2q$ $(q > 0)$，質量 $3m$ の荷電粒子が初速0で放出された。電圧 V による電極間の電場（電界）は一様で一定であると仮定する。電場（電界）の向きは荷電粒子が電極内を半周するたびに反転し，ギャップを通過する荷電粒子は大きさ V の電圧で常に加速されるものとする（図2）。 44 ～ 59 に入る数字をマークしなさい。ただし， 50 は解答群から選びなさい。

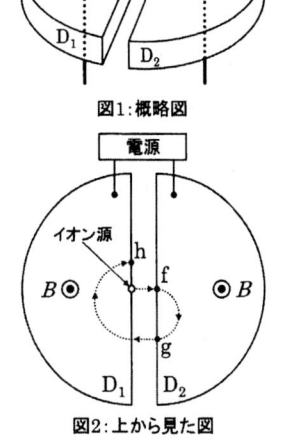

図1：概略図

図2：上から見た図

（1）荷電粒子がギャップを一度通過することによって得られる運動エネルギーは 44 $\times qV$ である。

（2）荷電粒子が点 f に到達したときの速さ v_f は 45 $\times \sqrt{\dfrac{qV}{\boxed{46}\,m}}$ である。

（3）荷電粒子は D_2 内で円運動を行う（図2の点 f から点 g の経路）。この円運動の半径は $\dfrac{1}{B} \times \sqrt{\dfrac{\boxed{47}\,mV}{q}}$ である。また，荷電粒子が D_2 内を通過するのに要する時間は $\dfrac{\boxed{48}\,\pi m}{\boxed{49}\,qB}$ である。

（4）イオン源から放出された荷電粒子が，図2に示された点線の経路を通って点 h に至るまでの速さの変化をグラフに表すと，最も適切なグラフは 50 である。

（5）加速が繰り返されることによって荷電粒子の円運動の半径は次第に大きくなる。円運動の半径が R $(R < R_0)$ になったときの荷電粒子の速さ v_R，このときの荷電粒子が持つエネルギー E_R，ギャップで加速された回数 n_R はそれぞれ以下の式で表される。

$$v_R = \frac{\boxed{51}\,qBR}{\boxed{52}\,m} \qquad E_R = \frac{\boxed{53}\,(qBR)^{\boxed{54}}}{\boxed{55}\,m} \qquad n_R = \frac{q\,(BR)^{\boxed{56}}}{\boxed{57}\,mV}$$

　　このようにして加速された荷電粒子は，がん診断のための PET（陽電子断層撮影）検査で用いられる放射性同位体の生成に利用されている。PET 検査で用いるフッ素の放射性同位体 $^{\boxed{58}\boxed{59}}_{9}\mathrm{F}$ は，酸素の同位体 $^{18}_{8}\mathrm{O}$ に荷電粒子を当てることにより生成されており，以下の反応式で表される。$^{18}_{8}\mathrm{O} + {}^{1}_{1}\mathrm{H} \rightarrow {}^{\boxed{58}\boxed{59}}_{9}\mathrm{F} + {}^{1}_{0}\mathrm{n}$

50 の解答群　グラフの横軸は時間とし，縦軸は荷電粒子の速さとする。※横軸と縦軸の目盛りはすべてのグラフで同じものとする。

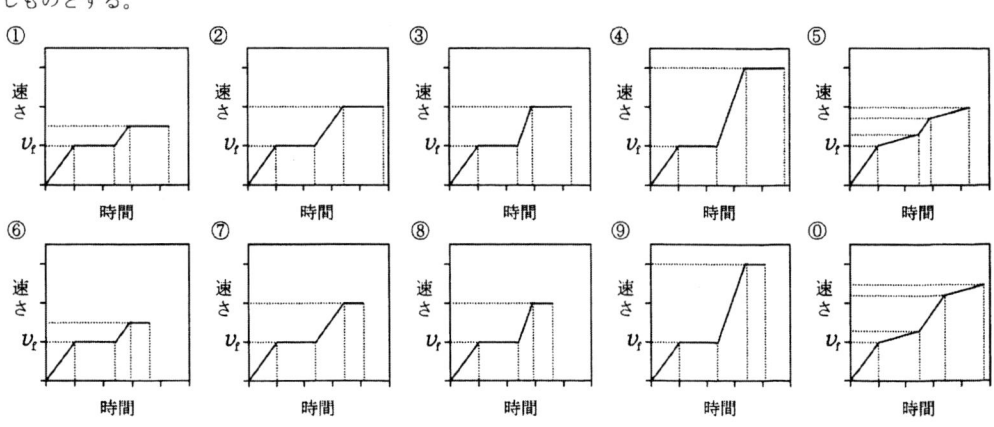

化 学

問題

前期

30年度

次の（1）～（12）の設問に答えなさい。設問に特別指示のないものについては，解答群の中から答えとして適したものを1つ選びなさい。指示のある設問については，それに従って答えなさい。複数選択の指示がある場合は，同一の解答欄に複数マークしなさい。数値の解答は，指定されている桁に従い解答すること。〔解答番号 $\boxed{1}$ ～ $\boxed{57}$ 〕

必要があれば次の値を用いなさい。
原子量 H：1 C：12 N：14 O：16 Ne：20 Na：23 S：32 Cl：35.5 K：39 Ag：108
気体定数 $R = 8.3 \times 10^3$ Pa·L/(mol·K) アボガドロ定数 $N_A = 6.0 \times 10^{23}$ /mol

（1）a～cの物質量を比較して，大きいものから小さいものへ順に並べると正しいものはどれか。 $\boxed{1}$
   a ナトリウムイオン 8.0×10^{23} 個を含む炭酸ナトリウムの物質量
   b 水素原子 9.0×10^{23} 個を含むアンモニアの物質量
   c 分子数が 5.0×10^{23} 個のネオンの物質量
   ① a＞b＞c ② a＞c＞b ③ b＞a＞c ④ b＞c＞a ⑤ c＞a＞b ⑥ c＞b＞a

（2）a～dの記述について，正誤の組合せ（a, b, c, dの順）として正しいものはどれか。 $\boxed{2}$
   a 典型元素では，同族元素の原子の最外殻の電子配置は同じである。
   b アルカリ金属元素の原子は，ハロゲン元素の原子とイオン結合しやすい。
   c オキソニウムイオンの酸素原子と水素原子は，すべて同一平面上にある。
   d 同じ周期の元素の中では，第1イオン化エネルギーは1族で最も小さく，18族で最も大きい。
   ① 正，誤，誤，正 ② 正，誤，誤，誤 ③ 正，正，誤，誤 ④ 正，正，正，誤 ⑤ 正，正，誤，正
   ⑥ 誤，正，正，誤 ⑦ 誤，正，正，正 ⑧ 誤，誤，正，正 ⑨ 誤，誤，誤，正 ⓪ 誤，誤，正，誤

（3）気体に関する（i），（ii）の問いに答えなさい。
   （i）空気を窒素と酸素からなる混合気体（体積比4：1）として，空気の平均分子量を求めなさい。 $\boxed{3}$ $\boxed{4}$. $\boxed{5}$
   （ii）次の気体の中から空気よりも軽いものをすべて選びなさい。 $\boxed{6}$
   ① CH_4 ② C_3H_8 ③ Cl_2 ④ CO_2 ⑤ HCl ⑥ H_2S ⑦ NH_3 ⑧ NO_2

（4）次の記述のうち，誤っているものをすべて選びなさい。 $\boxed{7}$
   ① ドライアイスでは，分子間の結合も原子間の結合も共有結合である。
   ② 塩化カルシウムの結晶はイオン結合からなる。
   ③ カーボンナノチューブは炭素原子同士が共有結合でつながっており，電気の伝導性がある。
   ④ 単体の銅では，原子の価電子が自由電子として自由に動くので，電気の良導体である。
   ⑤ ダイヤモンドは共有結合の結晶であり，融点が高く非常に固い。
   ⑥ イオン結晶に含まれる陽イオンと陰イオンの数は必ず等しい。

（5）実験を行う際の注意点を示した次の記述のうち，不適切なものをすべて選びなさい。 $\boxed{8}$
   ① 濃硫酸は水に触れると大量の熱を発するので，水で希釈する際には，水に少しずつ濃硫酸を加える。
   ② 濃アンモニア水の容器を開栓する際は蒸気を吸わないようにしなければいけないが，濃塩酸や濃硝酸は開栓する際に注意する必要はない。
   ③ 体積を精密に測定するためのガラス器具（メスフラスコやホールピペットなど）は，洗浄後乾燥器に入れて加熱し，完全に乾かして用いる。
   ④ エーテル類など沸点が低い有機化合物を扱う際には，火を近づけない。
   ⑤ 毒物・劇物と表示してある試薬の水溶液をホールピペットやメスピペットで吸い上げる場合は，安全ピペッターを使用する。

（6）次の記述のうち，正しいものをすべて選びなさい。 $\boxed{9}$
   ① アミノ酸とタンパク質の水溶液は，いずれもニンヒドリン反応を示す。
   ② 等電点のpHでアミノ酸の水溶液を電気泳動させると，アミノ酸はどちらの極にも移動しない。
   ③ α-アミノ酸は，分子中のアミノ基とカルボキシ基が異なる炭素原子に結合している。
   ④ すべてのアミノ酸には光学異性体が存在する。
   ⑤ タンパク質は熱や酸で変性するが，これはペプチド結合が切断されるためである。

（7）シュウ酸標準溶液（0.050 mol / L）を調製するための 1 ～ 4 の操作を示した。（ i ）～（ iii ）の問いに答えなさい。

操作 1　シュウ酸二水和物の結晶 X g を秤量びんに正確にはかり取る。

操作 2　はかり取ったシュウ酸二水和物の結晶を 200 mL の（A）に移す。さらに秤量びんの内部を純水でよく洗い，洗液を（A）に加える。およそ 100 mL の純水を加え，ガラス棒でよく混ぜて完全に溶かす。

操作 3　200 mL の（B）に操作 2 で調製した溶液を入れる。（A）内とガラス棒を少量の純水で洗浄し，この洗液も加える。（B）に純水を，初めは（C）で，終わりは（D）で加えて標線にメニスカスの底の位置を合わせる。

操作 4　ガラスの共栓をしてよく振り混ぜ，水溶液の濃度が均一になるようにする。

（ i ）文章中の（A）～（D）に当てはまる器具の組合せ（A, B, C, D の順）として最も適切なものはどれか。　$\boxed{10}$

① ビーカー, ビーカー, 洗びん, 駒込ピペット　　② ビーカー, メスシリンダー, 洗びん, 駒込ピペット
③ メスシリンダー, メスフラスコ, 洗びん, 駒込ピペット　　④ ビーカー, メスフラスコ, 洗びん, 駒込ピペット
⑤ ビーカー, メスフラスコ, 洗びん, ビーカー　　⑥ ビーカー, ビーカー, 駒込ピペット, 洗びん
⑦ ビーカー, メスシリンダー, 駒込ピペット, 洗びん　　⑧ ビーカー, メスフラスコ, 駒込ピペット, 洗びん

（ ii ）操作 1 ではかり取るシュウ酸二水和物の結晶の量（X g）を求めなさい。　$\boxed{11}$. $\boxed{12}$ $\boxed{13}$ g

（ iii ）操作 4 で調製したシュウ酸標準溶液を使って，2.0×10^{-3} mol / L シュウ酸水溶液を 200 mL つくるとすると，シュウ酸標準溶液は何 mL 必要か。なお，5.0 mL のような場合は，$\boxed{0}$ $\boxed{5}$. $\boxed{0}$ としてマークしなさい。　$\boxed{14}$ $\boxed{15}$. $\boxed{16}$ mL

（8）次の文を読み，（ i ）～（ iii ）の問いに答えなさい。

メタンと一酸化炭素の混合気体を 27℃，1.0×10^5 Pa で 12.45 L とり，これを完全燃焼させたところ，384.7 kJ の熱量が発生し，14.4 g の水が生じた。

ただし，H_2O（液体），CO（気体），CO_2（気体），CH_4（気体）の生成反応の熱化学方程式は，それぞれ次の通りである。

H_2（気体）$+ \frac{1}{2} O_2$（気体）$= H_2O$（液体）$+ 286$ kJ

C（黒鉛）$+ \frac{1}{2} O_2$（気体）$= CO$（気体）$+ 111$ kJ

C（黒鉛）$+ O_2$（気体）$= CO_2$（気体）$+ 394$ kJ

C（黒鉛）$+ 2 H_2$（気体）$= CH_4$（気体）$+ 75.0$ kJ

（ i ）上記の熱化学方程式からメタンの燃焼熱を求めなさい。　$\boxed{17}$ $\boxed{18}$ $\boxed{19}$ kJ

（ ii ）混合気体中のメタンおよび一酸化炭素の物質量をそれぞれ求めなさい。

メタン：$\boxed{20}$. $\boxed{21}$ $\boxed{22}$ mol　　　一酸化炭素：$\boxed{23}$. $\boxed{24}$ $\boxed{25}$ mol

（ iii ）メタンの生成反応の熱化学方程式を用いて，C–H の結合エネルギーを求めなさい。ただし，H–H の結合エネルギーを 435 kJ / mol，炭素（黒鉛）をばらばらの原子にするのに必要なエネルギーを 720 kJ / mol とする。　$\boxed{26}$ $\boxed{27}$ $\boxed{28}$ kJ

（9）次の文を読み，（ i ），（ ii ）の問いに答えなさい。

水溶液 X 中の塩化物イオンの濃度を調べるために，1 ～ 3 の操作を行った。

操作 1　コニカルビーカーに 25.0 mL の水溶液 X を正確にはかり取り，希硝酸を加えて酸性にした。この溶液に，0.100 mol / L の硝酸銀水溶液をビュレットから少しずつ滴下した。溶液に新たな沈殿が生じなくなってから，数 mL の硝酸銀水溶液を過剰に加えた。最終的に滴下した硝酸銀水溶液は 15.00 mL であった。

操作 2　コニカルビーカーの内容物をろ過し，沈殿を取り除いた。沈殿を洗浄した液は，ろ液と一緒に新しいコニカルビーカーに集めた。

操作 3　操作 2 で集めた溶液に，指示薬として鉄（Ⅲ）イオンを含む酸性水溶液を少量加えた。この溶液をよく振り混ぜながら，0.100 mol / L のチオシアン酸カリウム水溶液で滴定した。白色のチオシアン酸銀（AgSCN）がほぼ沈殿し終わった後に，過剰となったチオシアン酸イオンが鉄（Ⅲ）イオンと錯イオンをつくって赤色に呈色するので，滴定の終点を知ることができる。終点までに要したチオシアン酸カリウム水溶液は 4.80 mL であった。

（ i ）操作 3 において，指示薬として適切なものをすべて選びなさい。　$\boxed{29}$

① $Fe(CH_3COO)_2$　　② $FeCl_2$　　③ $Fe(NH_4)(SO_4)_2$　　④ $Fe(NO_3)_3$　　⑤ $FeSO_4$

（ ii ）操作 3 より，操作 2 で集めた溶液中に含まれる銀イオンの物質量は $\boxed{30}$. $\boxed{31}$ $\boxed{32}$ $\times 10^{-\boxed{33}}$ mol となる。また，ろ過して除いた沈殿の質量は $\boxed{34}$. $\boxed{35}$ $\boxed{36}$ $\times 10^{-\boxed{37}}$ g となる。

以上のことから，水溶液 X 中の塩化物イオンの濃度を求めると，$\boxed{38}$. $\boxed{39}$ $\boxed{40}$ $\times 10^{-\boxed{41}}$ mol / L と算出される。

$\boxed{30}$ ～ $\boxed{41}$ に入る数字として適するものをマークしなさい。

(10) 次の文を読み，（ⅰ）～（ⅲ）の問いに答えなさい。

分子式が $C_4H_8O_2$ で表される A ～ D の 4 種の有機化合物がある。これらの化合物の性質を以下のように調べた。

実験 1　A ～ D をそれぞれ試験管にとり，等量の水と混合したところ，A のみが均一な液体となり，残りの 3 種は 2 層に分離した。

実験 2　B ～ D をそれぞれ試験管にとり，ヨウ素と水酸化ナトリウム溶液を加えて水浴中で加熱したところ，B と C からは黄色の沈殿が生成したが，D には変化が見られなかった。

実験 3　アンモニア性硝酸銀溶液を入れた試験管を 2 本用意し，B と C をそれぞれ加えて水浴中で加熱したところ，B は試験管の内壁が鏡のような状態になったが，C には変化が起こらなかった。

（ⅰ）化合物 A ～ D の構造式はそれぞれどれか。　A: 42 ，B: 43 ，C: 44 ，D: 45

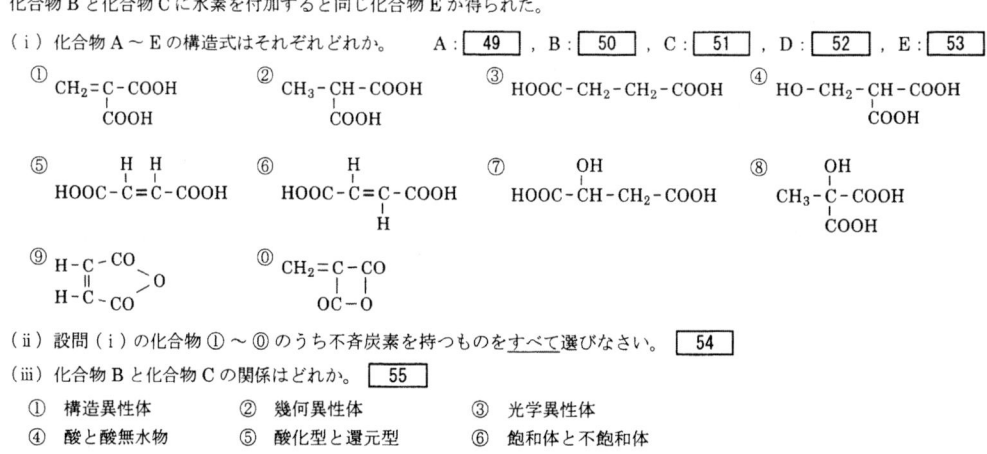

（ⅱ）実験 2，実験 3 の反応の名称を選びなさい。　実験 2: 46 ，実験 3: 47

①　キサントプロテイン反応　　②　ニンヒドリン反応　　③　バイルシュタイン反応　　④　フェーリング反応
⑤　ヨウ素デンプン反応　　⑥　ヨードホルム反応　　⑦　銀鏡反応

（ⅲ）実験 3 の反応で検出された官能基を選びなさい。　48

①　第一級アルコールのヒドロキシ基　　②　第二級アルコールのヒドロキシ基
③　第三級アルコールのヒドロキシ基　　④　アミノ基　　⑤　アルデヒド基　　⑥　エーテル結合
⑦　エステル結合　　⑧　カルボキシ基　　⑨　ケトン基　　⓪　ニトロ基

(11) 次の文を読み，（ⅰ）～（ⅲ）の問いに答えなさい。

化合物 A は，1 つのヒドロキシ基と 2 つのカルボキシ基をもち，分子式は $C_4H_6O_5$ で表される。この化合物に脱水反応を行ったところ，いずれも分子式 $C_4H_4O_4$ で表される化合物 B と化合物 C の混合物が得られた。分離した化合物 B と化合物 C に対し，さらに脱水反応を行ったところ，化合物 B は変化しなかったが，化合物 C からは化合物 D が生成した。化合物 B と化合物 C に水素を付加すると同じ化合物 E が得られた。

（ⅰ）化合物 A ～ E の構造式はそれぞれどれか。　A: 49 ，B: 50 ，C: 51 ，D: 52 ，E: 53

①　$CH_2=C-COOH$　　②　$CH_3-CH-COOH$　　③　$HOOC-CH_2-CH_2-COOH$　　④　$HO-CH_2-CH-COOH$
　　　｜　　　　　　　　　　　　｜　　　　　　　　　　　　　　　　　　　　　　　　　　　　　　　　　　　　｜
　　COOH　　　　　　　　　　COOH　　　　　　　　　　　　　　　　　　　　　　　　　　　　　　　COOH

⑤　$HOOC-\overset{H}{\underset{}{C}}=\overset{H}{\underset{}{C}}-COOH$　　⑥　$HOOC-\overset{H}{\underset{}{C}}=\overset{}{\underset{H}{C}}-COOH$　　⑦　$HOOC-\overset{OH}{\underset{}{CH}}-CH_2-COOH$　　⑧　$CH_3-\overset{OH}{\underset{}{C}}-COOH$
　　COOH

⑨　$\overset{H-C-CO}{\underset{H-C-CO}{}}>O$　　⓪　$\overset{CH_2=C-CO}{\underset{OC-O}{}}$

（ⅱ）設問（ⅰ）の化合物 ①～⓪ のうち不斉炭素を持つものをすべて選びなさい。　54

（ⅲ）化合物 B と化合物 C の関係はどれか。　55

①　構造異性体　　②　幾何異性体　　③　光学異性体
④　酸と酸無水物　　⑤　酸化型と還元型　　⑥　飽和体と不飽和体

(12) 次の化合物 a, b それぞれに当てはまる記述をすべて選びなさい。　a: 56 ，b: 57

a　グルコース　　　b　マルトース

①　1 分子に含まれる酸素原子の数は 6 である。
②　単糖 2 分子が脱水結合した分子である。
③　単糖が多数脱水重合した高分子である。
④　デンプンをアミラーゼで処理すると生じる。
⑤　ヨウ素溶液を加えると青～青紫色を呈する。
⑥　そのままの水溶液でフェーリング液を還元する。
⑦　そのままの水溶液はフェーリング液を還元しないが，希硫酸を加えて加熱した後中和した水溶液はフェーリング液を還元する。

生　物

問題

前期

次の 1 ～ 3 の問題に答えなさい。設問に特別指示のないものについては，解答群の中から答えとして適したものを1つ選びなさい。指示のある設問については，それに従って答えなさい。複数選択の指示がある場合は，同一の解答欄に複数マークしなさい。〔 解答番号 1 ～ 31 〕

1　次の（1）～（12）の設問に答えなさい。

（1）唾液アミラーゼを一定量の基質とともに37℃，pH 7で反応させたところ，生成物の量は時間とともに増加し，Aの値に達すると変化しなくなった（右図）。Aの値を増加させる条件を選びなさい。
　　　1

① 温度を3℃上げる。　　　　　② 温度を3℃下げる。
③ pHを6にする。　　　　　　④ pHを8にする。
⑤ 基質の量を増加させる。　　　⑥ 基質の量を減少させる。
⑦ 唾液アミラーゼの量を増加させる。　⑧ 唾液アミラーゼの量を減少させる。

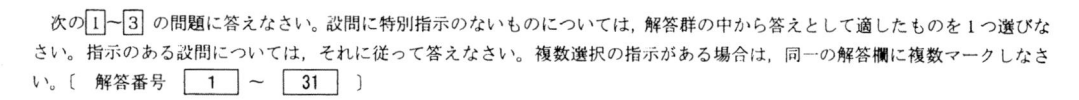

（2）ヒトでは，呼吸によりタンパク質1gが分解されると，1.0Lの酸素が消費され，160mgの窒素が尿中に排出される。また，タンパク質が呼吸基質の場合の呼吸商は0.8である。一定時間で28.0Lの酸素を吸収し，23.6Lの二酸化炭素を放出して尿中に1280mgの窒素を排出した場合，タンパク質以外の基質の呼吸商は 2 . 3 4 と算出される。 2 ～ 4 に適する数字をマークしなさい。なお，尿中の窒素はすべてタンパク質の分解により生じたものとする。

（3）下図は，遺伝子発現の過程における各塩基やアミノ酸の配列の関係を模式的に示している。塩基番号1～3（破線四角）に当てはまる塩基をそれぞれ選びなさい。
　　　塩基番号1： 5 ，塩基番号2： 6 ，塩基番号3： 7

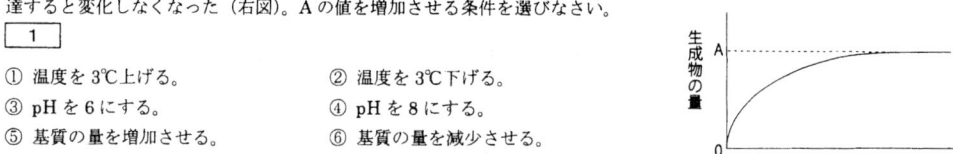

　　　① G　　② A　　③ T　　④ U　　⑤ C

（4）設問（3）のDNAにおいて，塩基番号12の塩基が欠失した場合，「トリプトファン」は何に置換されるか。適切なものを選びなさい。なお，欠失した結果，終止コドンができ，翻訳が終わる場合は⓪を選択しなさい。 8

　　　① セリン　　② トレオニン　　③ システイン　　④ チロシン　　⑤ 変化なし

（5）近年，目的のDNA領域を短時間で増幅できるPCR法が普及し，遺伝子工学に広く応用されている。増幅させたい領域を含むDNAが反応液中に1分子だけ存在するとき，このPCR法を用いて 10^6 倍以上に増やすためには，少なくとも 9 10 サイクルの反応が必要となる。 9 ， 10 に適する数字をマークしなさい。なお，解答が3サイクルのように一桁の数の場合， 0 3 として選びなさい。

（6）恒温動物は，外界の温度が変化しても体温を一定範囲に保つことができる。体温が下がった場合，各臓器や筋肉，皮膚などに指令が出され，体内の発熱量を増加させる。このために分泌されるホルモンとして適切なものを3つ選びなさい。 11

　　　① バソプレシン　　　② 鉱質コルチコイド　　③ チロキシン　　④ アドレナリン
　　　⑤ パラトルモン　　　⑥ 糖質コルチコイド

（7）カエルの成長過程において，オタマジャクシから成体への変態を促進するホルモンを選びなさい。 12

　　　① $C_{15}H_{11}I_4NO_4$　　② $C_{10}H_{16}N_5O_{13}P_3$　　③ $C_6H_{13}NO_2$　　④ $C_5H_{11}NO_2S$　　⑤ $C_{11}H_{12}N_2O_2$

（8）イネのなかまの植物の幼葉鞘を用いた光屈性に関する実験の記述として適切なものを選びなさい。なお，①～④は横から光をあてている。 [13]

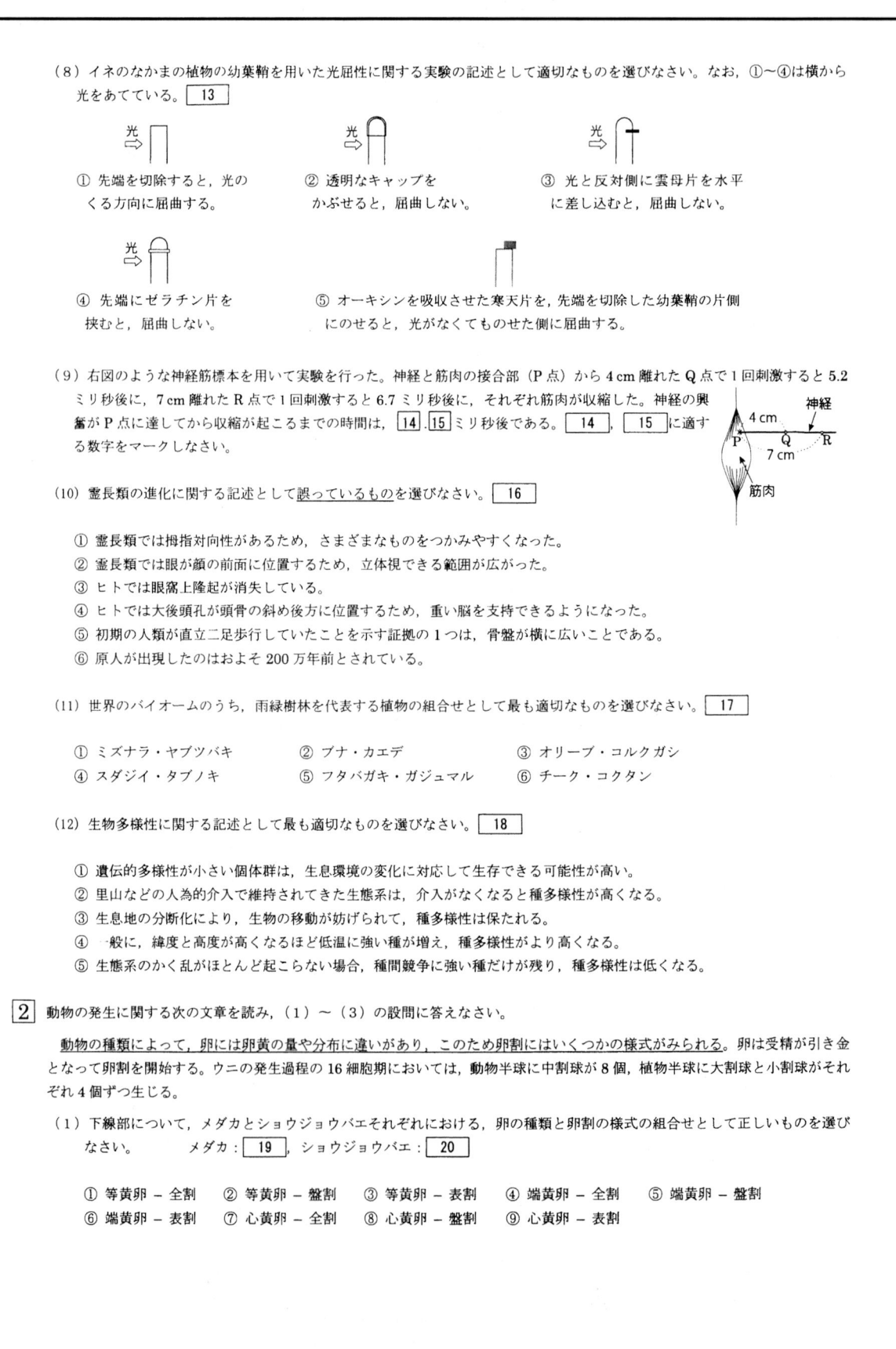

① 先端を切除すると，光のくる方向に屈曲する。

② 透明なキャップをかぶせると，屈曲しない。

③ 光と反対側に雲母片を水平に差し込むと，屈曲しない。

④ 先端にゼラチン片を挟むと，屈曲しない。

⑤ オーキシンを吸収させた寒天片を，先端を切除した幼葉鞘の片側にのせると，光がなくてものせた側に屈曲する。

（9）右図のような神経筋標本を用いて実験を行った。神経と筋肉の接合部（P点）から 4 cm 離れた Q 点で 1 回刺激すると 5.2 ミリ秒後に，7 cm 離れた R 点で 1 回刺激すると 6.7 ミリ秒後に，それぞれ筋肉が収縮した。神経の興奮が P 点に達してから収縮が起こるまでの時間は，[14].[15] ミリ秒後である。[14]，[15] に適する数字をマークしなさい。

（10）霊長類の進化に関する記述として誤っているものを選びなさい。 [16]

① 霊長類では拇指対向性があるため，さまざまなものをつかみやすくなった。
② 霊長類では眼が顔の前面に位置するため，立体視できる範囲が広がった。
③ ヒトでは眼窩上隆起が消失している。
④ ヒトでは大後頭孔が頭骨の斜め後方に位置するため，重い脳を支持できるようになった。
⑤ 初期の人類が直立二足歩行していたことを示す証拠の 1 つは，骨盤が横に広いことである。
⑥ 原人が出現したのはおよそ 200 万年前とされている。

（11）世界のバイオームのうち，雨緑樹林を代表する植物の組合せとして最も適切なものを選びなさい。 [17]

① ミズナラ・ヤブツバキ
② ブナ・カエデ
③ オリーブ・コルクガシ
④ スダジイ・タブノキ
⑤ フタバガキ・ガジュマル
⑥ チーク・コクタン

（12）生物多様性に関する記述として最も適切なものを選びなさい。 [18]

① 遺伝的多様性が小さい個体群は，生息環境の変化に対応して生存できる可能性が高い。
② 里山などの人為的介入で維持されてきた生態系は，介入がなくなると種多様性が高くなる。
③ 生息地の分断化により，生物の移動が妨げられて，種多様性は保たれる。
④ 一般に，緯度と高度が高くなるほど低温に強い種が増え，種多様性がより高くなる。
⑤ 生態系のかく乱がほとんど起こらない場合，種間競争に強い種だけが残り，種多様性は低くなる。

2 動物の発生に関する次の文章を読み，（1）～（3）の設問に答えなさい。

　動物の種類によって，卵には卵黄の量や分布に違いがあり，このため卵割にはいくつかの様式がみられる。卵は受精が引き金となって卵割を開始する。ウニの発生過程の 16 細胞期においては，動物半球に中割球が 8 個，植物半球に大割球と小割球がそれぞれ 4 個ずつ生じる。

（1）下線部について，メダカとショウジョウバエそれぞれにおける，卵の種類と卵割の様式の組合せとして正しいものを選びなさい。　　メダカ：[19]，ショウジョウバエ：[20]

① 等黄卵 – 全割　② 等黄卵 – 盤割　③ 等黄卵 – 表割　④ 端黄卵 – 全割　⑤ 端黄卵 – 盤割
⑥ 端黄卵 – 表割　⑦ 心黄卵 – 全割　⑧ 心黄卵 – 盤割　⑨ 心黄卵 – 表割

（2）ウニの発生過程に関する記述として最も適切なものを選びなさい。　21　※

①　一次間充織細胞が生じるのは桑実胚期である。　　　②　ふ化が起こるのは桑実胚期である。
③　胞胚内部の空所は卵割腔とよばれる。　　　　　　　④　原口は将来の口になる。
⑤　二次間充織細胞は 16 細胞期の植物半球の細胞に由来する。　⑥　プルテウス幼生を経て，プリズム幼生となる。

※この問題の正答は、当初最も適切なものとして選択肢⑤を正答とするものであったが、その後選択肢③も誤りと判断するの
が難しいことが判明したため、選択肢③か⑤のいずれかを選べば正解とする。

（3）ウニの卵と初期胚の性質を調べるために，以下の実験を行った。問 1 と問 2 に答えなさい。

実験 1：図 1（A）のように，未受精卵を動物極と植物極を通る面で分割し，それぞれを受精させると，いずれも完全な幼
　　　　生になった。一方，図 1（B）のように，赤道面で分割して動物極側と植物極側の卵片をそれぞれ受精させると，動
　　　　物極側の卵片は外胚葉のみからなる永久胞胚に，植物極側の卵片は不完全な幼生になった。

実験 2：図 2 のような，16 細胞期の割球を分離する実験により以下の結果が得られた。

　　　【a】中割球のみで発生を続けさせると，外胚葉のみからなる永久胞胚になった。
　　　【b】小割球のみで発生を続けさせると，骨片をつくる中胚葉細胞になった。
　　　【c】中割球と大割球を組み合わせて発生を続けさせると，三胚葉を含むほぼ正常な胚になった。
　　　【d】発生に影響を与えない色素で小割球を標識し，細胞の運命を追跡できるようにした。これを大割球，中割球と
　　　　　組み合わせて発生を続けさせると，三胚葉を含む正常な胚となり，骨片をつくる中胚葉細胞はすべて色素を含
　　　　　んでいた。

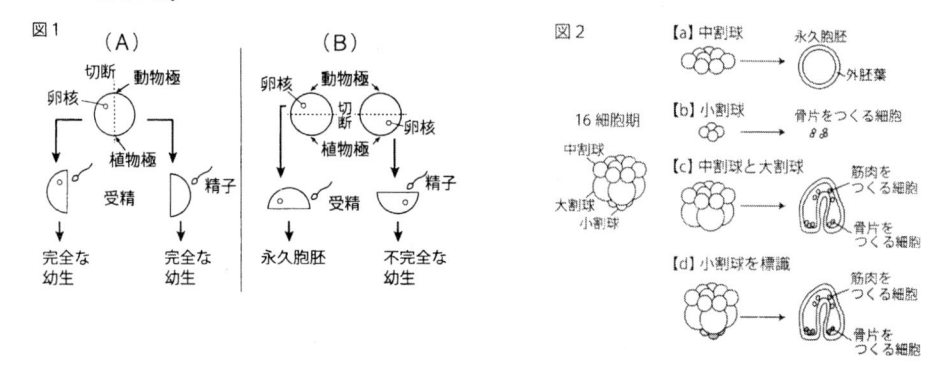

問 1　実験 1 の結果から考えられることとして適切なものを 2 つ選びなさい。　22

①　ウニ胚は単相でも完全な幼生まで発生できる。
②　8 細胞期の割球を 1 つずつに分離すると，各割球は完全な幼生になると考えられる。
③　8 細胞期の割球を 1 つずつに分離し，動物極側の割球 1 つと植物側の割球 1 つを組み合わせると，完全な幼生になる
　　と考えられる。
④　未受精卵の動物半球には，内胚葉と中胚葉に運命づける物質が含まれる。
⑤　未受精卵の細胞質には，発生に必要な物質が動物極と植物極を結ぶ軸に沿って均一に分布する。

問 2　実験 2 の結果に関する考察として最も適切なものを選びなさい。　23

①　中割球は大割球と組み合わさると，大割球からの誘導により予定運命を変更して外胚葉を形成すると考えられる。
②　小割球は大割球と組み合わさると，大割球からの誘導により予定運命を変更して骨片をつくる中胚葉細胞になると考
　　えられる。
③　中割球と大割球は，小割球と組み合わさると，骨片をつくる中胚葉細胞にならないと考えられる。
④　中割球と大割球は，小割球と組み合わされないと，内胚葉を形成することはできないと考えられる。
⑤　骨片をつくる中胚葉細胞になる能力をもつのは小割球だけである。

3 免疫に関する次の文章を読み，（1）～（4）の設問に答えなさい。

　はしか等の感染症に一度かかると二度目はかからないか，かかっても病状が軽くてすむことが知られている。ウイルスや細菌などの微生物を異物（抗原）として認識し，これらの抗原に対する抗体が産生されることがその理由の１つである。現在これを応用し，ア弱毒化した病原体を体内に注射することにより病気の予防に役立てている。また，抗原の認識には樹状細胞やマクロファージの持つ MHC とよばれる膜タンパク質が重要な役割を果たしている。

（1）図1は抗体の構造を模式的に表したものである。マウスとウサギに同じ病原体を注射し抗体を作らせたとき，マウスの抗体とウサギの抗体とで，立体構造が常に異なる部分は図1のaとbのどちらか。また，抗体と結合した抗原を食作用によって排除する役割をもつ細胞は何か。正しい組合せを選びなさい。 24

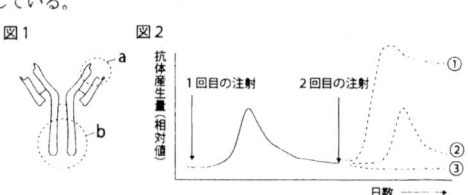

図1　図2

① a－T細胞　　② a－B細胞　　③ a－マクロファージ　　④ a－樹状細胞
⑤ b－T細胞　　⑥ b－B細胞　　⑦ b－マクロファージ　　⑧ b－樹状細胞

（2）下線部アの原理を知るために，マウスに物質Xを注射し，産生された抗体が減少した数週間後に，2回目の注射をする実験を行った。2回目の注射には，1回目と同じ物質Xを注射するか，または物質Xとは構造の異なる物質Yを注射する，2通りを行った（図2）。問1と問2に答えなさい。

　　　問1　2回目に物質Xを注射した場合，物質Xと物質Yに対する抗体の産生量はそれぞれどのようになるか。
　　　　　図2の①～③から選びなさい。　　物質Xに対する抗体： 25 ，物質Yに対する抗体： 26

　　　問2　2回目に物質Yを注射した場合，物質Xと物質Yに対する抗体の産生量はそれぞれどのようになるか。
　　　　　図2の①～③から選びなさい。　　物質Xに対する抗体： 27 ，物質Yに対する抗体： 28

（3）下線部イについて，異なる系統のマウスを用いて皮膚移植実験を行った。各系統の MHC 遺伝子型をそれぞれ QQ, RR とする。これら2つの系統のマウスどうしを親（P）として交配し，雑種第1代（F₁），雑種第2代（F₂）を得た。Pのどちらかの皮膚をF₂に移植した場合を考えると，拒絶されず，生着する率は 29 30 ％となる。 29 ， 30 に適する数字をマークしなさい。なお，解答が5%のような一桁の数の場合， 0 5 として選びなさい。

（4）抗原と抗体の反応を，以下のような実験により観察した。【実験1】で得られた抗原Aと血清Aを，寒天ゲルにあけた Ⅰ と Ⅱ の穴にそれぞれ入れて一晩放置すると，寒天ゲルに浸透し拡散した抗原と抗体が特異的に結合して沈降線が現れる（図3）。さらに【実験2】および【実験3】を行ったとき，図4と5のような結果が得られた。

【実験1】ウサギに抗原Aを注射して体内で抗体が作られるまで待ったあと，採血して血清Aを得た。

【実験2】実験1のウサギにさらに抗原BとCを注射し，体内で抗体が作られるまで待ったあと，採血して血清Dを得た。

【実験3】寒天ゲルに3つの穴をあけ，各穴に抗原A，B，Cと血清Dのいずれかを入れ放置したとき，図4，5のようにそれぞれ特徴的な沈降線が観察された。

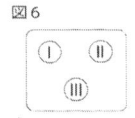

図3　沈降線　寒天ゲル
上から見た図　寒天にあけた穴　横から見た図
Ⅰの穴に抗原Aを入れる
Ⅱの穴に血清Dを入れる

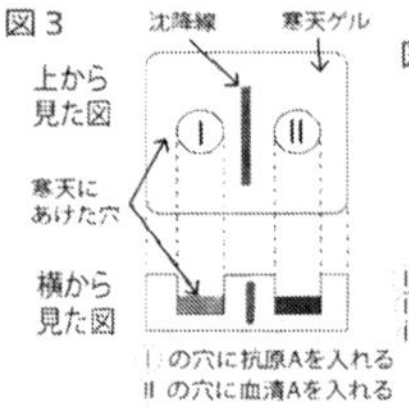

図4　Ⅰの穴に抗原Aを入れる　Ⅱの穴に抗原Bを入れる　Ⅲの穴に血清Dを入れる

図5　Ⅰの穴に抗原Aを入れる　Ⅱの穴に抗原Cを入れる　Ⅲの穴に血清Dを入れる

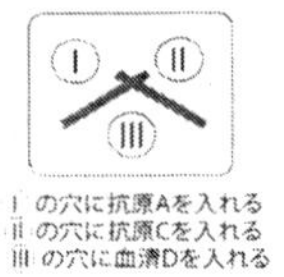

図6　Ⅰの穴に抗原Bを入れる　Ⅱの穴に抗原Cを入れる　Ⅲの穴に血清Dを入れる

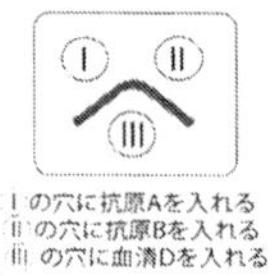

　図6のように，Ⅰ と Ⅱ の穴にそれぞれ抗原BとC，Ⅲ の穴に血清Dを入れて一晩放置した場合，どのような結果が得られると考えられるか。適切なものを選びなさい。 31

　　① 抗原Bと血清Dの間にのみ沈降線ができる。
　　② 抗原Cと血清Dの間にのみ沈降線ができる。
　　③ どちらの間にも沈降線はできない。
　　④ 抗原B，Cの両方で血清Dとの間に沈降線ができ，図4のように融合する。
　　⑤ 抗原B，Cの両方で血清Dとの間に沈降線ができ，図5のように交さする。

英　語

問題

30年度

1　Read the passage below and answer the questions [1] – [7] about it. <u>Answer all questions based on what is stated or implied in the passage.</u>

　　For at least 50 years, the many health risks of smoking have been clear. Despite this, many people throughout the world are smokers. [1] a person starts smoking, the addictive* power of nicotine is strong. But why do young people start smoking? Some may want to look mature or "cool," to be accepted by friends, or to [2] against authority. Some smokers mistakenly believe that the habit helps them control their weight; others admit they simply enjoy the feeling that nicotine can provide. Because of the unhealthy side effects of smoking, people often look for **(ア)** <u>alternatives</u>, which explains the growing popularity of electronic cigarettes (e-cigs).

　　E-cigs are often designed to look like real cigarettes, but instead of tobacco, they contain a cartridge filled with an "e-liquid" that consists mainly of nicotine plus propylene glycol or vegetable glycerin*. When the device is used, a battery heats the liquid, turning **(イ)** <u>it</u> into a steam that can be breathed in. Often an LED light at the tip glows, imitating a lit cigarette. There's no cigarette smell, though, because no tobacco is burning.

　　Manufacturers claim that the steam from an e-cig is much safer than cigarette smoke. The nicotine content of e-liquids can be quite variable, and a variety of contaminants* including metals and trace levels of certain carcinogens* have been detected. And while some smokers say using e-cigs helped them quit cigarettes, health authorities worry that people who first get into the habit of using e-cigs might **(ウ)** "graduate" to smoking.

　　Another concern is that [3] companies claim they aren't marketing to children, some nicotine solutions contain flavors such as vanilla, chocolate, and even cotton candy, which could appeal to the very young. In April 2014, a *New York Times* article titled "Selling a Poison by the Barrel" [4] e-liquids as powerful neurotoxins*, which can be deadly when consumed or absorbed through the skin.

注*：　addictive　依存性の；　propylene glycol or vegetable glycerin　プロピレングリコールや植物性グリセリン；
　　　　contaminants　不純物；　carcinogens　発癌物質；　neurotoxins　神経毒

1. For [1] – [4] in the passage, choose the most appropriate answer from each list.

1	① Due to	② Definitely	③ So that	④ Once	⑤ Apparently
2	① disturb	② discourage	③ protect	④ rebel	⑤ trouble
3	① although	② if	③ as if	④ as though	⑤ in spite of
4	① characterizing	② has been characterized		③ characterized	
	④ has characterized	⑤ was characterized			

2. In the word **(ア)** <u>alternatives</u>, which syllable is most stressed? Choose ONE number.

　　[5]　**(ア)** <u>alternatives</u>　　　al · ter · na · tives
　　　　　　　　　　　　　　　　　　　　① ② ③ ④

3. What does **(イ)** <u>it</u> refer to? Choose ONE answer from the list.

　　[6]　① tobacco　　　② cartridge　　　③ propylene glycol or vegetable glycerin
　　　　　　④ device　　　⑤ battery　　　⑥ liquid

4. For **(ウ)** "graduate", choose ONE answer that is closest in meaning in context from the list.

　　[7]　**(ウ)** "graduate"　　① leave school　　　② give up　　　③ advance
　　　　　　　　　　　　　　　　④ receive a degree　　⑤ clash　　　⑥ quit

2　Read the passage below and answer the questions [8] – [14] about it. <u>Answer all questions based on what is stated or implied in the passage.</u>

　　In scientific texts, the authors will begin with the fundamentals of the discipline and build from there. The first few chapters should provide you with most of the background that you will need for all later chapters, so if you are going to spend more time on any one part, make it the beginning. [8] the beginning chapters are usually dull because background information is usually dull. It becomes a lot more exciting when the background you decided to skip shows up on a test, though, so don't leap ahead to the good stuff. Jumping into a difficult textbook midstream is like deciding you are going to become a doctor by practicing surgery on yourself. There are certain things you really need to know, and you are going to get hurt if you don't.

　　Some people view texts as bibles, to remain clean and untouched. ◀ ① ▶ Certainly your library does. ◀ ② ▶ That's because useful reading in scientific texts is done not only with the eyes, but also with a pen. ◀ ③ ▶ Mark up the book, underline, and take notes. ◀ ④ ▶ We cannot emphasize enough that this will improve your reading. ◀ ⑤ ▶ By doing this, you will not only know what is important to study when finals come around, but also where the good examples are that explain abstract principles. ◀ ⑥ ▶ Gravity, for example, is such a vague concept that when explained in abstract terms, it is easily misunderstood. But if you can think of gravity as a giant vacuum, sucking everything toward its center, then all of a sudden you have a concrete image of the effects of gravity, and it becomes easier to remember.

In scientific texts, ideas are usually ⬜9⬜ into one idea per paragraph. Identifying that idea and summarizing it in the margin next to the paragraph is a good idea. In that way, you construct an outline of the chapter while reading it. ⬜10⬜ you need to memorize the important information from the chapter, you have an outline ready, and don't need to waste valuable time constructing one. If this sounds overwhelming, think of the hard work it will save at the end of the semester.

Most specialized texts have their own language, their own specific vocabulary. Do you need to know the precise meaning of every term? Hardly. **<1>** It doesn't hurt to look up words you don't know, especially words that appear over and over in a text. Technical terms have the effect of making you sleepy, feel lost and confused. They may discourage your **<2>** enthusiastic attitude in approaching the study material. Do not let them stop you from being a more effective reader.

1. For ⬜8⬜ – ⬜10⬜ in the passage, choose the most appropriate answer from each list.

8	① Eventually,	② Similarly,	③ Gradually,	④ Hopefully,	⑤ Unfortunately,
9	① breaking	② broken	③ dividing	④ to divide	⑤ separate
10	① What	② Why	③ Which	④ When	⑤ How

2. Look at the brackets ◀ ① ▶ - ◀ ⑥ ▶, which indicate where the following sentence could be added to the passage. Choose a number from ①-⑥ that indicates where the sentence would best fit.

⬜11⬜ ◀ If you are going to use a text often, it is important that you get your own copy. ▶

3. For **<1>** It doesn't hurt and **<2>** enthusiastic, choose ONE answer that is closest in meaning in context from each list.

⬜12⬜ **<1>** It doesn't hurt ① It rarely happens ② No one cares ③ It has no value
④ It is of some benefit ⑤ I wouldn't do it

⬜13⬜ **<2>** enthusiastic ① appealing ② shameful ③ eager ④ withdrawn ⑤ exciting

4. Choose ONE statement that is TRUE from the following list.

⬜14⬜ ① The author thinks it is not a very good idea to skip the beginning of a book even if it may seem uninteresting.
② The most valuable books in school libraries are bibles and they should not be touched.
③ To explain abstract ideas, using examples or images to make them easier to understand is not very useful.
④ Identifying the main ideas while reading each chapter helps the writer to create an outline of the book.
⑤ Although technical terms are very difficult to learn, you will have little trouble memorizing them if you practice every day.

⬜3⬜ Read the passage below and answer the questions ⬜15⬜ – ⬜19⬜ about it. <u>Answer all questions based on what is stated or implied in the passage.</u>

Imagine that you find yourself in a group of six people, engaged in a test of visual perception. You are given a ridiculously simple task. You are supposed to match a particular line, shown on a large white card, to the one that is identical to it in length among three comparison lines projected onto a screen. In the first three rounds of this test, everything proceeds smoothly and easily. People say their matches aloud, in sequence, and everyone agrees. But on the fourth round, something odd happens. The five other people in the group announce their matches before you, and they all make an obvious error. It is now time for you to make your announcement. What will you do? If you are like most people, you think it is easy to predict your behavior in this task. You will say exactly what you think. You are independent-minded and so you will tell the truth. But if you are a human, and you really participated in the experiment, you might follow those who preceded you, and say what they say, thus ignoring the evidence of your own senses.

In the 1950s, Solomon Asch, a brilliant social psychologist, conducted a series of experiments in just this manner. When asked to decide on their own, without seeing judgments from others, people almost never made a mistake, since the test was easy. But when everyone else gave an incorrect answer, people made mistakes more than one-third of the time. Indeed, in a series of twelve questions, nearly three-quarters of people went along with the group at least once, not following the evidence of their own senses. Notice that in Asch's experiments, people were responding to the decisions of strangers, whom they would probably never see again. They had no particular reason to want those strangers to like them.

Asch's findings seem to capture something universal about humanity. His conformity* experiments have been reproduced and extended in more than 130 experiments from seventeen countries, including Zaire, Germany, Japan, Norway, and Kuwait. The overall pattern of errors, with people agreeing within the group between 20 and 40 percent of the time, does not show huge differences across nations. And though 20 to 40 percent of the time might not seem large, remember that this task was very simple. It is almost as if people can be prompted into identifying a picture of a dog as a cat as long as other people before them have done so.

Why, exactly, do people sometimes ignore the evidence of their own senses? We have already mentioned the two answers. The first involves the information conveyed by people's answers; the second involves peer pressure and the desire not to face the disapproval of the group. In Asch's own studies, several of the people who decided to agree with other group members said, in private interviews, that their initial perceptions must have been wrong. If everyone in the room accepts a certain proposition, or sees things in a certain way, another person might conclude that they are probably right. Remarkably, recent brain-imaging work has suggested that when people conform in Asch-like settings, they actually see the situation as everyone else does.

On the other hand, social scientists generally find less agreement among group members, in the same basic circumstances as Asch's experiments, when people are asked to give answers privately and without telling their name. They become more likely to go along with the group when they know that other people will see what they have to say. Sometimes people will follow the group even when they think, or know, that everyone else has made a mistake. Groups in complete agreement are able to provide the strongest prompts, even when the question is an easy one, and people ought to know that everyone else is wrong.

注*： conformity 同調

1. For the questions ☐ 15 ☐ – ☐ 19 ☐, choose the most appropriate answer from each list.

☐ 15 ☐ In the line-matching test explained in the passage, what might the last member of the group do?

① Choose the longest line.
② Do the test three times.
③ Leave the room.
④ Say what she was told to say.
⑤ Agree with the group.

☐ 16 ☐ In his experiments, why did Asch use groups composed of strangers?

① Because he wanted the group members to make judgements by asking others.
② Because he tried to make the test easier for all group members.
③ Because all the group members were supposed to make the same mistakes as others.
④ Because he thought that members knowing each other could influence their decisions.
⑤ Because he wanted to do the test in the same way in different countries.

☐ 17 ☐ In Asch's own studies, what reason did people give for deciding to agree with other people rather than answer truthfully?

① They did not want to ignore their own senses.
② They hoped to put pressure on their peers.
③ They did not want to lie in front of their group.
④ They wanted the group members to see things differently.
⑤ They believed their first thoughts were wrong.

☐ 18 ☐ What happens when people are allowed to give their answers privately and without telling their name?

① They are less likely to follow the group.
② They refuse to answer the questions.
③ They answer the easy questions first.
④ They will go along with other members.
⑤ They find that the experiment is wrong.

☐ 19 ☐ Which one of the following would be the best title for this passage?

① International Differences in Perception
② Doing What Others Do
③ Psychology and Medicine
④ How to Work with Difficult People
⑤ Are Simple Pattern Recognition Tests Easy?

4 Read the passage below and answer the questions [20] – [44] about it. <u>Answer all questions based on what is stated or implied in the passage.</u>

Healthcare costs and the shortage of qualified health professionals to <u>deliver</u> effective health promotion programs strengthen the importance of empowering individuals and families to [20] responsibility for their health and well-being. Internet and mobile device technology offer some effective, lower-cost options for delivering health information and self-care treatments to large segments of the population. Internet technology is now an essential part of everyday life. Millions of people today are seeking health information and finding self-help groups of people who want to learn from each other. Internet virtual communities fulfill the need for connection, information, and support. The **‹1›** <u>potential</u> of the Internet as a platform for self-empowerment through development of feelings of competence and control is beginning to be realized. Extensive **(ア)** [___ ___ ___ ___ ___] topic. The information can be accessed at any time in almost any geographic location. This has important consequences for persons living in rural or inaccessible areas, who are homebound, and who work. This is because the quality of health information available is highly variable, indicating that patients need to learn to evaluate the information.

The Internet is still inaccessible to many [21] do not have adequate financial resources or lack computer or health literacy skills. The "digital divide" refers to the gap in computer and Internet access between groups based on income, age, and education. Emerging issues that will have to [22] by this technology include the possibility of reduced involvement in face-to-face interactions with family members and friends, as well as weakening attachments to one's local environment with greater access to **‹2›** <u>remote</u> people and places. Privacy and confidentiality* of information remains a major challenge as well.

A layperson* usually leads self-help groups that meet online. These virtual electronic networks enable persons with similar health interests to converse and pose questions, provide mutual information and support, and minimize feelings of isolation. Healthcare professionals should share knowledge of effective programs and Internet sites that will strengthen **(イ)** <u>their</u> patients' role in their self-care.

Advantages of online self-help groups have been identified in previous research. These groups are convenient to access, and there is increased access of diverse members, including people in rural or remote areas. They provide access to peers with similar interests and issues, and the fear or embarrassment of speaking publicly is removed. In addition, lasting relationships may be formed. Disadvantages include misunderstandings that may result from text-based relationships, few controls to prevent wrong information, and [23] of rules and guidelines. There are also ethical* issues related to identity, deception*, privacy, and confidentiality.

Mass education available through advanced technology is changing the way the public [24] health information and relates to health professionals. Young persons perceive the Internet as a primary source of information, not an addition to traditional informational modes. Healthcare professionals should work to ensure that the information revolution is used to empower individuals and communities and is accessible to those who do not currently benefit because of poverty or social, environmental, and cultural conditions. In addition, healthcare professionals should monitor the content and quality of the sites they recommend. Last, formal evaluation of participants' health outcomes and satisfaction with information must be conducted. Formal evaluations will provide evidence of the effectiveness of this application to health promotion. Virtual communities may empower patients; [25], the evidence is not yet sufficient.

Mobile technology also is gaining **(ウ)** <u>recognition</u> as a platform for delivering personal health and disease management information. This technology is available 24 hours a day and is taken almost everywhere. Wellness Diary, a personal application for wellness management, was introduced in 2010 to support self-observation and feedback. Health-related behavior, such as weight, physical activity, and **(エ)** <u>alcohol</u> consumption, is recorded, and feedback is automatically provided in graphic form. While **(オ)** [___ ___ ___ ___ ___], shortcomings have been identified. These include the need to make it more engaging and motivating. However, the simplicity and mobility of this type of application is rapidly increasing, as design factors are being **‹3›** <u>modified</u> to support behavior change.

注*： confidentiality 秘密性 ； layperson = a person without expert or professional knowledge ； ethical 倫理的な ； deception = the act of deceiving

1. For [20] – [25] in the passage, choose the most appropriate answer from each list.

20	① give	② reserve	③ avoid	④ take	⑤ account
21	① people	② of them	③ of which	④ of those	⑤ who
22	① addressed	② drawn	③ carried	④ allied	⑤ suspended
23	① absence	② minus	③ argument	④ question	⑤ treatment
24	① obtain	② obtains	③ is obtained	④ are obtained	⑤ obtaining
25	① in contrast	② thus	③ in short	④ however	⑤ furthermore

2. For **‹1›** <u>potential</u>, **‹2›** <u>remote</u>, and **‹3›** <u>modified</u>, choose ONE answer that is closest in meaning in context from each list.

26	**‹1›** <u>potential</u>	① speed	② reality	③ prospects	④ success	⑤ luxuries
27	**‹2›** <u>remote</u>	① strange	② abandoned	③ abused	④ removed	⑤ distant
28	**‹3›** <u>modified</u>	① divided	② altered	③ shared	④ explored	⑤ approved

3. For (ア) [____ ____ ____ ____ ____], arrange the phrases ①-⑤ to complete the sentence in the correct way.

Extensive (ア) [29][30][31][32][33] topic.

   ① traditionally was   ② on almost any   ③ not available   ④ information that   ⑤ is now accessible

4. What does (イ) their refer to? Choose ONE answer from the list.

[34] ① groups   ② networks   ③ persons   ④ interests   ⑤ questions
       ⑥ information and support   ⑦ feelings   ⑧ professionals   ⑨ programs

5. In the word (ウ) recognition and (エ) alcohol, which syllable is most stressed? Choose ONE number.

[35] (ウ) recognition   rec · og · ni · tion
                      ① ② ③ ④

[36] (エ) alcohol   al · co · hol
                   ① ② ③

6. For (オ) [____ ____ ____ ____ ____], arrange the phrases ①-⑤ to complete the sentence in the correct way.

While (オ) [37][38][39][40][41], shortcomings have been identified.

   ① easy to use   ② users have found   ③ wellness management   ④ and helpful in   ⑤ it

7. For the questions [42] – [44], choose the most appropriate answer from each list.

[42] How is Internet technology currently being used for health and well-being?

   ① It is reducing the effectiveness of health promotion programs.
   ② It is providing health information to many people in various locations at low cost.
   ③ It is helping people develop competence and removing control over their health.
   ④ It is publishing information on topics such as income, age, and education.
   ⑤ It is promoting healthy lifestyles for people who are unemployed.

[43] What is the main purpose of online self-help groups?

   ① People give out information to healthcare professionals.
   ② Members provide support and information to one another.
   ③ Healthcare professionals share knowledge of effective programs.
   ④ Diverse members can easily access underdeveloped places.
   ⑤ Members use them to create issues related to identity.

[44] What is one way healthcare professionals should be involved with health information on the Internet?

   ① They should make sure young people see the Internet as a major source of information.
   ② They should prevent the information revolution from happening too quickly.
   ③ They should give healthcare to people living in poor social conditions at their hospitals.
   ④ They should regularly check the quality of the Internet sites they recommend.
   ⑤ They should evaluate the effectiveness of mobile technology for the elderly.

数 学

問題

後期

30年度

---

1 m を定数とする。2点 A$(-1,1)$, B$(1,2)$ を通り, 点 $(m,0)$ を頂点とする放物線を考える。この放物線を表す2次関数は, x^2 の係数を $a(a \neq 0)$ とすると $y = a(x-m)^2$ と表すことができる。このとき, m は2次方程式 $m^2 + \boxed{ア} m + \boxed{イ} = 0$ の解であるので,

$$m = -\boxed{ウ} \pm \boxed{エ} \sqrt{\boxed{オ}}$$ である。

$$m_1 = -\boxed{ウ} - \boxed{エ} \sqrt{\boxed{オ}}, \quad m_2 = -\boxed{ウ} + \boxed{エ} \sqrt{\boxed{オ}}$$

とし, m の値が m_1, m_2 のときの a の値をそれぞれ a_1, a_2 とすると,

$$a_1 = \frac{\boxed{カ} - \boxed{キ} \sqrt{\boxed{ク}}}{\boxed{ケ}}, \quad a_2 = \frac{\boxed{カ} + \boxed{キ} \sqrt{\boxed{ク}}}{\boxed{ケ}}$$

である。次に, $y = a_1(x - m_1)^2$ で表される放物線を C_1, $y = a_2(x - m_2)^2$ で表される放物線を C_2 とする。C_1 と C_2 で囲まれた部分の面積は $\dfrac{\boxed{コ} \sqrt{\boxed{サ}}}{\boxed{シ}}$ であり, C_1 $(x \geqq m_1)$ と

C_2 $(x \leqq m_2)$ および x 軸で囲まれた部分の面積は $\dfrac{\boxed{ス} \sqrt{\boxed{セ}}}{\boxed{ソ}}$ である。

---

2 $a_1 = 2$, $a_{n+1} = 16 a_n^2$ で定義される数列 $\{a_n\}$ を考える。$b_n = \log_2 a_n$ とおくと, $b_1 = \boxed{タ}$, $b_{n+1} = \boxed{チ} b_n + \boxed{ツ}$ である。よって, $b_n = \boxed{テ} \cdot \boxed{ト}^{n-\boxed{ナ}} - \boxed{ニ}$ である。$\{a_n\}$ の初項から第 n 項までの積の, 2 を底とする対数は

$$\log_2 (a_1 \cdot a_2 \cdot \cdots \cdot a_n) = \boxed{ヌ} \cdot \boxed{ネ}^n - \boxed{ノ} n - \boxed{ハ}$$

である。

3　原点を O とし，k を正の定数とする。放物線 $y = \dfrac{1}{2}x^2$ ……① を点 $(k, 1)$ に関して対称移動した放物線を ② とする。

（1）② の頂点は $\left(\boxed{\text{ヒ}}\,k,\ \boxed{\text{フ}}\right)$ であり，② を表す 2 次関数の x^2 の係数は $-\dfrac{\boxed{\text{ヘ}}}{\boxed{\text{ホ}}}$ である。

（2）① と ② の共有点が 1 個になるのは，$k = \sqrt{\boxed{\text{マ}}}$ のときである。このとき，② と x 軸の 2 つの共有点を x 座標の小さい順に A，B とし，① と ② の共有点を C とすると，A の座標は $\left(\boxed{\text{ミ}}\sqrt{\boxed{\text{ム}}} - \boxed{\text{メ}},\ 0\right)$，B の座標は $\left(\boxed{\text{ミ}}\sqrt{\boxed{\text{ム}}} + \boxed{\text{メ}},\ 0\right)$，C の座標は $\left(\sqrt{\boxed{\text{モ}}},\ \boxed{\text{ヤ}}\right)$ である。

（3）$k = \sqrt{\boxed{\text{マ}}}$ のとき，$\triangle$OCA の面積は $\sqrt{\boxed{\text{ユ}}} - \boxed{\text{ヨ}}$ であり，$\tan\angle$ACB の値は $-\boxed{\text{ラ}}$ である。

4　図のように，$\angle A = \dfrac{\pi}{6}$，AB = AC である二等辺三角形 ABC が単位円に内接している。動径 OA の表す角を $\theta\,(0 \leqq \theta < 2\pi)$ とし，A(x_1, y_1)，B(x_2, y_2)，C(x_3, y_3) とするとき，

$$x_2 = \cos\left(\theta + \frac{\boxed{\text{リ}}}{\boxed{\text{ル}}}\pi\right),\quad y_2 = \sin\left(\theta + \frac{\boxed{\text{リ}}}{\boxed{\text{ル}}}\pi\right),\quad x_3 = \cos\left(\theta + \frac{\boxed{\text{レ}}}{\boxed{\text{ロ}}}\pi\right),\quad y_3 = \sin\left(\theta + \frac{\boxed{\text{レ}}}{\boxed{\text{ロ}}}\pi\right)$$

と表される。ただし，$0 < \dfrac{\boxed{\text{リ}}}{\boxed{\text{ル}}}\pi < \dfrac{\boxed{\text{レ}}}{\boxed{\text{ロ}}}\pi < 2\pi$ とする。$\displaystyle\sum_{k=1}^{3}(x_k + y_k)$ は θ を用いて

$$\left(\sqrt{\boxed{\text{ワ}}} - \sqrt{\boxed{\text{ヲ}}}\right)\sin\left(\theta + \frac{\pi}{4}\right)$$ と変形される。これは $\theta = \dfrac{\boxed{\text{あ}}}{\boxed{\text{い}}}\pi$ のとき，最大値 $\sqrt{\boxed{\text{う}}} - \sqrt{\boxed{\text{え}}}$ をとる。また，$\displaystyle\sum_{k=1}^{3}(x_k^2 + y_k^2)$ は θ の値によらず一定の値 $\boxed{\text{お}}$ をとる。

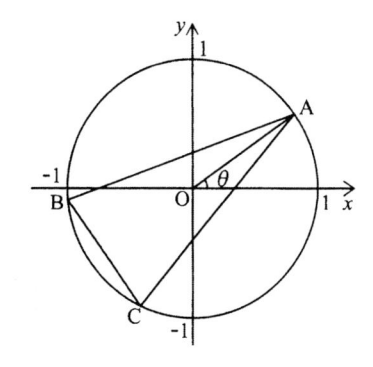

英　語

解答

30年度

❶

〔解答〕

[1] ⑤　[2] ③　[3] ⑤　[4] ①　[5] ①　[6] ④　[7] ③

〔出題者が求めたポイント〕

[1] become effective「発効する」。as of ～「～の時点で」。

[2] I know how you feel.「君の気持は分かるよ」。

[3] put aside ～「～を取っておく」。

[4] この that は、takes away の主語になる主格関係代名詞。

[5] source「情報源」。

[6] against ～「～に反対して」。

[7] 前後の文脈から、As a result「結果として」が適切。

〔問題文訳〕

[1] ジョンストン学長は教職員に、両大学間の合意は、昨秋 9 月 1 日付けで発効したと語った。

[2] A：なぜそんなに動転しているの、エリカ？
B：医学史の授業なのよ。高い点が取れたとは思えない。あんなに頑張ったのに。
A：君の気持は分かるよ。そんなことになったら、ボクもいやだね。

[3] A：どうしてそのお金、今使えないの？
B：ママが、非常用に少しお金を取っておくべきだと言ったんだ。

[4]「情緒的虐待」って聞いたことある？　それは、犠牲者の安心感と自他に対する信頼を徐々に奪い去る洗脳の一形態だ。

[5] インターネットは、多くの人々にとって大きな医療情報源になった。人々は、健康と医療問題に関する情報を探し求めてネットに接続する。

[6] 市教育委員会委員長の提案に逆らい、パーク氏は提案拒否の投票をする決断をした。

[7] 我々の町は、現在の数の医療専門家を維持するのがやっとだ。結果として、増加する人口の要望とニーズへの対処にますます苦労している。

❷

〔解答〕

1. [8] ③　　[9] ⑤　　[10] ①　　[11] ④
2. [12] ①　　[13] ⑤
3. [14] ③
4. [15] ①　　[16] ③

〔出題者が求めたポイント〕

1.

[8] line up「並ぶ」。

[9] assert that ～「～と主張する」。

[10] capacity「能力」。

[11] 様態を表す接続詞、as が適切。

2.

[12] alleged「（疑わしいが）そう思われている」。supposed「（証拠はないが）想定された」。reliable「信頼できる」。various「多様な」。complicated「複雑な」。established「確立した」。

[13] bring about「もたらす」。emphasize「強調する」。discover「発見する」。expose「さらす」。discharge「放出する」。accomplish「達成する」。

3.

[14] to get them back on track「彼ら（子供たち）を再び軌道に乗せる」。

4.

[15] 設問訳「なぜこの記事の読者は Alfred Binet について驚くのか？」
選択肢訳

① なぜなら、彼は知能が改善されうると考えていたのに、一般には彼の IQ テストは不変の知能を計測するものだと、信じられているから。→第 2 段落の第 3、7 文から

② なぜなら、彼が子供の知能を計測するために IQ テストを発明し、パリの公立学校でそれを使用することで利益を得たから。

③ なぜなら、彼の IQ テストはもともと、教育と訓練が知能に強い影響を与えないということを示すために設計されたから。

④ なぜなら、差異に対する抗議と反応を通して、我々はもっと知的になれると彼が強く主張したから。

⑤ なぜなら彼は、高い知能を持って生まれた人が、最も頭がよい人間と呼ばれるべきでないと書いた唯一の人でなかったから。

[16] 設問訳「人と人の間の差異をもたらす原因に関する現在の信念は何か？」
選択肢訳

① それは生まれか育ちのいずれかによって引き起こされる。

② それは生まれによっても遺伝によっても引き起こされない。

③ それは遺伝と環境の両方によって引き起こされる。→第 3 段落第 2 文に一致

④ それは受胎と協力によって引き起こされる。

⑤ 差異の原因は論じられていない。

〔全訳〕

　太古の昔から、人は互いに異なる考え方をし、異なる行動をし、異なる生活をしていた。人はなぜ異なっているのか―なぜある人がより賢く、またより道徳的であるのか―そして、その違いを永続的な違いにするものがあるのかどうかを尋ねる者がいたことは確実だ。いずれの側にも専門家が並ぶ。ある専門家は、これらの相違には強い身体的な根拠があり、不可避で不変だと主張した。時代を経て、これらの想定された身体的な違いには、

骨相学と頭蓋学、そして今日では遺伝子が含まれるようになった。

　他の専門家は、人の背景、経験、訓練、あるいは学習法の大きな違いを指摘した。この見解の最大の擁護者がIQテストの発明者であるAlfred Binetだったことを知ると、あなたは驚くかも知れない。IQテストは、子供の不変の知能を概観することを意図したものではなかったのか？　実は、そうではない。20世紀初めにパリで働くフランス人だったBinetは、パリの公立学校で利益を得ていない子供たちを特定するためにこのテストを設計した。それは、彼らを再び軌道に乗せるための新しい教育プログラムを設計するためのものだった。子供の知能の個体差を否定するのではなく、彼は育成（教育と訓練）が知能の根本的変化をもたらすことができると信じていたのだ。ここに、彼の主著である『Modern Ideas About Children』からの引用がある。その中で彼は、何百人もの学習困難の子供たちによって自分の著作を要約している。

　現代の哲学者の何人かは、個人の知能は定まったものであり、向上しえないものだと主張している。我々はこの厳しい悲観主義に抗議し、反発しなければならない…。練習、訓練、そしてとりわけ正しい手法によって、私たちは注意力、記憶力、判断力を高め、文字通り以前よりも知的になれる。

　誰が正しいのか？　今日、ほとんどの専門家は、いずれか一方でないことに合意している。氏か育ちか、遺伝子か環境か、ではないのだ。受胎以降、両者の間には常に持ちつ持たれつの関係がある。実際、有名で尊敬される神経科学者Gilbert Gottliebは、発達に際して、遺伝子と環境が協力するのみならず、適切に機能するためには、遺伝子は環境からの入力を必要とすると述べた。

　同時に科学者は、人々が生涯学習と脳発達の能力を、彼らがかつて思っていた以上に持っていることを学びつつある。もちろん、個々人は独自の遺伝的資質を持つ。人は異なる性格と異なる才能を持ってスタートするかも知れないが、経験、訓練、そして個人的な努力がその後の道を導くことは明らかだ。知能研究の分野における今日のリーダー、Robert Sternbergは、人が専門技術を習得するかどうかの主な要因は、何らかの固定した事前の能力ではなく、明確な目的を持った取り組みであると述べている。言い換えるなら、Binetが認識したように、最も頭がよい人間になる人が、必ずしも最も頭がよい人間としてスタートするわけではない、ということだ。

3
〔解答〕
1.［17］②　［18］①　［19］②　［20］①　［21］⑤
2.［22］①
3.［23］⑤
4.［24］①　［25］④　［26］③　［27］⑤　［28］②
5.［29］①

6.［30］③　⑥
〔出題者が求めたポイント〕
1.
［17］if only ～「～しさえすれば」。
［18］前置詞asの後ろなので、動名詞のbeingが来る。
［19］sustain life「生命を維持する」。
［20］take place「起こる」。carry out「実行する」。put out「消す」。turn out「判明する」。pay off「完済する」。
［21］"dietary supplement"という語の定義なので、define「定義する」が適切。
2.
［22］下線部(ア)が指すのは前文の主語のthey。このtheyが指すのは、その前文の主語であるour bodies。
3.
［23］挿入文訳「これが起こらないようにするには、適切な食事と適切な栄養補助食品が必要だ」。「これ」thisが指すものが、《⑤》の前文、前々文の内容であることを見抜く。
4. 正解の英文は、damage the body's normal functions and cause ourselves great harm
5.
［29］concentrateは、第1音節にアクセント。
6.
［30］設問訳「この文章によれば、次の文のどの2つが誤っているか？」
　選択肢訳
①筋肉中を移動する神経信号の速度は、最大時速200マイルになることがある。→第2段落第2文に一致
②個々の栄養素の形態と機能は様々だが、すべて我々の健康にとって不可欠だ。→第5段落第1文に一致
③体重を減らすことは我々の体を正常かつ適切に機能させ続けるのに極めて重要だ。→記述なし
④我々は具合が悪くても、明白な病気の兆候や症状がないことがある。→第7段落第2、3文に一致
⑤有機未加工食品は我々の体が必要とする栄養素を含んでおり、たいていの人はそれを十分食べていない。→第7段落最終文に一致
⑥研究者が、一部の果物と野菜はファイトケミカルを含んでいないことを発見した。→記述なし
〔全訳〕
　身体とは、あなたがそれに耳を傾け、適切な栄養とケアで対応しさえすれば、自己を治癒する能力を持つ複雑な有機体である。我々の体が耐えるあらゆる虐待―それが環境毒素への被ばくであれ、栄養不良や喫煙、あるいはアルコール摂取や怠惰であれ―にもかかわらず、体は、病気の徴候が現れ始めるまで、何年間もよく我々に仕えてくれる。

　人体は地球上で最も偉大な機械だ。神経信号は時速200マイルの速さで筋肉を通過する。脳は20ワットの電球を点灯させるのに十分な電力を出す。もしもあなたの足の筋肉があなたの目の筋肉と同じくらい速く動くなら、あなたは実に速く歩くことができるだろう。科学者

によれば、骨は人類に知られている最も強い建材のひとつだ。

あなたの体が何百万もの小さなエンジンで構成されていると考えてご覧なさい。これらのエンジンの一部は一致して作動し、一部は独立して作動する。すべては 24 時間いつでも待機している。エンジンが適切に機能するためには、特定の燃料が必要である。与えられた燃料の種類が間違ったブレンドなら、エンジンは最大能力を発揮しない。燃料のグレードが低ければ、エンジンは奇妙な音を出して動力を失うかも知れない。全く燃料が供給されなければ、エンジンは停止する。

体のエンジンに我々が与える燃料は、我々が摂取するものから直接得られる。我々が食べる食品には栄養素が含まれるのだ。これらの栄養素は、炭水化物、脂質、ビタミン、ミネラル、タンパク質、水だ。生命を維持するのは、これらの栄養素であり、それは、身体が日常の機能を継続するのに必要な基本的材料を我々に供給することによる。

個々の栄養素は形態と機能が異なり、身体に必要な量も異なるが、すべてが健康にとって不可欠だ。栄養素が関わる活動は顕微鏡レベルで行われ、具体的なプロセスは非常に様々だ。栄養素は、感染症と戦うことから組織の修復、さらには思考に至るまですべての身体過程に関与している。栄養素には様々な特定の機能があるが、それらに共通するのは、我々を維持させることだ。

研究によれば、体の各部分は特定の栄養素を高濃度で含んでいる。これらの栄養素の欠乏は、身体部位の機能異常を引き起こし、最終的には崩壊をもたらす。そして、ドミノのように、他の身体部位が後に続く。これが起こらないようにするには、適切な食事と適切な栄養補助食品が必要だ。脳機能、記憶力、肌の弾力性、視力、エネルギー、体内の脂肪組織と非脂肪組織の割合、そして全身の健康状態は、すべて身体がどの程度機能しているかの指標である。適切な栄養素、運動、そしてバランスの取れた食事の助けを借りることで、老化プロセスを遅らせ、健康で痛みのない、より長寿の可能性を大幅に向上させることができる。

適切な栄養素を与えないと、体の正常な機能が損なわれ、大きな害をもたらす可能性がある。病気の徴候を示さなくても、我々は必ずしも健康だとは限らない。単にまだ明白な病状を呈していないだけだという可能性もある。我々の多くが抱える問題のひとつは、我々が食べる食物のほとんどが調理され、処理されているので、食物から必要な栄養素を得られないということだ。高温による食品の調理と従来の食品加工は、体が適切に機能するのに不可欠な栄養素を破壊する。これらの要素を供給する有機未加工食品は、大部分が今日の食生活には欠如している。

過去 10 年間に、栄養とそれが体に及ぼす影響、およびそれが病気で果たす役割に関する多くの新しい知識が明らかになった。ファイトケミカルはこの研究成果の一例だ。ファイトケミカルとは、植物を生物的に活性化する、植物内の化合物だ。すべての果物と野菜にはファイ

トケミカルが含まれている。しかし、食事だけで理想的な量のファイトケミカルを得られるほど十分な果物や野菜を食べる人はほとんどないので、いくつかのサプリメントを取ることが推奨される。ファイトケミカルは古典的な意味での栄養素ではないが、植物の色、風味、病気に対する抵抗力を決定するものだ。研究者は何千ものファイトケミカルを特定し、さらには、これらの化合物を抽出し、それをピル、粉末、およびカプセルに濃縮する技術も開発してきた。「栄養補助食品」という用語は、ファイトケミカルなどの天然化合物を定義するのによく使用される。

あなたの体の栄養ニーズは、あなたの外見と同じくらいあなたにとって独自のものだ。健康に向けた最初の不可欠なステップは、適切な量の栄養素を確実に得ることだ。栄養の原則を理解し、必要な栄養素を知ることで、あなたの健康の状態を改善し、病気を予防し、自然が意図した方法で調和のとれたバランスを維持することが出来る。健康でバランスの取れた食事を摂り、食事に適切な栄養素を補給することは、あなたの臓器、細胞、組織が正常に活動ために必要な燃料を確保するのに役立つ。

4
〔解答〕
1. [31] ④　[32] ②　[33] ③　[34] ③　[35] ①
2. [36] ②　[37] ①
3. [38] ②　[39] ③
4. [40] ③
5. [41] ①　[42] ①　[43] ④　[44] ①
〔出題者が求めたポイント〕
1.
[31] concerning ~ 「~に関して」。
[32] "in which may be found all the knowledge organized by civilization"の部分は、"in which all the knowledge organized by civilization may be found"の倒置が起きている。
[33] in particular「特に」。
[34] 関係代名詞 who に対応する述語動詞なので、are engaged が正解。
[35] No matter where ~ 「たとえどこで~しても」。
2.
[36] contemplate「熟考する」。apply「用いる」。consider「考慮する」。purchase「購入する」。appreciate「感謝する」。initiate「始める」。
[37] callings「職業」。professions「専門職」。visits「訪問」。namings「ネーミング」。orientations「オリエンテーション」。titles「タイトル」。
3.
[38] certificate は第 2 音節にアクセント。
[39] correspondence は第 3 音節にアクセント。
4.
[40] 下線部(ウ)が指すのは、If 節の主語、their services。in another は in another occupation。

5.
[41] 設問訳「あなたが必要とする知識の種類を決める
　際に、答えるべき最初の質問は何か？」
　選択肢訳
　① 私の目標や目的は何か？→第1段落第1、2文に
　　一致
　② 私は将来どこで働くべきか？
　③ 情報を得るのに誰と連絡を取る必要があるのか？
　④ 私はどの単科大学や総合大学を選ぶべきか？
　⑤ 勉強を始める最善のときはいつか？
[42] 設問訳「大学学位を持つ人の一部が職業で成功し
　ないのはなぜか？」
　選択肢訳
　① 彼らは得た知識を活用しない。→第2段落第2、
　　3文に一致
　② 彼らは信頼できない情報源から知識を得た。
　③ 彼らは学校入学後、知識を得るのを止める。
　④ 彼らが得た知識は全く価値がない。
　⑤ 彼らは自分の信念に関連しない知識を得た。
[43] 設問訳「なぜ一部の人は大学生のときに専門分野
　の勉強をしないのか？」
　選択肢訳
　① 彼らはその年齢では若すぎて職業に就けない。
　② 採用担当者は専門性を持った大学生に興味がある。
　③ 彼らは生産性の高い仕事に就けないだろう。
　④ 彼らは、その若い年齢において自分の職業選択に
　　確信が持てない。→第5段落第1文に一致
　⑤ 彼らは大学から良いガイダンスを受けられない。
[44] 設問訳「次のどのひとつが、在宅学習の利点とし
　て述べられているか？」
　選択肢訳
　① それは、忙しくないときに人々が勉強できるよう
　　にする。→第8段落第2文に一致
　② 電子メールは追加的知識を得るのに最も効率的な
　　方法だ。
　③ 家庭で学ぶことは、商品化計画の可能性を確保する。
　④ それはたいていの大学よりもより良いサービスを
　　提供する。
　⑤ それは大きな収入源を提供する。

〔全訳〕
　まず、あなたが必要とする専門知識の種類とそれを必
要とする目的を決定しなさい。かなりの程度にまで、あ
なたの人生における主たる目標、あなたが目指している
ゴールが、あなたが必要とする知識を決定するのに役立
つ。この問題が解決されたら、次の段階として必要なの
は、信頼できる知識源に関する正確な情報だ。これらの
中で、より重要なものは以下の通り。

　(a) 自分自身の経験と教育
　(b) 他者と協力して得られる経験と教育
　(c) 単科大学および総合大学
　(d) 公共図書館（文明が組織化したすべての知識が見
　　つかるかもしれない書籍や雑誌を通して）

　(e) 特別訓練コース（特に夜間授業と遠隔学習コース
　　を通して）

　知識が習得されるにつれて、それは実際的な計画に
よって、明確な目的のために、組織化され使用されねば
ならない。知識には、立派な目的に向けてそれを利用す
ることから得られる価値を除けば、何の価値もない。こ
れは大学の学位が職業上の成功を保証するものではない
理由のひとつだ。あなたが追加的学校教育を受けること
を考えているなら、まず、あなたが知識を求める目的を
決め、次に、この特定の知識が、どこで信頼できる情報
源から得られるのかを知りなさい。
　成功した人々は、あらゆる職業において、彼らの主要
な目的、事業、職業に関連する専門知識の取得を止める
ことはない。成功していない人は通常、知識を習得する
時期は学校を終えたときに終わると信じる過ちを犯して
いる。実のところ、学校教育には、実践的な知識を身に
つける方法を人に示す以上のことはほとんどない。
　年々大学の就職課は以下のように報告する。キャン
パスに来る採用担当者は、広範ではあるが専門化していな
い教育を受けたリベラルアーツの学生ではなく、経営管
理、コンピュータサイエンス、数学、化学などの専門分
野で学んだ学生や、生産性の高い仕事にすぐ就く準備を
させる分野で学んだ学生の雇用に主な関心がある、と。
　しかし、大きな潜在的可能性を秘めていたが、18歳
から20歳の頃自分が働きたい分野が不明だったため、
専門を選択しなかった多くの学生がいる。これら男女の
多くは、大学生として多様な教育を受けているが、職業
指向の大学院資格を選択している。この記事の若い読者
は、その分野に何が含まれているか、その機会とその短
所を十分に理解するまでは、あわてて専門分野を選択す
べきではない。
　たいていの総合大学や単科大学では、重要な決定を支
援するための情報とガイダンスを学生に提供している。
そうしたガイダンスが利用可能かどうかに関わらず、学
生は様々な分野を調査し、できるだけその分野について
読書をし、現在その仕事に従事している人々と話をする
必要がある。
　すべての職業が学位を要求するわけではない。他のタ
イプの訓練も利用可能だ。ほとんどの大学では、専門知
識を必要とする人々のための継続的な教育プログラムが
ある。新たな分野を学びたい人々、あるいは特定の分
野で現在のスキルを向上させたい人々が、必要な知識を
得られるよう慎重に設計された一連のコースを受講でき
る、認定プログラムを提供する大学もある。これらの
コースは、夕方または週末に行われ、通常、大学生では
なく成人が参加する。
　在宅学習プログラム ─ しばしば「遠隔学習」と呼ば
れる ─ は、通信またはインターネットで利用可能だ。
在宅学習の利点のひとつは、空き時間に勉強することが
出来るプログラムの柔軟性だ。もうひとつの顕著な利点
（提供者が慎重に選ばれていればだが）は、提供されるほ
とんどのコースで、学生が郵便や電子メールで解説や追

加情報を入手する機会が提供されるという事実だ。これは、専門知識を必要とする人にとってはかけがえのない価値がある。どこに暮らしていても、この利益を共有することが出来る。在宅学習で訓練するやり方は、学校を去った後、特別な知識を必要とするが、学校に戻る時間が割けない就労者のニーズに適している。

　我々の社会の絶え間なく変化する経済状況のせいで、何千もの人々が、追加的な、あるいは新たな収入源を見つける必要に迫られている。大多数の人にとって、彼らの問題に対する解決策は、専門知識を習得することによってのみ見つけられるのかも知れない。まったく職業を変えねばならない人も多いだろう。商人が、特定の商品ラインが売れていないことを発見すると、彼は通常、それを需要の多い他のものと取り替える。サービスを売り込むことが仕事の人もまた、有能な商人でなければならない。彼らのサービスがひとつの職種で十分な利益をもたらさない場合、より大きな機会が見込める別の職種に変更する必要がある。

　単に学校を終えたという理由で勉強をやめる人は、彼らの職業が何であっても、永遠に絶望的に凡庸で終わる運命にある。仕事の成功への道は、知識の継続的な追求なのだ。

【 後　期 】

1

〔解答〕

1. [1] ④　[2] ④　[3] ①　[4] ③
2. [5] ②
3. [6] ⑥
4. [7] ③

〔出題者が求めたポイント〕

1.

[1] 空欄には接続詞が入る。So that は文頭に来ないので、Once ～「いったん～すると」が正解。

[2] rebel against ～「～に反抗する」。

[3] 空欄には接続詞が入る。文脈から、although ～「～だが」が正解。

[4] 空欄には述語動詞が入る。過去の文なので、過去形の characterized が正解。

2.

[5] alternative は第 2 音節にアクセント。

3.

[6]「リキッドを加熱して、それを蒸気に変える」という文脈なので、liquid が正解。

4.

[7] 電子タバコを「卒業して」喫煙に進む、という文脈なので、advance が正解。

〔全訳〕

　少なくともここ 50 年の間に、喫煙に関する多くの健康リスクが明らかになっている。それにもかかわらず、世界の多くの人々は喫煙者である。いったんタバコを喫い始めると、ニコチンの依存性は強いからだ。しかし、なぜ若者は喫煙を始めるのか？　ある者は、成熟したように、あるいは「カッコよく」見られたいのかも知れない。友人に受け入れてもらいたいか、権威に反抗したいのかも知れない。喫煙者の中には、この習慣が自分の体重コントロールに役立っていると、誤って信じている者もいる。他の者は、ニコチンが提供する感覚をただ楽しんでいることを認めている。健康に悪影響を与える喫煙の副作用ゆえに、人はしばしば代替品を探す。これが、電子タバコ(e-cigs)の人気が高まっている理由だ。

　電子タバコは、しばしば本物のタバコのように見えるよう設計されているが、タバコの代わりに、ニコチンとプロピレングリコールや植物性グリセリンを主成分とする「e-リキッド」が充填されたカートリッジが入っている。装置の使用に際して、電池がリキッドを加熱し、それを吸い込める蒸気に変える。しばしば、点火したタバコを模した先端の LED ライトが発光する。けれども、タバコは燃えていないので、タバコ臭はない。

　製造業者は、電子タバコの蒸気はタバコの煙よりもずっと安全だと主張している。e-リキッドのニコチン含有量は大きく変化する可能性があり、金属を含む様々な不純物や微量の特定発ガン物質が検出されている。また、一部の喫煙者は電子タバコの使用がタバコを止める助けになったと言うが、衛生当局者は、最初に電子タバコを使用する習慣を持った人は、「卒業して」喫煙に移

行するかも知れないと懸念する。

　もうひとつの心配は、子供向けにはマーケティングしないと企業は主張しているが、一部のニコチン溶液には、若い人たちに魅力的な、バニラ、チョコレート、さらにはコットンキャンディーなどのフレーバーが含まれていることだ。2014 年 4 月、New York Times の記事『バレル単位で毒を売る』は、e-リキッドを強力な神経毒と記述した。皮膚を通して摂取されたり吸収されたりすると、命取りになる可能性があるからだ。

2
〔解答〕
1. [8] ⑤　　[9] ②　　[10] ④
2. [11] ②
3. [12] ④　　[13] ③
4. [14] ①
〔出題者が求めたポイント〕
1.
[8] 空欄の後が、「最初の章は退屈なものだ」というマイナスの内容なので、Unfortunately「残念ながら」が正解。
[9] 本文は、ideas are usually broken into one idea per paragraph. これは、break A into B が受動態になったもの。
[10] 空欄の後は、SVO で完全文。よって空欄には疑問副詞が入る。Why, When, How の中から選んで、When が適切。
2.
[11] 挿入文は「教科書を頻繁に使用する場合は、自分用の 1 冊を持つことが重要だ」という内容、《②》の後が、「教科書に書き込む」という内容なので、うまく接続する。
3.
[12] It doesn't hurt ～ は、「～しても損にはならない、かまわない」という意味なので、It is of some benefit「少しは利益がある」が正解。
[13] enthusiastic「熱心な」という意味なので、eager「熱心な」が正解。
4.
[14] 選択肢訳
　① 著者は、たとえ面白くなくても、本の最初の部分を飛ばすのは、あまり良い考えではないと思っている。→第 1 段落第 5、6 文に一致
　② 学校図書館で最も価値ある本は聖書であり、それは触れられるべきではない。
　③ 抽象的な考えを分かりやすくするために、例やイメージを使って説明することは、あまり役に立たない。
　④ 各章を読みながらメイン・アイデアを確認することは、筆者が本のアウトラインを作る手助けをする。
　⑤ 専門用語は習得しづらいが、毎日練習すれば、覚えるのにさほど苦労することはないだろう。

〔全訳〕
　科学の教科書では、筆者は基礎的な原理から書き始め、そこから文章全体を構築する。最初のいくつかの章で、後のすべての章で必要となる予備知識のほとんどを提供する必要がある。したがって、どこかの章でより時間を費やしそうなら、最初に費やしておいた方がよい。残念ながら、最初の章は退屈なものだ。なぜなら背景知識に関する情報は通常つまらないからだ。しかし、あなたが読み飛ばすことにした背景知識がもし試験に出たら、すごくハラハラすることになる。だから、良い部分へと読み飛ばさないこと。難しい教科書の中ほどに飛び込むのは、自分自身に手術をすることで医師になろうと決意するようなものだ。あなたが実際に知る必要があることがあるのだ。もしこれを知らなければ、あなたは傷つくことになるだろう。

　一部の人は教科書を聖書と見なして、清潔で手つかずのままにする。きっとあなたの蔵書はそうだろう。教科書を頻繁に使用する場合は、自分用の 1 冊を持つことが重要だ。なぜなら、科学の教科書を有効に読むには、目だけでなく、ペンでも読むからだ。本に印を付け、下線を引き、メモを取りなさい。これがあなたの読書を改善することは、いくら強調してもしすぎることはない。こうすることで、最後の部分に来たとき、学ぶべき重要なことだけでなく、抽象的な原則を説明する良い例がどこにあるのかも知ることが出来る。例えば、重力はあいまいな概念であり、抽象的な言葉で説明されるとすぐに誤解される。しかし、重力を、すべてを中心に向けて吸い込む巨大な真空だと考えることができれば、突如として、重力の影響の具体的なイメージが持てて、覚えやすくなる。

　科学の教科書では、アイデアは通常、1 段落あたり 1 つのアイデアに分割される。そのアイデアを見極めて、パラグラフの横の余白に要約するのは良い考えだ。このようにして、読みながら章のアウトラインを組み立てなさい。章の中の重要な情報を覚えておく必要があるときに、アウトラインが分かっていると、貴重な時間を無駄にする必要がなくなる。大変なことのように聞こえるなら、このことが学期の終わりに省いてくれるつらい作業のことを考えなさい。

　ほとんどの専門教科書は、独自の言語、独自で固有の語彙を持っている。すべての用語の正確な意味を知る必要があるのか？　ほとんどない。あなたが知らない単語、特に教科書中に何度も出現する単語は調べてもかまわない。専門用語には、眠くなり、途方に暮れ、混乱するという効果がある。それは、教材に取り組むあなたの熱心な態度を阻止するかも知れない。そのせいで、あなたがより有能な読者になるのを妨げられてはならない。

3
〔解答〕
1. [15] ④　　[16] ④　　[17] ⑤　　[18] ①　　[19] ②

〔出題者が求めたポイント〕

1.

[15] 設問訳「この文章で説明されている線一致テストにおいて、グループの最後のメンバーは何をすることになっていたか？」

選択肢訳

① 最も長い線を選ぶ。

② テストを3回やる。

③ 部屋を去る。

④ 言うように指示されたことを言う。

⑤ グループの意見に同意する。

[16] 設問訳「彼の実験において、なぜ Asch は面識のない人からなるグループを用いたのか？」

選択肢訳

① なぜなら彼は、他人に尋ねることによって、グループのメンバーに判断してもらいたかったから。

② なぜなら彼は、全グループメンバーにとって、テストを簡単にしようとしたから。

③ なぜなら、全グループメンバーが、他人と同じ間違いをすると思われたから。

④ なぜなら彼は、お互いを知っているメンバーは自分の決定に影響を与える可能性があると思ったから。

⑤ なぜなら彼は、異なる国において同じやり方でテストをやりたかったから。

[17] 設問訳「Asch 自身の研究において、正直に答えるのではなく、他人に同意する決断をしたことに対して、人々はどんな理由を言ったか？」

選択肢訳

① 彼らは自分自身の感覚を無視したくなかった。

② 彼らは自分の仲間にプレッシャーをかけることを希望した。

③ 彼らは自分のグループの前で嘘をつきたくなかった。

④ 彼らはグループメンバーに物事を違う見方で見てほしかった。

⑤ 彼らは自分の最初の考えが間違っていると思った。

[18] 設問訳「人々が内密に名前を告げずに答え言うことを許されると何が起きるか？」

選択肢訳

① 彼らはグループに従う可能性が少なくなる。

② 彼らは質問に答えることを拒否する。

③ 彼らは最初に簡単な質問に答える。

④ 彼らは他のメンバーに同調するだろう。

⑤ 彼らは実験が間違っていると思う。

[19] 設問訳「次のどれがこの文章の最善の表題か？」

選択肢訳

① 認知の国際的な違い

② 他人がすることをする

③ 心理学と医学

④ 困難な人々との働き方

⑤ 単純なパターン認識テストは簡単か？

〔全訳〕

　あなたが6人のグループに所属し、視覚認知のテストに参加していると想像してみよう。あなたはばかばかしいほど単純なタスクを与えられる。大きな白いカードに表示されている特定の線を、画面に投影された3つの類似の線の中で、長さが同じものに一致させることになっている。このテストの最初の3回では、すべてがスムーズかつ簡単に進行する。人々は順番に自分の答えを声に出して言い、誰もが同意する。しかし、4回目で何か奇妙なことが起こる。グループの他の5人があなたの前で自分の答えを発表し、彼らは全員明らかな誤りを犯す。あなたが発表をする番が来る。あなたはどうするか？もしもあなたがたいていの人と同じ類の人なら、あなたはこの作業における自分の行動を予測するのは簡単だと考える。あなたは自分の考えを正確に言うだろう。あなたは自立した精神の持ち主だから、真実を語るだろう。しかし、あなたが人間であり、実際にこの実験に参加したなら、あなたの前にいる人にならって、彼らの言うことを言い、それゆえ自分の感覚の証拠を無視するかも知れない。

　1950年代に、聡明な社会心理学者、Solomon Asch がこうした一連の実験を行った。他者の判断を見ることなく、自分で決めるように求められたとき、人々が間違いを犯すことはほぼなかった。テストが簡単だったからだ。しかし、誰もが間違った答えを言ったとき、人々は3分の1以上間違いを犯した。事実、一連の12の質問で、ほぼ4分の3の人々が、自分の感覚証拠に従わず、少なくとも1回はグループと調子を合わせた。Asch の実験では、人々は決して再び会うことのないような、面識のない人の決定に反応していたことに注目して欲しい。彼らには、そうした面識のない人たちに好いてもらいたい特別な理由はなかった。

　Asch の発見は人類に普遍的な何かを捕らえているように思える。彼の同調実験は、ザイール、ドイツ、日本、ノルウェー、クウェートを含む17か国において130回以上の実験で再現され、拡張された。人々が20～40%の率でグループに合意した、間違いの全体的なパターンは、各国間で大きな違いは見られない。そして、20～40%という数字は大きく見えないかも知れないが、このタスクが非常に簡単だったのを忘れないこと。前の人がそうしさえすれば、犬の絵を猫だと認識するよう促されているようなものだったのだ。

　まさに、なぜ人は時に自分の感覚の証拠を無視するのだろうか？　我々はすでに2つの答えを述べた。最初のものは、人々の返答によって伝達される情報に関わる。第二は、同調圧力とグループの不承認に直面したくない欲求に関わる。Asch 自身の研究では、他のグループメンバーに同意することを決めた何人かの人は、個別面談で、自分の最初の認識が間違っていたに違いないと述べた。部屋の全員が何らかの命題を受け入れるか、またはある見方で物事を見ると、残された人は、おそらく彼らが正しいと結論づけるのかも知れない。注目すべきは、最近の脳イメージング研究において、人々が Asch のよ

うな設定に従うと、実際に他の人と同じように状況を見ることが示唆されていることだ。

一方、社会科学者は、Asch の実験と同じ基本的な状況でも、人々が内密に名前を告げずに答えを言うよう求められると、一般にグループメンバー間の合意が少なくなることを発見した。彼らは、他の人々が自分の言いたいことを知っていると思うと、グループと同調する可能性が高くなる。時に人は、他の人が間違いを犯したと思うか、犯したと分かっていても、グループに従うことがある。全員が同意したグループは、質問が簡単なものであっても、最強の動機を提供することができる。だから、他の全員が間違っていると分かるはずなのだ。

4
〔解答〕
1.[20]④　[21]⑤　[22]①　[23]①　[24]②
　[25]④
2.[26]③　[27]⑤　[28]②
3.[29]④　[30]①　[31]③　[32]⑤　[33]②
4.[34]⑧
5.[35]③　[36]①
6.[37]②　[38]⑤　[39]①　[40]④　[41]③
7.[42]②　[43]②　[44]④
〔出題者が求めたポイント〕
1.
[20] take responsibility「責任を取る」。
[21] 空欄の前の many は many people の略なので、主格関係代名詞の who が正解。
[22] address issues で「問題に取り組む」。本文はこれの受動態。
[23] absence of rules and guidelines で「規則とガイドラインの欠如」。
[24] 主語の the public に対応する述語動詞を選ぶ。obtain か obtains で迷うが、後ろに relates があることから obtains が正解。
[25] 空欄の前が肯定的、後ろが否定的内容なので、逆接の however が正解。
2.
[26] potential「可能性」。prospects「見込み」。
[27] remote「遠く離れた」。distant「遠く離れた」。
[28] modified「修正される」。altered「変更される」。
3.
[29]～[33]正解の英文
Extensive [information that traditionally was not available is now accessible on almost any] topic.
4.
[34] their は、healthcare professionals を指すので、professionals が正解。
5.
[35] recognition のアクセントは第3音節にある。
[36] alcohol のアクセントは第1音節にある。

6.
[37]～[41]正解の英文
While [users have found it easy to use and helpful in wellness management], shortcomings have been identified.
7.
[42] 問題文訳「インターネット技術は現在、健康と福利のためにどのように使われているか？」
選択肢訳
① 健康増進プログラムの効果を減らしている。
② 様々な場所の多くの人に、低価格で健康情報を提供している。
③ 人々の能力開発を手助けし、自分の健康管理を不要にしている。
④ 収入、年齢、教育といった主題に関する情報を発行している。
⑤ 失業している人のために健康なライフタイルを促進している。
[43] 問題文訳「オンライン自助グループの主な目的は何か？」
選択肢訳
① 人々が医療従事者に情報を配布する。
② メンバーが支援と情報を互いに与えあう。
③ 医療従事者が効果的なプログラムに関する知識を共有する。
④ 様々なメンバーが低開発の場所に容易にアクセスできる。
⑤ メンバーが、アイデンティティに関連する問題を生むためにグループを利用する。
[44] 問題文訳「医療従事者がインターネット上の健康情報へ関わるべきやり方のひとつはどれか？」
選択肢訳
① 彼らは、若者がインターネットを主要な情報源と見なしていることを確認すべきだ。
② 彼らは、情報革命があまりにも早く起こることを防ぐべきだ。
③ 彼らは、貧しい社会状況で暮らす人々に、自分の病院で医療を提供すべきだ。
④ 彼らは、自分が推奨したインターネットサイトの質を定期的にチェックすべきだ。
⑤ 彼らは、年配者に対するモバイル技術の効果を評価すべきだ。
〔全訳〕
効果的な健康増進プログラムを提供するための、医療費と有資格の医療従事者不足のせいで、個人や家族が自分たちの健康と福利に対する責任を負うことがより重要になってきている。インターネットおよびモバイルデバイス技術は、人口の大部分に対して、健康情報とセルフケア治療を提供するための効果的で低コストの選択肢を提供する。今やインターネット技術は日常生活の不可欠な一部だ。今日、何百万人もの人々が健康情報を求めており、互いに学びあいたい人のための自助グループを探している。インターネット仮想コミュニティは、人間関

係、情報、および支援の要求を満たしてくれる。有能感や統御感の向上を通して、自己啓発の場としてのインターネットの可能性が実現し始めている。ほとんどあらゆるトピックに関して、これまで入手できなかった広範な情報にアクセスできるようになり、ほとんどの場所で、いつでもこうした情報にアクセスできる。このことは、田舎や辺鄙な場所に暮らしながら、家から出られない人や働く人に重大な影響を与える。なぜなら、利用できる健康情報の質が大きく変化しやすいため、患者が情報を評価できるようにならねばならないことを示しているからだ。

　十分な財源を持たないか、コンピュータがないか、あるいは健康に関する知識を欠く多くの人々は、未だにインターネットを利用できない。「デジタル・ディバイド」とは、収入、年齢、および教育による、集団間のコンピュータおよびネット接続の格差を指す。この技術が取り組まねばならない新たな問題には、家族や友人との対面のやり取りが減る可能性、遠隔地の人や場所へのアクセスが増えることで地元環境への愛着が減る可能性などがある。情報のプライバシーと秘密性も、依然として大きな課題だ。

　通常は一般の人がネット上で出会う自助グループを率いている。これらの仮想電子ネットワークにより、健康への似た興味を持つ人々が、話し合いをし、質問をし、相互に情報と支援を提供し、孤立感を最小限に抑えることができる。医療従事者は、セルフケアにおける患者の役割を強化してくれる、効果的なプログラムとインターネットサイトに関する知識を共有する必要がある。

　これまでの研究で、オンライン自助グループの利点が確認されている。これらのグループはアクセスしやすく、農村部や遠隔地の人々を含む多様なメンバーからのアクセスが増えている。こうしたグループは、同様の興味と問題を持つ仲間へのアクセスを提供しつつ、人前で話すことの恐れや恥ずかしさは取り除いてくれる。さらに、永続的な関係が形成されることもある。デメリットには、テキストベースの関係から生じる誤解、誤情報を防止するための管理の不在、規則とガイドラインの欠如などがある。アイデンティティ、欺瞞、プライバシー、秘密性に関する倫理的な問題もある。

　高度な技術により利用可能になった大衆教育は、健康情報の取得の仕方と、医療従事者との関わり方を変えつつある。若者はインターネットを、従来の情報形態への追加としてではなく、主要な情報源として認識している。医療従事者は、情報革命が、確実に個人や地域社会に力を与えるために活用され、貧困や社会的、環境的、文化的条件のせいで、現在利益を得ていない人々がこれを利用できるようにすべきだ。さらに、医療従事者は、推奨するサイトの内容と質を監視する必要がある。最後に、参加者の健康成果と情報満足度に関する正式な評価が行われねばならない。正式な評価は、健康増進へのこのネット利用の有効性に関する証拠を提供する。バーチャルコミュニティは患者に力を与えるかもしれない。しかし、証拠はまだ十分ではない。

　モバイル技術もまた、個人の健康および疾病管理情報を提供する場として評価されている。この技術は 24 時間利用可能で、ほぼすべての場所で使用されている。健康管理のための個人用アプリであるウェルネスダイアリーは、自己観察とフィードバックをサポートするために 2010 年に導入された。体重、身体活動、アルコール消費などの健康関連の行動が記録され、フィードバックは自動的にグラフィック形式で提供される。使いやすく健康管理に役立つと利用者は思っているが、欠点も確認されている。その欠点のひとつは、より興味をそそりモチベーションを高める必要性がある。しかし、このタイプのアプリは、行動の変化をサポートするように設計が修正されるにつれて、単純さと可動性が急速に増加している。

数　学

解答 　　　　30年度

前　期

❶
〔解答〕

(1)
ア	イ	ウ
1	1	6

(2)
エ	オ	カ
1	3	6

(3)
キ	ク	ケ
5	4	8

(4)
コ	サ	シ
1	4	8

〔出題者が求めたポイント〕

確率(さいころ，硬貨)，図形と方程式(直線)

さいころ A，B の目の出方はそれぞれ 6 通り，
3 枚の硬貨の表うらの出方は硬貨を区別して考えるので
8 通りである。(1)，(2)，(3)，(4)の各場合について，A の
目 a，B の目 b，表の枚数 c，うらの枚数 d を調べて確
率を求めればよい。

〔解答のプロセス〕

(1) 直線 $\dfrac{x}{a}+\dfrac{y}{b}=1$ ……①が $(2, 0)$ を通るとき

$$\frac{2}{a}+\frac{0}{b}=1 \quad \therefore \quad a=2 \quad (b \text{ は任意})$$

直線 $\dfrac{x}{c+1}+\dfrac{y}{d+1}=1$ ……②が $(2, 0)$ を通るとき

$$\frac{2}{c+1}+\frac{0}{d+1}=1 \quad \therefore \quad c=1 \quad (d \text{ は任意})$$

したがって　①，②のどちらも $(2, 0)$ を通るのは
A の目が 2，B の目は任意，<u>3 枚の硬貨のうち，
1 枚だけが表の場合であり，⑦は 3 通り</u>あるので

$$\text{求める確率は } \frac{1}{6}\times 1\times \frac{3}{8}=\boxed{\frac{1}{16}}$$

(2) ①，②が一致するのは
$a=c+1$ かつ $b=d+1$ のときであるので，$0\leqq c\leqq 3$，
$0\leqq d\leqq 3$，$c+d=3$ に注意して
(a, b, c, d)
$= (1, 4, 0, 3), (2, 3, 1, 2),$
$\quad (3, 2, 2, 1), (4, 1, 3, 0)$
の 4 つの場合がある。

$(1, 4, 0, 3), (4, 1, 3, 0)$ となる確率は，

それぞれ　$\dfrac{1}{6}\times\dfrac{1}{6}\times\dfrac{1}{8}=\dfrac{1}{6^2\cdot 8}$

$(2, 3, 1, 2), (3, 2, 2, 1)$ となる確率は，

それぞれ　$\dfrac{1}{6}\times\dfrac{1}{6}\times\dfrac{3}{8}=\dfrac{3}{6^2\cdot 8}$

したがって，求める確率は

$$\frac{1}{6^2\cdot 8}\times 2+\frac{3}{6^2\times 8}\times 2=\frac{8}{6^2\times 8}=\boxed{\frac{1}{36}}$$

(3) ①と x 軸，y 軸との交点は，それぞれ$(a, 0), (0, b)$，
②と x 軸，y 軸との交点は，それぞれ$(c+1, 0)$，
$(0, d+1)$

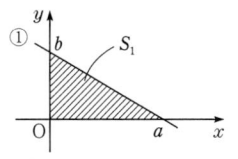 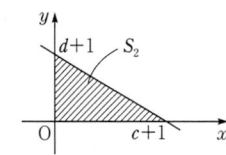

$$S_1=S_2 \text{ より } \frac{1}{2}ab=\frac{1}{2}(c+1)(d+1)$$

$$\therefore \quad ab=(c+1)(d+1)$$

$0\leqq c\leqq 3$，$0\leqq a\leqq 3$，$c+d=3$ に注意して

⑦　$(c, d)=(0, 3)$ のとき，$ab=(0+1)(3+1)=4$
より
$(a, b)=(1, 4), (2, 2), (3, 1)$

④　$(c, d)=(1, 2)$ のとき，$ab=(1+1)(2+1)=6$
より
$(a, b)=(1, 6), (2, 3), (3, 2), (6, 1)$

⑨　$(c, d)=(2, 1)$ のとき，$ab=6$ より
$(a, b)=(1, 6), (2, 3), (3, 2), (6, 1)$

㋓　$(c, d)=(3, 0)$ のとき，$ab=4$ より
$(a, b)=(1, 4), (2, 2), (3, 1)$

$(c, d)=(0, 3)$ となる確率は $\dfrac{1}{8}$，$(c, d)=(3, 0)$ と

なる確率も $\dfrac{1}{8}$

$(c, d)=(1, 2)$ となる確率は $\dfrac{3}{8}$，$(c, d)=(2, 1)$ と

なる確率も $\dfrac{3}{8}$

よって　⑦，㋓となる確率は，それぞれ

$$\left(\frac{1}{8}\times\frac{1}{6}\times\frac{1}{6}\right)\times 3=\frac{1}{8\cdot 6\cdot 2}$$

④，⑨となる確率は，それぞれ

$$\left(\frac{3}{8}\times\frac{1}{6}\times\frac{1}{6}\right)\times 4=\frac{4}{8\cdot 6\cdot 2}$$

よって求める確率は　$\dfrac{1}{8\cdot 6\cdot 2}\times 2+\dfrac{4}{8\cdot 6\cdot 2}\times 2=\boxed{\dfrac{5}{48}}$

(4) (2)の条件以外つまり①と②が一致しない場合で，平
行となる場合は

①の傾きが $-\dfrac{b}{a}$，②の傾きが $-\dfrac{d+1}{c+1}$ であるから

$\dfrac{b}{a}=\dfrac{d+1}{c+1}$ かつ (a, b, c, d) が(2)の 4 通りでないと
きである。

⑦　$(c, d)=(0, 3)$ のとき　$\dfrac{b}{a}=\dfrac{4}{1}$ より
$(a, b)=(1, 4)$
このとき，①と②は一致するので不適

④　$(c, d)=(1, 2)$ のとき　$\dfrac{b}{a}=\dfrac{3}{2}$ より
①と②が一致しないのは，$(a, b)=(4, 6)$

⑰　$(c, d) = (2, 1)$ のとき　$\dfrac{b}{a} = \dfrac{2}{3}$ より

①と②が一致しないのは，$(a, b) = (6, 4)$

㊤　$(c, d) = (3, 0)$ のとき　$\dfrac{b}{a} = \dfrac{1}{4}$ より

$(a, b) = (4, 1)$

このとき，①と②は一致するので不適

⑦，⑰となる確率は，それぞれ $\dfrac{1}{6} \times \dfrac{1}{6} \times \dfrac{3}{8}$ であるので求める確率は，$\dfrac{1}{6} \times \dfrac{1}{6} \times \dfrac{3}{8} \times 2 = \dfrac{\boxed{1}}{\boxed{48}}$

2

〔解答〕

ス	セ	ソ	タ	チ	ツ	テ	ト	ナ	ニ	ヌ	ネ
3	2	3	3	2	2	7	9	0	8	1	1

〔出題者が求めたポイント〕

高次方程式（3 次方程式）

係数が実数である高次方程式が虚数解をもつときは，その共役な虚数も解であることを使う。

解と係数の関係も利用すれば計算は面倒なものではない。

〔解答のプロセス〕

$z = a + bi$ より　$z^2 = (a + bi)^2$

$\quad\quad\quad\quad\quad\quad\quad = (a^2 - b^2) + 2abi$

$\quad\quad 3z = 3a + 3bi$ である。

z^2 と $3z$ が共役な複素数だから，

$\begin{cases} a^2 - b^2 = 3a & \cdots\cdots ① \\ 2ab = -3b & \cdots\cdots ② \end{cases}$

②より　$b(2a + 3) = 0$ だから $b = 0$ または $a = -\dfrac{3}{2}$

$b < 0$ なので　$a = -\dfrac{\boxed{3}}{\boxed{2}}$，①に代入して $\dfrac{9}{4} - b^2 = -\dfrac{9}{2}$

$\quad b < 0$ より $b = -\dfrac{\boxed{3}\sqrt{\boxed{3}}}{\boxed{2}}$

z^2 と $3z$ が共役なので

$z^2 = \overline{3z}$ だから $z^3 = \overline{3z} \cdot z$

$\quad\quad\quad\quad = 3z\bar{z}$

$\quad\quad\quad\quad = 3(a + bi)(a - bi)$

$\quad\quad\quad\quad = 3(a^2 + b^2)$

$\quad\quad\quad\quad = 3\left(\dfrac{9}{4} + \dfrac{27}{4}\right)$

$\quad\quad\quad\quad = 3 \cdot 9 = \boxed{27}$

3 次方程式 $x^3 + 10x^2 + sx + t = 0$ の解の 1 つが z^2 のとき，この方程式の係数は全て実数だから共役な $3z$ も解である。残りの解を k とすると，解と係数の関係から

$\begin{cases} z^2 + 3z + k = -10 & \cdots\cdots ③ \\ z^2 \cdot 3z + 3z \cdot k + kz^2 = s & \cdots\cdots ④ \\ z^2 \cdot 3z \cdot k = -t & \cdots\cdots ⑤ \end{cases}$

z^2 と $3z$ が共役なので $z^2 + 3z = \overline{3z} + 3z$

$\quad\quad\quad\quad\quad\quad\quad\quad = 3(a - bi) + 3(a + bi)$

$\quad\quad\quad\quad\quad\quad\quad\quad = 6a$

$\quad\quad\quad\quad\quad\quad\quad\quad = 6\left(-\dfrac{3}{2}\right)$

$\quad\quad\quad\quad\quad\quad\quad\quad = -9$

よって③より $-9 + k = -10$　∴　$k = -\boxed{1}$

$k = -1$，$z^3 = 27$ を⑤に代入して

$\quad\quad 3 \cdot 27(-1) = -t$　∴　$t = \boxed{81}$

また，④より $3z^3 + k(3z + z^2) = s$ だから

$\quad\quad 3 \cdot 27 + (-1)(-9) = s$

$\quad\quad ∴\quad s = \boxed{90}$

3

〔解答〕

ノ	ハ	ヒ	フ	ヘ	ホ	マ	ミ	ム	メ	モ	ヤ	ユ	ヨ
4	5	3	6	4	5	3	1	4	3	7	4	5	3

ラ	リ	ル	レ
5	5	1	4

〔出題者が求めたポイント〕

空間ベクトル（空間の三角形の重心，直線と平面の交点）

直線と平面の交点を求めることは，空間ベクトルの基本事項で，必ずできるようにしておかなければならない。

交点を 2 通りに表して係数を比べる。

計算がやや面倒であるが，内容はやさしい。

〔解答のプロセス〕

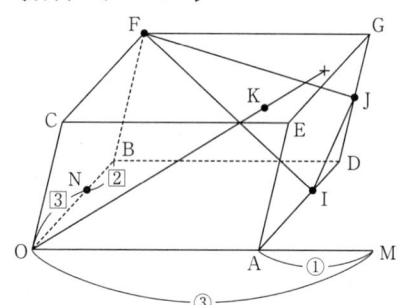

$\overrightarrow{OA} = \vec{a}$，$\overrightarrow{OB} = \vec{b}$，$\overrightarrow{OC} = \vec{c}$ とする。

K が △FIJ の重心なので，

$\overrightarrow{OK} = \dfrac{\overrightarrow{OF} + \overrightarrow{OI} + \overrightarrow{OJ}}{3}$

$\quad\quad = \dfrac{1}{3}\{(\overrightarrow{OB} + \overrightarrow{BF}) + (\overrightarrow{OA} + \overrightarrow{AI})$

$\quad\quad\quad\quad\quad\quad\quad\quad + (\overrightarrow{OA} + \overrightarrow{AD} + \overrightarrow{DJ})\}$

$\quad\quad = \dfrac{1}{3}\left\{(\vec{b} + \vec{c}) + \left(\vec{a} + \dfrac{1}{2}\vec{b}\right) + \left(\vec{a} + \vec{b} + \dfrac{1}{2}\vec{c}\right)\right\}$

$\quad\quad = \dfrac{1}{3}\left(2\vec{a} + \dfrac{5}{2}\vec{b} + \dfrac{3}{2}\vec{c}\right) = \dfrac{4\vec{a} + 5\vec{b} + 3\vec{c}}{6}$

$\quad\quad = \dfrac{\boxed{4}\overrightarrow{OA} + \boxed{5}\overrightarrow{OB} + \boxed{3}\overrightarrow{OC}}{\boxed{6}}$

点 P は平面 CMN 上にあるので，

$\overrightarrow{CP} = s\overrightarrow{CM} + t\overrightarrow{CN}$ とかけるから

$\overrightarrow{OP} = \overrightarrow{OC} + s\overrightarrow{CM} + t\overrightarrow{CN}$

$\quad\quad = \vec{c} + s(\overrightarrow{OM} - \overrightarrow{OC}) + t(\overrightarrow{ON} - \overrightarrow{OC})$

$$= \vec{c} + s\left(\frac{3}{2}\vec{a} - \vec{c}\right) + t\left(\frac{3}{5}\vec{b} - \vec{c}\right)$$

$$= \frac{3s}{2}\vec{a} + \frac{3t}{5}\vec{b} + (1 - s - t)\vec{c} \quad \cdots\cdots ①$$

また，点 P は直線 OK 上にあるので

$$\overrightarrow{OP} = l\overrightarrow{OK}$$

$$= l\left(\frac{4\vec{a} + 5\vec{b} + 3\vec{c}}{6}\right)$$

$$= \frac{2l}{3}\vec{a} + \frac{5l}{6}\vec{b} + \frac{l}{2}\vec{c} \quad \cdots\cdots ②$$

$\vec{a}, \vec{b}, \vec{c}$ は 1 次独立なので，①，② より

$$\begin{cases} \dfrac{3s}{2} = \dfrac{2l}{3} \Leftrightarrow s = \dfrac{4l}{9} \\[2mm] \dfrac{3t}{s} = \dfrac{5l}{6} \Leftrightarrow t = \dfrac{25l}{18} \\[2mm] 1 - s - t = \dfrac{l}{2} \end{cases}$$

s, t を消去して $1 - \dfrac{4l}{9} - \dfrac{25l}{18} = \dfrac{l}{2}$　∴ $l = \dfrac{3}{7}$

② より $\overrightarrow{OP} = \dfrac{2}{7}\vec{a} + \dfrac{5}{14}\vec{b} + \dfrac{3}{14}\vec{c}$

$$\therefore \quad \overrightarrow{OP} = \frac{\boxed{4}\overrightarrow{OA} + \boxed{5}\overrightarrow{OB} + \boxed{3}\overrightarrow{OC}}{\boxed{14}}$$

また，$\overrightarrow{OP} = l\overrightarrow{OK} = \dfrac{3}{7}\overrightarrow{OK}$ より

$OP : OK = \dfrac{3}{7} : 1 = \boxed{3} : \boxed{7}$　$\cdots\cdots ③$

平面 BDGF 上の点 Q は

$$\overrightarrow{OQ} = \overrightarrow{OB} + \alpha\overrightarrow{BD} + \beta\overrightarrow{BF}$$

$$= \alpha\vec{a} + \vec{b} + \beta\vec{c} \quad \cdots\cdots ④ と表せる。$$

また，点 Q は直線 OK 上の点でもあるので

$$\overrightarrow{OQ} = m\overrightarrow{OK}$$

$$= \frac{2m}{3}\vec{a} + \frac{5m}{6}\vec{b} + \frac{m}{2}\vec{c} \quad \cdots\cdots ⑤$$

④，⑤ の $\vec{b}$ の係数に注目して $1 = \dfrac{5m}{6}$　∴ $m = \dfrac{6}{5}$

よって，$\overrightarrow{OQ} = \dfrac{4}{5}\vec{a} + \vec{b} + \dfrac{3}{5}\vec{c}$

$$\therefore \quad \overrightarrow{OQ} = \frac{\boxed{4}\overrightarrow{OA} + \boxed{5}\overrightarrow{OB} + \boxed{3}\overrightarrow{OC}}{5}$$

また，$\overrightarrow{OQ} = \dfrac{6}{5}\overrightarrow{OK}$ より $OQ : OK = \dfrac{6}{5} : 1$

$$= 6 : 5 \quad \cdots\cdots ⑥$$

③，⑥ より　$OP : OQ : OK = 15 : 42 : 35$

よって　$OP : OQ = 15 : 42 = \boxed{5} : \boxed{14}$

❹

〔解答〕

ロ	ワ	ヲ	あ	い	う	え	お	か	き	く	け	こ
1	5	7	1	7	2	3	2	1	3	4	3	5

さ	し	す
1	2	6

〔出題者が求めたポイント〕

微分(分数関数の極値，法線)，積分(面積)

$f(x)$ は，$x = -3, x = k(\neq -2)$ で微分可能なので，

$x = -3, x = k$ で極値をもつから

$f'(-3) = 0, f'(k) = 0$ が成り立つ。

これを正直に代入計算するのでなく，結局 $f'(x)$ の分子 $= 0$ が $x = -3, k$ の 2 つの解をもつとして利用すると計算が楽になる。

〔解答のプロセス〕

$f(x) = \dfrac{ax^2 + bx + c}{x + 2}$ の定義域は $x + 2 \neq 0$ より

$x \neq -2$ であり，

$$f'(x) = \frac{(2ax + b)(x + 2) - (ax^2 + bx + c)\cdot 1}{(x + 2)^2}$$

$$= \frac{ax^2 + 4ax + 2b - c}{(x + 2)^2}$$

$ax^2 + 4ax + 2b - c = g(x)$ とおくと　$f'(x) = \dfrac{g(x)}{(x + 2)^2}$

$x = -3, x = k$ で極値をもつので

$$f'(-3) = \frac{g(-3)}{(-3 + 2)^2} = 0 \quad \therefore \quad g(-3) = 0$$
$$\cdots ⑦$$

$$f'(k) = \frac{g(k)}{(k + 2)^2} = 0 \quad \therefore \quad g(k) = 0 \quad \cdots ④$$

$a = 0$ とすると　$f'(x) = \dfrac{26 - c}{(x + 2)^2}$ となり，

$f'(x)$ は符号変化しないから $f(x)$ は極値をもつことはないので適さない。

よって，$a \neq 0$ より $g(x)$ は x の 2 次方程式であり，

$x = -3, k$ はその 2 解であるから，解と係数の関係より

$$-3 + k = -\frac{4a}{a}$$

$$\therefore \quad k = -4 + 3 = -\boxed{1}$$

$x = -3$ で極大値 -1 をとるので

$$f(-3) = \frac{9a - 3b + c}{-3 + 2} = -1$$

$$\therefore \quad 9a - 3b + c = 1 \quad \cdots ⑦$$

$x = k = -1$ で極小値 3 をとるので

$$f(-1) = \frac{1 - b + c}{-1 + 2} = 3$$

$$1 - b + c = 3 \quad \therefore \quad -b + c = 2 \quad \cdots ㋤$$

また，⑦ より $9a - 12a + 2b - c = 0$

$$\therefore \quad -3a + 2b - c = 0 \quad \cdots ㋣$$

$$\begin{pmatrix} ④ より a - 4a + 2b - c = 0 \\ これは ㋣ と同じ \end{pmatrix}$$

㋤，㋤，㋣ を連立して解くと，

$$a = 1, b = 5, c = 7$$

よって，$y = f(x) = \dfrac{x^2 + 5x + 7}{x + 2}$

$$f'(x) = \frac{x^2 + 4x + 3}{(x + 2)^2} = \frac{(x + 1)(x + 3)}{(x + 2)^2}$$

①と y 軸の交点 D$(0,\ d)$ より　$d=\dfrac{7}{0+2}$

$\therefore\quad d=\dfrac{\boxed{7}}{\boxed{2}}$

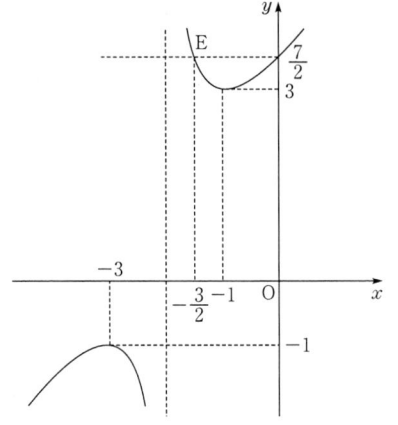

①と直線 $y=\dfrac{7}{2}$ との交点は

$$\frac{x^2+5x+7}{x+2}=\frac{7}{2}$$

整理すると　$2x^2+3x=0$

$\qquad x(2x+3)=0$

$\qquad x=0,\ -\dfrac{3}{2}$

よって，E$\left(-\dfrac{\boxed{3}}{\boxed{2}},\ \dfrac{\boxed{7}}{\boxed{2}}\right)$

E における接線の傾きは

$$f'\left(-\frac{3}{2}\right)=\frac{\left(-\frac{3}{2}+1\right)\left(-\frac{3}{2}+3\right)}{\left(-\frac{3}{2}+2\right)^2}=-3\ だから$$

法線は

$$y-\frac{7}{2}=\frac{1}{3}\left(x+\frac{3}{2}\right)$$

$\therefore\quad y=\dfrac{\boxed{1}}{\boxed{3}}x+\boxed{4}\quad \cdots\cdots②$

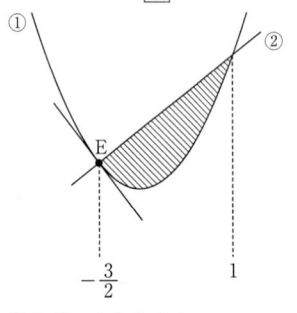

①と②の交点を求める。

$\dfrac{x^2+5x+7}{x+2}=\dfrac{1}{3}x+4$　より

$\qquad 3(x^2+5x+7)=(x+12)(x+2)$

$\qquad 2x^2+x-3=0$

$\qquad (x-1)(2x+3)=0$

$\therefore\quad x=1,\ -\dfrac{3}{2}$

求める面積は左下図の斜線部分だから，

$$\int_{-\frac{3}{2}}^{1}\left(\frac{1}{3}x+4-\frac{x^2+5x+7}{x+2}\right)dx$$

$$=\int_{-\frac{3}{2}}^{1}\left\{\frac{1}{3}x+4-\left(x+3+\frac{1}{x+2}\right)\right\}dx$$

$$=\int_{-\frac{3}{2}}^{1}\left(-\frac{2}{3}x+1-\frac{1}{x+2}\right)dx$$

$$=\left[-\frac{1}{3}x^2+x-\log|x+2|\right]_{-\frac{3}{2}}^{1}$$

$$=-\frac{1}{3}+1-\log 3+\frac{1}{3}\cdot\frac{9}{4}+\frac{3}{2}+\log\frac{1}{2}$$

$$=\frac{\boxed{35}}{\boxed{12}}-\log\boxed{6}$$

後　期

1

〔解答〕

ア	イ	ウ	エ	オ	カ	キ	ク	ケ	コ	サ	シ	ス	セ	ソ
6	1	3	2	2	3	2	2	4	4	2	3	4	2	3

〔出題者が求めたポイント〕

2 次関数(式の決定)，積分(放物線が囲む面積)

前半は 2 次関数の式の決定で，式の形が与えられているから，これを使えばむずかしいものではない。

2 つのグラフが囲む面積を求めるために，何も考えないで交点を計算で出す，などとしてはいけない。条件を考えれば，共に点 A と点を通るものだからである。面積を求めるときは，

$$S = \frac{|a|}{6}(\beta - \alpha)^3 \quad \begin{pmatrix} a \text{ は } x^2 \text{ の係数の差} \\ \alpha,\ \beta \text{は交点の } x \text{ 座標} \end{pmatrix}$$

を使う。また，グラフと x 軸が囲む面積は，x 軸が接線なので $\displaystyle\int a(x-m)^2 dx = a \cdot \frac{1}{3}(x-m)^3 + c$ を使う。

〔解答のプロセス〕

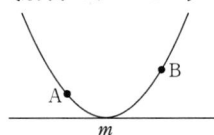

放物線 $y = a(x - m)^2 \ (a \neq 0)$ ……①

が A$(-1,\ 1)$，B$(1,\ 2)$ を通るので

$$\begin{cases} 1 = a(-1-m)^2 & \cdots\cdots ② \\ 2 = a(1-m)^2 & \cdots\cdots ③ \end{cases} \quad \text{が成り立つ}$$

②÷③ より $(1-m)^2 = 2(-1-m)^2$ だから，整理すると

$$m^2 + \boxed{6}m + \boxed{1} = 0 \quad \cdots\cdots ④$$

$$\therefore\quad m = -\boxed{3} \pm \boxed{2}\sqrt{2}$$

②より $1 = a(1 + 2m + m^2)$ だから，

④を $m^2 + 2m = -4m - 1$ と変形して代入すると

$$1 = a(1 - 4m - 1) \quad \therefore\quad a = -\frac{1}{4m}$$

$m = -3 - 2\sqrt{2} \ (= m_1)$ のとき

$$a = -\frac{1}{4} \cdot \frac{1}{-3 - 2\sqrt{2}} = \frac{\boxed{3} - \boxed{2}\sqrt{2}}{\boxed{4}} = a_1$$

$m = -3 + 2\sqrt{2} \ (= m_2)$ のとき

$$a = -\frac{1}{4} \cdot \frac{1}{-3 + 2\sqrt{2}} = \frac{\boxed{3} + \boxed{2}\sqrt{2}}{\boxed{4}} = a_2$$

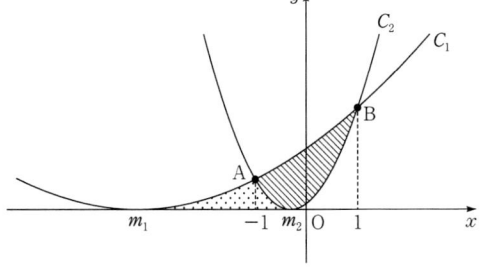

C_1 と C_2 で囲まれた部分は，図の斜線部分であるので，その面積 S_1 は

$$S_1 = \frac{|a_1 - a_2|}{6}(1 - (-1))^3$$

$$a_1 - a_2 = \frac{3 - 2\sqrt{2}}{4} - \frac{3 + 2\sqrt{2}}{4} = -\sqrt{2} \text{ だから}$$

$$S_1 = \frac{|-\sqrt{2}|}{6} \cdot 2^3 = \frac{\boxed{4}\sqrt{2}}{\boxed{3}}$$

また，$C_1(x \geq m_1)$ と $C_2(x \leq m_2)$ および x 軸で囲まれた部分の面積 S_2 は図の打点部分であるから，

$$S_2 = \int_{m_1}^{-1} a_1(x - m_1)^2 dx + \int_{-1}^{m_2} a_2(x - m_2)^2 dx$$

$$= a_1\left[\frac{1}{3}(x - m_1)^3\right]_{m_1}^{-1} + a_2\left[\frac{1}{3}(x - m_2)^3\right]_{-1}^{m_2}$$

$$= \frac{a_1}{3}(-1 - m_1)^3 - 0 + 0 - \frac{a_2}{3}(-1 - m_2)^3$$

$$= -\frac{a_1}{3}(1 + m_1)^3 + \frac{a_2}{3}(1 + m_2)^3$$

$$\left(\begin{array}{l} (1 + m_1)^3 = \{1 + (-3 - 2\sqrt{2})\}^3 = (-2 - 2\sqrt{2})^3 \\ \quad = -8(1 + \sqrt{2})^3 = -8(7 + 5\sqrt{2}) \\ (1 + m_2)^3 = \{1 + (-3 + 2\sqrt{2})\}^3 = (-2 + 2\sqrt{2})^3 \\ \quad = -8(1 - \sqrt{2})^3 = -8(7 - 5\sqrt{2}) \end{array}\right)$$

$$= -\frac{1}{3} \cdot \frac{3 - 2\sqrt{2}}{4}(-8)(7 + 5\sqrt{2})$$

$$\qquad + \frac{1}{3} \cdot \frac{3 + 2\sqrt{2}}{4}(-8)(7 - 5\sqrt{2})$$

$$= \frac{2(1 + \sqrt{2})}{3} - \frac{2(1 - \sqrt{2})}{3} = \frac{\boxed{4}\sqrt{2}}{\boxed{3}}$$

2

〔解答〕

タ	チ	ツ	テ	ト	ナ	ニ	ヌ	ネ	ノ	ハ
1	2	4	5	2	1	4	5	2	4	5

〔出題者が求めたポイント〕

数列(2 項間漸化式)

$a_n{}^2$，$a_n{}^3$ や $\sqrt{a_n}$，$a_n \cdot a_{n+1}$ などを含む漸化式では，対数をとってみるとよい。

本問は $b_n = \log_2 a_n$ という誘導があるが，なくても対数がとれるようにしたい。

〔解答のプロセス〕

$b_n = \log_2 a_n$ ……①だから，

$$b_1 = \log_2 a_1 = \log_2 2 = \boxed{1}$$

また，$a_{n+1} = 16a_n{}^2$ から

$$\log_2 a_{n+1} = \log_2 16a_n{}^2$$

$$= \log_2 16 + \log_2 a_n{}^2$$

漸化式で $a_1 = 1 (> 0)$ より

$n = 1,\ 2,\ 3,\ \cdots\cdots$ のとき $a_n > 0$ だから

$$\log_2 a_{n+1} = \log_2 2^4 + 2\log_2 a_n$$

$$= 4 + 2\log_2 a_n$$

①より $b_{n+1} = \boxed{2}b_n + \boxed{4}$

($\alpha = 2\alpha + 4$ の解 $\alpha = -4$ を用いて)

$b_{n+1} + 4 = 2(b_n + 4)$ と変形できるから

数列$\{b_n + 4\}$は　初項 $b_1 + 4 = 1 + 4 = 5$

公比 2

の等比数列である。

よって，$b_n+4=5\cdot2^{n-1}$ だから

$$b_n=\boxed{5}\cdot\boxed{2}^{n-\boxed{1}}-\boxed{4}$$

このとき，$\log_2(a_1\cdot a_2\cdot a_3\cdot\cdots\cdot a_n)$

$$=\log_2a_1+\log_2a_2+\log_2a_3+\cdots+\log_2a_n$$

$$=b_1+b_2+b_3+\cdots+b_n$$

$$=\sum_{k=1}^{n}b_k$$

$$=\sum_{k=1}^{n}(5\cdot2^{k-1}-4)$$

$$=5\cdot\frac{2^n-1}{2-1}-4n$$

$$=5\cdot2^n-5-4n$$

$$=\boxed{5}\cdot\boxed{2}^n-\boxed{4}n-\boxed{5}$$

❸

〔解答〕

(1)

ヒ	フ	ヘ	ホ
2	2	1	2

(2)

マ	ミ	ム	メ	モ	ヤ
2	2	2	2	2	1

(3)

ユ	ヨ	ラ
2	1	4

〔出題者が求めたポイント〕

2 次関数（放物線の対称移動）

(1) 放物線の点対称移動は，頂点の移動を考えればよいが凸性が逆になることを忘れないように。

(2) 凹凸が逆である放物線の共有点が 1 個となるのは接している場合である。

(3) △OCA の面積は問題ない。$\tan\angle$ACB の値は，直線 AC，BC の傾きを利用してもよい。

〔解答のプロセス〕

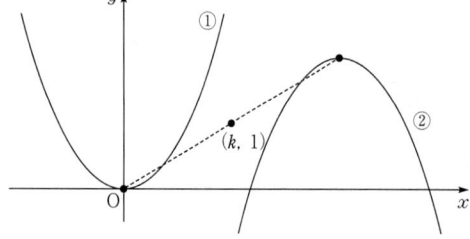

(1) 放物線①の頂点$(0, 0)$を点$(k, 1)$に関して対称移動すると点$(\boxed{2}k, \boxed{2})$に移る。②を表す 2 次関数の x^2 の係数は$-\dfrac{\boxed{1}}{\boxed{2}}$だから，放物線②は

$$y=-\frac{1}{2}(x-2k)^2+2\ \text{である。}$$

(2) ①と②の共有点が 1 個になるのは

$$\begin{cases}y=\dfrac{1}{2}x^2\\[2mm]y=-\dfrac{1}{2}(x-2k)^2+2\end{cases}\ \text{より }y\text{ を消去した，}$$

$$\frac{1}{2}x^2=-\frac{1}{2}(x-2k)^2+2\ \cdots\cdots\text{③}\quad\text{の判別式 }D=0$$

のときである。

③を整理すると $x^2=-(x^2-4kx+4k^2)+4$

$$2x^2-4kx+4k^2-4=0$$

$$x^2-2kx+2k^2-2=0\ \cdots\cdots\text{③}'$$

③' について

$$D/4=k^2-(2k^2-2)=0$$

$k>0$ より　$k=\sqrt{\boxed{2}}$

②と x 軸との共有点は，$y=0$ により

$$0=-\frac{1}{2}(x-2k)^2+2$$

$$(x-2k)^2=4$$

$$x=2k\pm2$$

$k=\sqrt{2}$ より　$x=2\sqrt{2}\pm2$

よって，A$(\boxed{2}\sqrt{\boxed{2}}-\boxed{2},\ 0)$，B$(\boxed{2}\sqrt{\boxed{2}}+\boxed{2},\ 0)$

C の x 座標は③' を解いて　$x=k\pm\sqrt{\dfrac{D}{4}}$

$k=\sqrt{2}$ のとき $\sqrt{\dfrac{D}{4}}=0$ だから　$x=\sqrt{2}$

C の y 座標は，①より $y=\dfrac{1}{2}(\sqrt{2})^2=1$

よって　C$(\sqrt{\boxed{2}},\ \boxed{1})$

(3)

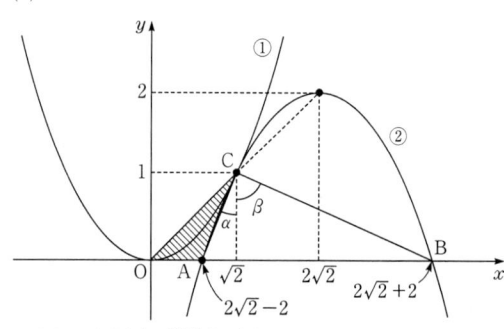

△OCA は上図の斜線部分なので

面積は $\dfrac{1}{2}\times(2\sqrt{2}-2)\times1=\sqrt{\boxed{2}}-\boxed{1}$

図のように α，β を定めると

$$\tan\alpha=\frac{\sqrt{2}-(2\sqrt{2}-2)}{1}=2-\sqrt{2},$$

$$\tan\beta=\frac{2\sqrt{2}+2-\sqrt{2}}{1}=2+\sqrt{2}$$

加法定理より

$$\tan(\alpha+\beta)=\frac{\tan\alpha+\tan\beta}{1-\tan\alpha\tan\beta}$$

$$=\frac{(2-\sqrt{2})+(2+\sqrt{2})}{1-(2-\sqrt{2})(2+\sqrt{2})}$$

$$=\frac{4}{1-(4-2)}=-4$$

$$\therefore\ \tan\angle\text{ACB}=\tan(\alpha+\beta)=-\boxed{4}$$

4
〔解答〕

リ	ル	レ	ロ	ワ	ヲ	あ	い	う	え	お
5	6	7	6	2	6	5	4	6	2	3

〔出題者が求めたポイント〕

三角関数(加法定理，合成)
円＋二等辺三角形が直線 OA について対称であること
に気づけば (x_2, y_2)，(x_3, y_3) はかんたんに得られる。

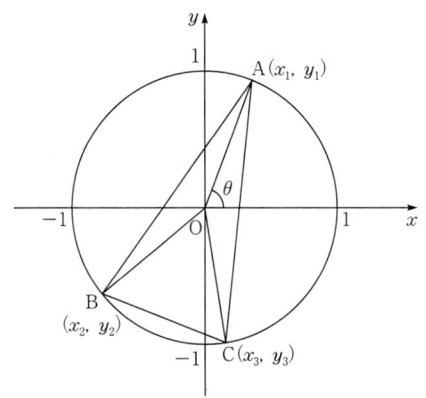

$\overset{\frown}{BC}$ に対する円周角と中心角の関係から，

$$\angle BOC = 2\angle BAC = \frac{\pi}{3}$$

$\triangle OAB \equiv \triangle OAC$ より

$$\angle AOB = \angle AOC = \frac{1}{2}\left(2\pi - \frac{\pi}{3}\right) = \frac{5}{6}\pi$$

したがって，動径 OB は x 軸の正の方向から $\theta + \frac{5}{6}\pi$
回っており，

動径 OC は $\theta + \frac{5}{6}\pi + \frac{\pi}{3} = \theta + \frac{7}{6}\pi$ 回っているので，

$x_2 = \cos\left(\theta + \boxed{\frac{5}{6}}\pi\right)$，$y_2 = \sin\left(\theta + \boxed{\frac{5}{6}}\pi\right)$，

$x_3 = \cos\left(\theta + \boxed{\frac{7}{6}}\pi\right)$，$y_3 = \sin\left(\theta + \boxed{\frac{7}{6}}\pi\right)$ である。

$x_1 = \cos\theta$，$y_1 = \sin\theta$ であるから，

$\displaystyle\sum_{k=1}^{3}(x_k + y_k) = (x_1 + y_1) + (x_2 + y_2) + (x_3 + y_3)$

$\qquad = (\cos\theta + \sin\theta)$

$\qquad\quad + \left\{\cos\left(\theta + \frac{5}{6}\pi\right) + \sin\left(\theta + \frac{5}{6}\pi\right)\right\}$

$\qquad\quad + \left\{\cos\left(\theta + \frac{7}{6}\pi\right) + \sin\left(\theta + \frac{7}{6}\pi\right)\right\}$

$\qquad = \cos\theta + \sin\theta + (\cos\theta)\left(-\frac{\sqrt{3}}{2}\right) - (\sin\theta)\frac{1}{2}$

$\qquad\quad + \sin\theta\left(-\frac{\sqrt{3}}{2}\right) + (\cos\theta)\frac{1}{2}$

$\qquad\quad + \cos\theta\left(-\frac{\sqrt{3}}{2}\right) - \sin\theta\left(-\frac{1}{2}\right)$

$\qquad\quad + \sin\theta\left(-\frac{\sqrt{3}}{2}\right) + \cos\theta\left(-\frac{1}{2}\right)$

$\qquad = (\cos\theta - \sqrt{3}\cos\theta) + (\sin\theta - \sqrt{3}\sin\theta)$

$\qquad = (1 - \sqrt{3})\cos\theta + (1 - \sqrt{3})\sin\theta$

$\qquad = (1 - \sqrt{3})(\cos\theta + \sin\theta)$

$\qquad = (1 - \sqrt{3}) \cdot \sqrt{2}\sin\left(\theta + \frac{\pi}{4}\right)$

$\qquad = (\sqrt{\boxed{2}} - \sqrt{\boxed{6}})\sin\left(\theta + \frac{\pi}{4}\right)$

$0 \le \theta < 2\pi$ より $-1 \le \sin\left(\theta + \frac{\pi}{4}\right) \le 1$ だから

$\sqrt{2} - \sqrt{6} < 0$ に注意して

$$-\sqrt{2} + \sqrt{6} \ge (\sqrt{2} - \sqrt{6})\sin\left(\theta + \frac{\pi}{4}\right) \ge \sqrt{2} - \sqrt{6}$$

よって最大値は $\theta + \frac{\pi}{4} = \frac{3\pi}{2}$ つまり $\theta = \boxed{\frac{5}{4}}\pi$ のとき

$\sqrt{\boxed{6}} - \sqrt{\boxed{2}}$ である。

さらに，

$\displaystyle\sum_{k=1}^{3}(x_k{}^2 + y_k{}^2) = (\cos^2\theta + \sin^2\theta)$

$\qquad\quad + \left\{\cos^2\left(\theta + \frac{5}{6}\pi\right) + \sin^2\left(\theta + \frac{5}{6}\pi\right)\right\}$

$\qquad\quad + \left\{\cos^2\left(\theta + \frac{7}{6}\pi\right) + \sin^2\left(\theta + \frac{7}{6}\pi\right)\right\}$

$\qquad = 1 + 1 + 1 = \boxed{3}$

物　理

解答　　　　30年度

1

〔解答〕

(1) $\boxed{1}$ 3　$\boxed{2}$ 8

(2) $\boxed{3}$ 2　$\boxed{4}$ 3

(3) $\boxed{5}$ 1　$\boxed{6}$ 2　$\boxed{7}$ 0　$\boxed{8}$ 4

(4) $\boxed{9}$ 6　$\boxed{10}$ 0　$\boxed{11}$ 2　$\boxed{12}$ 4

〔出題者が求めたポイント〕

光速, 素粒子, レンズ, 万有引力

〔解答のプロセス〕

(1) 真空中の光速 c [m/s] は

$$c = 3.0 \times 10^8 \text{ [m/s]} \quad \cdots \boxed{1}, \boxed{2}(\text{答})$$

(2) 6種類のクォークのうち, アップ, チャーム, トップは $+\dfrac{2}{3}e$ の電気量をもち, ダウン, ストレンジ, ボトムは $-\dfrac{1}{3}e$ の電気量をもつ。　$\cdots \boxed{3}, \boxed{4}(\text{答})$

(3) 凹レンズから物体までの距離を a, 凹レンズから虚像までの距離を b, 焦点距離を f とおくと, 凹レンズの式は

$$\frac{1}{a} - \frac{1}{b} = -\frac{1}{f}$$

とかける。$a = 30$ [cm], $f = 20$ [cm] を代入して

$$\frac{1}{30} - \frac{1}{b} = -\frac{1}{20}$$

$$\therefore \quad b = 12 \text{ [cm]} \quad \cdots \boxed{5}\boxed{6}(\text{答})$$

また, 倍率 m は

$$m = \frac{b}{a} = \frac{12}{30} = 0.4 \text{ [倍]} \quad \cdots \boxed{7}.\boxed{8}(\text{答})$$

(4) 万有引力定数を G, 地球半径を R, 地球の質量を M, 重力加速度の大きさを g とおくと, 地球上の質量 m の物体に働く重力が万有引力に等しいことから

$$mg = G\frac{Mm}{R^2}$$

$$\therefore \quad M = \frac{gR^2}{G} = \frac{9.8 \times (6.4 \times 10^6)^2}{6.7 \times 10^{-11}}$$

$$\doteqdot 6.0 \times 10^{24} \text{ [kg]} \quad \cdots \boxed{9} \sim \boxed{12}(\text{答})$$

2

〔解答〕

(1) $\boxed{13}$ 0　$\boxed{14}$ 5

(2) $\boxed{15}$ 3　$\boxed{16}$ 5

(3) $\boxed{17}$ 1　$\boxed{18}$ 1　$\boxed{19}$ 3

　　$\boxed{20}$ 5　$\boxed{21}$ 1　$\boxed{22}$ 3

　　$\boxed{23}$ −　$\boxed{24}$ 1　$\boxed{25}$ 5

(4) $\boxed{26}$ 5

〔出題者が求めたポイント〕

動く台上の物体の運動

〔解答のプロセス〕

(1) 物体Bが動かないとき, 糸の張力の大きさを T_0 [N], 垂直抗力の大きさを N [N], 静止摩擦力の大きさを f [N] とすると, 物体Bに働く力の水平方向, 鉛直方向のつり合いより

$$T_0 - f = 0, \quad N - 2Mg = 0$$

また, 物体Cの鉛直方向のつり合いより

$$Mg - T_0 = 0$$

以上より

$$f = Mg, \quad N = 2Mg$$

静止摩擦力 f が最大摩擦力 $f_{\max} = \mu N$ [N] に達したところで物体Bは動き出すから, 条件は

$$f \geqq \mu N$$

$$\therefore \quad \mu \leqq \frac{f}{N} = \frac{1}{2} = 0.5 \quad \cdots \boxed{13}.\boxed{14}(\text{答})$$

(2) 物体Bと物体Cの加速度の大きさを a [m/s²], 糸の張力の大きさを T_1 [N] とおくと, それぞれの運動方程式は

$$B : 2Ma = T_1$$

$$C : Ma = Mg - T_1$$

以上より　$a = \dfrac{1}{3}g$

物体Cが $h_1 = 0.98$ [m] 降下して水平面に達するとき

$$h_1 = \frac{1}{2}at^2$$

であるから

$$t = \sqrt{\frac{2h_1}{a}} = \sqrt{\frac{6h_1}{g}} = \sqrt{\frac{3}{5}} \text{ [s]} \quad \cdots \boxed{15}, \boxed{16}(\text{答})$$

(3) 糸の張力の大きさを T_2 [N] とおく。物体Aは左向きに運動を始めるから, 水平方向について物体Aと物体Cを一体とみた運動方程式は

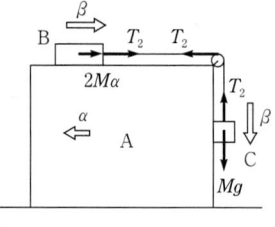

$$8M\alpha = T_2 \quad \cdots\cdots①$$

また, 物体Cの鉛直方向の運動方程式は

$$M\beta = Mg - T_2 \quad \cdots\cdots②$$

物体Aに乗った観測者から見たとき, 物体Bには右向きに大きさ $2M\alpha$ の慣性力が働き, 右向きに加速度 β で運動する。よって, 物体Bの水平方向の運動方程式は

$$2M\beta = T_2 + 2M\alpha \quad \cdots\cdots③$$

①, ②, ③より T_2 を消去して

$$\alpha = \frac{1}{13} \times g \text{ [m/s}^2] \quad \cdots \boxed{17} \sim \boxed{19}(\text{答})$$

$$\beta = \frac{5}{13} \times g \text{ [m/s}^2] \quad \cdots \boxed{20} \sim \boxed{22}(\text{答})$$

物体Cが水平台に達するまでの時間を t_1 [s] とおくと,

物体 C のはじめの高さが $h_2 = 1$ [m] であることから

$$h_2 = \frac{1}{2}\beta t_1^2 \quad \therefore \quad t_1 = \sqrt{\frac{2h_2}{\beta}}$$

この間に物体 A が進む距離は, 右向きを正として

$$x = -\frac{1}{2}\alpha t_1^2 = -\frac{\alpha}{\beta}h_2 = -\frac{1}{5}\text{ [m]}$$

$$\cdots \boxed{23} \sim \boxed{25}(答)$$

(4)　物体 A の右向き
の加速度の大きさ
を α' [m/s²] とおく。
物体 B と物体 C が
物体 A に対して動
かないとき, A, B
C を一体とみた運動
方程式は

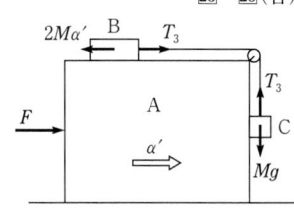

$$10M\alpha' = F \quad \cdots\cdots④$$

糸の張力の大きさを T_3 [N] とすると, 物体 C の鉛直
方向の力のつり合いより

$$T_3 - Mg = 0 \quad \cdots\cdots⑤$$

物体 A に乗った観測者から見たとき, 物体 B には左
向きに大きさ $2M\alpha'$ の慣性力が働くから, 物体 B の
水平方向の力のつり合いより

$$T_3 - 2M\alpha' = 0 \quad \cdots\cdots⑥$$

④, ⑤, ⑥より

$$F = 10M \times \frac{1}{2}g = 5 \times Mg \text{ [N]} \quad \cdots \boxed{26}(答)$$

❸

〔解答〕

(1)　$\boxed{27}$　3　$\boxed{28}$　2
(2)　$\boxed{29}$　⑤　$\boxed{30}$　4　$\boxed{31}$　2
(3)　$\boxed{32}$　+　$\boxed{33}$　4　$\boxed{34}$　−　$\boxed{35}$　2
(4)　$\boxed{36}$　5　$\boxed{37}$　2　$\boxed{38}$　9　$\boxed{39}$　2
(5)　$\boxed{40}$　②　$\boxed{41}$　4　$\boxed{42}$　1　$\boxed{43}$　5

〔出題者が求めたポイント〕

気体の状態変化, 熱効率

〔解答のプロセス〕

(1)　状態 A の内部エネルギー U は

$$U = \frac{3}{2} \times RT_0 \quad \cdots \boxed{27}, \boxed{28}(答)$$

(2)　温度は経路 BC 間で最高となる。　$\cdots \boxed{29}(答)$
グラフの直線 BC の式は

$$P = -\frac{P_0}{V_0}V + 4P_0$$

と表される。一方, 圧力 P, 体積 V の気体の温度を T
とすると, ボイル・シャルルの法則より

$$\frac{P_0 V_0}{T_0} = \frac{PV}{T}$$

$$\therefore \quad T = \frac{PV}{P_0 V_0}T_0 = \frac{1}{P_0 V_0}\left(-\frac{P_0}{V_0}V^2 + 4P_0 V\right)T_0$$

$$= \left\{-\frac{1}{V_0^2}(V - 2V_0)^2 + 4\right\}T_0$$

よって, 温度 T は $V = 2V_0$ のとき最大値 $4T_0$ をとる。

$$\therefore \quad T_{max} = 4 \times T_0, \ V_{T_{max}} = 2 \times V_0 \quad \cdots \boxed{30}, \boxed{31}(答)$$

(3)　B→C の過程で気体がした仕事 W_{BC} はグラフの面
積より

$$W_{BC} = \frac{1}{2}(3P_0 + P_0)(3V_0 - V_0)$$

$$= +4 \times P_0 V_0 \quad \cdots \boxed{32}\boxed{33}(答)$$

C→A の過程は定圧変化だから, 気体がした仕事 W_{CA}
は

$$W_{CA} = P_0(V_0 - 3V_0) = -2 \times P_0 V_0 \quad \cdots \boxed{34}\boxed{35}(答)$$

(4)　BC 上で状態 B から体積 V の状態まで変化したとき,
内部エネルギー変化 $\Delta U_{B \to C}$ は

$$\Delta U_{B \to C} = \frac{3}{2}R(T - 3T_0)$$

$$= \frac{3}{2}(PV - 3P_0 V_0)$$

$$= \frac{3}{2}\left(-\frac{P_0}{V_0}V^2 + 4P_0 V - 3P_0 V_0\right)$$

気体がした仕事 $W_{B \to C}$ は, グラフの面積より

$$W_{B \to C} = \frac{1}{2}(3P_0 + P)(V - V_0)$$

$$= \frac{1}{2}\left(-\frac{P_0}{V_0}V + 7P_0\right)(V - V_0)$$

$$= \frac{1}{2}\left(-\frac{P_0}{V_0}V^2 + 8P_0 V - 7P_0 V_0\right)$$

よって, 熱力学第一法則より, 吸収する熱量 $Q_{B \to C}$ は

$$Q_{B \to C} = \Delta U_{B \to C} + W_{B \to C}$$

$$= -\frac{2P_0}{V_0}(V^2 - 5V_0 V + 4V_0^2)$$

$$= -\frac{2P_0}{V_0}\left(V - \frac{5}{2}V_0\right)^2 + \frac{9}{2}P_0 V_0$$

したがって, $Q_{B \to C}$ は $V = \frac{5}{2}V_0$ で最大となり, この
前後で吸熱から放熱に変わるから

$$V_X = \frac{5}{2} \times V_0 \quad \cdots \boxed{36}, \boxed{37}(答)$$

また, 状態 X までに吸収する熱量は

$$Q_{BX} = \frac{9}{2} \times P_0 V_0 \quad \cdots \boxed{38}, \boxed{39}(答)$$

(5)　$\boxed{40}$　熱効率 e は, 1 サイクルで気体が外から吸収し
た熱量に対する気体がした仕事の割合として表される
から, ②。　$\cdots$(答)
過程 A→B で気体が吸収した熱量 Q_{AB} は

$$Q_{AB} = \frac{3}{2}R(3T_0 - T_0) = 3RT_0 = 3P_0 V_0$$

であるから, 1 サイクルで気体が外部から吸収した熱
量 Q_{in} は

$$Q_{in} = Q_{AB} + Q_{BX} = \frac{15}{2}P_0 V_0$$

1 サイクルで気体がした仕事は $W_{BC} + W_{CA}$ より, 熱
効率 e は

$$e = \frac{W_{BC} + W_{CA}}{Q_{in}} = \frac{4}{15} \quad \cdots \boxed{41} \sim \boxed{43}(答)$$

4

〔解答〕

(1) $\boxed{44}$　2

(2) $\boxed{45}$　2　$\boxed{46}$　3

(3) $\boxed{47}$　3　$\boxed{48}$　3　$\boxed{49}$　2

(4) $\boxed{50}$　①

(5) $\boxed{51}$　2　$\boxed{52}$　3　$\boxed{53}$　2　$\boxed{54}$　2　$\boxed{55}$　3

　　$\boxed{56}$　2　$\boxed{57}$　3　$\boxed{58}$　1　$\boxed{59}$　8

〔出題者が求めたポイント〕

サイクロトロン，核反応式

〔解答のプロセス〕

(1)　荷電粒子が得る運動エネルギー K は，ギャップを通過する際に電場からなされる仕事に等しいから

$$K = 2 \times qV \quad \cdots \boxed{44}（答）$$

(2)　$\dfrac{1}{2} \cdot 3mv_f^2 = 2qV$ より

$$v_f = 2 \times \sqrt{\frac{qV}{3m}} \quad \cdots \boxed{45}, \boxed{46}（答）$$

(3)　D_2 内の荷電粒子の円運動の半径を r_1 とおくと，ローレンツ力による円運動の運動方程式は

$$3m\frac{v_f^2}{r_1} = 2qv_fB$$

$$\therefore \quad r_1 = \frac{3mv_f}{2qB} = \frac{1}{B} \times \sqrt{\frac{3mV}{q}} \quad \cdots \boxed{47}（答）$$

円軌道を半周して D_2 を通過するから，かかる時間 t_1 は

$$t_1 = \frac{\pi r_1}{v_f} = \frac{3\pi m}{2qB} \quad \cdots \boxed{48}, \boxed{49}（答）$$

(4)　電極 D_1，D_2 内では荷電粒子は一定の速さで円運動を行い，速さによらず D_1，D_2 内を半周するのにかかる時間は一定である。また，ギャップを2回目に通過した後の運動エネルギーは，最初に通過した後の運動エネルギーの2倍であるから，速さは $\sqrt{2}$ 倍となる。さらに，ギャップを通過する時間は，速さが大きいほど短くなる。以上のことから，適切なグラフは①。

$$\cdots \boxed{50}（答）$$

(5)　半径が R のとき，運動方程式は

$$3m\frac{v_R^2}{R} = 2qv_RB$$

$$\therefore \quad v_R = \frac{2qBR}{3m} \quad \cdots \boxed{51}, \boxed{52}（答）$$

このとき荷電粒子が持つ運動エネルギーは

$$E_R = \frac{1}{2} \cdot 3mv_R^2 = \frac{2(qBR)^2}{3m} \quad \cdots \boxed{53} \sim \boxed{55}（答）$$

ギャップを1回通過するごとに，$2qV$ の運動エネルギーを得るから，ギャップで加速された回数は

$$n_R = \frac{E_R}{2qV} = \frac{q(BR)^2}{3mV} \quad \cdots \boxed{56}, \boxed{57}（答）$$

核反応式では，左辺と右辺で質量数の合計が等しいことから

$${}^{18}_{8}O + {}^{1}_{1}H \longrightarrow {}^{18}_{9}F + {}^{1}_{0}n \quad \cdots \boxed{58}\,\boxed{59}（答）$$

化 学

解答　　　30年度

〔解答〕

(1) ⑤　(2) ⓪

(3) ③④.⑤　28.8
　　⑥　①, ⑦

(4) ①, ⑥

(5) ②, ③

(6) ①, ②

(7) (i) ④
　　(ii) ⑪.⑫⑬　1.26 g
　　(iii) ⑭⑮.⑯　08.0 mL

(8) (i) ⑰⑱⑲　891 kJ
　　(ii) ⑳.㉑㉒　0.40 mol
　　　　㉓.㉔㉕　0.10 mol
　　(iii) ㉖㉗㉘　416 kJ/mol

(9) (i) ③, ④
　　(ii) ㉚.㉛㉜ × 10⁻㉝　4.80×10^{-4} mol
　　　　㉞.㉟㊱ × 10⁻㊲　1.46×10^{-1} g
　　　　㊳.㊴㊵ × 10⁻㊶　4.08×10^{-2} mol/L

(10) (i) ㊷ ①　　㊸ ④　　㊹ ②　　㊺ ③
　　(ii) ㊻ ⑥　　㊼ ⑦
　　(iii) ⑤

(11) (i) ㊾ ⑦　　㊿ ⑥　　51 ⑤　　52 ⑨　　53 ③
　　(ii) ⑦
　　(iii) ②

(12) 56 ①, ⑥
　　57 ②, ④, ⑥

〔出題者が求めたポイント〕

物質量の計算, 化学結合, 天然高分子(糖類・アミノ酸とタンパク質), 酸と塩基, 熱化学方程式, 沈殿滴定, 脂肪族化合物

〔解答のプロセス〕

(1) a：Na^+　$\dfrac{8.0 \times 10^{23}}{6.0 \times 10^{23}} = \dfrac{4}{3}$ (mol) を含む

Na_2CO_3 は $\dfrac{4}{3} \times \dfrac{1}{2} = \dfrac{2}{3}$ (mol)

b：H 原子　$\dfrac{9.0 \times 10^{23}}{6.0 \times 10^{23}} = \dfrac{3}{2}$ (mol) を含む

NH_3 は $\dfrac{3}{2} \times \dfrac{1}{3} = \dfrac{1}{2}$ (mol)

c：Ne 分子は　$\dfrac{5.0 \times 10^{23}}{6.0 \times 10^{23}} = \dfrac{5}{6}$ (mol)

以上より, c＞a＞b

(2) a. 誤　例えば, 希ガス(貴ガス)では
　　　　　He　K2
　　　　　Ne　K2 L8
　　　　　で, 最外殻の電子配置は異なる。

b. 誤　Na_2O, $NaOH$ などハロゲン元素以外の原子ともイオン結合を作る。

c. 誤　オキソニウムイオンは次のような三角錐の構造をしている。

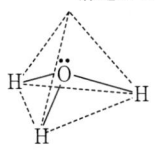

d. 正　同周期では右の元素ほど第1イオン化エネルギーは大きくなる。

(3) (i) (平均分子量) $= \underset{N_2}{28 \times \dfrac{4}{5}} + \underset{O_2}{32 \times \dfrac{1}{5}} = 28.8$

(ii) 空気の平均分子量 28.8 より分子量が小さい気体を選ぶ。
　　① CH_4(16)　　② C_3H_8(44)　　③ Cl_2(71)
　　④ CO_2(44)　　⑤ HCl(36.5)　　⑥ H_2S(34)
　　⑦ NH_3(17)　　⑧ NO_2(46)

(4) ①誤　原子間は共有結合だが, 分子間は分子間力による結合。

②正　Ca^{2+} と Cl^- の結晶はクーロン力によるイオン結合からなる。

③正　炭素原子が共有結合により筒状につながった物質で, 電気伝導性がある。

④正　金属結合は自由電子と金属陽イオンとのクーロン力による結合。電気の良導体。

⑤正

⑥誤　電荷の異なるイオンの場合(例えば, Ca^{2+} と F^- など)は陽イオンと陰イオンの数は異なる。

(5) ①正　濃硫酸に水を加えると, 濃硫酸の溶解熱(希釈熱)により水が突沸し, 濃硫酸が飛散するため, 危険。

②誤　濃塩酸や濃硝酸には揮発性があり, 有毒な塩化水素などの蒸気が発生するおそれがある。

③誤　精密な体積を測定する器具は加熱によりガラスが膨張するため, 正確に体積が測れなくなる。

④正　エーテル類など沸点が低く, 引火性のある有機化合物は火気に注意する。

⑤正

(6) ①正　ニンヒドリン反応はアミノ基と反応するのでアミノ酸・タンパク質いずれにも起こる。

②正　アミノ酸混合溶液全体の電荷が0になる pH が等電点なので, 電気泳動させても動かない。

③誤　α-アミノ酸は同一の炭素原子にアミノ基とカルボキシ基が結合した化合物のことである。

　参考　β-アミノ酸

$$\underset{NH_2 \quad R}{\underset{|\qquad |}{\overset{\beta \qquad \alpha}{CH_2\text{-}CH\text{-}COOH}}}$$

④誤　グリシンは光学異性体が存在しない。
　　　$H_2N\text{-}CH_2\text{-}COOH$

⑤誤　変性はタンパク質の立体構造を保っている水素結合などの力が切断され，凝固する現象である。ペプチド結合は切断されない。

(7) (i) ビーカー(A)に付着したシュウ酸すべてをメスフラスコ(B)に移すために，操作 3 のようにガラス棒，ビーカー内を純水で洗浄し，この洗液も入れる。標線まで純水を加えるが，最後に駒込ピペット(D)で純水を滴下し，標線に合わせる。

(ii) 0.050 mol/L の $H_2C_2O_4$aq を 200 mL 調整するので，必要な $H_2C_2O_4$ は，

$$0.050 \times \frac{200}{1000} = 1.0 \times 10^{-2} \ (mol)$$

よって，$H_2C_2O_4 \cdot 2H_2O (=126)$ も 1.0×10^{-2} mol 必要なので，

$$X = 1.0 \times 10^{-2} \times 126 = 1.26 \ (g)$$

(iii) 希釈しても含まれる溶質($H_2C_2O_4$)の物質量は変化しないので，求める量を v mL とすれば，

$$2.0 \times 10^{-3} \times \frac{200}{1000} = 0.050 \times \frac{v}{1000}$$

$$v = 8.0 \ (mL)$$

(8) (i) $H_2(気) + \frac{1}{2}O_2(気) = H_2O(液) + 286 \ kJ$

$$\cdots\cdots ①$$

$C(黒鉛) + O_2(気) = CO_2(気) + 394 \ kJ \quad \cdots\cdots ②$

$C(黒鉛) + 2H_2(気) = CH_4(気) + 75.0 \ kJ \quad \cdots\cdots ③$

①×2＋②－③より，

$CH_4(気) + 2O_2(気)$
$= CO_2(気) + 2H_2O(液) + 891 \ kJ$

(ii) $CH_4 \cdots x$ mol，$CO \cdots y$ mol とおくと，

$PV = nRT$ より，

$$1.0 \times 10^5 \times 12.45 = (x+y) \times 8.3 \times 10^3 \times 300$$

$$x + y = 0.50 \ (mol)$$

また，混合気体を完全燃焼させているので，

$$CH_4 + 2O_2 \longrightarrow CO_2 + 2H_2O$$
$$x \ mol \qquad\qquad 14.4 \ g$$

$$CO + \frac{1}{2}O_2 \longrightarrow CO_2$$
$$y \ mol$$

生じた H_2O は $\frac{14.4}{18} = 0.80 \ (mol)$ なので，

$$x = 0.80 \times \frac{1}{2} = 0.40 \ (mol)$$

よって，$y = 0.50 - 0.40 = 0.10 \ (mol)$

なお，CO の燃焼熱は与えられた熱化学方程式より，$394 - 111 = 283 \ (kJ/mol)$ と求まり，この燃焼による発熱量は，

$$\underset{CH_4 の分}{891 \ kJ/mol \times 0.40 \ mol} + \underset{CO の分}{283 \ kJ/mol \times 0.10 \ mol}$$

$$= 384.7 \ (kJ)$$

となり，問題文の数値と一致する。

(iii) $C(黒鉛) + 2H_2(気) = CH_4(気) + 75 \ kJ$

C–H 結合の結合エネルギーを E_{C-H} kJ/mol とおくと，

$$75 = E_{C-H} \times 4 - (720 + 2 \times 435)$$

$$E_{C-H} = 416.25 \fallingdotseq 416 \ (kJ/mol)$$

(9) 操作 1　加えた $AgNO_3$ と Cl^- は次のように反応する。

$$AgNO_3 + Cl^- \longrightarrow AgCl \downarrow + NO_3^-$$

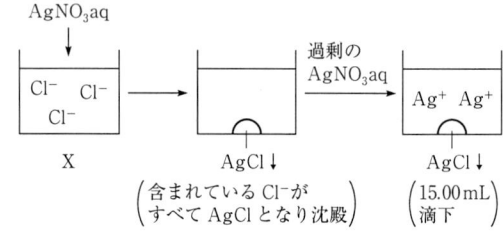

操作 2　操作 1 で生じた AgCl の沈殿を取り除いた後，ろ液には，過剰に加えた $AgNO_3$ が溶液中に残っている。

操作 3

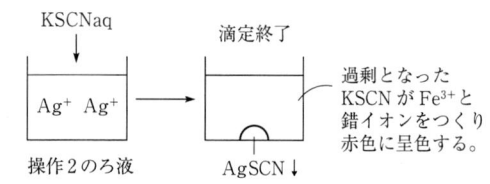

(i) Fe^{3+} イオンを含む試薬を選べばよい。

① $\underset{+2}{Fe(CH_3COO)_2}$ 　② $\underset{+2}{FeCl_2}$

③ $\underset{+3}{Fe(NH_4)(SO_4)_2}$ 　④ $\underset{+3}{Fe(NO_3)_3}$

⑤ $\underset{+2}{FeSO_4}$

(ii) 操作 2 で集めた溶液中の Ag^+ は，

$$Ag^+ + SCN^- \longrightarrow AgSCN \downarrow$$

と反応するので，加えた KSCN の物質量に等しい。

よって，$0.100 \ mol/L \times \frac{4.80}{1000} \ L = 4.80 \times 10^{-4} \ (mol)$

これが操作 1 で，Cl^- と反応しなかった $AgNO_3$ の物質量なので，

操作 1 で加えた $AgNO_3$(mol)

操作 1 で Cl^- と反応した $AgNO_3$(mol) ／ 操作 1 で Cl^- と反応しなかった $AgNO_3$(mol)

Cl^- と反応した $AgNO_3$ の物質量は，

$$0.100 \times \frac{15.00}{1000} - 4.80 \times 10^{-4} = 10.2 \times 10^{-4} \ (mol)$$

$$Cl^- + AgNO_3 \longrightarrow AgCl \downarrow + NO_3^-$$

なので，含まれていた Cl^- も 10.2×10^{-4} mol である。よってろ過して除いた沈殿(AgCl)の質量は，

$$10.2 \times 10^{-4} \times 143.5 = 1.463 \times 10^{-1} \fallingdotseq 1.46 \times 10^{-1} \ (g)$$

(iii) X 中の Cl^- イオン濃度は，

$$\frac{10.2 \times 10^{-4} \ (mol)}{\frac{25.0}{1000} \ (L)} = 4.08 \times 10^{-2} \ (mol/L)$$

(10) 分子式 $C_4H_8O_2$ で表される化合物には，エステル，カルボン酸など，複数の異性体が存在する。

実験1：Aのみが均一な液体となったことから，選択
肢中で該当するのは①のカルボン酸。B〜D
は，水に不溶の②〜④のエステルと考えられ
る。

実験2：NaOHaqを加えて加熱しているので，B〜D
はけん化される。このとき，選択肢中のエス
テルは，それぞれ次のように反応する。

②

$$CH_3-\overset{\overset{\displaystyle O}{\|}}{C}-O-CH_2-CH_3 + NaOH$$

$$\longrightarrow CH_3-\overset{\overset{\displaystyle O}{\|}}{C}-ONa + CH_3-CH_2-OH$$
（ヨードホルム反応陽性）

③

$$CH_3-CH_2-\overset{\overset{\displaystyle O}{\|}}{C}-O-CH_3 + NaOH$$

$$\longrightarrow CH_3-CH_2-\overset{\overset{\displaystyle O}{\|}}{C}-ONa + CH_3-OH$$

④

$$H-\overset{\overset{\displaystyle O}{\|}}{C}-O-\overset{\overset{\displaystyle CH_3}{|}}{CH}-CH_3 + NaOH$$

$$\longrightarrow H-\overset{\overset{\displaystyle O}{\|}}{C}-ONa + CH_3-\underset{\underset{\displaystyle OH}{|}}{CH}-CH_3$$
（ヨードホルム反応陽性）

けん化された後，I_2とNaOHaqと反応してヨードホ
ルム反応が起こるのは，上記の②か④。よって，変化
が見られなかったDが③。

実験3：銀鏡反応の説明文。選択肢の④のみがギ酸エ
ステルなので，アルデヒド基を有する。よっ
て，銀鏡反応陽性のBが④，陰性のCが②。

⑾ （i） 分子式$C_4H_6O_5$で表される化合物は，選択肢中
では④，⑦，⑧。脱水により，分子式$C_4H_4O_4$の
マレイン酸，フマル酸の混合物が得られているこ
とから，Aは⑦（リンゴ酸）とわかる。

⑦

HOOC-CH-CH$_2$-COOH
　　　｜
　　　OH

$$\xrightarrow{-H_2O} HOOC-CH=CH-COOH$$
（シス・トランスあり）

なお，
④

HO-CH$_2$-CH-COOH
　　　　　｜
　　　　　COOH

⑧　　　OH
　　　　｜
CH$_3$-C-COOH
　　　　｜
　　　　COOH

$$\xrightarrow{-H_2O} \begin{array}{c} CH_2=C-COOH \\ | \\ COOH \end{array}$$
（シス・トランスなし）

と反応するので，脱水により得られる化合物は1種類
のみ。

化合物Cが脱水したことから，Cがシス型のマレイ
ン酸，Bがトランス型のフマル酸とわかる。

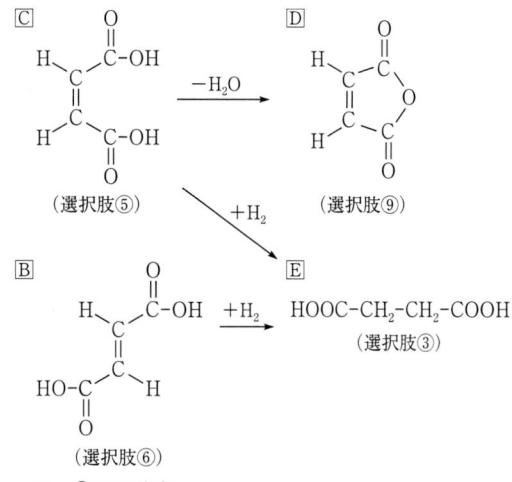

（ii） ⑦のみ該当。

OH
｜
HOOC-C*H-CH$_2$-COOH

⑿　a　グルコース　$C_6H_{12}O_6$（単糖類）
　　b　マルトース　$C_{12}H_{22}O_{11}$（二糖類）
①グルコースのみ該当。
②二糖類のマルトースのみ該当。
③いずれも高分子ではないので，どちらにも該当しな
い。
④デンプンをアミラーゼで処理するとマルトースが得
られる。
⑤ヨウ素デンプン反応は，いずれもおこらない。
⑥いずれも還元糖なので該当。
⑦いずれもそのままの水溶液で還元性を示すので，該
当しない。

生　物

解答

30年度

1

〔解答〕

(1) 　1　 ⑤

(2) 　2　 0　　3　 8　　4　 6

(3) 　5　 ②　　6　 ①　　7　 ③

(4) 　8　 ③

(5) 　9　 2　　10　 0

(6) 　11　 ③④⑥

(7) 　12　 ①

(8) 　13　 ③

(9) 　14　 3　　15　 2

(10) 　16　 ④

(11) 　17　 ⑥

(12) 　18　 ⑤

〔出題者が求めたポイント〕

小問集合

(1) Aは基質のすべてが反応し終えた値なので，さらに生成物量を増加させるためには基質の量を増やす必要がある。

(2) 呼吸商は，「呼吸で排出される二酸化炭素量／呼吸で消費する酸素量」で求められる。タンパク質 1 g を分解すると 160 mg の窒素が尿中に排出されるので，一定時間後に尿中に排出された窒素の量(1280 mg)から，タンパク質が 8 g 分解されたことがわかる(1280 ÷ 160 = 8)。問題文より，8 g のタンパク質を分解するには 8 L の酸素が消費されることとなる。このとき排出される二酸化炭素は，タンパク質の呼吸商 0.8 より，8 × 0.8 = 6.4 (L) となる。ここから，タンパク質以外の基質を利用した呼吸で消費される酸素は 28 − 8 = 20 (L)，排出される二酸化炭素は 23.6 − 6.4 = 17.2 (L) とわかり，呼吸商は，17.2 ÷ 20 = 0.86 となる。

(3) DNA の塩基は，A，T，G，C の 4 種類，RNA の塩基は，A，U，G，C の 4 種類である。A と T(U)，G と C が相補的関係にある。tRNA の塩基配列から mRNA，DNA の塩基配列を考える。

塩基番号	1	2	3
DNA	A	G	T
mRNA	U	C	A
tRNA	A	G	U

(4) 12 番目の塩基が欠失すると，コドンが UGG から UGU に変化する。UGU は 1 つ前のコドンと同じになるので，指定されるアミノ酸はシステインである。

(5) PCR 法で DNA を n サイクル複製して得られる増幅させたい領域を含む DNA は 2^n 個となる。$2^{10} = 1024 ≒ 10^3$ であることを利用すると，$10^6 = 10^3 × 10^3 ≒ 2^{10} × 2^{10} = 2^{20}$ より，20 サイクル必要とわかる。

(6) チロキシンは代謝を促進し，アドレナリンと糖質コルチコイドは血糖濃度を上昇させることから，体内の発熱量を増加させる。バソプレシンは腎臓の集合管で水の再吸収を促進させ，鉱質コルチコイドは細尿管で Na^- の再吸収を促進させる。パラトルモンは血液中の Ca^{2+} 濃度を上昇させる。

(7) 両生類の変態を促進するホルモンはチロキシン。チロキシンはヨウ素を含んだホルモンである。

(8) 幼葉鞘の光屈性は植物ホルモンであるオーキシンによる。オーキシンは幼葉鞘の先端部分で合成され，基部方向へ移動する。光が当たると，先端部分で光と反対方向へ移動する。また，ゼラチン片は透過できるが，雲母片は透過できない。①先端部がないので屈曲しない。②透明キャップは光を透過させるので，光と反対側のオーキシン濃度が高くなり，光の方向に屈曲する。③オーキシンは光と反対側に移動するが，雲母片を透過できないので屈曲しない。④光と反対側にオーキシンは移動し，ゼラチン片を透過できるので，光の方向へ屈曲する。⑤オーキシンを吸収させた寒天片をのせた側のオーキシン濃度が高くなるので寒天片をのせない側へ屈曲する。

(9) Q 点と R 点を刺激したときの時間差から神経の伝導速度を求めると，(6.7 − 5.2) ÷ (7 − 3) = 0.5 (ミリ秒 / cm) となる。Q 点を刺激してから興奮が P 点に達するまでの時間は，0.5 × 4 = 2.0 (ミリ秒) なので，興奮が P 点に達してから筋収縮が起こるまでの時間は，5.2 − 2.0 = 3.2 (ミリ秒) である。

(10) ヒトの大後頭孔は頭骨の真下に移動したため，重い脳を支持できるようになった。

(11) ミズナラ，ブナ，カエデは夏緑樹林，ヤブツバキ，スダジイ，タブノキは照葉樹林，オリーブ，コルクガシは硬葉樹林，フタバガキ，ガジュマルは熱帯多雨林を代表する樹種。

(12) 中規模なかく乱が起きることで種多様性が高くなる。①〜④は文意が逆である。

2

〔解答〕

(1) 　19　 ⑤　　20　 ⑨

(2) 　21　 ⑤(③)

(3) 問 1　22　 ①③

　　問 2　23　 ③

〔出題者が求めたポイント〕

ウニの発生

(1) 卵黄の量と分布の仕方で卵割の様式が変化する。魚類や鳥類，は虫類の卵は，卵黄がきわめて多く極端に偏った端黄卵で，胚盤部分だけで卵割が進行する盤割である。節足動物の昆虫類や甲殻類は，卵黄が多く，中央に分布する心黄卵で，卵の表面で卵割が進行する表割である。

(2) 一次間充織が生じるのは胞胚期。②ふ化が起こるの

は胞胚期。③胞胚内部の空所は胞胚腔と呼ばれるが，誤りとは言い切れない部分があり，大学はこれも正答とした。④原口は将来の肛門となる。⑤プリズム幼生を経て，プルテウス幼生となる。

(3) 問1 実験1の結果からわかることは，ウニの未受精卵を動物極側から植物極側を含むように分割すれば，完全な幼生を得られることと，動物極から植物極を含む卵片は，卵核の有無にかかわらず完全な幼生が得られることである。①卵核を含まない卵片は単相であるが，完全な幼生となっている。②③8細胞期は，動物極側と植物極側にそれぞれ4個ずつの割球がある。動物極側と植物極側を含まないと，完全な幼生にはならない。④実験1からは，将来の胚葉のことはわからない。⑤実験1からは，発生に必要な物質が均一に分布するかはわからない。

　問2①【a】の結果から，中割球は外胚葉になることがわかる。②【b】の結果から，小割球は骨片になることがわかる。③【c】と【d】の結果から，中割球と大割球だけでも骨片を生じるが，小割球と組み合わせた場合は，小割球が骨片になる。④⑤【c】の結果から適切ではない。

3
〔解答〕
(1) 24 ⑦
(2) 問1 25 ① 26 ③
　　問2 27 ③ 28 ②
(3) 29 7 30 5
(4) 31 ⑤

〔出題者が求めたポイント〕
免疫

(1) 抗体は免疫グロブリンと呼ばれるタンパク質である。aは可変部，bは定常部と呼ばれ，可変部で抗原と結合する。可変部は抗原によって特異的な構造となる。マウスとウサギに同じ病原体(抗原)を接種しているので可変部の構造は同じになる。定常部の構造は抗原が変わっても常に同じであるが，マウスとウサギではその構造が異なる。抗原と結合した抗体はマクロファージの食作用を促進する。

(2) 同じ抗原を2回目に接種すると，免疫記憶細胞のはたらきで，抗体の産生は1度目のときよりも速く，産生量も多くなる。これを二次応答とよぶ。初めての感染では，常に1回目の感染と同じ速度と量で抗体は産生される。

(3) QQとRRを親(P)とした雑種第1代(F₁)はQR，雑種第2代(F₂)は，QQ：QR：RR＝1：2：1となる。F₂にQQの皮膚を移植した場合に拒絶するのはRR，F₂にRRの皮膚を移植して拒絶するのはQQである。

(4) 血清Aには，抗原Aに対する抗体が，血清Dには，抗原A，B，Cに対する抗体が含まれる。図4の沈降線が融合するのは，抗原Aと抗原Bが同じ抗体と結合したためである。また，図5の沈降線が交さするのは，抗原Aと抗原Cがそれぞれ別の抗体と結合したためである。ここから，抗原Bと抗原Cもそれぞれ別の抗体と結合することがわかる。

平成29年度

問 題 と 解 答

英　語

問題 29年度

1 In each of the questions ⬚1⬚ – ⬚6⬚ , there is a blank marked ___. Choose the most appropriate answer from each list to fill in the blank.

⬚1⬚ For your next assignment, first read the passage carefully. You then need to write two or three paragraphs in which you ___ whether or not you agree with the content of the passage, and explain why.

① concern ② understand ③ grow ④ explode ⑤ discuss

⬚2⬚ A: I offered Jennie something to drink, but she said she didn't want anything.
B: She ___ thirsty, then.

① must not be ② could be ③ doesn't have to be ④ can never be ⑤ has never been

⬚3⬚ Welcome to West Medical Center. All visitors must register with the security desk located on the second floor, obtain a visitor's ID card and ___ entrance to the building.

① allow ② to allow ③ to be allowed ④ be allowed ⑤ allowing

⬚4⬚ A: Hi Kim. Did you manage to get Jeff's phone number from Mary yesterday?
B: Oh, hi Beth. Yes, ___. Thanks!

① clearly ② mostly ③ completely ④ shortly ⑤ eventually

⬚5⬚ The usefulness of those new techniques and devices cannot be fully appreciated ___ a sufficient number has been tested in clinical practice.

① without ② by ③ until ④ such as ⑤ as long as

⬚6⬚ A: There are many reasons some people prefer organic food these days. Organic food is definitely better for our health, and it is also better for the environment.
B: But organic vegetables cost much more than regular vegetables, don't they?
A: ___

① Exactly. That's why everyone eats them.
② Certainly. They should know better.
③ Yes, but consider their benefits.
④ Yes. It's quite reasonable.
⑤ Not at all. They can cause health problems.

2 In each of the questions ⬚7⬚ – ⬚10⬚ , there are five underlined parts marked ①–⑤. Choose a number which indicates the part that must be changed for the sentence to be correct.

⬚7⬚ A: I'd really like your ①advises about ②choosing a theme for the next project. Do you have ③a minute?
B: Yes, of course, Angela. My door is always ④open to my students. What's ⑤on your mind?

⬚8⬚ New Zealand coasts experience ①a regular, dramatic change in sea level ②caused primarily by tides. On the north and west ③coasts the south island, the sea level may change ④up to 4 meters ⑤between high and low tides.

⬚9⬚ The court will immediately start ①examining their claim and the evidence ②presenting and, ③if necessary, ④give orders to remove the material ⑤in question from the website.

⬚10⬚ ①According to the newspaper article ②I'd read last night, a solar-powered airplane ③managed to land in suburban San Francisco Tuesday morning ④without incident after ⑤a daylong flight from Texas.

3 Read the passage below and answer the questions about it.

　　Each year about thirteen hundred seniors graduate from the University of Rochester and begin their journey into ⬚11⬚ many of their parents and professors like to call the real world. Edward Deci, Richard Ryan, and their colleague Christopher Niemiec decided to ask a sample of these soon-to-be graduates about their life goals—and then to follow up with them early in their (ア)careers to see how they were doing. While much social science research is done with student (イ)volunteers, scientists rarely track students after they've packed up their diplomas and exited the campus gates. And these researchers wanted to study the post-college time frame ⬚12⬚ it represents a "critical development period that marks people's transitions to their adult identities and lives."

　　Some of these students had what Deci, Ryan, and Niemiec label "extrinsic aspirations*"—for instance, to become wealthy or to ⬚13⬚ fame—what we might call "profit goals." 《 ① 》 Others had "intrinsic aspirations"—to help others improve their lives, to learn, and to grow—or what we might think of as (ウ)"purpose goals." 《 ② 》 After these students had been out in the real world for between one and two years, the researchers tracked (エ)them down to see how they were doing. 《　③　》

The people who'd had purpose goals and felt they were attaining* them reported higher levels of satisfaction and subjective well-being than when they were in college, and quite low levels of anxiety and depression. 《　④　》 They'd set a personally meaningful goal and felt they were reaching it. In that situation, most of us would likely feel pretty good, too.

But the results for people with profit goals were more complicated. Those who said they were attaining their goals—accumulating wealth, winning acclaim*—reported levels of satisfaction, self-esteem, and positive affect no higher than when they were students. In other words, they'd reached their goals, but it didn't make them any happier. What's more, graduates with profit goals showed increases in anxiety, depression, and other negative indicators—again, ⎰14⎱ they were attaining their goals.

注 * : extrinsic aspirations = external desires; attaining = reaching; acclaim = enthusiastic praise

1. For ⎰11⎱ − ⎰14⎱ in the passage, choose the most appropriate word or phrase from each list.

⎰11⎱	① that	② those	③ there	④ what	⑤ where
⎰12⎱	① because	② before	③ even	④ so that	⑤ but
⎰13⎱	① depend on	② purchase	③ achieve	④ recover	⑤ succeed
⎰14⎱	① as far as	② in spite of	③ as if	④ except for	⑤ even though

2. For (ア)careers and (イ)volunteers, identify the most stressed syllable and choose a number for it.

⎰15⎱ (ア)careers　　　ca·reers
　　　　　　　　　　① ②

⎰16⎱ (イ)volunteers　　vol·un·teers
　　　　　　　　　　① ② ③

3. Which of the following may NOT be an example of (ウ)"purpose goals"? Choose ONE answer from the list.

⎰17⎱ ① visit a foreign country
　　　② care for the elderly
　　　③ make a lot of money
　　　④ learn to swim
　　　⑤ do volunteer work

4. What does (エ)them refer to? Choose your answer from the list.

⎰18⎱ ① Deci, Ryan, and Niemiec　　② aspirations　　③ others　　④ lives　　⑤ students　　⑥ years

5. Look at the brackets 《　①　》 − 《　④　》, which indicate where the following sentence could be added to the passage. Choose a number from ①−④ that indicates where the sentence would best fit.

⎰19⎱ 《That's probably no surprise.》

⎰4⎱ Read the passage below and answer the questions about it.

When he's happy, he will (1)stretch out his arms to greet you, wanting a big hug. When he's sad, he turns his head downward and appears lonely and unhappy, with his shoulders arched forward. When he's scared, he cowers* in fear, until someone pats him reassuringly on the head.

He's just like a one-year-old boy, except that he's a robot. Nao is about one and a half feet tall, and looks very much like some of the robots you see in a toy store, like the Transformers, except he's one of the most advanced emotional robots on earth. He was built by scientists at the UK's University of Hertfordshire, whose research was funded by the European Union.

His creators have programmed him to show emotions like happiness, sadness, fear, excitement, and pride. While other robots have simple facial and verbal gestures that communicate their emotions, Nao excels in body language, such as posture and gesture. Nao even dances.

Unlike other robots, which specialize in mastering just one area of the emotions, Nao has mastered a wide range of emotional responses. First, Nao locks onto visitors' faces, identifies them, and remembers his previous interactions with each of them. Second, he begins to follow their movements. For example, he can follow (ア)their gaze and tell what they are looking at. Third, he begins to bond with them and learns to respond to their gestures. For example, if you smile at him, or pat him on his head, he knows that this is a positive sign. Because his brain has neural* networks, he learns from interactions with humans. Fourth, Nao exhibits emotions in response to his interactions with people. (His emotional responses are all preprogrammed, like a tape recorder, but he decides which emotion to choose to fit the situation.) And lastly, the more Nao interacts with a human, the better he gets at understanding the moods of that person and the stronger the bond becomes.

Not only does Nao have a personality, he can actually have several of them. Because he learns from his interactions with humans and each interaction is unique, eventually different personalities begin to emerge. For example, one personality might be quite independent, not requiring much human guidance. Another personality might be timid and fearful, scared of objects in a room, constantly requiring human involvement.

The project leader for Nao is Dr. Lola Cañamero, a computer scientist at the University of Hertfordshire. To start this (2)ambitious project, she analyzed the interactions of chimpanzees. Her goal was to reproduce, as closely as she could, the emotional behavior of a one-year-old chimpanzee.

She sees immediate applications for these emotional robots. She wants to use these robots to relieve the anxiety of young children who are in hospitals. She says, "We want to explore different roles—the robots will help the children to understand their treatment, explain what they have to do. We want to help the children to control their anxiety."

Another possibility is that the robots will become companions at nursing homes*. Nao could become a valuable addition to the staff of a hospital. At some point, robots like these might become playmates to children and a part of the family.

"It's hard to predict the future, but it won't be too long before the computer in front of you will be a social robot. You'll be able to talk to it, play with it, or even get angry and yell at it—and it will understand you and your emotions," says Dr. Terrence Sejnowski of the Salk Institute, near San Diego. This is the easy part. The hard part is to assess the response of the robot, given this information. If the owner is angry or displeased, the robot has to be able to (3)factor this into its response.

注 * : cowers = moves back or bends low; neural = related to a nerve; nursing homes = places where old people can live and be cared for

1. For (1)stretch out, (2)ambitious, and (3)factor, choose ONE word or phrase for each that is closest in meaning in context from each list.

20	(1)stretch out	① support	② extend	③ loosen	④ undo	⑤ bring about	⑥ put off
21	(2)ambitious	① challenging	② anxious	③ impatient	④ modest	⑤ doubtful	⑥ desired
22	(3)factor	① participate	② risk	③ imagine	④ choose	⑤ number	⑥ include

2. What does (ア)their refer to? Choose ONE answer from the list.

23 　① creators　　② emotions　　③ gestures　　④ other robots　　⑤ visitors　　⑥ interactions

3. According to the passage, which of the following statements best describes Nao? Choose ONE answer from the list.

24 　① Nao is an emotionally needy, one-year-old robot.
　　② Nao is a short boy who likes to play games.
　　③ Nao is a toy robot available to buy in toy stores.
　　④ Nao is a robot designed to react emotionally.
　　⑤ Nao was built by scientists at the European Union.

4. According to the passage, how is Nao different from other robots? Which of the following statements describe his differences? Choose TWO answers from the list.

25 　① His creators are better at expressing five different emotions.
26 　② He is better at showing emotion with his body movements.
　　③ His facial looks and features are more advanced.
　　④ He has better control over a wider range of emotions.
　　⑤ He is more physically attached to people and remembers them.

5. According to the passage, there are a number of likely future applications for emotional robots. Choose ONE application from the following list that is NOT mentioned.

27 　① to replace a physician or nurse
　　② to help young children in hospitals
　　③ to provide friendship to people in nursing homes
　　④ to play with small children
　　⑤ to be like a member of a family

6. According to Dr. Sejnowski, which of the following predictions about robots may become TRUE? Choose ONE answer from the list.

28 　① Robot development will take a long time.
　　② Robots will yell at us if we talk to them.
　　③ The Salk Institute will repair robots for free.
　　④ It won't be hard for us to find a nice friend.
　　⑤ Robots will understand people's emotions.

5 Read the passage below and answer the questions about it.

A question that science has been trying to answer is what the perfect amount of exercise should be. So many things in health and medicine come with usage instructions, but not exercise. And even though we are told to spend at least 150 minutes engaged in moderate exercise per week, that guideline is so broad that it is meaningless to most people. Experts have had a problem determining the correct amount of exercise.

Although the best level of activity for any individual will be different, the data from two recent large-scale studies suggests that, generally speaking, the ideal amount of exercise for a long life is a little more than what many of us think, but we don't have to run marathons. And if we do like extreme exercise like marathons, the latest research also shows that intense or prolonged exercise is not likely to be ⬚29 and could extend people's lives by years.

These impressive studies were published in 2015 in *JAMA* Internal Medicine*. One of them, conducted by researchers with the National Cancer Institute, Harvard University, and other institutions, collected information about people's exercise habits from six large, ongoing health surveys. They managed to gather data from more than 661,000 adults. Then, the researchers created categories for these people based on how much they exercised on a weekly basis. There were those who didn't work out at all and some who exercised to extremes—working out for twenty-five hours per week or more, ten times the current recommendations. (ア)<u>Comparing fourteen years' worth of death records for these different groups, all of which were made up mostly of middle-aged folks, the researchers found that the people who didn't exercise at all were at the highest risk of early death</u>. Not so surprising. But what was interesting is that those who did some form of exercise below the recommendations lowered their risk of an early death by 20 percent. That's a huge benefit for a little bit of effort. The individuals who completed the recommended 150 minutes per week of moderate exercise showed greater longevity benefits. These folks enjoyed 31 percent less risk of dying during the fourteen-year period compared with the people who never exercised.

The optimal amount of time, ⬚30 , to gain the most benefits was found to be 450 minutes per week, which is a little more than an hour a day. According to the data, the people who tripled the recommended level of exercise were 39 percent less likely to die early than people who never exercised. And they weren't spending this time running at full speed or maxing out* their heart rate on a piece of gym equipment. They were working out moderately, mostly by walking. This was where the benefits hit their peak, though they didn't necessarily take a total U-turn after that. The few people who did extreme exercise, at least ten times the 150-minute recommendation, enjoyed roughly the same reduction in risk of death over the fourteen-year period as those who simply met the guidelines, but not as much as the 450-minute group. In other words, they didn't increase their risk of an early death, but they didn't get more health benefits for all those extra minutes exercising.

The second study, from Australia, shared a similar conclusion, though it was more focused on determining how intensity* factors into the rate of death calculation. And it disproved the conventional wisdom that says frequent, vigorous exercise might contribute to an early death. Much to the contrary, the study found that spending lots of time engaged in vigorous activity increases longevity. As with the other study, the researchers first categorized the people in their sample, a group of more than 200,000 middle-aged Australian adults followed for more than six years, based on how much time they spent exercising and at what intensity level. (イ)<u>They</u> wanted to see the difference between people who engaged in only moderate activity (e.g., social tennis, gentle swimming, or light household chores) and those who included at least some vigorous activity (e.g., competitive tennis, aerobics, jogging). Checking death statistics, the researchers confirmed what the other study concluded: meeting the exercise guidelines lowered the risk of early death by a lot. This held true even for people whose exercise was simply walking.

What probably ⬚31 the researchers is that adding intensity—but not necessarily more time sweating—brought about substantial benefits. The people who spent up to 30 percent of their weekly workouts in vigorous activities were 9 percent less likely to die sooner than expected as compared to those who exercised for the same amount of time with no vigorous activity. And those who engaged in vigorous activity for more than 30 percent of their exercise time earned an extra 13 percent reduction in early death, compared with the group who had no vigorous activity.

The only big warning to these studies' conclusions is that the researchers had to rely on people's memories about their exercise habits. In other words, these were observational studies and not randomized experiments. So they can't definitely prove a direct relationship between any exercise amount and changes in risk of death, but there was enough evidence to say that exercise and death risks are associated. And the associations are indeed strong and consistent ⬚32 to say that movement, and vigorous movement once in a while, does a body good.

注 * : *JAMA =Journal of American Medical Association*; maxing out = reaching a maximum; intensity = the strength of something

1. For ⬚29 – ⬚32 in the passage, choose the most appropriate word or phrase from each list.

⬚29	① conscious	② positive	③ harmful	④ ignorant	⑤ violent
⬚30	① whereas	② in short	③ so far	④ however	⑤ therefore
⬚31	① surprise	② surprised	③ surprised at	④ was surprised at	⑤ surprising
⬚32	① well	② too	③ very much	④ a lot	⑤ enough

2. For the underlined sentence (ア), find the MAIN VERB of the sentence. Choose ONE answer from the list.

| ⬚33 | ① Comparing | ② records | ③ were made | ④ found | ⑤ didn't exercise | ⑥ were |

3. What does (イ)<u>They</u> refer to ? Choose ONE answer from the list.

34　① studies　　② researchers　　③ people　　④ Australians adults　　⑤ six years　　⑥ time and level

4. Before the publication of the studies mentioned in the passage, which of the following exercise schedules equaled the generally recommended amount of exercise? Choose ONE answer from the list.

35　① about 30 minutes of moderate exercise, 5 days a week
　　② about 50 minutes of exercise a day, at least 5 times a week
　　③ about 150 minutes of light activity, 3 days a week
　　④ about 150 minutes a day of vigorous activity
　　⑤ about 450 minutes of moderate activity, every other week

5. Which ONE of the following graphs ①−④ best matches the data from the first study reported in the passage?

36

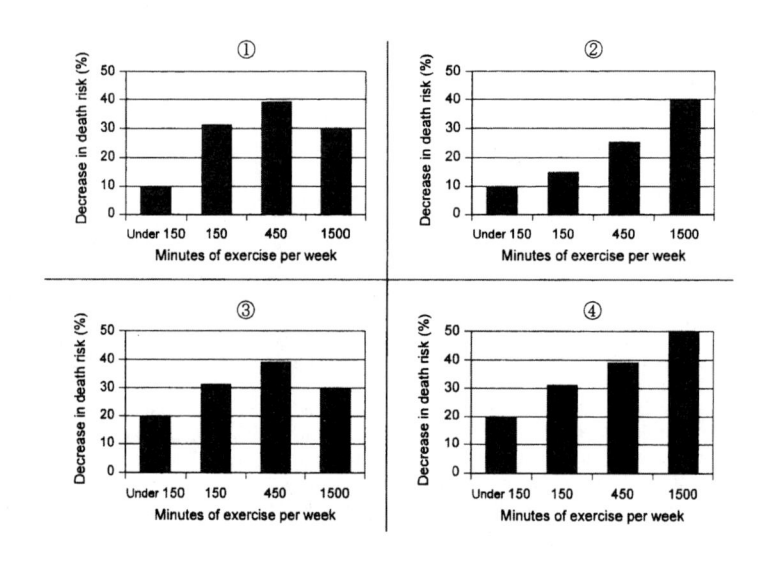

6. In what way was the study done in Australia different from the other study reported in the passage? Choose ONE answer from the list.

37　① It suggested that the recommended amount of exercise was significantly lower than was previously believed.
　　② It showed that frequent, vigorous exercise may result in early death.
　　③ It focused more on determining a recommended level of exercise intensity, and not just exercise amount.
　　④ It included only people who did vigorous exercise for more than 30% of the recommended amount.

7. In this passage, the results of two large-scale studies are reported. Choose ONE answer that best expresses the author's conclusion about the studies.

38　The author concluded that ____.
　　① there is a connection between exercise amount and death risks
　　② there are many people who do, and don't do, enough exercise
　　③ there is a strong association between age and health in some countries
　　④ there is no benefit from doing regular exercise

数　学

問題　　　　　　　　　29年度

1　　2つの正六角形 ABCDEJ と IJEFGH はともに1辺の長さが1で，左の図のように，辺 JE を共有している。また，正六角形 ABCDEJ に外接する円の中心を O_1，正六角形 IJEFGH に外接する円の中心を O_2 とする。大，中，小3個のさいころを同時に投げるとき，それぞれの出る目に対して点 P，Q，R は右の表に示した頂点におかれるものとする。例えば，大の目が2，中の目が3，小の目が5のときは，P，Q，R はそれぞれ B，E，O_1 におかれる。

（1）P，Q が同じ点におかれる確率は $\dfrac{\boxed{\text{ア}}}{\boxed{\text{イウ}}}$ である。

（2）線分 PQ の長さが1になる確率は $\dfrac{\boxed{\text{エ}}}{\boxed{\text{オ}}}$ である。

（3）線分 PQ の長さが最大になるとき，その最大値は $\sqrt{\boxed{\text{カキ}}}$ であり，このときの確率は $\dfrac{\boxed{\text{ク}}}{\boxed{\text{ケコ}}}$ である。

（4）△PQR が存在しない確率は $\dfrac{\boxed{\text{サ}}}{\boxed{\text{シ}}}$ である。

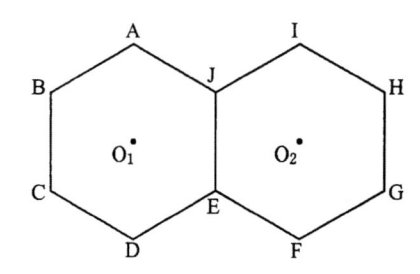

点　＼大の目	1	2	3	4	5	6
P	A	B	C	D	E	J

点　＼中の目	1	2	3	4	5	6
Q	I	J	E	F	G	H

点　＼小の目	1	2	3	4	5	6
R	O_1	O_2	O_1	O_2	O_1	O_2

2　　k は定数で $k \neq 0$ とする。$a_1 = 1,\ a_{n+1} = \dfrac{2na_n + 1}{k(n+1)}$ で定義される数列 $\{a_n\}$ を考える。$b_n = na_n$ とおくと，$b_1 = \boxed{\text{ス}}$ であり，$b_{n+1} = \dfrac{\boxed{\text{セ}}}{k}b_n + \dfrac{\boxed{\text{ソ}}}{k}$ である。

（1）$k = \boxed{\text{セ}}$ のとき，数列 $\{b_n\}$ は等差数列となり，$a_n = \dfrac{\boxed{\text{タ}}}{\boxed{\text{チ}}} + \dfrac{\boxed{\text{ツ}}}{\boxed{\text{テ}}n}$ となる。

（2）$k \neq \boxed{\text{セ}}$ のとき，$b_n = \dfrac{k - \boxed{\text{ト}}}{k - \boxed{\text{ナ}}}\left(\dfrac{\boxed{\text{ニ}}}{k}\right)^{n-1} + \dfrac{1}{k - \boxed{\text{ヌ}}}$ となる。

（3）b_n が n の値によらず一定となるのは，$k = \boxed{\text{ネ}}$ のときである。

（4）$k = 1$ のとき，$\displaystyle\lim_{n \to \infty} \dfrac{a_{n+1}}{a_n} = \boxed{\text{ノ}}$ となる。

3 a,b を正の定数とする。楕円 $C: \dfrac{x^2}{a^2} + \dfrac{y^2}{b^2} = 1$ の焦点が $F(2,0)$, $F'(-2,0)$ で長軸の長さが $2\sqrt{5}$ であるとき，$a = \sqrt{\boxed{\text{ハ}}}$, $b = \boxed{\text{ヒ}}$ である。C について，傾きが $-\dfrac{1}{2}$ である接線は 2 本あり，その方程式は $x + \boxed{\text{フ}}\, y + \boxed{\text{ヘ}} = 0$ と $x + \boxed{\text{フ}}\, y - \boxed{\text{ヘ}} = 0$ である。点 F と点 $B(0,b)$ に対して $\triangle$FBP の面積が最大になるような C 上の点 P を考える。P の座標は $\left(-\dfrac{\boxed{\text{ホ}}}{\boxed{\text{マ}}},\ -\dfrac{\boxed{\text{ミ}}}{\boxed{\text{ム}}} \right)$ であり，面積の最大値は $\dfrac{\boxed{\text{メ}}}{\boxed{\text{モ}}}$ である。原点を O とし，$\triangle$OFP，$\triangle$OPB，$\triangle$OBF の面積をそれぞれ S_1, S_2, S_3 とする。これらの面積を簡単な整数比で表すと $S_1 : S_2 : S_3 = \boxed{\text{ヤ}} : \boxed{\text{ユ}} : \boxed{\text{ヨ}}$ である。

4 曲線 $y = x\sqrt{x^2-1}$　$(x \geqq 1)$ …… ① を考える。

（1）① と x 軸，および直線 $x = 3$ で囲まれた部分の面積は $\dfrac{\boxed{\text{ラリ}}\sqrt{\boxed{\text{ル}}}}{\boxed{\text{レ}}}$ である。

（2）① の変曲点の座標は $\left(\dfrac{\sqrt{\boxed{\text{ロ}}}}{\boxed{\text{ワ}}},\ \dfrac{\sqrt{\boxed{\text{ヲ}}}}{\boxed{\text{あ}}} \right)$ である。

（3）① と直線 $y = x$ の交点を A とする。A における ① 上の接線の方程式は
$y = \boxed{\text{い}}\, x - \boxed{\text{う}}\sqrt{\boxed{\text{え}}}$ …… ② である。

（4）①，② より y を消去すると
$$\left(x - \sqrt{\boxed{\text{お}}} \right)^2 \left(x^2 + \boxed{\text{か}}\sqrt{\boxed{\text{き}}}\, x - \boxed{\text{く}} \right) = 0$$
と変形されるから，① と ② の共有点のうち A と異なる点の x 座標は
$\sqrt{\boxed{\text{け}}} - \sqrt{\boxed{\text{こ}}}$ である。

物 理

問題

29年度

次の $\boxed{1}$ ~ $\boxed{4}$ の問題に答えなさい。設問の解答は最も適切な数式，数値，語句またはグラフを指定の解答群より1つ選びなさい。分数形で解答する場合，解答欄に合わせてそれ以上約分できない形で答えなさい。〔解答番号 $\boxed{1}$ ~ $\boxed{60}$ 〕

$\boxed{1}$ 次の（1）~（4）の設問に答えなさい。解答欄 $\boxed{1}$ ~ $\boxed{10}$ に入る数字をマークしなさい。ただし，円周率を 3.14 として計算し，解答欄に合わせて適宜小数を四捨五入すること。

（1）角速度 ω の単位はラジアン毎秒であるが，1ラジアンを度数法で表すとおおよそ $\boxed{1}\boxed{2}$ ° である。

（2）$^{226}_{88}\mathrm{Ra}$ の半減期を 1.6×10^3 年とする。100g の $^{226}_{88}\mathrm{Ra}$ のうち，3.2×10^3 年後に崩壊せずに残っているのは $\boxed{3}\boxed{4}$ g である。

（3）x 軸上を正の向きに進む正弦波について，位置 x [m] の媒質の変位 y [m] が，時刻 t [s] において $y = 4\sin\pi(5t - \dfrac{10}{3}x)$ と表されるとき，この正弦波の周期は $\boxed{5}.\boxed{6}$ [s]，速さは $\boxed{7}.\boxed{8}$ [m/s] である。

（4）600[Hz] の音源 A，B をある距離はなしておいてあり，音源 A，観測者，音源 B が一直線上に並んでいる。A，B 間を一定の速さで歩く観測者が毎秒4回のうなりを観察した。この観測者の歩く速さは $\boxed{9}.\boxed{10}$ [m/s] である。ただし，音速を 330 [m/s] とする。

$\boxed{2}$ 図のように，水平な線路上を動く電車がある。電車の中には，水平に固定された表面が滑らかな台の上に質量 $2m$ の物体 A が置かれている。物体 A から水平に張った糸を滑車にかけ，質量 m の小球 B につないだ。なお台の高さや長さは十分にあるものとし，重力加速度の大きさを g とする。

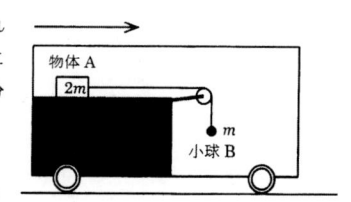

（1）電車が図の矢印の方向に一定の速さ V でまっすぐ進んでいるとき，物体 A を手で固定し，小球 B を振動しないように静かに鉛直方向につるした。
　　次に手をはなすと，物体 A は動きはじめた。このとき，小球 B をつるした糸と鉛直線がなす角は $\boxed{11}$ である。また物体 A の加速度の大きさは，電車内で観測した場合には $\boxed{12}\times g$，電車外の地上から観測した場合には $\boxed{13}\times g$ である。

（2）次に矢印の方向に一定の速さ V でまっすぐ進んでいる状態から，ブレーキをかけ，電車が等加速度運動で停止するまでの，物体 A と小球 B を考える。ただし電車の加速度は $-g$ とする。ブレーキをかける前に物体 A を手で固定し，小球 B を振動しないように静かに鉛直方向につるした。ブレーキをかけると同時に手を静かにはなすと，物体 A と小球 B は動きはじめた。このとき，小球 B を吊した糸と鉛直線がなす角は $\boxed{14}$ である。また電車内で観測した物体 A の加速度の大きさを a，糸の張力の大きさを T，ブレーキをかけた瞬間から電車が停止するまでに物体 A が台の上を移動した距離を L とすると，それぞれ次式で示される。解答欄 $\boxed{15}$ ~ $\boxed{24}$ に入る数字をマークしなさい。

$$a = \frac{\boxed{15} + \sqrt{\boxed{16}}}{\boxed{17}} \times g \qquad T = \frac{\boxed{18}\sqrt{\boxed{19}} - \boxed{20}}{\boxed{21}} \times mg \qquad L = \frac{\boxed{22} + \sqrt{\boxed{23}}}{\boxed{24}} \times \frac{V^2}{g}$$

$\boxed{11}$, $\boxed{14}$ の解答群

① 0°　　② 15°　　③ 30°　　④ 45°　　⑤ 60°　　⑥ 75°　　⑦ 90°

$\boxed{12}$, $\boxed{13}$ の解答群

① 1　② $\dfrac{1}{2}$　③ $\dfrac{1}{3}$　④ $\dfrac{1}{4}$　⑤ $\dfrac{1}{5}$　⑥ $\dfrac{1}{6}$　⑦ $\dfrac{1}{7}$　⑧ $\dfrac{1}{8}$　⑨ $\dfrac{1}{9}$　⓪ $\dfrac{1}{10}$

3 虹が発生する原理を考えてみよう。空気中に浮かんだ球形の水滴が太陽から平行光線を受ける場合を考える。右図において，球の中心 O に向かう光線 AO から距離 d だけ離れた光線が点 B において球に入射する。図のように入射角を α，屈折角を β とする。屈折した光線は点 C で球面に達し，その一部は屈折して空気中に出ていく。ここでは，点 C で反射し，点 D で屈折して空気中に出ていく光線を考える。AO, DE のなす角を出射角 θ と呼ぶこととする。解答欄 26 ～ 29 , 31 ～ 39 に入る数字をマークしなさい。ただし，空気に対する水の屈折率を n とする。

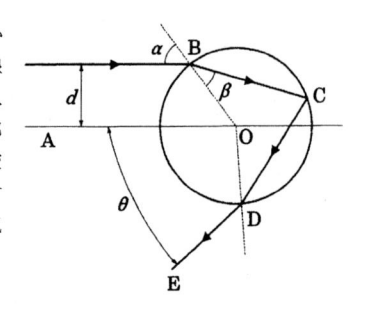

（1） n は α と β を用いて $n =$ 25 と表される。

（2）入射光線，OC，DE の交点を F とすると，∠DFO = 26 β - 27 α となる。したがって θ は $\theta =$ 28 β - 29 α となる。

（3） α と β を計測したところ右のグラフのようになった。α と θ の関係を示す最も適切なグラフは 30 である。

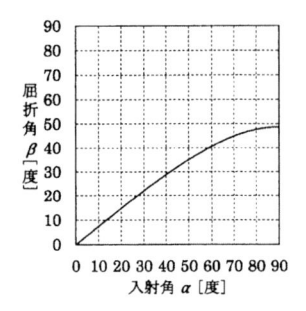

ここで θ の最大値を θ_1 とする。$\theta = \theta_1$ のときの α, β を α_1, β_1 とし，距離 d がわずかに変化したときの α, β, θ を $\alpha_1 + \Delta\alpha$, $\beta_1 + \Delta\beta$, $\theta_1 + \Delta\theta$ とする。θ が θ_1 に近い値をとるときは d が変化しても θ はほとんど変化しない。そのため，θ_1 近傍での光の強度は他の角度における光の強度よりはるかに大きい。

（4） $\Delta\theta$ を 0 とし，（2）の関係を用いると $\dfrac{\Delta\beta}{\Delta\alpha} = \dfrac{\boxed{31}}{\boxed{32}}$ となる。

（5）ある角度 γ が十分に小さい場合，$\sin\gamma \fallingdotseq \gamma$, $\cos\gamma \fallingdotseq 1$ の関係を用いると，$\dfrac{\cos\alpha_1}{\cos\beta_1} = \dfrac{\boxed{33}}{\boxed{34}} \times n$ となる。

（6）上記の関係から $\sin\alpha_1 = \sqrt{\dfrac{\boxed{35} - n^{\boxed{36}}}{\boxed{37}}}$ となる。同様にして $\sin\beta_1$ も屈折率のみで表される。

したがって n が決定すると α_1 と β_1 が決まり，さらに θ_1 が求められる。また，水の屈折率は光の波長によってわずかに異なっており，赤色の光に比べて紫色の光の屈折率が大きくなる。そのため，紫色の円弧が内側に，赤色の円弧が外側になった虹がおおよそ θ_1 の方向に見えることとなる。また，θ_1 の方向の虹（主虹）の外側に第二の虹（副虹）を観察できることがある。副虹は光が水滴中で 2 回反射した後に空気中に出た光を観測したものである。副虹の入射角 α，屈折角 β，出射角 θ の関係は $\theta = 180° + \boxed{38}\ \alpha - \boxed{39}\ \beta$ で表される。

25 の解答群

① $\dfrac{\cos\alpha}{\cos\theta}$ ② $\dfrac{\cos\alpha}{\cos\beta}$ ③ $\dfrac{\cos\theta}{\cos\alpha}$ ④ $\dfrac{\cos\beta}{\cos\alpha}$ ⑤ $\dfrac{\sin\alpha}{\sin\theta}$ ⑥ $\dfrac{\sin\beta}{\sin\alpha}$ ⑦ $\dfrac{\sin\theta}{\sin\beta}$ ⑧ $\dfrac{\sin\theta}{\sin\alpha}$ ⑨ $\dfrac{\sin\alpha}{\sin\beta}$ ⓪ $\dfrac{\sin\beta}{\sin\theta}$

30 の解答群　すべてのグラフの横軸は入射角 α[度]とし，縦軸は出射角 θ[度]とする。

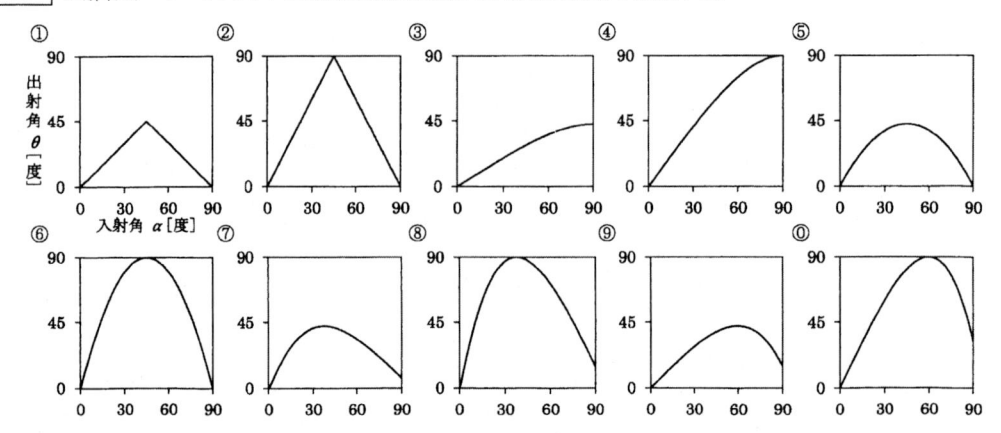

4　図1のような装置を用いて実験を行った。ほぼ真空のガラス管内に金属板 K と陽極 P が封入されている。電子の質量を m，電子の電荷を $-e$，光の速さを c，プランク定数を h とする。金属板 K は接地されているので電位は 40 。金属板 K に光を照射すると電子はそこから陽極 P に向かって飛び出した。この現象を 41 効果という。振動数および光の強さが一定の光を K に照射し，KP 間の電圧を可変抵抗によって変えながら電流の変化を調べたところ，図2のようになった。電圧が $-V_0$ のときに電流が 0 であることから，電子の最大運動エネルギーは V_0 を用いて 42 と表せる。この電圧が正のとき，電子は 43 されるので，44 。

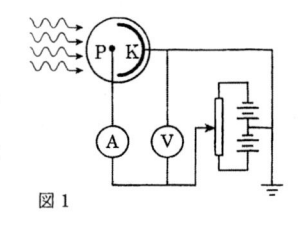

図1

図2

次に KP 間の電圧を $-V_0$ より大きな値で一定にして，光の振動数を変えながら実験すると，振動数が ν_0 より小さい値では電子は飛び出さなかった。このとき，ν_0 を 45 という。振動数 ν_0 より大きな振動数 ν_1 の光を照射したとき，飛び出す 1 個の電子の最大運動エネルギーは式 46 で示される。金属表面から 1 個の電子が飛び出すのに必要な最小のエネルギーを 47 とよび，これを W_0 で表すと $W_0 =$ 48 となる。

（1）　次の関係を示すグラフを選択しなさい。ただし，点線は初期状態の電流と電圧の関係を示しているものとする。

（i）　照射する光の波長を変えずに強さを 2 倍にしたときの電流と電圧の関係は 49 である。

（ii）　照射する光の強さを変えずに振動数を大きくしたときの電流と電圧の関係は 50 である。

（2）照射光の波長　が 4.4×10^{-7} [m]で電子が飛び出してきた。以下の問いに答えなさい。ただし，$c = 3.0 \times 10^8$ [m/s]，$h = 6.6 \times 10^{-34}$ [J·s]，電子の電荷の大きさを 1.6×10^{-19} [C]とする。解答欄 51 ～ 60 に入る数字をマークしなさい。解答は有効数字 2 桁で求めること。

（i）　W_0 は 51 . 52 $\times 10^{-}$ 53 54 [J] である。

（ii）　金属板に当たる照射光の強さは 3.6 [W]であった。1 分間に照射された光子の数は 55 . 56 $\times 10^{57 58}$ [個]である。

（iii）　この光子すべてが電子を飛び出させ，陽極 P に到達したとき，回路に流れる電流は 59 . 60 [A]である。

40 の解答群

① 最大である　② 最小である　③ 6V である　④ 3V である　⑤ 0V である　⑥ –3V である　⑦ –6V である

41 ， 43 の解答群

① 高電　② 光量子　③ 光電　④ コンプトン　⑤ ブラッグ　⑥ 加圧　⑦ 減圧　⑧ 加速　⑨ 減速　⓪ 誘導

42 の解答群

① $-V_0$　② V_0　③ $-mV_0$　④ mV_0　⑤ $-eV_0$　⑥ eV_0　⑦ $-\dfrac{V_0}{m}$　⑧ $\dfrac{V_0}{m}$　⑨ $-\dfrac{V_0}{e}$　⓪ $\dfrac{V_0}{e}$

44 の解答群

① ほぼすべての電子が P に達する。この状態で電圧を上げていくと，電流も上がる

② 一部の電子のみが P に達する。この状態で電圧を上げていくと，電流も上がる

③ ほぼすべての電子が P に達する。この状態で電圧を上げていくと，電流はやがて飽和する

④ 一部の電子のみが P に達する。この状態で電圧を上げていくと，電流はやがて飽和する

45 ， 47 の解答群

① 境界振動数　② 極限振動数　③ 限界振動数　④ 固有振動数　⑤ 特性振動数

⑥ 光量子関数　⑦ 仕事関数　⑧ 電子関数　⑨ 電離エネルギー　⓪ 励起エネルギー

46 ， 48 の解答群

① $h\nu_0$　② $h\nu_1$　③ $hc\nu_0$　④ $hc\nu_1$　⑤ $h(\nu_0 + \nu_1)$　⑥ $h(\nu_0 - \nu_1)$　⑦ $h(\nu_1 - \nu_0)$　⑧ $hc(\nu_0 + \nu_1)$　⑨ $hc(\nu_0 - \nu_1)$　⓪ $hc(\nu_1 - \nu_0)$

49 ， 50 の解答群

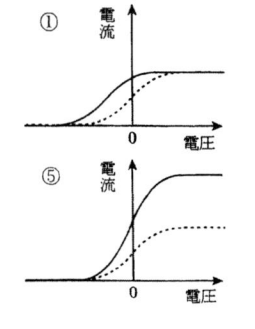
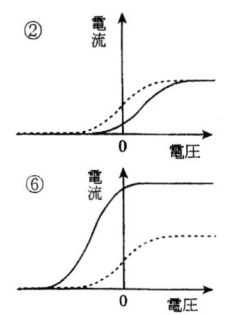
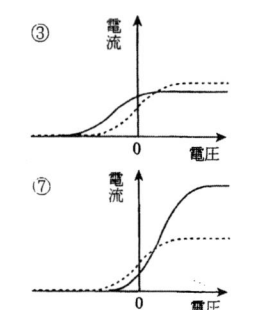
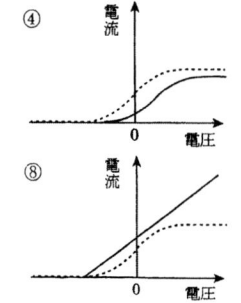

化　学

問題　29年度

次の（1）～（12）の設問に答えなさい。設問に特別指示のないものについては，解答群の中から答えとして適したものを1つ選びなさい。指示のある設問については，それに従って答えなさい。複数選択の指示がある場合は，同一の解答欄に複数マークしなさい。〔解答番号　$\boxed{1}$　～　$\boxed{51}$　〕

> 必要があれば次の値を用いなさい。
>
> 　　原子量　H：1　C：12　N：14　O：16　Na：23　S：32　Cl：35.5　Ni：59　Cu：64　Ag：108
>
> 　　気体定数　$R = 8.3 \times 10^3\,Pa\cdot L/(mol\cdot K)$　　　ファラデー定数　$F = 9.65 \times 10^4\,C/mol$

（1）水分子に関する（ⅰ），（ⅱ）の問いに答えなさい。

　（ⅰ）a，bの記述について，$\boxed{1}$　～　$\boxed{3}$　に入る数字をマークしなさい。なお，個数が5のような場合は，$\boxed{0}$　$\boxed{5}$　として選びなさい。

　　a　水分子の持つ電子は合計$\boxed{1}$　$\boxed{2}$個である。

　　b　水分子には，非共有電子対が$\boxed{3}$組ある。

　（ⅱ）水分子の沸点は，同族の他元素の水素化合物の沸点と比べ，高いことが知られている。水分子と同じ性質を持つ分子はどれか。　$\boxed{4}$

　　①　CH_4　　　②　HBr　　　③　HCl　　　④　HF　　　⑤　HI　　　⑥　H_2S

（2）次の分子の中で，三重結合をもつものを<u>すべて</u>選びなさい。　$\boxed{5}$

　　①　アセチレン　　　②　アンモニア　　　③　エチレン　　　④　シアン化水素　　　⑤　メタン

　　⑥　リン酸　　　⑦　塩酸　　　⑧　過酸化水素　　　⑨　窒素　　　⓪　二酸化炭素

（3）次の組合せのうち，緩衝作用のあるものを<u>すべて</u>選びなさい。　$\boxed{6}$

　　①　酢酸と酢酸ナトリウム　　　　　　　②　水酸化ナトリウムと炭酸水素ナトリウム

　　③　硫酸と硫酸水素ナトリウム　　　　　④　アンモニアと塩化アンモニウム

　　⑤　酢酸と炭酸ナトリウム　　　　　　　⑥　二酸化炭素水溶液と炭酸水素ナトリウム

　　⑦　塩酸と塩化ナトリウム

（4）次の反応が平衡状態になっている。温度，全圧を一定に保ってアルゴンを加えたときの，正反応の反応速度の変化と，平衡の移動方向の組合せ（反応速度，移動方向）で正しいのはどれか。　$\boxed{7}$

$$N_2\,(気) + 3\,H_2\,(気) \rightleftharpoons 2\,NH_3\,(気)$$

　　①（変化しない，移動しない）　　②（変化しない，左に移動する）　　③（変化しない，右に移動する）

　　④（大きくなる，移動しない）　　⑤（大きくなる，左に移動する）　　⑥（大きくなる，右に移動する）

　　⑦（小さくなる，移動しない）　　⑧（小さくなる，左に移動する）　　⑨（小さくなる，右に移動する）

（5）図のような装置で電気分解を行った。電極Ⅰは純銅，電極Ⅱは不純物としてニッケルのみを含む粗銅でできている。電気分解を48250秒行ったところ，電極Ⅱは3.17 g減少していた。電気分解の間，電流計は常に0.20 Aを示していた。電極Ⅱに含まれる銅とニッケルの物質量の比（銅：ニッケル）はどれか。　$\boxed{8}$

　　①（15：7）　　②（16：11）　　③（17：6）　　④（18：7）　　⑤（19：7）

　　⑥（20：3）　　⑦（21：4）　　⑧（22：3）　　⑨（23：1）　　⓪（25：2）

（6）25℃での塩化銀の溶解度は2.0 mg/Lである。（ⅰ），（ⅱ）の問いに有効数字2桁で答えなさい。

　（ⅰ）25℃の塩化銀飽和水溶液の溶解度積K_{sp}を求めると，$K_{sp} = \boxed{9}.\boxed{10} \times 10^{-\boxed{11}\boxed{12}}$と算出される。

　　　$\boxed{9}$　～　$\boxed{12}$　に入る数字をマークしなさい。なお，10^{-5}のような場合は－$\boxed{0}$　$\boxed{5}$　として選びなさい。

　（ⅱ）硝酸銀17 mgが解けた水溶液100 mLに，固体の塩化ナトリウムを少しずつ加え溶かしていくと，

　　　$\boxed{13}.\boxed{14} \times 10^{\boxed{15}\boxed{16}}$ mgを超えたところで沈殿が生じた。

　　　$\boxed{13}$，$\boxed{14}$，$\boxed{16}$　に入る数字をマークしなさい。また，$\boxed{15}$　は符号（＋または－）を選択しなさい。

（7）次の記述のうち，誤っているものをすべて選びなさい。 17

① アンモニアは工業的に窒素と水素を触媒下で反応させて合成されるが，平衡状態では加圧することで生成効率を上げることができる。
② アンモニア分子を構成する原子は全て同一平面上にある。
③ アンモニウムイオンの窒素と水素の結合は全て同等である。
④ アンモニアは濃塩酸を用いて白煙を生じることで確認できる。
⑤ アンモニウムイオンは1組の非共有電子対をもつ。
⑥ アンモニアは，肥料として使われる尿素の工業的製法において原料になる。

（8）次の文を読み，（ⅰ）～（ⅲ）の問いに答えなさい。

実験1 鉄に塩酸を加えると気体を発生して溶解し，淡緑色溶液が得られた。この溶液に塩素を通じて酸化すると，黄褐色の水溶液 A へと変化した。
実験2 銅に熱濃硫酸を加えると気体を発生して溶け，この溶液を水で薄めると青色の水溶液 B が得られた。
実験3 アルミニウムに塩酸を加えると気体を発生して溶け，無色の水溶液 C が得られた。
実験4 水溶液 A，B および C それぞれにアンモニア水を加えて塩基性にした。水溶液 ア には化学式 イ で示される赤褐色の沈殿が，水溶液 ウ には化学式 エ で示される沈殿が生じた。これらの沈殿は過剰のアンモニア水を加えても溶解しなかった。水溶液 オ では，化学式 カ で示される沈殿が生じたが，この沈殿は過剰のアンモニア水を加えると溶解した。

（ⅰ）実験1で使用した塩素は，実験室で発生させて用いた。発生法はどれか。 18

① 塩化ナトリウムに濃硫酸を加えて加熱する。　② 塩化アンモニウムに水酸化カルシウムを加えて加熱する。
③ 硫化鉄に希塩酸を加える。　④ 酸化マンガン（Ⅳ）に濃塩酸を加えて加熱する。
⑤ 砕いた大理石に希塩酸を滴下する。

（ⅱ）実験2で発生した気体について，誤っているものはどれか。 19

① 黄緑色である。
② 刺激臭をもつ。
③ 有毒である。
④ 水に溶かすと，その水溶液は弱い酸性を示す。
⑤ 紙や繊維などの漂白に用いられる。
⑥ 過マンガン酸カリウムの酸性水溶液に通じると，水溶液の赤紫色が消える。

（ⅲ）実験4の空欄 ア ～ カ に当てはまる語を，それぞれの解答群から選びなさい。

ア：20 ，イ：21 ，ウ：22 ，エ：23 ，オ：24 ，カ：25

ア ， ウ ， オ の解答群

① A　② B　③ C

イ ， エ ， カ の解答群

① $AlCl_3$　② $Al(OH)_3$　③ $Na[Al(OH)_4]$　④ CuO　⑤ $Cu(OH)_2$
⑥ $CuSO_4$　⑦ $FeCl_2$　⑧ $FeCl_3$　⑨ $Fe(OH)_2$　⑩ $Fe(OH)_3$

（9）次の文を読み，（ⅰ）～（ⅲ）の問いに答えなさい。

温度が 27 ℃ および 7 ℃ の水の蒸気圧は，それぞれ 3.6×10^3 Pa と 1.0×10^3 Pa である。温度が 27 ℃ で圧力が 1.0×10^5 Pa のときに，水蒸気で飽和している体積 1 m³ の空気には，質量にして 26 . 27 $\times 10^{-28}$ kg の水が含まれている。水蒸気を含む空気 1 m³ の質量は，同温同圧の乾燥している空気 1 m³ の質量と 29 。温度が 27 ℃ のときに水蒸気で飽和している空気 1 m³ を，体積を一定にして冷却し 7 ℃ にすると，水蒸気の一部が凝縮し，液体の水 30 . 31 $\times 10^{-32}$ kg が得られる。

（ⅰ） 26 ～ 28 に入る数字をマークしなさい。

（ⅱ） 29 に当てはまる語句を選びなさい。

① 比べて大きい　② 比べて小さい　③ 等しい

（ⅲ） 30 ～ 32 に入る数字をマークしなさい。

(10) 次の文を読み，（ⅰ），（ⅱ）の問いに答えなさい。

　　4種類の化合物 A1 ～ A4 の性質を調べた。

　　実験1　A1 ～ A4 とも炭素，水素，酸素からなり，分子量はいずれも 88 であった。

　　実験2　A1 ～ A4 それぞれ 22 mg を完全燃焼させたところ，4種とも二酸化炭素 44 mg，水 18 mg が生成した。

　　実験3　A1 ～ A4 を加水分解したところ，A1 からはアルコール B1 とカルボン酸 C1 が，A2 からはアルコール B2 とカルボン酸 C2 が，A3 からはアルコール B3 とカルボン酸 C3 が，A4 からはアルコール B4 とカルボン酸 C3 が生成した。

　　実験4　アルコール B1，B2，B3，B4 を酸化すると，それぞれから W，X，Y，Z が生成した。W，X，Y，Z をさらに酸化すると，W，X，Y からそれぞれカルボン酸 C3，C2，C1 が生成したが，Z はそれ以上酸化されなかった。

　　実験5　B1 ～ B4，C1 ～ C3，W ～ Z の還元性を調べたところ，W，X，Y と C3 が還元性を示した。

　（ⅰ）化合物 A1 ～ A4 の分子式は，$C_{\boxed{33}} H_{\boxed{34}} O_{\boxed{35}}$ である。

　　　　$\boxed{33}$ ～ $\boxed{35}$ に入る数字をマークしなさい。なお，原子が1つの場合は，省略せずに $\boxed{1}$ をマークしなさい。

　（ⅱ）化合物 A1 ～ A4 の構造式を右図のようにおいたとき，a，b に当てはまる構造を1つずつ選び，同じ解答欄にマークしなさい。なお，同じ番号を複数回選んでもよい。

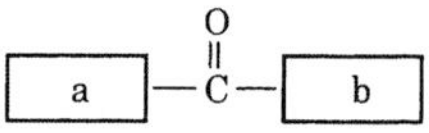

　　　　A1：$\boxed{36}$，A2：$\boxed{37}$，A3：$\boxed{38}$，A4：$\boxed{39}$

```
        O
        ‖
 a ─── C ─── b
```

① H─

② CH₃─

③ CH₃−CH₂─

④ CH₃−CH₂−CH₂─

⑤ CH₃−CH─
　　　　│
　　　　CH₃

⑥
```
 O
 ‖
H−C─
```

⑦ CH₃−O─

⑧ CH₃−CH₂−O─

⑨ CH₃−CH₂−CH₂−O─

⓪ CH₃−CH−O─
　　　　│
　　　　CH₃

(11) 次の文中の空欄 $\boxed{40}$ ～ $\boxed{45}$ に当てはまる語を，それぞれの解答群から選びなさい。ただし，$\boxed{40}$，$\boxed{41}$ の順序は問わない。

　　α−アミノ酸は，炭素原子に $\boxed{40}$，$\boxed{41}$，水素，および側鎖が結合している。多数のα−アミノ酸が脱水縮合により鎖状に結合したものをポリペプチドという。タンパク質はポリペプチド構造をもつ高分子化合物で，生命活動を支える重要な物質である。

　　タンパク質を構成するポリペプチド鎖は，$\boxed{42}$ を形成することによりα−ヘリックス構造やβ−シート構造と呼ばれる二次構造をとっていることが多い。二次構造をとったポリペプチド鎖は，アミノ酸側鎖の部分に働くさまざまな相互作用によって折りたたまれる。ポリペプチド鎖中のシステインの側鎖同士は $\boxed{43}$ と呼ばれる結合をつくり，架橋構造を形成することがある。また，アスパラギン酸とリシンの側鎖は水溶液中で電離しているため，$\boxed{44}$ を形成する場合もある。さらに無極性側鎖同士の $\boxed{45}$ なども加わって，1本のポリペプチド鎖は特有の立体構造を形成する。このような構造を三次構造という。

　　$\boxed{40}$，$\boxed{41}$ の解答群

　　① アセチル基　　　② アミノ基　　　③ アルデヒド基　　　④ カルボキシ基
　　⑤ ケトン基　　　　⑥ スルホ基　　　⑦ ニトロ基　　　　　⑧ ヒドロキシ基

　　$\boxed{42}$ ～ $\boxed{45}$ の解答群

　　① イオン結合　　　　② ジスルフィド（S-S）結合　　　③ ファンデルワールス力
　　④ ペプチド結合　　　⑤ 共有結合　　　⑥ 水素結合　　　⑦ 配位結合

(12) 次の（ⅰ），（ⅱ）の問いに答えなさい。

　（ⅰ）アセテートはセルロース分子中のヒドロキシ基を無水酢酸と反応させて酢酸エステルとしたものである。100 g のセルロースから得られるジアセチルセルロースは $\boxed{46}\boxed{47}\boxed{48}$ g となる。ただし，セルロースの分子量は十分に大きいものとし，ジアセチル化は過不足なく起こるものとする。

　　　　$\boxed{46}$ ～ $\boxed{48}$ に入る数字として適するものをマークしなさい。

　（ⅱ）デンプン 100 g をアミラーゼで完全消化したとき，得られるマルトースは $\boxed{49}\boxed{50}\boxed{51}$ g となる。

　　　　$\boxed{49}$ ～ $\boxed{51}$ に入る数字として適するものをマークしなさい。

生　物

問題　　　　　29年度

次の $\boxed{1}$ ～ $\boxed{3}$ の問題に答えなさい。設問に特別指示のないものについては，解答群の中から答えとして適したものを1つ選びなさい。指示のある設問については，それに従って答えなさい。複数選択の指示がある場合は，同一の解答欄に複数マークしなさい。〔解答番号　$\boxed{1}$ ～ $\boxed{39}$ 〕

$\boxed{1}$　次の（1）～（15）の設問に答えなさい。

（1）細胞骨格に関する記述として誤っているものを2つ選びなさい。　$\boxed{1}$

　① アクチンフィラメントの直径は微小管のそれよりも大きい。
　② 原形質流動はアクチンフィラメントとミオシンの相互作用によって起こる。
　③ 動物細胞の微小管は中心体などの形成中心から伸びている。
　④ キネシンは微小管上を移動するモータータンパク質である。
　⑤ 動物細胞の分裂終期には，微小管の束が収縮することにより細胞がくびれる。
　⑥ 核膜の内側には中間径フィラメントがあり，核の形を保つ役割を担う。

（2）分泌されるタンパク質の合成が盛んな細胞の特徴として最も適切なものを選びなさい。　$\boxed{2}$

　① 核膜が消失して凝縮した染色体が観察される。　　② 細胞質に粗面小胞体が多く見られる。
　③ ゴルジ体が減少する。　　　　　　　　　　　　④ 中心体が細胞の両極に分かれる。
　⑤ 紡錘体が形成される。

（3）ラクトースオペロンに関してそれぞれ①～⑤のような特徴をもつ5種類の大腸菌を得たとする。このうち，培地中にラクトースを含むか否かにかかわらず，ラクトース分解活性をもち得るものを2つ選びなさい。　$\boxed{3}$

　① ラクトースオペロンの転写調節は正常にはたらく。
　② オペレーターの変異によりリプレッサーが結合できない。
　③ リプレッサーをコードする遺伝子に変異があり，オペレーターには結合するが，ラクトース代謝産物と結合できないリプレッサーを合成する。
　④ リプレッサーをコードする遺伝子に変異があり，オペレーターに結合できないが，ラクトース代謝産物とは結合するリプレッサーを合成する。
　⑤ プロモーターの領域がすべて欠失している。

（4）ウニの受精の過程において，ア～ウが起こる順序として正しいものを選びなさい。　$\boxed{4}$

　　ア：表層粒内容物の放出　　イ：卵の細胞質内の Ca^{2+} 濃度の上昇　　ウ：受精膜の形成

　① ア→イ→ウ　　② ア→ウ→イ　　③ イ→ア→ウ　　④ イ→ウ→ア　　⑤ ウ→ア→イ　　⑥ ウ→イ→ア

（5）ヒトの精子のもつDNA量を1としたとき，分裂中期においてDNA量が2を示す細胞を選びなさい。　$\boxed{5}$

　① 一次精母細胞　　② 始原生殖細胞　　③ 二次精母細胞　　④ 一次卵母細胞　　⑤ 卵原細胞　　⑥ 受精卵

（6）ある昆虫の性決定について調べたところ，性と染色体構成の関係は以下の表のようになった。この結果に関する考察として適切なものを2つ選びなさい。ただし，Aは常染色体の1セットを表し，XはX染色体，YはY染色体を表す。また，表中の※は発生途中で死亡し，間性は雌雄の中間の性質をもつことを表している。　$\boxed{6}$

　① 常染色体は性の決定に関係する。
　② X染色体は性の決定に関係しない。
　③ 常染色体とY染色体は性の決定に関係しない。
　④ 常染色体，X染色体，Y染色体は，すべて性の決定に関係する。
　⑤ X染色体には生存に必要な遺伝子が含まれると考えられる。
　⑥ Y染色体には生存に必要な遺伝子が含まれると考えられる。

性	染色体の構成
♂	2A + X
※	2A + Y
♀	2A + XX
♂	2A + XY
♀	2A + XXX
♂	2A + XYY
♀	2A + XXY
♀	3A + XXX
間性	3A + XX

（7）ヒトのだ液腺，脂肪組織，血液は主にどの組織に属するか。それぞれ正しいものを選びなさい。

だ液腺： 7 ，脂肪組織： 8 ，血液： 9

① 上皮組織　　② 結合組織　　③ 神経組織　　④ 筋組織

（8）ヒトの心臓に関する記述として正しいものを2つ選びなさい。 10

① 左心房内の血液は，右心房内の血液より酸素濃度が高い。
② 左心房と左心室は同時に収縮する。
③ 拍動のリズムは右心房にある洞房結節（ペースメーカー）でつくり出される。
④ 交感神経は洞房結節に作用して拍動のリズムを抑制する。
⑤ 左心房から左心室内に流入した血液は，次に肺へ向かう。

（9）1個の神経細胞に刺激を与え，細胞外に対する細胞内の電位を測定した。活動電位を生じる程度の刺激を与えた場合（X）と，それよりも強い刺激を与えた場合（Y）とで，活動電位の大きさ，および興奮の頻度を比較するとどのようになるか。正しいものを選びなさい。 11

① 活動電位：X＞Y　興奮頻度：X＞Y　　② 活動電位：X＜Y　興奮頻度：X＜Y
③ 活動電位：X＞Y　興奮頻度：X＜Y　　④ 活動電位：X＜Y　興奮頻度：X＞Y
⑤ 活動電位：X＞Y　興奮頻度：X＝Y　　⑥ 活動電位：X＜Y　興奮頻度：X＝Y
⑦ 活動電位：X＝Y　興奮頻度：X＞Y　　⑧ 活動電位：X＝Y　興奮頻度：X＜Y
⑨ 活動電位：X＝Y　興奮頻度：X＝Y

（10）ヒトの眼の構造やはたらきに関する記述として誤っているものを2つ選びなさい。 12

① 盲斑は視神経繊維の束が眼球の外へ出ている部分である。
② 遠くを見るときにはチン小帯がゆるむために水晶体が薄くなる。
③ 黄斑には錐体細胞が密に分布する。
④ 網膜では，視神経細胞は視細胞と色素上皮細胞の間に位置する。
⑤ かん体細胞は錐体細胞に比べて弱い光でも反応することができる。

（11）筋肉では，2ADP → ATP + AMP という反応によって，ATPが再合成されることが知られている。いま，無酸素条件下で，解糖系の阻害剤と，クレアチンリン酸からのリン酸転移を阻害する薬剤で処理した筋肉を収縮させた。その結果，1回の筋収縮の前と後での各物質の含有量は右表のようになった。筋収縮1回あたりに消費されたATP量を算出すると 13 . 14 15 マイクロモルとなる。 13 〜 15 に適する数字をマークしなさい。

	収縮前	収縮後
ATP	1.22	0.79
AMP	0.09	0.23

単位：マイクロモル

（12）右図のA〜Cの各明暗周期において，長日植物は花芽を形成するか。形成する場合は ① を，しない場合は ② をそれぞれマークしなさい。

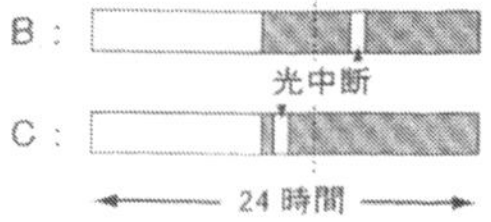

A： 16 ，B： 17 ，C： 18

A：　限界暗期
　　明期　暗期

B：
　　光中断

C：
← 24時間 →

（13）コケ植物やシダ植物に関する記述として誤っているものを2つ選びなさい。 19

① コケ植物は維管束をもたない。　　　　② シダ植物の前葉体は維管束をもたない。
③ スギゴケの胞子体は複相（$2n$）である。　　④ イヌワラビの前葉体は複相（$2n$）である。
⑤ スギゴケの配偶体は単相（n）である。　　⑥ イヌワラビの胞子のうは単相（n）である。

(14) 動物において，発育とともに生存個体数がどのように減少していくかを表す生存曲線は，右図に示した3つの型に大別される。これらの型について正しいものを2つ選びなさい。
　　　20

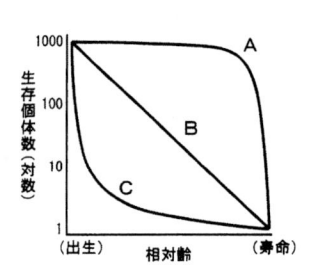

①　非常にたくさんの卵を産み，その後放置する動物は一般にA型を示す。
②　B型は幼齢時の死亡率が高く，老齢時の死亡率が低い。
③　子を少数産み，親が子を保護する動物は一般にC型を示す。
④　ミツバチなどの社会性昆虫はA型になることが多い。
⑤　ヒトやサルなどはB型のような曲線を示す。
⑥　産んだ子どもに対する親の保護が劣るにつれて，A→B→Cの型になる。

(15) DNAの突然変異は一定の確率でランダムに起こる。同じ種類のタンパク質であれば，突然変異によってあるアミノ酸が他のアミノ酸に置換するのにかかる時間は，生物種によらず一定であると考えられる。あるタンパク質Xに関して，ヒトと生物種Aではアミノ酸に90個の違いがある。ヒトと生物種Aがその共通の祖先からおよそ4.5億年前に分岐し，アミノ酸の置換はすべて異なる箇所で起こったものと仮定すると，タンパク質Xのアミノ酸が1つ置換するのに 21 × 10^22 年かかると算出される。したがって，ヒトのタンパク質Xと生物種BのタンパクXとで，アミノ酸に24個の違いがある場合は，ヒトと生物種Bはその共通の祖先からおよそ 23 . 24 億年前に分岐したと考えられる。 21 ～ 24 に適する数字をマークしなさい。なお， 23 ， 24 の解答が3億年前のような場合， 3 . 0 として選びなさい。

2　　1961年，タルコフスキーは以下のようにキメラマウスを作製した。設問（1）～（3）に答えなさい。

　　1．黒毛と白毛の異なる系統のマウスからそれぞれ8細胞期の胚を採取し，8個の割球からなる細胞塊を取り出した。（黒毛は白毛に対して優性であるものとする。）
　　2．培養皿の中で2系統に由来する細胞塊を凝集させ，16個の割球からなる細胞塊をつくり胚盤胞（胞胚）まで発生させた。
　　3．得られた胚盤胞を雌マウスの子宮に移植し，子マウスを得た。

（1）下線部について，この時期の胚から細胞塊を採取し，多分化能と分裂能を維持したまま培養細胞として確立したものはいずれか。最も適切なものを選びなさい。　　25

①　人工多能性幹細胞　　②　体細胞クローン　　③　胚性幹細胞　　④　組織幹細胞　　⑤　造血幹細胞

（2）上の実験において，子マウスの体は16個の割球のうちの一部からつくられ，その他の割球は胎盤などを形成し，体をつくることには参加しない。上と同様の実験を行い，300匹の子マウスを得たところ，毛色は黒が38匹，白が37匹，黒と白のまだら模様（キメラマウス）が225匹であった。この結果から，子マウスの体は16個の割球のうちの 26 27 個からつくられたと考えられる。 26 と 27 に適する数字をマークしなさい。なお，解答が9個のような場合， 0 9 として選びなさい。

（3）設問（2）のキメラマウス同士を交配して得られる子マウスはどのようになるか。最も適切なものを選びなさい。　　28

①　まだら模様のキメラマウスのみ生まれる。
②　黒毛マウスと白毛マウスが同じ比率で生まれる。
③　黒毛マウスしか生まれない。
④　白毛マウスしか生まれない。
⑤　黒毛マウスが3に対し，白毛マウスが1の割合で生まれる。
⑥　黒毛マウスと白毛マウスの両方が生まれる可能性があるが，比率は一定ではない。
⑦　黒毛マウスが3に対し，まだら模様のキメラマウスが1の割合で生まれる。

3　光合成に関する以下の文章を読み，（1）〜（4）の設問に答えなさい。

カルビン・ベンソン回路では，Rubisco のはたらきにより，$\boxed{29}$ 個の炭素を持つ $\boxed{ア}$ と CO_2 が反応して，$\boxed{30}$ 個の炭素を持つ $\boxed{イ}$ が，1分子の CO_2 あたり $\boxed{31}$ 分子つくられる。$\boxed{イ}$ は，いくつかの反応を経て再び $\boxed{ア}$ に戻る。こうした反応経路は，炭素の放射性同位体である ^{14}C をもつ $^{14}CO_2$ を利用した実験等により解明されてきた。$^{14}CO_2$ を含む溶液中で緑藻に光合成を行わせると，^{14}C が取り込まれた物質や，その物質の相対量を調べることができる。

十分な光と適切な温度の条件下で，緑藻に $^{14}CO_2$ を含む 1% CO_2 を 10 分間与えて光合成を行わせると，$\boxed{ア}$ と $\boxed{イ}$ の分子のすべての炭素原子に ^{14}C が一様に分布するようになる。その後急に光を遮断し，その時点を0分としたとき，$\boxed{ア}$ と $\boxed{イ}$ の相対量は右のグラフのような変化を示すことが知られている。

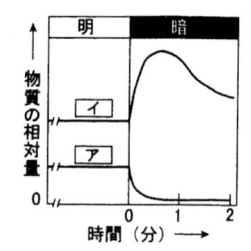

（1）$\boxed{29}$ 〜 $\boxed{31}$ に適する数字をマークしなさい。

（2）$\boxed{ア}$ と $\boxed{イ}$ に当てはまる語をそれぞれ選びなさい。

　　ア：$\boxed{32}$ ，イ：$\boxed{33}$

　　① グリセルアルデヒドリン酸　　② リブロースビスリン酸　　③ ホスホグリセリン酸

（3）下線部と同様に，緑藻に $^{14}CO_2$ を 10 分間与えて光合成をさせた後，光条件は変化させず，CO_2 濃度を 1% から 0.003% に低下させた。その時点を0分としたときの，$\boxed{ア}$ と $\boxed{イ}$ の相対量の変化を示すグラフに最も近いと考えられるものを選びなさい。ただし，全 CO_2 中の $^{14}CO_2$ の割合は一定に保たれている。$\boxed{34}$

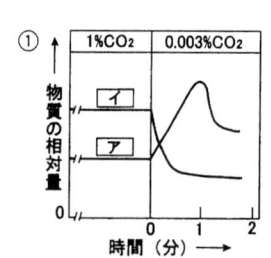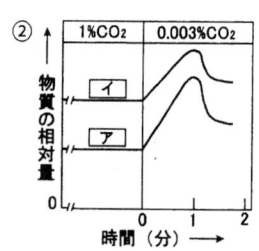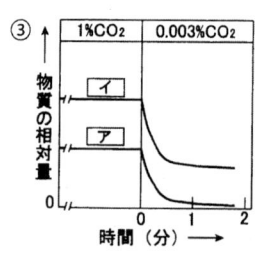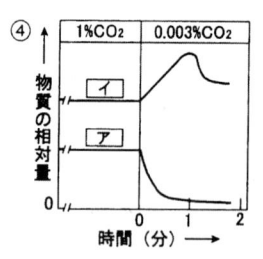

（4）右のグラフは，ある植物の葉における光の強さと光合成速度の関係を示している。原子量を C：12，H：1，O：16 として，問1と2に答えなさい。なお，光合成は十分な二酸化炭素濃度と適切な温度の条件下で行われたものとする。

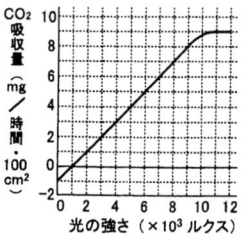

　問1　3×10^3 ルクスの光のもとで 11 時間光合成を行わせたときに，葉面積 $100\ cm^2$ あたりに合成されるグルコースの量を算出すると $\boxed{35}\boxed{36}.\boxed{37}$ mg となる。$\boxed{35}$ 〜 $\boxed{37}$ に適する数字をマークしなさい。なお，解答が 1.0 mg のような場合，$\boxed{0}\boxed{1}.\boxed{0}$ として選びなさい。

　問2　ある光の強さのもとで2時間光合成を行わせ，その後 12 時間暗黒下に置いた。このときの乾燥重量は，2時間の光合成開始前と比較して変化がなかった。光合成を行わせたときの光の強さは $\boxed{38}\boxed{39} \times 10^3$ ルクスであったと求められる。$\boxed{38}$ と $\boxed{39}$ に適する数字をマークしなさい。なお，解答が 8×10^3 ルクスのような場合，$\boxed{0}\boxed{8}$ として選びなさい。

英　語

解答

29年度

1
〔解答〕
①⑤　②①　③④　④⑤　⑤③　⑥③

〔出題者が求めたポイント〕
① concern「〜に関係する」。understand「〜を理解する」。grow「〜を育てる」。explode「〜を爆発させる、論破する」。discuss「〜を論じる」

② 過去のことなので、must not have been「〜でなかったに違いない」となるべきところだが、この問題では must not be で過去を表すと考える

③ must register 〜, obtain 〜 and と来ているので、must の右の3つ目の動詞原形が来なければならない。意味的に受動なので、be allowed が正解

④ Yes と言うことで「ゲットできたよ」と伝えているので、どのようにゲットできたか、を述べる eventually「最終的には」が正解

⑤ 構文的に接続詞が入る。③の until「〜するまで」と⑤の as long as「〜する限り」いずれかであるが、意味で選んで until が正解

⑥ 選択肢訳
　① その通り。だから皆それを食べるんだ。
　② 確かに。彼らはもっと分別があるべきだ。
　③ そうだよ。でもその利益もかんがえなくっちゃね。
　④ そうだよ。とれはとても手頃な値段だ。
　⑤ いや全然そうじゃない。それは健康問題を引き起こすことがある。

〔問題文訳〕
① 君の次の課題として、まず注意深く文章を読みなさい。次に君は、文章の内容に合意するかしないかを論じ、そしてその理由を説明する、2ないし3段落の文章を書く必要がある。

② A：私は Jennie に飲み物を用意したが、彼女は何もいらないと言った。
　B：彼女はその時、のどが渇いていなかったに違いない。

③ West Medical Center にようこそ。全ての来訪者は二階にある警備デスクで登録し、来訪者IDカードを受け取り、そして入館を許可されねばならない。

④ A：ハイ、Kim。昨日 Mary から Jeff の電話番号ゲットできた？
　B：ヤア、ハイ Beth。できたよ、最終的にはね。ありがとう！

⑤ これらの新しい技術と装置の有用性は、臨床業務で十分な回数試験するまで、十分には評価されない。

⑥ A：ある人々が今日、有機食品を好む理由は数多くある。有機食品は明らかに健康に良い。そしてそれは、環境にも良い。
　B：でも、有機野菜は普通の野菜よりもとても高いよね。
　A：そうだよ。でも、その利益もかんがえなくっちゃ

ね。

2
〔解答〕
⑦①　⑧③　⑨②　⑩②

〔出題者が求めたポイント〕
⑦ advice となるのが正しい。不可算名詞なので、s は付かない。advise は動詞

⑧ coasts of となるのが正しい

⑨ presented となるのが正しい。後ろから the evidence を修飾する

⑩ I read となるのが正しい。last night は過去なので動詞は過去形になる

〔問題文訳〕
⑦ A：私は次のプロジェクトのテーマ選びについて、あなたの忠告をとても欲しているのです。お時間ありますか？
　B：はい、もちろんだよ、アンジェラ。私のドアは、学生に対していつも開いてるよ。何か気がかりなことがあるの？

⑧ ニュージーランドの海岸は、主に潮流によって引き起こされる海抜の定期的で劇的な変化を経験している。南島の北と西の海岸では、満潮と干潮で、海抜は最大4メートル変化するかも知れない。

⑨ 裁判所はただちに、彼らの主張と提出された証拠を調べ始めるだろう。そして、もし必要なら、ネット上から問題の資料を削除する命令を出すだろう。

⑩ 私が昨夜読んだ新聞記事によると、太陽光発電の飛行機が木曜日の朝、テキサスからのまる一日の飛行の後、サンフランシスコ郊外になんとか無事着陸したとのことだ。

3
〔解答〕
1.⑪④　⑫①　⑬③　⑭⑤
2.⑮②　⑯③
3.⑰③
4.⑱⑤
5.⑲④

〔出題者が求めたポイント〕
1.⑪ what S like to call the real world で「Sが実社会と呼びたがるもの」が直訳。関係代名詞の what が正解

　⑫ 構文的に接続詞が入るので、③ even は不可。意味から because が正解

　⑬ achieve fame で「有名になる」

　⑭ 構文的に接続詞が入るので、② in spite of と④ except for は不可。意味から even though が正解

2.⑮ ⑯ - ee - と綴るところは、アクセントが来る場合が多い

3. ⑰　③ make a lot of money だけ が、"extrinsic aspiration"に属する

4. ⑱ tracked down「追跡した」対象は「学生」students

5. ⑲ That's probably no surprise.「それはおそらく当然のことだ」と言ってから、その理由を説明しているので、④が正解

〔全訳〕

　毎年 1,300 人の４年生がロチェスター大学を卒業し、親や教授たちが言うところの実社会へ旅立つ。Edward Deci、Richard Ryan そ し て 彼 ら の 同 僚 で あ る Christopher Niemiec は、これら卒業予定者の中からサンプルを選んで、彼らの人生の目標について尋ね、そして、彼らがどのように暮らしているかを見るために、職歴の早い段階で彼らをフォローすることにした。多くの社会科学研究は、ボランティアの学生を対象に行われるが、彼らが卒業証書を荷物に詰め込んで大学の門を出た後まで、科学者たちが追跡することはめったにない。そこで今回の研究者たちは、卒業直後の期間を研究しようとした。なぜならその期間こそが、「大人としてのアイデンティティと生活へ移行する、決定的に重要な発達時期」だからだ。

　これら学生のある者は、Deci、Ryan そして Niemiec が「外因性願望」と名付けたもの、例えば、金持ちになりたいとか、有名になりたいと言った、いわゆる「利益目標」を持っていた。他の学生は、「内因性願望」—他人の生活改善を手助けするとか、学ぶとか、成長するとか—いわゆる「目的目標」を持っていた。この学生たちが１年ないし２年の間現実社会にいた後、研究者は彼らがどのように暮らしていたかを追跡した。

　目的目標を持っており、その目標を達成した人は、大学にいたときよりもより高いレベルの満足と主観的な幸福を報告し、きわめて低いレベルの不安と憂うつを報告した。これはおそらく当然のことだ。彼らは個人的に意義ある目標を設定し、それに到達したと感じた。こうした状況においては、我々の多くはとても満足を感じるのだろう。

　しかし、利益目標を持った人の結果はより複雑だった。目標を達成した—富を蓄えた、賞賛を得た—と語った人は、学生だった頃と何ら変わらぬ満足、自尊心、そして肯定的感情を報告した。言い換えると、彼らは目標を達成したが、そのことで彼らがより幸せにはならなかった。さらに、利益目標の卒業生は、やはりまた、その目標を達成したにも関わらず、不安、憂うつ、そしてその他の否定的指標の増加を示した。

4

〔解答〕

1. ⑳ ②　㉑ ①　㉒ ⑥
2. ㉓ ⑤
3. ㉔ ④
4. ㉕ ②　㉖ ④
5. ㉗ ①

6. ㉘ ⑤

〔出題者が求めたポイント〕

1. ⑳ stretch out「（手足を）伸ばす」。support「～を支持する」。extend「～を伸ばす」。loosen「～を緩める」。undo「～を元に戻す」。bring about「～を引き起こす」。put off「～を延期する」

　㉑ ambitious「野心的な」。challenging「挑戦的な」。anxious「心配して」impatient「短気な」。modest「謙虚な」。doubtful「疑わしい」。desired「望ましい」

　㉒ factor「～を（要因として）含める」。participate「参加する」。risk「～の危険を冒す」。imagine「～を想像する」。choose「～を選ぶ」。number「～を数える」。include「～を含めて考える」

2. ㉓「ナオが訪問客の視線を追う」という内容なので、their は visitors を指す

3. ㉔ 英文によれば、次のどれが最も良くナオを描写するか。１つ選べ。
　① ナオは感情が貧困な１歳のロボットだ。
　② ナオはゲームするのが好きな背の低い男の子だ。
　③ ナオはおもちゃ屋で入手できるおもちゃのロボットだ。
　④ ナオは感情的に反応するよう設計されたロボットだ。
　⑤ ナオはヨーロッパ連合で科学者によって作られた。

4. ㉕ ㉖ 英文によれば、ナオは他のロボットといかに異なるか。次のどの記述が彼の違いを描写するか。２つ選べ。
　① 彼を創った人は、異なる５つの感情を表現するのがより上手である。
　② 彼は体の動きで感情を示すのがより上手である。
　③ 彼の顔の表情と特徴はより進歩している。
　④ 彼はより幅広い範囲の感情を管理する。
　⑤ 彼は身体的に人々になつき、彼らを思い出す。

5. ㉗ 英文によれば、感情ロボットには数多くの将来的応用がありそうだ。次の中から述べられていないものを１つ選べ。
　① 医者や看護師に取って代わること
　② 病院で小さな子供を助けること
　③ 養護施設の人々に友情をもたらすこと
　④ 小さな子供たちと遊ぶこと
　⑤ 家族の一員のようになること

6. ㉘ Sejnowski 博士によれば、ロボットに関する次のどの予測が真実になるかも知れないか。１つ選べ。
　① ロボット開発は長い時間かかるだろう。
　② 我々がロボットに語りかけるならば、ロボットは我々に向かって叫ぶだろう。
　③ Salk Institute は無料でロボットを修理するだろう。
　④ 我々が素敵な友人を見つけるのは難しくないだろう。
　⑤ ロボットは人間の感情を理解するだろう。

〔全訳〕

　幸せなとき彼は、大きな抱擁を求めて腕を伸ばしながらあなたを出迎える。悲しいとき、彼は頭をうなだれ、肩をすくめて、孤独で不幸せそうに見える。おびえているとき、誰かが元気づけるように頭を軽くたたくまで、彼は恐怖に縮こまる。

　彼は、ロボットだということを除けば、ちょうど1歳児のようである。ナオは、約1フィート半の高さで、地上で最も進歩した感情ロボットのひとつだという点を除けば、トランスフォーマーのようなおもちゃ屋で見かけるロボットにとてもよく似ている。彼は英国ハートフォードシャー大学の科学者によって作られた。そしてその研究はヨーロッパ連合によって資金援助されたものだった。

　彼を作った人々は、彼が幸せ、悲しみ、恐怖、興奮、そして誇りなどの感情を示すよう彼をプログラムした。他のロボットは、自分の感情を伝える単純な顔と言葉のジェスチャーは持つが、ナオは姿勢や身ぶりといったボディランゲージに優れる。ナオは踊りさえする。

　ひとつの感情領域のみを習得するのに特化した他のロボットとは違って、ナオは幅広い感情的反応を習得している。第一に、ナオは訪問者の顔を自動追跡し、それを特定し、そして個々の訪問者との以前の交流を思い出す。第二に、彼は彼らの動きを追い始める。例えば、彼は彼らの視線を追い、彼らが何を探しているかを知る。第三に、彼は彼らと仲良くなり、彼らのジェスチャーに反応するようになる。例えば、もしあなたが彼に向かって微笑むことや、軽く頭をたたくことをすれば、彼はこれが良いことだと分かる。彼の脳にはニューロンのネットワークがあり、彼は人間との交流で学ぶのである。第四に、ナオは人と交わる反応の中で感情を示す。(彼の感情的反応は、テープレコーダーのように、全てプログラムされたものだ。しかし彼は状況に合わせるために、どの感情を選ぶべきかを決定する。)そして最後に、ナオは人間と交流すればするほど、その人の気分を理解するのがより上手くなり、絆がより強くなる。

　ナオはただ単に個性を持つだけでなく、実際にいくつかの個性を持つことができる。彼は人との交流から学び、また、個々の交流は独自のものなので、いつかは様々な個性が生じ始めるのだ。例えば、ある個性は、あまり人間の指導を必要としない、とても自立したものだ。別の個性は、部屋の中の物も怖がる、常に人の関わりを必要とする、臆病でおびえたものだ。このプロジェクトのリーダーは、ハートフォードシャー大学のコンピューター科学者である Lola Canamero 博士である。この野心的な研究を始めるにあたって、彼女はチンパンジーの交流を分析した。彼女の目標は、できる限り厳密に1歳のチンパンジーの感情行動を再生することだった。

　彼女はこの感情ロボットの利用を即座に思いついた。彼女は病院にいる小さな子供の不安を和らげるためにこのロボットを使いたかった。「我々は様々な役割を探求したい。例えば、ロボットは子供たちが自分の治療を理解する手助けをし、何をしなければならないかを説明す

る。我々は子供たちが自分の不安をコントロールする手助けをしたい」と彼女は語る。

　今ひとつの可能性は、ロボットが養護施設の仲間になることや、病院スタッフの役立つ追加要員となることができるだろう。ある時点で、こうしたロボットは子供の遊び友だちになったり、家族の一員になったりするかも知れない。

　「未来を予測することは難しいが、まもなく目の前のコンピューターが、社会ロボットになるだろう。話しかけることができ、遊ぶことができ、それに向かって怒ることや叫ぶことさえできる。そして、それはあなたとあなたの感情を理解するだろう」とサンディエゴ近くにある、Salk Institute の Terrence Sejnowski 博士は言う。これは簡単な部分だ。難しいのは、この情報を元にロボットの反応を決定することだ。もしもオーナーが怒ったり、不機嫌だったりするなら、ロボットはそのことを反応に組み込むことができなければならない。

5
〔解答〕
1. 29 ③　30 ④　31 ②　32 ⑤
2. 33 ④
3. 34 ②
4. 35 ①
5. 36 ③
6. 37 ③
7. 38 ①

〔出題者が求めたポイント〕
1. 29 conscious「意識している」。positive「肯定的な」。harmful「有害な」。ignorant「無知な」。violent「暴力的な」
　30 前段の内容を受けて、最大の利益があったものを強調するために、「しかしながら」の however が入る
　31 What が主語で the researchers が目的語。動詞は surprised「驚かせた」が正解
　32 strong and consistent enough to say 〜でいわゆる enough to V の形となっている
2. 33 Comparing 〜は分詞構文。all of which はこの分詞構文内の these different groups を修飾する。したがって、この文の主節の主語は the researchers。次の found が主節の動詞。that 〜がその目的語節となる
3. 34 前文の主語が the researchers。これを受けるので、researchers が正解
4. 35 この文に述べられた研究が発表される以前、次のどの運動スケジュールが一般に推奨された運動量だったか。1つ選べ。
　① 適度な運動を約30分週5日行う
　②1日約50分の運動を少なくとも週5回行う
　③ 約150分の軽い活動を週3日行う
　④1日約150分の活発な活動を行う
　⑤ 約450分の適度な活動を1週間おきに行う

5. 36 第4段落に、「最大利益を得るのは週450分で死亡率の減少は39％」「150分の10倍運動する人はガイドライン（＝150分）を満たす人とほぼ同じ」とあるので、グラフは①と③に絞られる。そこで第3段落を見ると、「推奨量より少なくても何らかの運動をした人は20％早死にのリスクが少なかった」とあるので、③が正解となる

6. 37 オーストラリアで行われた研究は、この文章で報告された別の研究と、どの点で異なるか。1つ選べ。
　① それは、推奨運動量が以前思われていたよりもかなり少ないことを示唆した。
　② それは、頻繁で活発な運動が早死にをもたらすことを示した。
　③ それは、単に運動量だけではなく、推奨される運動の強度にもより焦点を当てた。
　④ それは、推奨運動量の30％以上を活発な運動にあてている人のみを含んだ。

7. 38 この英文では、大規模な2つの研究結果が報告されている。この研究について、筆者の結論を最も良く表現している答えを1つ選べ。
　① 運動量と死亡リスクには関連性がある
　② 十分な運動をする人もいればしない人もいる
　③ ある国では、年齢と健康の間に強い関連性がある
　④ 規則的に運動することには利益がない

〔全訳〕
　科学が答えようと試みてきたひとつの問題は、理想的な量の運動とはどれくらいなのか、ということだ。健康と医療に関する非常に多くのことが使用説明書を備えているが、運動については使用説明書がない。そして、我々は少なくとも週150分、適度な運動をするように言われているが、そのガイドラインはあまりに大まかなので、たいていの人にとって意味がない。専門家は正しい運動量を決定するのに苦労している。
　個々人にとって最適な運動量はまちまちだろうが、最近の2つの大規模な研究データが示唆するのは、一般的に言って長期間にわたる理想的な運動量は、我々多くが考えるより少し多いが、我々はマラソンをやる必要はない、ということだ。また最新の研究は、我々がマラソンのような極端な運動を本当に好きならば、激しい長期の運動が有害である可能性は低く、数年は寿命を伸ばすこともありうるということを示している。
　こうした印象的な研究は、『JAMA Internal Medicine』誌上で2015年に発表された。そのひとつは、ハーバード大学 National Cancer Institute と他の機関の研究者によって行われたものだが、6つの大規模な現在進行中の健康調査から、人々の運動習慣に関する情報を収集した。彼らは661,000人以上の成人からデータを集めた。そして研究者たちは、毎週どれくらい運動するかを元にこれらの人々をカテゴリーに分けた。全く運動しなかった人から、週25時間以上、つまり現在推奨されている時間の10倍の運動という、極度に運動した人までいた。これら異なるグループ—すべてその大部分は中年の人々からなる—の4年分の死亡記録を比較して、研究者たちは、

全く運動しない人は早死にの可能性が最も高いことを発見した。さほど驚くべきことではない。しかし、興味深かったのは、推奨量よりも少ない何らかの運動をした人は、早死にのリスクが20％低かったことだ。これは少しの努力の割には非常に大きな利益だ。推奨されている週150分の適度な運動をやりとげていた個人は、より大きな長寿の利益を示した。これらの人々は、運動をしない人と比べて、14年の期間において死ぬリスクが31％少なかった。
　しかしながら、最大の利益を得る最適の時間量は、1日1時間強にあたる週450分と思われた。データによれば、推奨運動量を3倍化した人は、運動を全くしない人と比べて早死にする可能性が39％少なかった。また、彼らはこの時間フルスピードで走っていたわけではないし、ジムの設備で心拍数限界まで行ったわけではなかった。彼らは大部分、徒歩で適度に運度していた。これを超えると、完全に逆転したわけではなかったが、ここが利益最大に達する運動量だった。150分の推奨運動量の少なくとも10倍という極端な運動をした少数の人は、14年間、ガイドラインを満たすのみだった人と、死亡リスクはほぼ同じだったが、450分のグループほどは減少しなかった。言い換えると彼らは、早死にの危険は増えないが、余分に運動しただけの健康利益も得なかったということだ。
　オーストラリアからの第2の研究も同様の結論を共有した。ただしこちらは、運動の強度をどれくらい死亡率計算に参入するかの決定に焦点を当てていた。そしてこの研究は、頻繁で活発な運動は早死にの一因となるかも知れないという社会通念が誤りであることを証明した。まったく逆に、この研究は活発な活動に長時間費やすことは、寿命が延ばすことを発見した。先の研究同様、研究者たちは、6年以上にわたって追跡調査した200,000人以上の中年オーストラリア人のグループを、どれくらいの時間を、どの程度の強度で運動に費やすかに基づいて、まず分類することにした。彼らは、適度な活動だけに従事する人（例えば、社交テニス、穏やかな水泳、軽い家事）と少なくともある程度の活発な活動（例えば、競技テニス、エアロビクス、ジョギング）に従事する人の間の違いを見たかった。死亡統計を調査することで研究者たちは、先の研究が結論付けたことを確認した。つまり、運動ガイドラインを満たすことは早死にリスクを大いに引き下げたのだ。このことは、運動が単に歩くだけの人にも当てはまる。
　研究者を驚かせたのは、運動の強度を増すことが—必ずしも運動時間を増やすのではなく—相当の利益をもたらしたということだ。週の運動の最大30％を活発な活動に費やす人は、同じ時間活発ではない運動をする人に比べて、早く死ぬ可能性が想定よりも9％少なかった。また、運動時間の30％以上の間活発な活動に従事した人は、活発な活動をしなかったグループに比べて、早死にはさらに13％減少した。
　これらの研究結果に対する唯一の大きな注意点は、研究者たちが人々の運動習慣について、彼らの記憶に頼ら

ねばならなかった、ということだ。言い換えると、これらの研究は、観察研究であって、無作為実験ではない、ということだ。だから彼らは、運動量と死亡リスクの変化の間の直接的関係を明確に証明することはできない。しかし、運動と死亡リスクが関連していると語る十分な証拠はある。そして、この関連性は、実際に十分強く一貫しているので、運動、また、たまの活発な運動は身体にとって有益だと言える。

数　学

解答

29年度

❶

〔解答〕

(1)

ア	イ	ウ
1	1	8

(2)

エ	オ
1	6

(3)

カ	キ	ク	ケ	コ
1	3	1	1	8

(4)

サ	シ
2	9

〔出題者が求めたポイント〕

確率，三角形の性質

(1)　P，Q ともに J か E にくる。

(2)　P が A ～ J のとき，Q がどこなら PQ ＝ 1 になるか数えあげる。

(3)　∠BAJ ＝ 120°

　　BG^2 ＝ AB^2 ＋ AG^2 － 2・AB・AGcos∠BAG

(4)　①P と Q が同じ点にくる。(1)で求めた。

　　②P と Q と R が一直線上に並ぶ。

　　P が A ～ J のとき，Q，R の位置を考え数え上げる。

〔解答のプロセス〕

(1)　P，Q がともに J，又は E となる。(2 通り)

$$\frac{2}{6 \times 6} = \frac{1}{18}$$

(2)　P が各位置のとき，PQ ＝ 1 となる Q の位置

P	A	B	C	D	E	J
Q	J	なし	なし	E	F J	E I

6 通り

従って，$\dfrac{6}{6 \times 6} = \dfrac{1}{6}$

(3)　BG，CH が長さが最大。(2 通り)

AB ＝ 1，AG ＝ 3，∠BAG ＝ 120°

BG^2 ＝ 1 ＋ 9 － 2・1・3cos120° ＝ 1 ＋ 9 ＋ 3 ＝ 13

　　従って，BG ＝ $\sqrt{13}$

　　確率は，$\dfrac{2}{6 \times 6} = \dfrac{1}{18}$

(4)　P，Q が重なるときは，(1)で計算してある。

P，Q，R が一直線上のとき，

P	A	A	B	B	C	C	D	D	E	E	J	J
Q	J	G	E	F	J	I	E	H	F	H	I	G
R	O$_2$	O$_2$	O$_1$	O$_1$	O$_1$	O$_1$	O$_2$	O$_2$	O$_1$	O$_2$	O$_1$	O$_2$

それぞれ，O$_1$，O$_2$ は小の目の出方が 3 通りある。

$$\frac{1}{18} + \frac{12 \times 3}{6 \times 6 \times 6} = \frac{1}{18} + \frac{1}{6} = \frac{4}{18} = \frac{2}{9}$$

❷

〔解答〕

ス	セ	ソ
1	2	1

(1)

タ	チ	ツ	テ
1	2	1	2

(2)

ト	ナ	ニ	ヌ
3	2	2	2

(3)

ネ
3

(4)

ノ
2

〔出題者が求めたポイント〕

数列，極限値

$a_n = \dfrac{b_n}{n}$ を漸化式に代入する。

(1)　$b_{n+1} = b_n + d$ のとき，$b_n = b_1 + d(n-1)$

(2)　$b_{n+1} = rb_n + k$ のとき，$\alpha = r\alpha + k$ となる α を求めると，$b_{n+1} - \alpha = r(b_n - \alpha)$ となるので，

$$b_n = \alpha + r^{n-1}(b_1 - \alpha)$$

(3)　$\left(\dfrac{\Xi}{h}\right)^{n-1}$ の係数が 0 となる。

(4)　$\dfrac{a_{n+1}}{a_n}$ を求め分母，分子を $n \cdot 2^n$ で割る。

〔解答のプロセス〕

$b_1 = 1 \cdot a_1 = 1 \cdot 1 = 1$

$b_n = na_n$，$a_n = \dfrac{b_n}{n}$ より $\dfrac{b_{n+1}}{n+1} = \dfrac{2b_n + 1}{k(n+1)}$

よって，$b_{k+1} = \dfrac{2}{k}b_n + \dfrac{1}{k}$

(1)　$k = 2$ のとき，$b_{n+1} = b_n + \dfrac{1}{2}$

$$b_n = 1 + \frac{1}{2}(n-1) = \frac{1}{2}n + \frac{1}{2}$$

よって，$a_n = \dfrac{1}{2} + \dfrac{1}{2n}$

(2)　$\alpha = \dfrac{2}{k}\alpha + \dfrac{1}{k}$ とすると，$\alpha = \dfrac{1}{k-2}$　より

$$b_{n+1} - \frac{1}{k-2} = \frac{2}{k}\left(b_n - \frac{1}{k-2}\right) となる。$$

$$b_1 - \frac{1}{k-2} = 1 - \frac{1}{k-2} = \frac{k-3}{k-2}$$

$$b_n = \frac{k-3}{k-2}\left(\frac{2}{k}\right)^{n-1} + \frac{1}{k-2}$$

(3)　$k - 3 = 0$　のとき，$k = 3$

(4)　$b_n = \dfrac{-2}{-1}2^{n-1} + \dfrac{1}{1-2} = 2^n - 1$

$$a_n = \frac{2^n - 1}{n}$$

$$\frac{a_{n+1}}{a_n} = \frac{2^{n+1} - 1}{n+1} \cdot \frac{n}{2^n - 1} = \frac{n \cdot 2^{n+1} - n}{n \cdot 2^n + 2^n - n - 1}$$

$$\lim_{n \to \infty} \frac{a_{n+1}}{a_n} = \lim_{n \to \infty} \frac{2 - \dfrac{1}{2^n}}{1 + \dfrac{1}{n} - \dfrac{1}{2^n} - \dfrac{1}{n \cdot 2^n}}$$

$$= 2$$

❸

〔解答〕

ハ	ヒ
5	1

フ	ヘ
2	3

ホ	マ	ミ	ム
5	3	2	3

メ	モ
5	2

ヤ	ユ	ヨ
4	5	6

〔出題者が求めたポイント〕

2次曲線，平面図形

$\dfrac{x^2}{a^2}+\dfrac{y^2}{b^2}=1$ で焦点が $(c,\ 0)$，$(-c,\ 0)$ のとき，

$c^2=a^2-b^2$，長軸 $2a$，短軸 $2b$

より　$a,\ b$ を求める。

楕円の式に，$y=-\dfrac{1}{2}x+k$ を代入して，2次方程式にして，接することより $D=0$ で k を求める。

FB の直線の傾きが $-\dfrac{1}{2}$ だから，前問の y 切片が負になる方から $x,\ y$ を求める。

$P(x_0,\ y_0)$ と $ax+by+c=0$ との距離 d は，

$$d=\dfrac{|ax_0+by_0+c|}{\sqrt{a^2+b^2}}$$

△FBP の面積は，底辺を FB，高さを直線 FB と P との距離とする。

	底辺	高さ
△OFP	OF	$-$（P の y 座標）
△OBP	OB	$-$（P の x 座標）
△OBF	OF	OB

〔解答のプロセス〕

$2a=2\sqrt{5}$　より　$a=\sqrt{5}$

$2^2=\sqrt{5}^2-b^2$　より　$b=1$

楕円 C：$\dfrac{x^2}{5}+y^2=1$

直線を $y=-\dfrac{1}{2}x+k$ とする。

$\dfrac{x^2}{5}+\left(-\dfrac{1}{2}x+k\right)^2=1$　より

$$\dfrac{9}{20}x^2-kx+k^2-1=0$$

接するので，$D=0$

$$(D=)\ k^2-4\dfrac{9}{20}(k^2-1)=0$$

$-\dfrac{4}{5}k^2+\dfrac{9}{5}=0$　より　$k=\pm\dfrac{3}{2}$

$k=\dfrac{3}{2}$ のとき，$y=-\dfrac{1}{2}x+\dfrac{3}{2}$　より

　　　$x+2y-3=0$

$k=-\dfrac{3}{2}$ のとき，$y=-\dfrac{1}{2}x-\dfrac{3}{2}$　より

　　　$x+2y+3=0$

B $(0,\ 1)$，F $(2,\ 0)$ より

　　FB $=\sqrt{(2-0)^2+(0-1)^2}=\sqrt{5}$

直線 FB：$y=\dfrac{0-1}{2-0}(x-0)+1=-\dfrac{1}{2}x+1$

　　よって，$x+2y-2=0$

傾きが $-\dfrac{1}{2}$，y 切片が負なので，前問で $k=-\dfrac{3}{2}$

の解が最も遠い点 P となる。

$\dfrac{9}{20}x^2+\dfrac{3}{2}x+\dfrac{5}{4}=0$　より　$9x^2+30x+25=0$

$(3x+5)^2=0$　より　$x=-\dfrac{5}{3}$

$y=-\dfrac{1}{2}\left(-\dfrac{5}{3}\right)-\dfrac{3}{2}=\dfrac{5}{6}-\dfrac{9}{6}=-\dfrac{4}{6}=-\dfrac{2}{3}$

　　P $\left(-\dfrac{5}{3},\ -\dfrac{2}{3}\right)$

P と直線 FB との距離は，

$$\dfrac{\left|-\dfrac{5}{3}+2\left(-\dfrac{2}{3}\right)-2\right|}{\sqrt{1+2^2}}=\dfrac{5}{\sqrt{5}}=\sqrt{5}$$

△FBP の面積は，$\dfrac{1}{2}\sqrt{5}\sqrt{5}=\dfrac{5}{2}$

△OFP は底辺が OF，高さが $-$（P の y 座標）

　　$S_1=\dfrac{1}{2}2\cdot\dfrac{2}{3}=\dfrac{2}{3}$

△OPB は底辺が OB，高さが $-$（P の x 座標）

　　$S_2=\dfrac{1}{2}1\cdot\dfrac{5}{3}=\dfrac{5}{6}$

△OBF は底辺が OF，高さが OB

　　$S_3=\dfrac{1}{2}2\cdot1=1$

　　$S_1:S_2:S_3=\dfrac{2}{3}:\dfrac{5}{6}:1=4:5:6$

4

〔解答〕

(1)
ラ	リ	ル	レ
1	6	2	3

(2)
ロ	ワ	ヲ	あ
6	2	3	2

(3)
い	う	え
3	2	2

(4)
お	か	き	く	け	こ
2	2	2	4	6	2

〔出題者が求めたポイント〕

微分積分

(1) $t=x^2-1$ とおいて，置換積分する。

(2) $y''=0$ となる x を求める。

(3) $y=f(x)$ の上の $x=t$ における接線の方程式は，

　　$y=f'(t)(x-t)+f(t)$

(4) ①，②の y を消去し，両辺2乗する。

4次方程式となるが，A 点が接点であるから，A 点の x 座標を k とすると，4次方程式は，$(x-k)^2$ という因数がある。従って，最後は2次方程式を解き $x\geqq1$ の解を答える。

〔解答のプロセス〕

(1) $S=\displaystyle\int_1^3 x\sqrt{x^2-1}\,dx$，$t=x^2-1$ とする。

$\dfrac{dt}{dx}=2x$　より　$xdx=\dfrac{dt}{2}$

x	$1\ \longrightarrow\ 3$
t	$0\ \longrightarrow\ 8$

$$S=\int_0^8\sqrt{t}\,\dfrac{dt}{2}=\dfrac{1}{2}\int_0^8 t^{\frac{1}{2}}\,dt$$

$$= \frac{1}{2}\left[\frac{2}{3}t^{\frac{3}{2}}\right]_0^8 = \frac{1}{3}\left(8^{\frac{3}{2}}-0\right) = \frac{8\sqrt{8}}{3} = \frac{16\sqrt{2}}{3}$$

(2)　$y = x(x^2-1)^{\frac{1}{2}}$

$$y' = (x^2-1)^{\frac{1}{2}} + x \cdot \frac{1}{2}(x^2-1)^{-\frac{1}{2}} \cdot 2x$$

$$= \{(x^2-1)+x^2\}(x^2-1)^{-\frac{1}{2}} = (2x^2-1)(x^2-1)^{-\frac{1}{2}}$$

$$y'' = 4x(x^2-1)^{-\frac{1}{2}} + (2x^2-1)\left(-\frac{1}{2}\right)(x^2-1)^{-\frac{3}{2}} \cdot 2x$$

$$= \{4x(x^2-1)-x(2x^2-1)\}(x^2-1)^{-\frac{3}{2}}$$

$$= x(2x^2-3)(x^2-1)^{-\frac{3}{2}}$$

$y''=0$ となるとき，

$2x^2-3=0$，$x \geqq 1$ より　$x = \sqrt{\dfrac{3}{2}} = \dfrac{\sqrt{6}}{2}$

$$y = \frac{\sqrt{6}}{2}\sqrt{\frac{3}{2}-1} = \frac{\sqrt{6}}{2\sqrt{2}} = \frac{\sqrt{3}}{2}$$

従って，$\left(\dfrac{\sqrt{6}}{2},\ \dfrac{\sqrt{3}}{2}\right)$

(3)　$x\sqrt{x^2-1} = x$　より　$x(\sqrt{x^2-1}-1) = 0$

$x \geqq 1$ より　$\sqrt{x^2-1} = 1$

両辺 2 乗し，$x^2-1=1$　より　$x^2=2$

$x \geqq 1$ より　$x=\sqrt{2}$，$y=\sqrt{2}$，A$(\sqrt{2},\ \sqrt{2})$

$x=\sqrt{2}$　のとき，

$$y' = (2 \cdot 2 - 1)(2-1)^{-\frac{1}{2}} = 3 \cdot 1 = 3$$

A 点における接線の方程式は，

$$y = 3(x-\sqrt{2}) + \sqrt{2} = 3x - 2\sqrt{2}$$

(4)　$x\sqrt{x^2-1} = 3x - 2\sqrt{2}$

両辺 2 乗する。$x^2(x^2-1) = 9x^2 - 12\sqrt{2}\,x + 8$

$\qquad x^4 - 10x^2 + 12\sqrt{2}\,x - 8 = 0$

右辺は A 点における接線なので，A 点の x 座標$\sqrt{2}$

の解が 2 つある。

$(x-\sqrt{2})^2 = x^2 - 2\sqrt{2}\,x + 2$

$$\begin{array}{r}
x^2 + 2\sqrt{2}\,x\ -\ 4 \\
x^2-2\sqrt{2}\,x+2 \overline{\smash{\big)}\ x^4\qquad\quad -10x^2+12\sqrt{2}\,x-8} \\
\underline{x^4 - 2\sqrt{2}\,x^3 + 2x^2\qquad\qquad\quad} \\
2\sqrt{2}\,x^3 - 12x^2 + 12\sqrt{2}\,x \\
\underline{2\sqrt{2}\,x^3 - 8x^2 + 4\sqrt{2}\,x\quad} \\
-4x^2 + 8\sqrt{2}\,x - 8 \\
\underline{-4x^2 + 8\sqrt{2}\,x - 8} \\
0
\end{array}$$

よって，

$(x-\sqrt{2})^2(x^2+2\sqrt{2}\,x-4) = 0$

$x=\sqrt{2}$　は A 点なので，

$x = -\sqrt{2} \pm \sqrt{2+4} = -\sqrt{2} \pm \sqrt{6}$

$x \geqq 1$ なので，$x = \sqrt{6} - \sqrt{2}$

物　理

解答

29年度

1

〔解答〕

(1) 1 5　2 7
(2) 3 2　4 5
(3) 5 0　6 4　7 1　8 5
(4) 9 1　10 1

〔出題者が求めたポイント〕

弧度法，半減期，波の式，うなり

〔解答のプロセス〕

(1) $360° = 2\pi$ [rad]より

$$1 \text{[rad]} = \frac{180°}{\pi} \fallingdotseq 57° \quad \cdots 1 \,2 \text{(答)}$$

(2) 半減期を T [年]とすると，時間 t [年]後の原子核数 N とはじめの原子核数 N_0 の比は

$$\frac{N}{N_0} = \left(\frac{1}{2}\right)^{\frac{t}{T}}$$

とかける。よって，100 g の $^{226}_{88}\text{Ra}$ のうち崩壊せずに残っている量 M [g]は

$$M = 100 \times \left(\frac{1}{2}\right)^{\frac{3200}{1600}} = 100 \times \frac{1}{4}$$
$$= 25 \text{ [g]} \quad \cdots 3 \,4 \text{(答)}$$

(3) $x = 0$ の点を考えると，変位の時間変化の式は

$$y = 4\sin 5\pi t$$

とかける。1周期の時間が 2π の位相に相当するから，周期を T [s]とすると

$$5\pi T = 2\pi \quad \therefore \quad T = 0.4 \text{ [s]} \quad \cdots 5 . 6 \text{(答)}$$

また，$t = 0$ の時刻における位置 x での変位の式は

$$y = -4\sin\frac{10}{3}\pi x$$

とかける。1波長の距離が 2π の位相に相当するから，波長を λ [m]とすると

$$\frac{10}{3}\pi\lambda = 2\pi \quad \therefore \quad \lambda = 0.6 \text{ [m]}$$

よって，速さ v [m/s]は

$$v = \frac{\lambda}{T} = 1.5 \text{ [m/s]} \quad \cdots 7 . 8 \text{(答)}$$

(4) AB 間にできている定常波の節の間隔 d [m]は $\frac{1}{2}$ 波長だから，音速を V [m/s]，振動数を f [Hz]とおくと

$$d = \frac{1}{2} \cdot \frac{V}{f}$$

観測者が毎秒4回のうなりを聞くとき，観測者は1秒間に $4d$ の距離を進むから速さ v [m/s]は

$$v = 4d = \frac{2V}{f} = \frac{2 \times 330}{600} = 1.1 \text{[m/s]} \quad \cdots 9 . 10 \text{(答)}$$

2

〔解答〕

(1) 11 ①　12 ③　13 ③
(2) 14 ④　15 2　16 2　17 3
　　18 2　19 2　20 2　21 3
　　22 2　23 2　24 6

〔出題者が求めたポイント〕

電車内の物体の運動，慣性力

〔解答のプロセス〕

(1) 電車が等速で運動しているとき慣性力は働かない。よって，電車内の観測者から見て小球 B には水平方向の力はないので，糸と鉛直線のなす角は0°。

$\cdots 11$(答)

また，物体 A の加速度は電車内で観測しても地上で観測しても同じであるから，加速度の大きさを a_0，張力の大きさを T_0 とすると，A，B の運動方程式は

A：$2ma_0 = T_0$

B：$ma_0 = mg - T_0$

以上より　$a_0 = \frac{1}{3} \times g$　$\cdots 12$ および 13(答)

(2) 電車の加速度が $-g$ のとき，電車内の観測者から見ると A，B にはそれぞれ右向きに大きさ $2mg$ および mg の慣性力が働く。

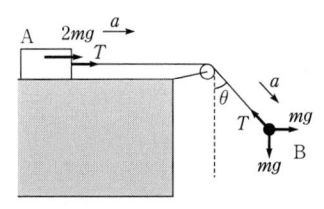

このとき B を吊るした糸と鉛直線のなす角を θ とすると，糸に垂直な方向の力のつりあいより

$$mg\cos\theta - mg\sin\theta = 0$$
$$\therefore \quad \cos\theta = \sin\theta \quad \therefore \quad \theta = 45° \quad \cdots 14 \text{(答)}$$

一方，A の水平方向および B の糸に沿った方向の運動方程式は

A：$\quad 2ma = T + 2mg \quad \cdots\cdots$①

B：$\quad ma = mg\sin 45° + mg\cos 45° - T \quad \cdots\cdots$②

①，②より　$3ma = (2 + \sqrt{2})mg$

$$a = \frac{2 + \sqrt{2}}{3} \times g \quad \cdots 15 \sim 17 \text{(答)}$$

また，①より

$$T = 2m(a - g) = \frac{2\sqrt{2} - 2}{3} \times mg \quad \cdots 18 \sim 21 \text{(答)}$$

電車が停止するまでの時間を t とすると

$$V - gt = 0 \quad \therefore \quad t = \frac{V}{g}$$

よって，停止するまでに A が台上を移動した距離は

$$L = \frac{1}{2}at^2 = \frac{2 + \sqrt{2}}{6} \times \frac{V^2}{g} \quad \cdots 22 \sim 24 \text{(答)}$$

3

〔解答〕

(1) ㉕ ⑨

(2) ㉖ 2　㉗ 1　㉘ 4　㉙ 2

(3) ㉚ ⑨

(4) ㉛ 1　㉜ 2

(5) ㉝ 1　㉞ 2

(6) ㉟ 4　㊱ 2　㊲ 3　㊳ 2　㊴ 6

〔出題者が求めたポイント〕

光の屈折，虹の原理

〔解答のプロセス〕

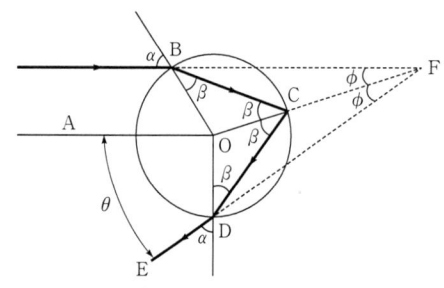

(1) 屈折の法則より

$$n = \frac{\sin \alpha}{\sin \beta} \quad \cdots ㉕ (答)$$

(2) △OCD は二等辺三角形だから

$$\angle OCD = \angle ODC = \beta$$

また，$\angle CDF = \alpha - \beta$ であるから$\angle DFO = \phi$ とおくと

$$\phi + (\alpha - \beta) = \beta$$

$$\therefore \quad \phi = 2\beta - \alpha \quad \cdots ㉖, ㉗ (答)$$

また，角 θ は$\angle BFD$ に等しいから

$$\theta = 2\phi = 4\beta - 2\alpha \quad \cdots ㉘, ㉙ (答)$$

(3) グラフから入射角 α に対する屈折角 β を読み取り，(2)の式から出射角 θ を求める。おおよそ α が60 度付近で θ は約 42 度の最大値をとる。よって，⑨。

$$\cdots ㉚ (答)$$

(4) $\theta = \theta_1$ のとき，(2)の式は $\theta_1 = 4\beta_1 - 2\alpha_1$ とかける。また，距離 d がわずかに変化したときは

$$\theta_1 + \Delta\theta = 4(\beta_1 + \Delta\beta) - 2(\alpha_1 + \Delta\alpha)$$

$$\therefore \quad \Delta\theta = 4\Delta\beta - 2\Delta\alpha$$

ここで，$\Delta\theta = 0$ のとき

$$0 = 4\Delta\beta - 2\Delta\alpha$$

$$\therefore \quad \frac{\Delta\beta}{\Delta\alpha} = \frac{1}{2} \quad \cdots ㉛, ㉜ (答)$$

(5) $\Delta\alpha$ が小さいとき

$$\sin(\alpha_1 + \Delta\alpha) = \sin\alpha_1 \cos\Delta\alpha + \cos\alpha_1 \sin\Delta\alpha$$
$$\fallingdotseq \sin\alpha_1 + \cos\alpha_1 \cdot \Delta\alpha$$

同様に

$$\sin(\beta_1 + \Delta\beta) \fallingdotseq \sin\beta_1 + \cos\beta_1 \cdot \Delta\beta$$

ここで，(1)の関係式より

$$\sin\alpha_1 = n\sin\beta_1$$
$$\sin(\alpha_1 + \Delta\alpha) = n\sin(\beta_1 + \Delta\beta)$$

したがって

$$\sin\alpha_1 + \cos\alpha_1 \cdot \Delta\alpha = n(\sin\beta_1 + \cos\beta_1 \cdot \Delta\beta)$$

$$\therefore \quad \cos\alpha_1 \cdot \Delta\alpha = n\cos\beta_1 \cdot \Delta\beta$$

$$\therefore \quad \frac{\cos\alpha_1}{\cos\beta_1} = n\frac{\Delta\beta}{\Delta\alpha} = \frac{1}{2} \times n \quad \cdots ㉝, ㉞(答)$$

(6) (1)の関係式より　$\sin^2\beta_1 = \frac{\sin^2\alpha_1}{n^2}$

(5)の関係式より　$\cos^2\beta_1 = \frac{4\cos^2\alpha_1}{n^2}$

したがって

$$1 = \frac{\sin^2\alpha_1}{n^2} + \frac{4\cos^2\alpha_1}{n^2}$$

$$n^2 = \sin^2\alpha_1 + 4(1 - \sin^2\alpha_1)$$

$$\therefore \quad \sin\alpha_1 = \sqrt{\frac{4 - n^2}{3}} \quad \cdots ㉟～㊲(答)$$

2 回反射した後に空気中に出た光の経路は下図のようになる。

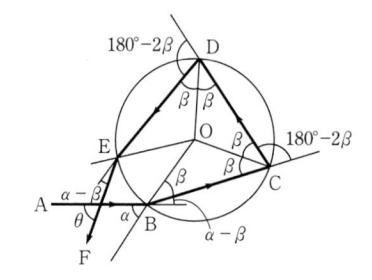

このとき，光は図の B，E では屈折によって左回りに $\alpha - \beta$，C，D では反射によって左回りに $180° - 2\beta$ だけ向きを変えるから，入射方向からの角度の変化 δ は

$$\delta = 2(\alpha - \beta) + 2(180° - 2\beta) = 360° + 2\alpha - 6\beta$$

となる。よって出射角 θ は

$$\theta = \delta - 180° = 180° + 2\alpha - 6\beta \quad \cdots ㊳, ㊴(答)$$

4

〔解答〕

㊵ ⑤　㊶ ③　㊷ ⑥　㊸ ⑧

㊹ ③　㊺ ③　㊻ ⑦　㊼ ⑦

㊽ ①

(1) ㊾ ⑤　㊿ ①

(2) �51 4　52 5　53 1　54 9

55 4　56 8　57 2　58 0

59 1　60 3

〔出題者が求めたポイント〕

光電効果

〔解答のプロセス〕

㊵ 接地されているとき，電位は 0〔V〕。

㊶ 光電効果という。

㊷ 電場がする仕事の大きさに等しいから eV_0。

㊸ 電場は P から K の向きだから，K から出た電子は加速される。

㊹ 出てくる電子のほぼすべてが陽極 P に達するので，電圧を上げても電流は飽和する。

45 限界振動数

46 1個の電子を金属表面から取り出すのに要するエネルギーが $h\nu_0$ に相当し，このエネルギーを光子のエネルギー $h\nu_1$ から差し引いた分が出てくる電子のエネルギーとなる。よって

$$E = h(\nu_1 - \nu_0)$$

47 仕事関数

48 $W_0 = h\nu_0$

(1) (i) 光の強さを2倍にすると光子の数が2倍になるので，出てくる光電子の数も2倍になる。よって，電流も2倍になる。 …49(答)

(ii) 光の強さを変えないとき，最大電流の値は変わらないが，振動数を大きくすると光子のエネルギーが大きくなるので，電流が0となる電圧が左方向にずれる。 …50(答)

(2) (i) $W_0 = \dfrac{hc}{\lambda_0} = \dfrac{6.6 \times 10^{-34} \times 3.0 \times 10^8}{4.4 \times 10^{-7}}$

$$= 4.5 \times 10^{-19}[\text{J}] \quad \cdots 51 \sim 54(\text{答})$$

(ii) 光子1個のエネルギーが W_0 であるから，1秒あたりのエネルギーが3.6[J]のとき，1分間に照射される光子の個数 n は

$$n = \dfrac{3.6}{W_0} \times 60 = \dfrac{3.6 \times 60}{4.5 \times 10^{-19}}$$

$$= 4.8 \times 10^{20}[\text{個／分}] \quad \cdots 55 \sim 58(\text{答})$$

(iii) 1秒あたり出てくる光電子の数は照射される光子数 $\dfrac{3.6}{W_0} = 8.0 \times 10^{18}$ [個] と同数である。したがって，回路に流れる電流は I [A]は

$$I = e \times 8.0 \times 10^{18} = 1.28 \fallingdotseq 1.3 \text{ [A]} \quad \cdots 59 . 60(\text{答})$$

化　学

解答

29年度

〔解答〕

(1)(i) a：1：①　　2：⑩　　b：3：②
　　(ii) 4：④
(2) 5：①，④，⑨
(3) 6：①，④，⑤，⑥
(4) 7：⑧
(5) 8：⑧
(6)(i) 9：①　10：⑨　11：①　12：⑩
　　(ii) 13：①　14：①　15：−　16：③
(7) 17：②，⑤
(8)(i) 18：④
　　(ii) 19：①
　　(iii) ア：20：①(溶液 A)　　イ：21：⑩
　　　　ウ：22：③(溶液 C)　　エ：23：②
　　　　オ：24：②(溶液 B)　　カ：25：⑤
(9)(i) 26：②　27：⑥　28：②
　　(ii) 29：②
　　(iii) 30：①　31：⑧　32：②
(10)(i) 33：④　34：⑧　35：②
　　(ii) 36：A1：a ③，b ⑦　37：A2：a ②，b ⑧
　　　　38：A3：a ①，b ⑨　39：A4：a ①，b ⑩
(11) 40：②(または④)　41：④(または②)
　　42：⑥　43：②　44①　45：③
(12)(i) 46：①　47：⑤　48：②
　　(ii) 49：①　50：⑩　51：⑥

〔出題者が求めたポイント〕

化学全体に関する総合集合問題

〔解答のプロセス〕

(1) (i)　a：H_2O は共有結合。電子数は，H(1)，O(8) なので，合計 10 個。
　　b：非共有電子対は 2 組。
　(ii)　H_2O が沸点が高いのは水素結合による。HF も同様。
(2) ① HC≡CH　④ HC≡N　⑨ N≡N
(3) 弱酸とその塩の混合物，または，弱塩基とその塩の混合物が，緩衝作用をする。
　① $CH_3COOH + CH_3COONa$　④ $NH_3 + NH_4Cl$
　⑤は次のようにして二酸化炭素が溶液の外にでて，酢酸と酢酸ナトリウムの混合溶液になる。
　$2CH_3COOH + Na_2CO_3 \longrightarrow 2CH_3COONa + H_2O + CO_2$
　⑥ $CO_2 + NaHCO_3$
(4) 全圧を一定に保ち，Ar を入れると，体積は大きくなり，N_2，H_2，NH_3 の濃度が小さくなる。よって，分子数の増える方向，つまり左に移動する。
　反応速度 v は，$v = k[N_2][H_2]^3$ とすると，小さくなる。
　⑧(小さくなる。左に移動)…(答)
(5) 流れた電気量を e^- に換算する。
$$\frac{0.20 \times 48250}{9.65 \times 10^4} = 0.10 \text{ (mol)}$$
　$Cu^{2+} + 2e^- \longrightarrow Cu$ （Cu 1 mol に対して e^- 2 mol）

$Ni^{2+} + 2e^- \longrightarrow Ni$ （Ni 1 mol に対して e^- 2 mol）
Cu, Ni をそれぞれ x, y (mol) とする。
　　$64x + 59y = 3.17$　……(ア)
　　$2x + 2y = 0.10$　　……(イ)
(ア), (イ)を連立させる。
　　$5x = 0.22$ (mol)
　　$5y = 0.03$ (mol)
　$x : y = 22 : 3$　…(答)
(6) (i)　AgCl(143.5)
　　$AgCl \rightleftharpoons Ag^+ + Cl^-$
　　$[AgCl] = [Ag^+] = [Cl^-]$
　　$K_{sp} = [Ag^+][Cl^-] = ((2.0 \times 10^{-3})/143.5)^2$
　　　$= 1.94 \times 10^{-10} = 1.9 \times 10^{-10}$ $(mol/L)^2$　…(答)
　(ii)　溶解度積を超えると沈澱が生成
　　$AgNO_3$(170)，NaCl(58.5)
　　$AgNO_3 \longrightarrow Ag^+ + NO_3^-$（完全に電離しているとする）
　　$[AgNO_3] = [Ag^+]$
　　$[Ag^+] = [(17 \times 10^{-3})/170] \times (1000/100)$
　　　　$= 1.0 \times 10^{-3}$ (mol/L)
　　$K_{sp} = 1.9 \times 10^{-10} = [Ag^+][Cl^-]$
　　　　$= 1.0 \times 10^{-3} \times [Cl^-]$　……(ウ)
　　NaCl を x (g) 100 mL に入れる。
　　$NaCl \longrightarrow Na^+ + Cl^-$
　　$[NaCl] = [Cl^-]$
　　　$[Cl^-] = (x/58.5) / (100/1000)$　……(エ)
　　(エ)を(ウ)に入れる。
　　　$x = 1.11 \times 10^{-6}$ (g) $= 1.1 \times 10^{-3}$ (mg)　…(答)
(7) ①：正：
　②：誤：アンモニアは三角錐型。
　③：正：
　④：正：$NH_3 + HCl \longrightarrow NH_4Cl$(白煙)
　⑤：誤：アンモニアには非共有電子対があるが，アンモニウムイオンにはない。
　⑥：正：$2NH_3 + CO_2 \longrightarrow (NH_2)_2CO$(尿素) $+ H_2O$
(8) 実験1：$Fe + 2HCl \longrightarrow Fe^{2+}$(淡緑色) $+ 2Cl^- + H_2$
　　　$Fe^{2+} \longrightarrow$ 酸化 $\longrightarrow Fe^{3+}$(黄褐色)：溶液 A
　実験2：$Cu + 2H_2SO_4 \longrightarrow CuSO_4 + 2H_2O + SO_2$
　　　$CuSO_4 \longrightarrow Cu^{2+}$(青色) $+ SO_4^{2-}$：溶液 B
　実験3：$2Al + 6HCl \longrightarrow 2AlCl_3 + 3H_2$
　　　$AlCl_3 \longrightarrow Al^{3+}$(無色) $+ 3Cl^-$：溶液 C
　実験4：A：$Fe^{3+} + 3OH^- \longrightarrow Fe(OH)_3$：赤褐色沈澱
　　　　B：$Cu^{2+} + 2OH^- \longrightarrow Cu(OH)_2$：青白色沈澱
　　　　　：この沈澱は過剰のアンモニアに溶ける。
　　　　C：$Al^{3+} + 3OH^- \longrightarrow Al(OH)_3$：白色沈澱
　　　　　：この沈澱は過剰のアンモニアに溶けない。
　(i)　HCl を酸化すると塩素を発生する。
　　　$4HCl + MnO_2 \longrightarrow MnCl_2 + 2H_2O + Cl_2$
　(ii)　実験2で発生した気体は SO_2 である。
　　　①：誤：(答)無色：

②：正：

③：正：

④：正：$SO_2 + H_2O \longrightarrow H_2SO_3$（亜硫酸，弱酸）：

⑤：正：SO_2 の還元作用を利用して，紙や繊維の漂白に使用される。

⑥：正：SO_2 は $KMnO_4$ を還元する。

(iii) ア，イ：溶液 A には Fe^{3+} があり，塩基性で赤褐色沈殿 $Fe(OH)_3$ を生成する。沈殿は過剰のアンモニアには溶けない。

ウ，エ：溶液 C には Al^{3+} があり，塩基性で白色の $Al(OH)_3$ を沈殿する。過剰のアンモニアには溶けない。

オ，カ：溶液 B には Cu^{2+} があり，塩基性で青白色の $Cu(OH)_2$ を沈殿する。この沈殿は過剰のアンモニアに溶ける。

(9) (i) 27℃の水蒸気の質量を x (g) とし，気体の状態方程式を用いる。$1\,m^3 = 1000\,L$　$H_2O(18)$

$$3.6 \times 10^3 \times 1000$$
$$= (x/18) \times 8.3 \times 10^3 \times (273 + 27) \quad \cdots\cdots(1)$$
$x = 2.6 \times 10^1\,(g) = 2.6 \times 10^{-2}\,(kg) \quad \cdots(答)$

(ii) 同温，同圧，同体積で，H_2O を含む空気と，含まない空気を比べると，H_2O を含む空気は平均分子量が小さくなるため，軽い。水の分子量 18 に対して，空気の平均分子量は 29。なお，分子の総数は同じ。

(iii) 7℃の水蒸気の質量を y (g) とする。
$$1.0 \times 10^3 \times 1000 = (y/18) \times 8.3 \times 10^3 \times (273 + 7)$$
$$\cdots\cdots(2)$$
$y = 7.75 \times 10^{-3}\,(kg)$
$x - y = 1.8 \times 10^{-2}\,(kg) \quad \cdots(答)$

(10) (i)
C：$44 \times (12/44) = 12$ (mg)
H：$18 \times (2/18) = 2$ (mg)
O：$22 - (12 + 2) = 8$ (mg)
C：H：O $= (12/12) : (2/1) : (8/16) = 2 : 4 : 1$
組成式 C_2H_4O（式量 44）
分子量 88 から，分子式：$C_4H_8O_2$ $\quad \cdots(答)$

(ii) エステル $A_1 \sim A_4$ は次の P ～ S の 4 種類。

P：$CH_3-CH_2-\overset{\displaystyle C}{\underset{\displaystyle O}{\|}}-O-CH_3$

Q：$CH_3-CO-O-CH_2-CH_3$

R：$H-CO-O-CH_2-CH_2-CH_3$

S：$H-CO-O-\underset{\displaystyle CH_3}{CH-CH_3}$

また，加水分解は次のようになる。

B：アルコール　　　C：カルボン酸
・A1 ⟶ B1 + C1　　・A2 ⟶ B2 + C2
・A3 ⟶ B3 + C3　　・A4 ⟶ B4 + C3

・A3 と A4 から同じカルボン酸 C3 が生成するので，構造式と対応させるとカルボン酸 C3 は
C3 = HCOOH

また，A3，A4 は，R，S のどちらかである。
・B1 ⟶ 酸化 ⟶ W ⟶ 酸化 ⟶ C3 = HCOOH

炭素数から，B1 = CH_3OH

構造式との対応から，A1 = P

・B2 ⟶ 酸化 ⟶ X ⟶ C2
炭素数は総計 4 なので，B2 の炭素数＝C2 の炭素数
A2 = Q

・B3 ⟶ 酸化 ⟶ Y ⟶ 酸化 ⟶ C1
C1 = CH_3CH_2COOH

・B4 ⟶ 酸化 ⟶ Z ⟶ 酸化しない
B4 は第 2 級アルコール
B4 = $CH_3(OH)CH_3$

A4 = S　また，A3 = R

以下，(答)
A1：a ③$(CH_3-CH_2-)-CO$
　　　　　　　　　－b ⑦$(-O-CH_3)$
A2：a ②$(CH_3-)-CO$
　　　　　　　　　－b ⑧$(-O-CH_2-CH_3)$
A3：a ①$(H-)-CO$
　　　　　　　　　－b ⑨$(-O-CH_2-CH_2-CH_3)$
A4：a ①$(H-)-CO$
　　　　　　　　　－b ⓪$(-O-CH-(CH_3)_2)$

その他
・エステルの加水分解
$R_1-CO-O-R_2 + H_2O \longrightarrow R_1COOH + R_2OH$

・B1(CH_3OH) ⟶ 酸化 ⟶ W(HCHO)
　　　　　　　　　⟶ 酸化 ⟶ C3(HCOOH)

・B2(CH_3CH_2OH) ⟶ 酸化
　　⟶ X(CH_3CHO) ⟶ 酸化 ⟶ C2(CH_3COOH)

・B3$(CH_3CH_2CH_2OH)$ ⟶ 酸化 ⟶ Y(CH_3CH_2CHO)
　　　⟶ 酸化 ⟶ C1(CH_3CH_2COOH)

・B4$(CH_3CH(OH)CH_3)$ ⟶ 酸化
　　⟶ Z(CH_3COCH_3) ⟶ これ以上酸化されない

(11) アミノ酸の構造
$R-\underset{\displaystyle NH_2}{CH-COOH}$

－NH_2：アミノ基　　　－COOH：カルボキシ基

42：ポリペプチド鎖は水素結合により，α-ヘリックス構造や β-シート構造となる。

43：システイン：$HS-CH_2-CH(NH_2)COOH$
システイン同士で，ジスルフィド結合(-S-S-)を作り，ポリペプチド鎖間に橋を架ける。

44：正負の電荷が引き合うイオン結合。

45：ファンデルワールス力は極性を持たない分子間の引力。

(12) (i) セルロース：$\left[C_6H_7O_2(OH)_3 \right]_n$　（式量 162）
　⟶ 無水酢酸$(CH_3CO)_2O$ でジアセチル化：
　⟶ $\left[C_6H_7O_2(OH)(OCOCH_3)_2 \right]_n$（式量 246）
$$100 \times \frac{246}{162} = 151.9 = 152\,(g) \quad \cdots(答)$$

(ii) デンプン $\left[C_{12}H_{20}O_{10} \right]_n = 324$ を，マルトース(二糖類) $C_{12}H_{22}O_{11} = 342$ の重合体とする。
$$\left[C_{12}H_{20}O_{10} \right]_n + nH_2O \longrightarrow nC_{12}H_{22}O_{11}$$

$$100 \times \frac{342}{324} = 105.55 = 106 \text{ (g)} \quad \cdots \text{(答)}$$

生　物

解答　29年度

1

〔解答〕

(1)　① ①⑤　　(2)　② ②　　(3)　③ ②④

(4)　④ ③　　(5)　⑤ ③　　(6)　⑥ ①⑤

(7)　⑦ ①　　⑧ ②　　⑨ ②

(8)　⑩ ①③　　(9)　⑪ ⑧　　(10)　⑫ ②④

(11)　⑬ 0　　⑭ 5　　⑮ 7

(12)　⑯ 2　　⑰ 1　　⑱ 2

(13)　⑲ ④⑥　　(14)　⑳ ④⑥

(15)　㉑ 1　　㉒ 7　　㉓ 1　　㉔ 2

〔出題者が求めたポイント〕

出題分野：〔小問集合〕

(1)　①微小管の直径の方が大きい。⑤動物細胞の分裂時，細胞質は収縮環によって二分される。収縮環はアクチン，ミオシンからなる。

(2)　①④⑤いずれも分裂期の特徴。③分泌が盛んな細胞ではゴルジ体は発達している。

(3)　①ラクトースオペロンの転写調節が正常ならば，ラクトース分解活性をもつのは，培地がラクトースを含む場合である。②リプレッサーがオペレーターに結合できないとき，常にRNAポリメラーゼがラクトースオペロンの転写を行うため，常にラクトース分解活性がある。③リプレッサーにラクトース代謝産物が結合できないと，リプレッサーがオペレーターから外れることがないのでラクトースオペロンは転写されず，常にラクトース分解活性がない。④リプレッサーがオペレーターに結合できないので，②と同様になる。⑤プロモーターの欠失によりRNAポリメラーゼが結合できず，ラクトース分解酵素遺伝子は転写されないため，ラクトース分解活性をもち得ない。

(4)　ウニの受精では，精子が卵の細胞膜に到達し細胞膜が融合すると膜電位が変化する（速い多精拒否）。精子の接触は，卵の小胞体からのCa^{2+}放出を引き起こす。細胞質内のCa^{2+}濃度の上昇により，表層反応が起きる。表層粒の内容物が放出され，受精膜が形成される（遅い多精拒否）。

(5)　ヒトの精子のもつDNA量を1として，各々の分裂中期のDNA量を考えると，③の二次精母細胞のみDNA量2となり，他の選択肢はいずれもDNA量4である。

(6)　①②③表の性と染色体の構成によれば，X染色体の本数が，常染色体のセット数と同じか多いときに，雌となると考えられる。したがって常染色体とX染色体は性の決定に関係し，Y染色体は性の決定に関係しない。④Y染色体は関係していない。⑤生存するすべての例はX染色体をもち，発生途中で死亡した※はX染色体をもっていない。⑥表の上から1，3，5，8番目の例などから，Y染色体がなくても生存できるといえる。

(7)　腺上皮の他に保護上皮，感覚上皮が上皮組織に，脂肪組織，血液の他に骨組織，軟骨組織などが結合組織に含まれる。

(8)　②まず心房が収縮し，続いて心室が収縮する。④交感神経は拍動を促進する。⑤左心室から出る血液は全身へ向かう。

(9)　1個の神経細胞は，閾値を超える刺激を受ければ，一定の大きさの活動電位を生じる。また，より強い刺激によって興奮の頻度が高くなる。

(10)　②遠くを見るとき，チン小帯は引っ張られ，水晶体は薄くなる。④視細胞が，視神経細胞と色素上皮細胞の間に位置している。

(11)　AMPは収縮後，$0.23 - 0.09 = 0.14$マイクロモル増えている。同量のATPが再合成されたと考えられるので，収縮後のATP 0.79マイクロモルのうち$0.79 - 0.14 = 0.65$マイクロモルが，収縮前のATPが消費された残りである。したがって$1.22 - 0.65 = 0.57$マイクロモルが筋収縮1回あたりに消費されたATP量である。

(12)　A. 長日植物は暗期が限界暗期以下にならないと花芽形成しない。B. 光中断された結果，暗期が限界暗期以下となったので花芽形成する。C. 光中断されたが，暗期が限界暗期より長いため，花芽形成しない。

(13)　②シダ植物の胞子体は維管束をもつ。④イヌワラビ（シダ植物）の前葉体は単相(n)である。⑥イヌワラビの胞子のうは胞子体の一部であり複相($2n$)である。中の胞子は単相(n)。

(14)　①②幼齢時の死亡率が高くなり老齢時の死亡率が低くなるので，生存曲線は図中のC型を示す。③子を少数産み，親が子を保護する動物では，出生後の生存率が非常に高くなるので，生存曲線は一般にA型を示す。④アリ，ハチ，シロアリなどの社会性昆虫は卵や幼虫を手厚く世話し保護するためA型を示す。⑤ヒトやサルは少数の子を親が保護するので生存曲線はA型を示す。⑥親の保護の有無が子どもの生存率に大きく影響する。

(15)　ヒトと生物種Aが4.5億年前に分岐したとすると，タンパク質Xの90個のアミノ酸の違いは，共通の祖先からヒトと生物種Aに至る両方の系統樹上の枝でそれぞれ生じたと考えられる。したがって$90 \div 2 = 45$個のアミノ酸置換が4.5億年の間に生じた。アミノ酸が1つ置換するのに$4.5億 \div 45 = 10^7 = 1 \times 10^7$年かかることになる。同様にヒトと生物種Bの間でタンパク質Xのアミノ酸が24個違うならば，$24 \div 2 = 12$個が共通の祖先からの分岐後にそれぞれ蓄積した置換数であり，$10^7 \times 12 = 1.2億$年前に分岐したと考えられる。

2

〔解答〕

(1) ㉕ ③　　(2) ㉖ 0 ㉗ 3　　(3) ㉘ ⑥

〔出題者が求めたポイント〕

出題分野：〔幹細胞，遺伝〕

(1) ①はいわゆる iPS 細胞。②体細胞からつくられた遺伝的に同一な別の個体。③はいわゆる ES 細胞である。④⑤は動物の体に存在している。ES 細胞などよりも分化が進んでいる。

(2) 黒白 8 個ずつの割球のうち，何個の割球から個体が発生したと考えると結果を説明できるかを確率的に考える。黒の割球のみから発生したと考えられる個体は 38÷(38＋225＋37)＝0.126…で約 12％。キメラマウスが出現しているので少なくとも 2 個以上の割球が子マウスの体をつくることがわかるので，2 個の割球から 3 個体が発生したと考えると，(8/16)×(7/15)＝0.23…で約 23％。3 個と考えると(8/16)×(7/15)×(6/14)＝0.1 で 10％。4 個と考えると(8/16)×(7/15)×(6/14)×(5/13)＝0.038…で約 4％。よって 3 個の割球が子マウスの体となったと考えられる。

(3) キメラマウスの雌雄それぞれの配偶子となる始原生殖細胞が，黒毛系統の個体の細胞に由来するか，白毛系統の個体の細胞に由来するかは不明であり比率もわからない。両親ともに黒毛系統の配偶子を供与するなら子は黒毛マウスとなる。一方の親が黒系統，他方が白系統なら黒毛マウスとなる。両親共に白毛系統の配偶子を供与するなら子は白毛マウスとなる。キメラマウスが生まれることはない。

3

〔解答〕

(1) ㉙ 5　　㉚ 3　　㉛ 2

(2) ㉜ ②　　㉝ ③

(3) ㉞ ①

(4) 問 1　㉟ 2　　㊱ 2　　㊲ 5

　　問 2　㊳ 0　　㊴ 7

〔出題者が求めたポイント〕

出題分野：〔光合成〕

(1)(2) Rubisco(リブロースビスリン酸カルボキシラーゼ/オキシゲナーゼ)は，5 個の炭素を持つリブロースビスリン酸(RuBP)に CO_2 を付加し，3 個の炭素を持つホスホグリセリン酸(PGA)を 2 分子，生成する。

(3) CO_2 低濃度下では，新たに CO_2 が付加されないため RuBP が蓄積し，一方 PGA は減少する。

(4) 問 1　グラフより，$3×10^3$ ルクスのとき，呼吸による放出分を考慮した CO_2 吸収量は 3 mg/時間・100 cm^2。11 時間光合成を行わせると，3×11＝33 mg/時間・100 cm^2 の CO_2 が吸収される。CO_2 は 1 mol＝44 g なので，33 mg は $7.5×10^{-4}$ mol である。6 mol の CO_2 から 1 mol のグルコースを生成するから $7.5×10^{-4}×(1/6)×180＝0.0225$ g＝22.5 mg のグルコースが合成されることになる。

問 2　乾燥重量の変化が光合成産物の量の変化を示しているものとみなす。グラフの光の強さ 0 の点から呼吸速度は 1 mg/時間・100 cm^2。したがって 12 時間暗黒下の呼吸量は 12 mg。ちょうど相殺する量の CO_2 吸収を 2 時間で行うと 12/2＝6 で 1 時間当たり 6 mg。グラフより $7×10^3$ ルクス。

平成28年度

問　題　と　解　答

平成28年度

英 語

問題

1 For the blanks below, choose the most appropriate answer from each list.

1. A: Hi Jane. What's the forecast for tonight?
   B: Just a moment. Let me check. ☐ 1 ☐
   A: Thank you.

   ① Sure, it sounds just like today!
   ② Didn't you know that it had already been decided?
   ③ Hot and humid in the afternoon.
   ④ Scattered thunderstorms are likely.
   ⑤ The weather has been quite bad.

2. Open your books to page 37. Let's take a look at one theory that I personally ☐ 2 ☐ very interesting.

   ① find   ② find it   ③ regard to   ④ observe   ⑤ consider it

3. Having things to chew ☐ 3 ☐ very young puppies with one of their major sources of stimulation, especially when they are still too young to be able to stay still even for a short period of time.

   ① provide   ② provides   ③ are providing   ④ is provided by   ⑤ were to be provided by

4. The rising cost of health care is due not only ☐ 4 ☐ the aging of the population and the demand by growing numbers of elderly for health care but also because of many other reasons.

   ① as   ② but   ③ for   ④ of   ⑤ to

5. Well, if next week, I can meet you on the 10th or on the 12th. Would ☐ 5 ☐ of these days be convenient for you?

   ① some   ② which   ③ either   ④ none   ⑤ two

6. A: ☐ 6 ☐ heart disease remains our country's number one killer, since the mid-1960s there has been a rapid decline in deaths from the disease for both men and women, especially men.
   B: Really? Could you tell us what contributed to the decline?

   ① As far   ② Because   ③ Regardless of   ④ Although   ⑤ During

7. Historians have shown that there were at least two industrial revolutions. The first one started in the late eighteenth century, ☐ 7 ☐ by new technologies such as the steam engine, and, more broadly, by the replacement of hand-tools with machines.

   ① characterizes   ② characterized   ③ characterizing   ④ has characterized   ⑤ were characterized

8. The second industrial revolution, about 100 years later, featured the development of electricity, science-based chemicals, and the beginning of communication technologies, with the spread of the telegraph and the ☐ 8 ☐ of the telephone.

   ① interference   ② connections   ③ happening   ④ explosion   ⑤ invention

2 Read the passage below and answer the questions about it.

    Biotechnology is technology based on biology. It is the use of cells or whole living organisms to produce materials useful to people, such as foods, medicines, and chemicals. People ☐ 9 ☐ various forms of biotechnology for a long time. For example, the use of yeasts to make bread or beer dates back ☐ 10 ☐ 8,000 years, and the use of bacteria to make cheese and yogurt is a technique many centuries old. For a long time people made (ア)【 ___ ___ ___ ___ ___ 】 and genes involved.

    About 100 years ago it became clear that specific bacteria, yeasts, and other microorganisms* could be used as biological converters to make certain products. Alexander Fleming's discovery that *Penicillium** makes penicillin led to the large-scale commercial growing of microorganisms to produce medicine as well as other useful chemicals. Today microorganisms are grown in ☐ 11 ☐ quantities to make much of the industrial-grade alcohol and glycerin that are used as is or as starting materials in the manufacture of other products.

In contrast, the commercial harvesting of proteins, including hormones and enzymes*, was until recently limited by the very small amounts that could be taken out from organisms that produce (イ)them naturally. Quantities were low, and removing harmful substances was difficult and costly. Gene cloning has changed all this. Now that almost any gene can be inserted into bacteria or yeasts and the cells can 12 to make and export the gene product in large amounts, these microorganisms have become convenient factories for important products.

注*: microorganisms 微生物; *Penicillium* ペニシリンという薬の原料; enzymes 酵素

1. For 9 – 12 in the passage, choose the most appropriate word or phrase from each list.

9	① will use	② have been using	③ have been used	④ would use	⑤ would have used
10	① toward	② as always	③ before	④ as long	⑤ at least
11	① beyond	② a lot	③ far	④ vast	⑤ over
12	① produce	② produced	③ be produced	④ being produced	⑤ be producing

2. For (ア)【 ___ ___ ___ ___ ___ 】, arrange the phrases ①−⑤ to complete the sentence.

For a long time people made (ア)【 13 14 15 16 17 】 and genes involved.

① being aware　　② use of　　③ of the organisms　　④ or changes without
⑤ these biochemical transformations

3. What does (イ)them refer to? Choose your answer from the list below.

18　① starting materials　② other products　③ proteins　④ hormones and enzymes　⑤ organisms

3 Read the passage below and answer the questions about it.

The first step to solving big problems is to identify them. In the world of product design, this is called "need finding." This is a skill that can be learned. 19 , it is a key component of the curriculum for the BioDesign Program at Stanford University. Graduate students who have studied engineering, medicine, and business come together for a year to identify significant needs in medicine and then design products to address (ア)them. Paul Yock, a heart specialist, inventor, and businessperson, (イ)runs the BioDesign Program. Paul believes that "a well-characterized need is the DNA of an invention." In other words, if we clearly define a problem, the solution will logically present itself.

The BioDesign Program students spend three months shadowing doctors in action and identifying problems doctors appear to be facing. Students watch carefully; they talk with all of the persons concerned at the hospital, including physicians, nurses, and patients, and figure out where things can be improved. They reduce a list of hundreds of needs to just a (ウ)handful, with the goal of picking the biggest problems they can find. After (エ)they settle on the challenge, they design and quickly build model products for a variety of solutions. After a focused, repeated process, they present their new product concepts to the key persons to find out if they have successfully met the need.

Interestingly, in many cases those who are on the front lines are so used to the problems they experience every day that they don't even see them, or can't imagine radical approaches to solving them. Paul Yock shared a story about the development of balloon angioplasty*, a (オ)technique that involves putting a balloon into an artery* and expanding it so that it opens up the blocked artery. Before this revolutionary invention, most heart specialists felt that the only way to deal with blocked arteries was to do bypass surgery to remove the damaged blood vessels*. This procedure requires open-heart surgery, which 20 substantial risks. When the balloon angioplasty procedure, which is much less dangerous and invasive*, was first introduced, it was met with tremendous doubt and resistance among physicians. Pioneers of the procedure faced significant (カ)obstacles. However, over time, the effectiveness of balloon angioplasty was firmly established and became the standard of care for most patients with blocked arteries. This is a great example of "problem blindness," where the existing conditions are so established that those closest to the situation cannot imagine anything different.

Problem blindness applies to consumer product development as well. For example, it is well documented that automatic teller machines (ATMs) failed in initial tests where potential customers were asked 21 they would use a machine to deposit and withdraw money from their accounts, as opposed to going into a local bank to do the same with a bank clerk. These customers could not imagine changing their behavior so dramatically. But, looking back, ATM machines represented a radically new and effective improvement for personal banking, one that few of us can now imagine living without.

I experienced problem blindness myself. About fifteen years ago I was given a cell phone. This was long before cell phones were everywhere, and I had no idea I needed one. Actually, I got somewhat annoyed, thinking it was one more electronic tool that would sit around unused. I was told to try it for a week. It took me only two days to figure out I couldn't live without it. Now I always try to 22 this story in mind when I look at new, potentially revolutionary, ideas.

注*: angioplasty 血管形成; artery 動脈; blood vessels 血管; invasive 侵襲性の (生体を傷つける)

1. For ☐19☐ − ☐22☐ in the passage, choose the most appropriate word or phrase from each list.

☐19☐	① In fact	② With contrast	③ Say the least	④ In summary	⑤ Nevertheless
☐20☐	① carry	② carrying	③ carries	④ is carried	⑤ might be carried
☐21☐	① that	② about	③ whenever	④ unless	⑤ if
☐22☐	① remember	② follow	③ take	④ put	⑤ keep

2. What does (ア)them refer to? Choose your answer from the list below.

☐23☐ ① problems ② programs ③ students ④ engineering, medicine, business ⑤ needs ⑥ products

3. For (イ)runs and (ウ)handful, choose one word or phrase for each that is closest in meaning in context from each list.

| ☐24☐ | (イ)runs | ① extends | ② competes | ③ flows | ④ passes | ⑤ races | ⑥ directs |
| ☐25☐ | (ウ)handful | ① one | ② small number | ③ five figures | ④ trouble | ⑤ ten | ⑥ difficulty |

4. What does (エ)they refer to? Choose your answer from the list below.

☐26☐ ① students ② three months ③ doctors ④ persons at the hospital ⑤ things ⑥ problems

5. For (オ)technique and (カ)obstacles, identify the most stressed vowel. Then choose one word for each that has the same vowel pronunciation from the list below.

☐27☐ (オ)technique
☐28☐ (カ)obstacles

① feet ② fit ③ head ④ bad ⑤ cut ⑥ hot ⑦ bone ⑧ bay ⑨ buy ⑩ cool

6. According to the passage, which ONE of the following statements is NOT TRUE about the BioDesign Program at Stanford University? Choose your answer from the list.

☐29☐ ① Graduate students from different fields work together.
② The program aims to teach problem identification skills.
③ The students work with each other for 12 months.
④ The program teaches students how to define DNA.

7. According to the passage, which ONE of the following statements is NOT mentioned about the program details? Choose your answer from the list.

☐30☐ ① The students follow the doctors while they are working.
② The students have meetings with other product designers.
③ The students collect hundreds of potential problems.
④ The students develop and present ideas for new products.

8. According to the passage, which ONE of the following statements is TRUE about balloon angioplasty? Choose your answer from the list.

☐31☐ ① It was invented by Paul Yock.
② It was a radical solution.
③ It blocks arteries with a balloon.
④ It completely replaced surgery.

9. According to the passage, which ONE of the following statements can be implied from the three examples of balloon angioplasty, ATMs, and cell phones? Choose your answer from the list.

☐32☐ ① They are examples of successful products the students have created.
② New products are not always popular among users at first.
③ Introducing a new product to potential users requires a lot of advertising.
④ Only business people can solve problem blindness.

4 Read the passage below and answer the questions about it.

One benefit of the study of science is that it can help you learn to think more critically. Critical thinking is not being "critical" or judgmental. Rather, it is a process that allows us to objectively analyze* facts, issues, problems, and information.

Ultimately, critical thinking helps us distinguish between beliefs (what we believe to be true) and knowledge (facts well supported by research). In other words, critical thinking is not just thinking deeply about a subject; it is a process by which we separate judgment, which can be incorrect, from facts. It is our most ordered kind of thinking. Critical thinking subjects facts and conclusions to careful analysis, looking for errors of reasoning. Critical thinking skills, ☐ 33 ☐, are essential to analyzing a wide range of facts, issues, problems, and information.

There are four critical thinking rules that are useful when you read the newspaper, watch the news, listen to speeches, and study new subjects in school. Here is a brief description of each one.

The first rule of critical thinking is to gather complete information. People often express opinions based on little, if any, information. We may adopt a position based on our parents' beliefs or the beliefs of friends. We hold fast to those beliefs, even in the face of conflicting information. For example, despite an enormous body of scientific research on biological evolution, many people still question its validity.

Critical thinking requires us to confirm what we believe with facts—and lots of them. To think critically we must gather ☐ 34 ☐ information from reliable sources. By continually being on the lookout for new facts, you can develop a well-informed viewpoint. You can prevent that very common problem of many people—mistaking their ignorance for perspective.

Don't make the common mistake of only accepting facts that support your point of view, however. Many of us tend to employ confirming strategies, according to University of Massachusetts professor Thomas Kida, author of *Don't Believe Everything You Think*. That is, we selectively gather information that confirms an already established viewpoint, ignoring evidence that conflicts with it. "Information," he says, "that is consistent with our beliefs is easily accepted. That which is not is dismissed or ignored."

The second rule of critical thinking is to clearly understand all terms. Understanding terms and making sure that others define them in discussions helps to make issues and debates clear. The Greek philosopher Socrates destroyed many an argument in his time by insisting ☐ 35 ☐ clear definitions of terms. As you analyze any information or issue, always be certain that you understand the terms, and make sure that others define their terms.

The third rule of critical thinking is to question the methods by which the facts are derived. In science, many debates over controversial* topics depend upon the methods used to discover new information. The first question you should ask is, was the information gained from careful experiments, or is it the result of inaccurate observations or rumor? You ☐ 36 ☐ how often people's opinions are based on inaccurate observations or on what others tell them. Many of us prefer stories to data. For example, many documentaries on television about unidentified flying objects (UFOs) or ghosts consist only of stories. Producers ignore scientific data that suggest that the phenomena under discussion do not exist.

Surprisingly few opinions are based on (ア)<u>sound</u> evidence. (イ)<u>As you analyze a person's positions or statements, check to see if his or her conclusions are based on facts obtained from experiments or careful and accurate observation.</u> Ask people for the data they have to back up their statements.

The fourth rule of critical thinking is to question the conclusions derived from facts. Surprisingly, even if an experiment is run correctly, there is no guarantee that the conclusions drawn from the results are correct. How can that be? The answer may lie in bias, ignorance, and error. Bias refers to personal beliefs that spoil the interpretation of results. Ignorance is a lack of full knowledge. This, in turn, may lead a scientist to misinterpret his or her results. Finally, error does occur, ☐ 37 ☐ our best efforts.

Two questions should be asked when one analyzes the conclusions of an experiment: (1) Do the facts support the conclusions? and (2) Are there alternative interpretations? Consider an example.

One of the earliest studies on lung cancer showed that people who consumed large quantities of table sugar had a higher occurrence of lung cancer than those who ate table sugar in moderate amounts. 《 ① 》 The researchers concluded that lung cancer was caused by eating sugar. 《 ② 》 Many people had trouble believing this conclusion, which forced a re-examination of the study. 《 ③ 》 Subsequent studies showed that smoking, not consuming sugar, is responsible. 《 ④ 》 It seems that smokers do consume more sugar, but it is smoking that causes lung cancer, not eating sugar. 《 ⑤ 》

注 * :　analyze　分析する ;　controversial　議論の的になる

1. For ☐ 33 ☐ － ☐ 37 ☐ in the passage, choose the most appropriate word or phrase from each list.

33	① as though	② whereas	③ on the contrary	④ however	⑤ therefore
34	① alarming	② collect	③ abundant	④ satisfied	⑤ pleasant
35	① on	② of	③ over	④ in	⑤ under
36	① will surprise	② are surprised	③ will be surprising	④ would be surprised	⑤ would surprise at
37	① according to	② even if	③ because of	④ except for	⑤ in spite of

2. For （ア）sound, choose one word that is closest in meaning in context from the list.

| 38 | ① opposite | ② religious | ③ valid | ④ informal | ⑤ noisy |

3. For the underlined sentence （イ）, find the MAIN VERB of the sentence. Choose your answer from the list.

| 39 | ① analyze | ② check | ③ see | ④ are based | ⑤ obtained |

4. Look at the brackets 《 ① 》 − 《 ⑤ 》, which indicate where the following sentence could be added to the passage.

> It, in turn, showed that the group with a higher occurrence of lung cancer included a higher percentage of cigarette smokers.

| 40 | Choose a number from ①−⑤ that indicates where the sentence would best fit.

5. According to the passage, which TWO of the following statements are NOT TRUE?
Choose TWO answers from the list.

| 41 | ① Critical thinking is a process by which we separate facts from judgment.
② Many people still do not believe in the existence of large-body animals.
③ Kida thinks that we tend to ignore evidence that conflicts with established viewpoints.
④ We should always make sure that others define the terms they use in discussions.
⑤ TV producers prefer UFO stories to ghost stories because they are more scientific.
⑥ Conclusions drawn from the results of experiments or accurate observations can still be wrong.

6. According to the passage, which ONE of the following titles would be the most appropriate for the passage?
Choose ONE answer from the list.

| 42 | ① Benefits of Studying Science
② Critical Thinking and University Students
③ The Media vs. Critical Thinking
④ Guidelines for Critical Thinking
⑤ Creating Facts that Support Your Opinions
⑥ Distinguishing Facts from Issues

数　学

問題　　　　　　　　　　28年度

1　　4枚の硬貨と1個のさいころを同時に投げて，表が出た硬貨の枚数を a，裏が出た硬貨の枚数を c，さいころの出た目を b とする。これらの値に対して不等式 $ax^2 + bx + c \leqq 0$ …… ① を考える。

(1) ①の解が $-1 \leqq x \leqq -\dfrac{1}{3}$ …… ② になるのは $a = \boxed{\text{ア}}$，$b = \boxed{\text{イ}}$，$c = \boxed{\text{ウ}}$ のときである。よって①の解が②になる確率は $\dfrac{\boxed{\text{エ}}}{\boxed{\text{オカ}}}$ である。

(2) k を定数とする。①の解が $x = k$ になる確率は $\dfrac{\boxed{\text{キ}}}{\boxed{\text{クケ}}}$ であり，このとき，$k = \boxed{\text{コサ}}$ である。

(3) ①の解がない確率は $\dfrac{\boxed{\text{シ}}}{\boxed{\text{スセ}}}$ である。

(4) ①の解が $x = -3$ を含む確率は $\dfrac{\boxed{\text{ソタ}}}{\boxed{\text{チツ}}}$ である。

2　　下の $\boxed{\text{ヘ}}$，$\boxed{\text{ホ}}$ には，次の ⓪，① のうちから当てはまるものを1つずつ選べ。ただし，同じものを繰り返し選んでもよい。

⓪ ＞　　　① ＜

PO = OA = 1の直角二等辺三角形POAがある。線分OAを2：1に外分する点をB，線分OBを3：1に外分する点をCとする。∠APB = α，∠BPC = β とすると，

$\cos\alpha = \dfrac{\boxed{\text{テ}}}{\sqrt{\boxed{\text{トナ}}}}$，$\cos\beta = \dfrac{\boxed{\text{ニ}}}{\boxed{\text{ヌ}}\sqrt{\boxed{\text{ネ}}}}$ であり，$\cos 2\beta = \dfrac{\boxed{\text{ノハ}}}{\boxed{\text{ヒフ}}}$ である。

このとき，$\cos\alpha \boxed{\text{ヘ}} \cos 2\beta$ であるから，$\alpha \boxed{\text{ホ}} 2\beta$ であることがわかる。次に線分AC

上に点Q を ∠APQ = 2β となるようにとると，$\tan\angle OPQ = \tan\left(\dfrac{\pi}{4} + 2\beta\right) = \dfrac{\boxed{\text{マミ}}}{\boxed{\text{ムメ}}}$ となる

ので，QB = $\dfrac{\boxed{\text{モ}}}{\boxed{\text{ヤユ}}}$ である。

3 曲線 $C: y = 2e^{-3x}$ を考える。初項 0 の数列 $\{a_n\}$ に対して，点 A_n は x 座標が a_n である x 軸上の点とし，点 B_n は x 座標が a_n である C 上の点とする。さらに，C 上の点 B_n における接線が点 A_{n+1} を通るとする。$a_{n+1} - a_n = \dfrac{\boxed{ヨ}}{\boxed{ラ}}$ となるので，$a_n = \dfrac{n - \boxed{リ}}{\boxed{ル}}$ である。次に，点 $A_1, B_1, A_2, B_2, \cdots, A_n, B_n, A_{n+1}$ を順に結んでできる折れ線と x 軸で囲まれた部分の面積を S_n とし，x 軸，y 軸，線分 $A_{n+1}B_{n+1}$ および C で囲まれた部分の面積を T_n とする。このとき，$\displaystyle\lim_{n \to \infty} S_n = \dfrac{e}{\boxed{レ}\left(e - \boxed{ロ}\right)}$ である。また，$\dfrac{T_n}{S_n} = \boxed{ワ}\left(1 - \dfrac{1}{e}\right)$ である。

4 2 つの曲線 $C_1: y = \sqrt{10x}$，$C_2: y^2 + 2x - 6y = 0$ を考える。C_2 は点 $P\left(\boxed{ヲ}, \boxed{あ}\right)$ を焦点とする放物線である。C_1 と C_2 の交点は原点 O と点 $Q\left(\dfrac{\boxed{い}}{\boxed{う}}, \boxed{え}\right)$ である。

2 点 P, Q を通る直線の方程式は $\boxed{お}\,x + \boxed{か}\,y - 25 = 0$ であり，三角形 OPQ の面積は $\dfrac{\boxed{きく}}{\boxed{け}}$ である。また，線分 OQ と C_1 で囲まれた部分を y 軸の周りに 1 回転させてできる立体の体積は $\dfrac{\boxed{こさ}}{\boxed{し}}\pi$ である。

物　理

問題　28年度

次の $\boxed{1}$ ～ $\boxed{4}$ の問題に答えなさい。設問の解答は最も適切な数式，数値または文章を指定の解答群より1つ選びなさい。
〔解答番号　$\boxed{1}$ ～ $\boxed{58}$ 〕

$\boxed{1}$　次の（1）～（4）の設問に答えなさい。解答欄 $\boxed{1}$ ～ $\boxed{9}$ に入る数字をマークしなさい。

（1）水素 ^{1}H の同位体であるトリチウムは，$\boxed{1}$ 個の陽子と $\boxed{2}$ 個の中性子から構成されている。

（2）音叉 A と 440.75 Hz の音叉を同時に鳴らせたところ，20秒間に1回のうなりを観察した。次に音叉 A と 440.76 Hz の音叉を同時に鳴らせたところ，うなりの回数が減少した。このときのうなりの周期は，$\boxed{3}$ $\boxed{4}$ 秒である。

（3）体積が一定の容器があり，中の空気は外部と自由に出入りできるようにしてある。温度が 11℃ のとき容器内に 60 g の空気が入っている。その後，温度を 82℃ に上昇させると $\boxed{5}$ $\boxed{6}$ g の空気が外部に逃げる。ただし，圧力は一定とし，容器の容積変化はないものとする。

（4）屈折率 1.50 のガラスを用いて様々な厚さの薄膜を作製した。この薄膜を屈折率 1.75 の油の表面に浮かべ，波長 6.30×10^{-7} m の単色光を薄膜に上から垂直に入射させた。空気中(屈折率 1.00)で反射光の強度を観察したところ，反射光が極大になる場合の最小の薄膜の厚さは $\boxed{7}$. $\boxed{8}$ $\times$ $10^{-\boxed{9}}$ m であった。ただし，解答は有効数字2桁で求めなさい。

$\boxed{2}$　図のように，あらい斜面の上に，質量が m で密度が一様な直方体が置かれ静止している。直方体の2辺の長さは図に示すように a, b とする。水平面と斜面のなす角 θ は変化させることができる。重力加速度の大きさを g，直方体と斜面の間の静止摩擦係数を μ_0 とし，空気抵抗は無視できるものとする。

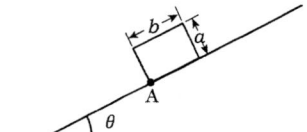

（1）摩擦力の大きさ f，垂直抗力の大きさ N，直方体の下端の点 A にかかる斜面に平行方向のモーメント M_f および斜面に垂直方向のモーメント M_N はそれぞれ次式で示される。ただし反時計回りのモーメントを正とする。解答欄 $\boxed{12}$, $\boxed{15}$ は符号（＋または−）を選択しなさい。

$$f = \boxed{10} \qquad N = \boxed{11} \qquad M_f = \boxed{12}\,\boxed{13} \times \boxed{14} \qquad M_N = \boxed{15}\,\boxed{16} \times \boxed{17}$$

（2）角 θ を次第に大きくするとき，直方体が倒れない条件は次の不等式を満たす必要がある。

$$\tan\theta \leqq \boxed{18}$$

また，直方体が斜面上を滑り始めない条件は次の不等式を満たす必要がある。

$$\tan\theta \leqq \boxed{19}$$

（3）斜面が物体に及ぼす垂直抗力の作用点を点 B とすると，距離 AB は次式で示される。

$$AB = \boxed{20} - \boxed{21} \times \boxed{22}$$

（4）$\tan\theta = \boxed{19}$ の条件が成立するような角 θ で直方体を斜面下方に押し出すと，直方体は $\boxed{23}$ 。ただし斜面は十分に長いものとする。

$\boxed{10}$, $\boxed{11}$, $\boxed{14}$, $\boxed{17}$, $\boxed{22}$ の解答群

① mg 　② $mg\cos\theta$ 　③ $mg\sin\theta$ 　④ $mg\tan\theta$ 　⑤ $\cos\theta$ 　⑥ $\sin\theta$ 　⑦ $\tan\theta$

$\boxed{13}$, $\boxed{16}$, $\boxed{20}$, $\boxed{21}$ の解答群

① a 　② b 　③ $\dfrac{a}{2}$ 　④ $\dfrac{b}{2}$ 　⑤ $\dfrac{a}{3}$ 　⑥ $\dfrac{b}{3}$ 　⑦ $\dfrac{a}{4}$ 　⑧ $\dfrac{b}{4}$

$\boxed{18}$, $\boxed{19}$ の解答群

① $\dfrac{a}{b}$ 　② $\dfrac{b}{a}$ 　③ $\dfrac{\mu_0 a}{b}$ 　④ $\dfrac{\mu_0 b}{a}$ 　⑤ $\dfrac{2a}{b}$ 　⑥ $\dfrac{b}{2a}$ 　⑦ $\dfrac{2\mu_0 a}{b}$ 　⑧ $\dfrac{\mu_0 b}{2a}$ 　⑨ μ_0 　⓪ $\dfrac{1}{\mu_0}$

$\boxed{23}$ の解答群

① 等速度運動する 　② 等加速度運動する 　③ 加速度を増しながら運動する
④ 途中で静止する 　⑤ 押し出された距離だけ下方に移動して，静止する

3　交流電源，電球，抵抗，コンデンサー，コイルを用いて，図の(a)〜(e)のような回路を作った。交流電源は実効値を 100 V とし，角周波数は自由に設定することができる。電球の抵抗は電流によらず一定の値（28 Ω）を示し，抵抗の抵抗値は 19 Ω，コンデンサーの電気容量を 100 μF とする。交流電源の内部抵抗，コイルの内部抵抗，導線の抵抗は無視できるものとし，図中の交流電源，電球，抵抗，コンデンサー，コイルは同じ特性を有している。

解答欄 24〜34, 39, 40 に入る数字をマークしなさい。ただし，円周率を 3.14，$\sqrt{2}$ を 1.41 として計算し，解答欄に合わせて適宜小数を四捨五入すること。

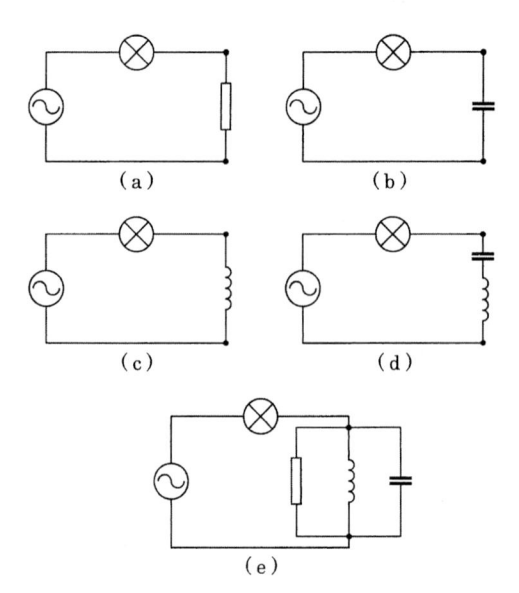

交流電源の角周波数を任意の値に固定させた。(1)〜(3)の設問に答えなさい。

(1) 回路(a)に流れる電流の最大値は 24 A である。

(2) 回路(b)に流れる電流が実効値で 1 A であった。交流電源の周波数は 25 26 . 27 Hz である。

(3) 回路(c)に流れる電流が実効値で 1 A であった。コイルの自己インダクタンスは 28 . 29 ×10⁻ 30 H である。ただし，解答は有効数字 2 桁で求めなさい。

次に交流電源の実効値を 100 V にしたまま周波数を変化させた。(4)〜(6)の設問に答えなさい。

(4) 回路(d)の最小のインピーダンスは 31 32 Ω であり，そのときの周波数は 33 34 Hz である。

(5) 回路(a) 〜 (d)のそれぞれについて電球の明るさと周波数との関係を示す最も適切なグラフを選びなさい。

(a) 35　　(b) 36　　(c) 37　　(d) 38

(6) 回路(e)において電球が最も暗くなったときに抵抗に流れる電流の実効値は 39 . 40 A である。

35 〜 38 の解答群

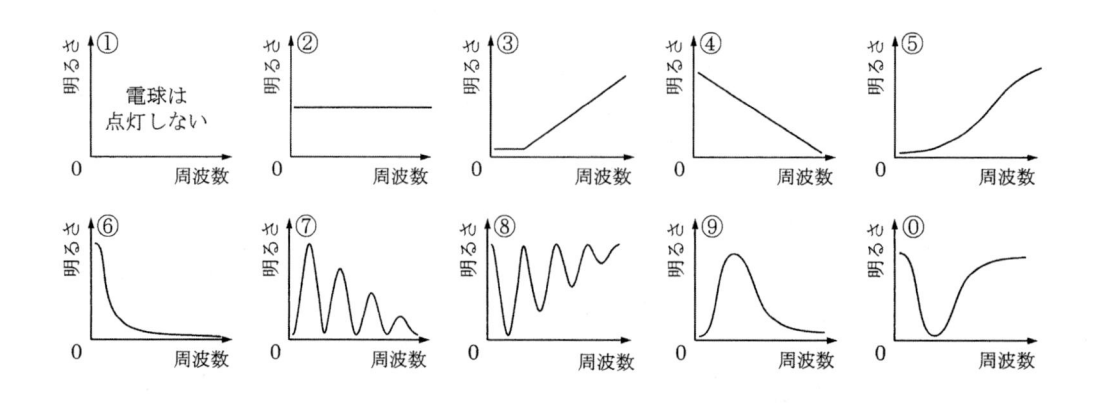

4　物質に X 線を当てたとき，散乱する X 線の中には，入射 X 線よりも波長の長いものが含まれる。この現象は $\boxed{41}$ 効果とよばれ，X 線の光子（粒子）としての性質を示す現象として知られている。プランク定数を h，光の速さを c とすると，振動数 ν_0 の光子のエネルギーは $\boxed{42}$，運動量は $\boxed{43}$ と表せる。

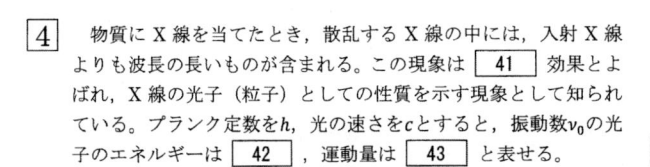

（1）　図のように点 A から放出された振動数 ν_0 の光子が，原点 O に静止している質量 m の電子によって θ 方向に弾性散乱され，その振動数は ν_1 に減少する。このとき電子は ϕ 方向に速さ v で跳ね飛ばされる。このとき，エネルギー保存則は次式で示される。

$$\boxed{42} = \boxed{44} + \frac{1}{2}mv^2 \qquad \cdots\cdots\cdots\cdots① $$

一方，x 軸方向の運動量保存則は次式で示される。

$$\boxed{43} = \boxed{45} \times \boxed{46} + mv \times \boxed{47} \qquad \cdots\cdots②$$

同様にして，y 軸方向の運動量保存則は次式で示される。

$$0 = \boxed{48} \times \boxed{49} - mv \times \boxed{50} \qquad \cdots\cdots③$$

① ～ ③式から，$(\nu_0 - \nu_1)$ が ν_0 に比べて十分に小さい場合は次式が成り立つ。

$$\frac{1}{\nu_1} - \frac{1}{\nu_0} = \frac{h}{mc^2}(1 - \cos\theta) \qquad \cdots\cdots\cdots\cdots④$$

（2）④式より散乱光子の振動数は $\theta = \boxed{51}$ で最小となり，$\theta = \boxed{52}$ で最大となる。

（3）$\boxed{53}$ は光や X 線のような電磁波が粒子性を示すなら，逆に，電子のような粒子は波動性を示すと考えた。電子の運動量を p とするとプランク定数 h を用いて，散乱電子の波長 λ は次式で示される。

$$\lambda = \boxed{54}$$

また散乱電子の波長が 6.6×10^{-10} m と観測されたとき，その運動エネルギー E は $\boxed{55}$. $\boxed{56} \times 10^{-\boxed{57}\boxed{58}}$ J となる。ただし，$m = 9.1 \times 10^{-31}\,kg$，$c = 3.0 \times 10^8\,m/s$，$h = 6.6 \times 10^{-34}\,J\cdot s$ とし，有効数字 2 桁で求め，解答欄 $\boxed{55}$ ～ $\boxed{58}$ に入る数字をマークしなさい。

$\boxed{41}$，$\boxed{53}$ の解答群
① シュレーディンガー　　② ラザフォード　　③ ハイゼンベルグ　　④ ブラッグ　　⑤ ラウエ
⑥ アインシュタイン　　⑦ 長岡半太郎　　⑧ ド・ブロイ　　⑨ コンプトン　　⓪ ボーア

$\boxed{42}$，$\boxed{43}$ の解答群
① hc　② $c\nu_0$　③ $h\nu_0$　④ $hc\nu_0$　⑤ $\dfrac{1}{hc\nu_0}$　⑥ $\dfrac{hc}{\nu_0}$　⑦ $\dfrac{c\nu_0}{h}$　⑧ $\dfrac{h\nu_0}{c}$　⑨ $\dfrac{\nu_0}{hc}$　⓪ $\dfrac{h}{c\nu_0}$

$\boxed{44}$，$\boxed{45}$，$\boxed{48}$ の解答群
① hc　② $c\nu_1$　③ $h\nu_1$　④ $hc\nu_1$　⑤ $\dfrac{1}{hc\nu_1}$　⑥ $\dfrac{hc}{\nu_1}$　⑦ $\dfrac{c\nu_1}{h}$　⑧ $\dfrac{h\nu_1}{c}$　⑨ $\dfrac{\nu_1}{hc}$　⓪ $\dfrac{h}{c\nu_1}$

$\boxed{46}$，$\boxed{47}$，$\boxed{49}$，$\boxed{50}$ の解答群
① $\cos\theta$　② $\sin\theta$　③ $\tan\theta$　④ $\cos\phi$　⑤ $\sin\phi$　⑥ $\tan\phi$

$\boxed{51}$，$\boxed{52}$ の解答群
① $0°$　② $30°$　③ $45°$　④ $60°$　⑤ $90°$　⑥ $120°$　⑦ $135°$　⑧ $150°$　⑨ $180°$

$\boxed{54}$ の解答群
① hp　② hp^2　③ $\dfrac{h}{p}$　④ $\dfrac{h}{p^2}$　⑤ hcp　⑥ hcp^2　⑦ $\dfrac{hc}{p}$　⑧ $\dfrac{hc}{p^2}$　⑨ $\dfrac{h}{cp}$　⓪ $\dfrac{h}{cp^2}$

化　学

問題　　　　　　　　　　28年度

次の（1）～（11）の設問に答えなさい。設問に特別指示のないものについては，解答群の中から答えとして適したものを1つ選びなさい。指示のある設問については，それに従って答えなさい。複数選択の指示がある場合は，同一の解答欄に複数マークしなさい。〔解答番号　1　～　58　〕

必要があれば次の値を用いなさい。

原子量　H：1　C：12　N：14　O：16　Na：23　S：32　K：39　Cr：52　Ni：59　Cu：64

気体定数　$R = 8.3 \times 10^3$ Pa·L / (mol·K)　　　ファラデー定数　$F = 9.65 \times 10^4$ C / mol

$\log 2 = 0.30$,　$\log 3 = 0.48$,　$\log 5 = 0.70$

（1）アンモニウムイオンに関するa～cの記述について，正誤の組合せ（a, b, cの順）として正しいものはどれか。　1

  a)　電子の総数は10個である。

  b)　立体構造がメタンとは異なる。

  c)　4つのN–H結合のうちの1つは配位結合で，その性質は他の結合と区別できる。

  ① 正, 正, 正　　　② 正, 正, 誤　　　③ 正, 誤, 正　　　④ 正, 誤, 誤

  ⑤ 誤, 正, 正　　　⑥ 誤, 正, 誤　　　⑦ 誤, 誤, 正　　　⑧ 誤, 誤, 誤

（2）① ～ ⑤ の反応のうち，a～cの記述に当てはまる反応はそれぞれどれか。　a：2，b：3，c：4

  a)　単体または化合物の金属原子が還元される。

  b)　発生した気体に濃アンモニア水を近づけると，白煙を生じる。

  c)　発生した気体をヨウ素が溶けたヨウ化カリウム水溶液に通じると，ヨウ素の色が消える。

  ① 亜鉛に希硫酸を加える。

  ② 硫化鉄(II)に希硫酸を加える。

  ③ 炭酸カルシウムに希塩酸を加える。

  ④ 塩化ナトリウムに濃硫酸を加えて加熱する。

  ⑤ 酸化マンガン(IV)に濃塩酸を加えて加熱する。

（3）a～cを行うのに最も適切な操作を選びなさい。　a：5，b：6，c：7

  a)　空気を窒素と酸素に分離する。

  b)　少量の塩化ナトリウムを含んだ硝酸カリウム結晶を純粋な硝酸カリウム結晶にする。

  c)　グリシン，グルタミン酸，リジンの混合物からそれぞれを分離する。

  ① ろ過　　　② 蒸留　　　③ 分留　　　④ 再結晶　　　⑤ 抽出

  ⑥ 昇華　　　⑦ クロマトグラフィー　　　⑧ 計量

（4）① ～ ⑥ の反応が平衡状態になっているとき，それぞれの反応について [　] 内に示した操作を行った。このとき平衡が左に移動するものをすべて選びなさい。ただし，式中のQの数値は正の値とする。　8

  ① $2\,NO_2$（気）$= N_2O_4$（気）$+ Q$ kJ　　　　　　［温度一定で体積を大きくする］

  ② $2\,NO_2$（気）$= N_2O_4$（気）$+ Q$ kJ　　　　　　［全圧一定で温度を下げる］

  ③ $2\,HI$（気）$= H_2$（気）$+ I_2$（気）$- Q$ kJ　　　　［温度一定で減圧する］

  ④ $2\,HI$（気）$= H_2$（気）$+ I_2$（気）$- Q$ kJ　　　　［体積一定で温度を上げる］

  ⑤ N_2（気）$+ 3\,H_2$（気）$= 2\,NH_3$（気）$+ Q$ kJ　　［温度，全圧一定でアルゴンを加える］

  ⑥ N_2（気）$+ 3\,H_2$（気）$= 2\,NH_3$（気）$+ Q$ kJ　　［温度，体積一定でアルゴンを加える］

（5）図のように，電解槽を用意し直流電流につないだ。電解槽には硫酸ニッケル(II)水溶液を入れ，陽極はニッケル板，陰極は銅板を用いた。2.5 Aで12分52秒，電流を流したところ，陽極の質量は 9 . 10 11 g減少した。

  9　～　11　に入る数字をマークしなさい。

硫酸ニッケル(II)水溶液

（6）$CuSO_4$ の水に対する溶解度は，20℃で 20，60℃で 40 である。20℃で水 100 g に $CuSO_4$ 10 g が溶けた水溶液を 60℃にしたとき，この溶液を飽和水溶液にするのに必要な $CuSO_4 \cdot 5H_2O$ は $\boxed{12}\boxed{13}.\boxed{14}$ g である。なお，小数点第 2 位は切り上げるものとする。

$\boxed{12}$ ～ $\boxed{14}$ に入る数字をマークしなさい。

（7）1.0×10^5 Pa において，0℃の水 1 mL に酸素は 0.049 mL 溶解する。1.0×10^5 Pa の空気が 0℃の水に接しているとき，水 10 L に溶解している酸素の質量を求めると，$\boxed{15}.\boxed{16} \times 10^{\boxed{17}\boxed{18}}$ g と算出される。ただし，空気は窒素と酸素のみからなり，窒素と酸素の体積比は 4：1 とする。

$\boxed{15}$，$\boxed{16}$，$\boxed{18}$ に入る数字をマークしなさい。また，$\boxed{17}$ は符号（＋または―）を選択しなさい。

（8）次の文を読み，（ⅰ）～（ⅲ）の問いに答えなさい。

酢酸と酢酸ナトリウムの混合水溶液のような，少量の酸や塩基が混入しても pH をほぼ一定に保つはたらきがある溶液を $\boxed{19}$ という。

酢酸は，水溶液中で次のような電離平衡の状態にある。

$$CH_3COOH \rightleftharpoons CH_3COO^- + H^+$$

酢酸水溶液に酢酸ナトリウムを溶かすと，酢酸ナトリウムはほぼすべて電離し，生じた CH_3COO^- により，酢酸はほとんど電離していない状態になる。また，この電離していない CH_3COOH の存在によって，塩の加水分解は抑えられると考えられる。したがって，水溶液中には CH_3COOH と CH_3COO^- が多量に存在することになる。ここに少量の酸（H^+）を加えた場合，水溶液中に存在する $\boxed{20}$ と反応して $\boxed{21}$ が生成する。そのため，水溶液中の H^+ の濃度はほとんど増加せず，pH はほとんど変化しない。一方少量の塩基（OH^-）を加えた場合は，水溶液中に存在する $\boxed{22}$ と反応して，$\boxed{23}$ と H_2O を生成する。そのため，水溶液中の OH^- の濃度はほとんど変化せず，pH はほとんど変化しない。

（ⅰ）$\boxed{19}$ に入る用語として適するものはどれか。
① コロイド溶液　　② 塩基性溶液　　③ 緩衝液　　④ 希薄溶液
⑤ 酸性溶液　　⑥ 電解質溶液　　⑦ 中性溶液　　⑧ 等張液

（ⅱ）$\boxed{20}$ ～ $\boxed{23}$ に入る化学式として適するものをそれぞれ選びなさい。ただし，同じ化学式を複数回選んでもよい。
① H^+　　② OH^-　　③ Na^+　　④ CH_3COOH　　⑤ CH_3COO^-　　⑥ CH_3COONa
⑦ H_2O　　⑧ $NaOH$　　⑨ $NaCl$

（ⅲ）酢酸が 0.10 mol／L，酢酸ナトリウムが 0.10 mol／L の濃度で溶けている水溶液がある。この混合水溶液の pH を求めると，pH ＝ $\boxed{24}.\boxed{25}$ と算出される。ただし，酢酸の電離定数 $K_a = 2.7 \times 10^{-5}$ mol／L とする。

$\boxed{24}$，$\boxed{25}$ に入る数字をマークしなさい。

（9）次の文を読み，（ⅰ），（ⅱ）の問いに答えなさい。

6 種類の金属 A～F は，亜鉛，アルミニウム，銀，鉄，銅，マグネシウムのいずれかである。それぞれの金属を確認するために a～e の観察，実験を行った。
a）金属の色は，A，B，C，D，E は白ないし灰色であったが，F のみ赤茶色であった。
b）すべての金属は常温の水に入れても反応しなかったが，熱水に対しては D のみが水素を発生して溶けた。
c）それぞれの金属を希塩酸の入った試験管に別々に入れた。A，B，C，D は水素を発生して溶けた。A の溶けた溶液は淡緑色であったが，残りの溶液は無色だった。E と F は溶けなかった。
d）それぞれの金属を希硝酸の入った試験管に別々に入れた。C，D，E，F は気体を発生して溶けた。A と B は希硝酸には溶けたが，濃硝酸には溶けなかった。
e）それぞれの金属を水酸化ナトリウム水溶液の入った試験管に別々に入れた。B と C は気体を発生して溶けたが，A，D，E，F は溶けなかった。

（ⅰ）金属 A～F はそれぞれ何か。　A：$\boxed{26}$，B：$\boxed{27}$，C：$\boxed{28}$，D：$\boxed{29}$，E：$\boxed{30}$，F：$\boxed{31}$
① 亜鉛　　② アルミニウム　　③ 銀　　④ 鉄　　⑤ 銅　　⑥ マグネシウム

（ⅱ）実験 d の結果得られた金属イオンの硝酸酸性水溶液それぞれにアンモニア水を加えた。はじめは沈殿が生じ，さらにアンモニア水を過剰に加えるとその沈殿が溶解するのは，A～F のうち，どの金属のイオンの水溶液か。すべて選びなさい。$\boxed{32}$
① A　　② B　　③ C　　④ D　　⑤ E　　⑥ F

(10) 次の文を読み，(ⅰ)～(ⅳ)の問いに答えなさい。

　　分子式が $C_5H_{12}O$ で示されるアルコール A～H がある。

　　A～H で不斉炭素をもつ化合物は E, F, G だけである。E, F, G は二クロム酸カリウムの希硫酸溶液を加えて温めると，それぞれ酸化生成物を生じた。これらの酸化生成物のうち，G からの生成物のみ不斉炭素をもつ。

　　A を二クロム酸カリウムの希硫酸溶液で酸化するとケトンが生成するが，B はこの条件では反応しない。

　　A と E をそれぞれ濃硫酸とともに加熱したところ，どちらもアルケンが生成した。A と E から生じたアルケンには，同一のアルケンが含まれる。この反応条件で D からアルケンは生成しない。

　　A と H をそれぞれ濃硫酸とともに加熱して生じたアルケンに水素を付加すると，同一の化合物が生成する。同様の操作で C と F からも同一の化合物が生成する。

(ⅰ) 分子式が $C_5H_{12}O$ で表される構造異性体は，アルコール A～H を除きいくつあるか。　| 33 |
　① 1　　② 2　　③ 3　　④ 4　　⑤ 5　　⑥ 6　　⑦ 7　　⑧ 8　　⑨ 9　　⓪ 10

(ⅱ) A～H の構造式はそれぞれどれか。
　　A:| 34 |, B:| 35 |, C:| 36 |, D:| 37 |, E:| 38 |, F:| 39 |, G:| 40 |, H:| 41 |

①
$CH_3-CH_2-CH_2-CH_2-CH_2-OH$

②
$CH_3-CH_2-CH_2-\underset{\underset{OH}{|}}{CH}-CH_3$

③
$CH_3-\underset{\underset{OH}{|}}{\overset{\overset{CH_3}{|}}{C}}-CH_2-CH_3$

④
$CH_3-\underset{\underset{CH_3}{|}}{\overset{\overset{CH_3}{|}}{C}}-CH_2-OH$

⑤
$CH_3-CH_2-\underset{\underset{OH}{|}}{CH}-CH_3$

⑥
$CH_3-\underset{\underset{CH_3}{|}}{CH}-\underset{\underset{OH}{|}}{CH}-CH_3$

⑦
$CH_3-\underset{\underset{CH_3}{|}}{CH}-CH_2-CH_2-OH$

⑧
$CH_3-CH_2-\underset{\underset{CH_3}{|}}{CH}-CH_2-OH$

(ⅲ) 二クロム酸カリウム 1 mol で酸化できる A の物質量は何 mol か。ただし，反応は完全に進行するものとする。　| 42 |
　① 1　　② 2　　③ 3　　④ 4　　⑤ 5　　⑥ 6　　⑦ 7　　⑧ 8　　⑨ 9　　⓪ 10

(ⅳ) A～H のうち，ヨウ素と水酸化ナトリウム水溶液を加えて温めると特有の臭いを持つ黄色沈殿を生成するものをすべて選びなさい。　| 43 |
　① A　　② B　　③ C　　④ D　　⑤ E　　⑥ F　　⑦ G　　⑧ H

(11) 次の文を読み，(ⅰ)～(ⅳ)の問いに答えなさい。

　　天然の α-アミノ酸で構成されるジペプチド（組成式：$C_6H_8NO_2$）がある。このジペプチドを酸で完全に加水分解した。反応終了後，過剰の酸を除き，その残留物をイオン交換樹脂に通じて精製し，化合物 A と B を得た。

　　実験 1　化合物 A と B の各水溶液に，濃硝酸を加えて加熱した後，アンモニア水を加えて塩基性にしたところ，化合物 A の水溶液のみが橙黄色になった。

　　実験 2　化合物 B を元素分析したところ，質量百分率は炭素 40.3%，水素 7.9%，窒素 15.8%，酸素 36.0% であった。また，別の実験から化合物 B の分子量が 100 以下であることがわかった。

　　実験 3　加水分解前のジペプチド 1 g を水に溶かして 100 mL とした。この水溶液の浸透圧を測定したところ，27 ℃で $9.88×10^4$ Pa であった。

(ⅰ) 実験 1 において，水溶液の呈色は，化合物 A に含まれる | 44 | が | 45 | されるために起こる。
　　| 44 |，| 45 | に入る用語として適するものを選びなさい。
　① アミノ基　　　② カルボキシ基　　③ ヒドロキシ基　　④ ベンゼン環　　⑤ 炭化水素基
　⑥ アミノ化　　　⑦ エステル化　　　⑧ ニトロ化　　　　⑨ 酸化　　　　　⓪ 還元

(ⅱ) 化合物 B を無水酢酸と反応させて生じる化合物の分子量は | 46 || 47 || 48 | である。また，化合物 B とエタノールを，酸を触媒として反応させて生じる化合物の分子量は | 49 || 50 || 51 | である。
　　| 46 |～| 51 | に入る数字をマークしなさい。なお，数値が 85 のような場合は，| 0 || 8 || 5 | として選択しなさい。

(ⅲ) 化合物 A と B の分子量の比はいくらか。最も近い数値を選びなさい。　| 52 |
　① 1：1　② 1：2　③ 1：3　④ 2：1　⑤ 2：3　⑥ 3：1　⑦ 3：2

(ⅳ) 化合物 A の分子式は，$C_{\boxed{53}\boxed{54}} H_{\boxed{55}\boxed{56}} N_{\boxed{57}} O_{\boxed{58}}$ である。
　　| 53 |～| 58 | に入る数字をマークしなさい。なお，H_4 のような場合は，| 0 || 4 | として選択しなさい。また，原子が 1 つの場合は，省略せずに | 1 | を選択しなさい。

生　物

問題

28年度

次の $\boxed{1}$ ～ $\boxed{3}$ の問題に答えなさい。設問に特別指示のないものについては，解答群の中から答えとして適したものを1つ選びなさい。指示のある設問については，それに従って答えなさい。複数選択の指示がある場合は，同一の解答欄に複数マークしなさい。〔解答番号 $\boxed{1}$ ～ $\boxed{40}$ 〕

$\boxed{1}$　次の（1）～（15）の設問に答えなさい。

（1）真核生物の細胞を構成する物質に関する記述として適切なものを 2 つ選びなさい。 $\boxed{1}$

① DNA は核，滑面小胞体，ミトコンドリアに含まれる。　　② RNA は核，滑面小胞体，ミトコンドリアに含まれる。
③ RNA は核，葉緑体，細胞膜に含まれる。　　④ タンパク質は核，ミトコンドリア，細胞膜に含まれる。
⑤ リン脂質は核，ゴルジ体，細胞膜に含まれる。　　⑥ リン脂質は核，葉緑体，細胞骨格に含まれる。

（2）ヒトの身体は約 200 種類の細胞からなる。右図は，細胞分裂が終了するたびに片方の娘細胞に新しい分化制御タンパク質が発現する様子を示している。このモデルでは，2 種類の分化制御タンパク質の組合せによって 4 種類の細胞が分化しうる。このしくみによって，200 種類以上の細胞を生成するためには少なくとも $\boxed{2}$ $\boxed{3}$ 種類の分化制御タンパク質が必要である。 $\boxed{2}$ と $\boxed{3}$ に入る数字をマークしなさい。なお，解答が 1 種類のような場合は， $\boxed{0}$ $\boxed{1}$ 種類としてマークしなさい。

（3）細胞接着に関する記述として最も適切なものを選びなさい。 $\boxed{4}$

① 密着結合は，細胞膜とコラーゲンを含む基底層をくっつける結合である。
② ヘミデスモソームは，細胞間でイオンなどの低分子のやりとりを可能にする連絡通路である。
③ カドヘリンはギャップ結合を構成する主要なタンパク質である。
④ 小腸上皮細胞における密着結合は，上皮がグルコースを効率よく取り込むしくみに関係する。
⑤ 細胞間結合は，密着結合，固定結合，連絡結合に大別でき，固定結合には，ギャップ結合が含まれる。
⑥ 中間径フィラメントは，デスモソームとヘミデスモソームの構造を細胞外で支える。

（4）免疫に関する a ～ d の記述について，正誤の組合せ（a, b, c, d の順）として正しいものを選びなさい。 $\boxed{5}$

a) 免疫担当細胞の多くは骨髄で誕生する。　　b) 体液性免疫は主としてキラー T 細胞が担う。
c) 肥満細胞は即時型アレルギーに関与しない。　　d) 白血球は内胚葉由来である。

① 正，正，正，誤　　② 誤，正，正，正　　③ 正，誤，正，正　　④ 正，正，誤，誤　　⑤ 正，誤，誤，誤
⑥ 誤，正，誤，正　　⑦ 誤，誤，正，正　　⑧ 誤，正，誤，誤　　⑨ 誤，誤，正，誤　　⓪ 誤，誤，誤，正

（5）Y 字構造をとる抗体（IgG のような単量体）と，この抗体の 3 分の 1 の分子量をもつ抗原が結合するとき，この抗体 0.9 mg が結合できる抗原の最大量は $\boxed{6}$. $\boxed{7}$ mg となる。 $\boxed{6}$ と $\boxed{7}$ に入る数字をマークしなさい。ただし，抗原は 1 分子で存在し，抗体と結合できる抗原分子の部位は 1 か所のみと仮定する。

（6）アポトーシスに関する説明として適切でないものを 2 つ選びなさい。 $\boxed{8}$

① 外傷により，細胞が細胞内物質を放出して死んでいく現象である。
② 細胞小器官の構造を保ちつつ，DNA が断片化して死んでいく様子が観察される。
③ オタマジャクシからカエルへの変態に伴って，尾が退縮する際に重要な現象である。
④ 強酸や強アルカリによる化学的損傷によって引き起こされる現象である。
⑤ ヒトの発生過程において，手足の指が 5 本に形作られる際に関係する現象である。
⑥ ウイルスに感染した細胞を取り除く際にみられる現象の 1 つである。

（7）動物細胞には当てはまらず，植物細胞にのみ当てはまる特徴を <u>2 つ</u>選びなさい。　9

① 二酸化炭素から炭水化物を合成する酵素を含む細胞小器官をもつ。
② 表面に付着したリボソームによって合成されたタンパク質の輸送に関わる細胞小器官をもつ。
③ 有機物が分解されて，二酸化炭素が生じる反応に関わる酵素を含む細胞小器官をもつ。
④ 酢酸カーミン溶液や酢酸オルセイン溶液で赤く染まる細胞小器官をもつ。
⑤ 細胞の内部を外部から隔て，細胞内外の物質の出入りを調節する構造をもつ。
⑥ 細胞の支持を担い，ペクチンを多く含む構造をもつ。

（8）ヒトの神経系に関する a ～ d の記述について，正誤の組合せ（a, b, c, d の順）として正しいものを選びなさい。　10

a) 脊髄の横断面をみると，内側に白質，その外側に灰白質が存在する。
b) 灰白質は神経細胞の細胞体が集合した部分である。
c) 脊髄の腹根には感覚神経と自律神経が通っている。
d) 瞳孔反射の中枢は延髄にある。

① 正, 正, 正, 誤　　② 正, 正, 誤, 正　　③ 正, 誤, 正, 正　　④ 正, 正, 誤, 誤　　⑤ 正, 誤, 誤, 誤
⑥ 誤, 正, 誤, 正　　⑦ 誤, 誤, 正, 正　　⑧ 誤, 正, 誤, 誤　　⑨ 誤, 誤, 正, 誤　　⓪ 誤, 誤, 誤, 正

（9）ある消費者の 1 年間の物質収支が次のとおりであったとする。

「同化量 5.3 t／ha，被食量 0.4 t／ha，死滅量 0.3 t／ha，呼吸量 1.5 t／ha，不消化排出量 0.7 t／ha」

　ある時点の現存量が 30.5 t／ha であった場合，1 年前の現存量は 11 12 . 13 t／ha と算出される。　11 ～ 13
に入る数字をマークしなさい。なお，解答が 1.0 t／ha のような場合は，0 1 . 0 t／ha としてマークしなさい。

（10）ショウジョウバエの発生のしくみに関する記述として <u>適切でないもの</u>を選びなさい。　14

① 母性効果遺伝子の働きにより胚の前後軸が決まる。
② 分節遺伝子のうち，最初に働くのはギャップ遺伝子である。
③ セグメント・ポラリティ遺伝子が縞状に発現した後，ペア・ルール遺伝子が働きはじめる。
④ 分節遺伝子によってつくられたそれぞれの節の分化の決定にはホメオティック遺伝子が重要な働きをする。
⑤ からだのある部分が別の部分におきかわるような突然変異をホメオティック突然変異とよぶ。
⑥ アンテナペディア突然変異体では，触角のあるべき場所に脚が生える。

（11）生物の誕生と進化に関する次の文中の 15 ～ 17 に入る最も適切な数字をそれぞれ選びなさい。

「最古とされる生物化石は約 15 億年前の地層からみつかっており，原核生物の化石である可能性が高い。真核生物の最
古の化石は約 16 億年前のものとされている。また，最も古い陸上植物の化石は約 17 億年前のものとされている。」
① 2　　② 4　　③ 8　　④ 10　　⑤ 20　　⑥ 30　　⑦ 35　　⑧ 45　　⑨ 55

（12）ヒトの眼において，カメラの絞りに相当する構造は眼球のどの位置にあるか。最も適切なものを選びなさい。　18

① 水晶体に含まれる。　　　　② ガラス体に含まれる。　　　　③ 網膜に含まれる。
④ 角膜と水晶体の間にある。　⑤ 水晶体とガラス体の間にある。⑥ ガラス体と網膜の間にある。

(13) 光学顕微鏡に関する次の文中の　ア　と　イ　に入る語句の組合せとして最も適切なものを選びなさい。　19

「対物レンズの倍率を 40 倍から 10 倍に下げると，視野の中に見える試料の面積は　ア　になる。また，絞りをより　イ
とコントラストはより強くなる。」

① ア：4 倍　イ：絞る　　② ア：16 倍　イ：絞る　　③ ア：$\frac{1}{4}$　イ：絞る　　④ ア：$\frac{1}{16}$　イ：絞る

⑤ ア：4 倍　イ：開く　　⑥ ア：16 倍　イ：開く　　⑦ ア：$\frac{1}{4}$　イ：開く　　⑧ ア：$\frac{1}{16}$　イ：開く

(14) ある植物の花の色に関わる 1 組の対立遺伝子 R と r は，メンデルの分離の法則にしたがって遺伝する。遺伝子型が RR と rr の株を交配して F1 を得たのち，F1 の全個体をそれぞれ自家受粉させて F2 を得た。さらに，F2 の全個体をそれぞれ自家受粉させて F3 を得た。F3 の全個体での遺伝子型の割合を最も簡単な整数比で表すと，$RR : Rr : rr =$ 20 : 21 : 22 となる。 20 ～ 22 に入る数字をマークしなさい。

(15) 右図はある個体群の成長曲線を示している。図中ア～ウについて，単位時間当たりに増加した個体数（個体群の成長速度）が大きい順にならんでいるものを選びなさい。　23

① ア＞イ＞ウ　　② ア＞ウ＞イ　　③ イ＞ア＞ウ
④ イ＞ウ＞ア　　⑤ ウ＞ア＞イ　　⑥ ウ＞イ＞ア

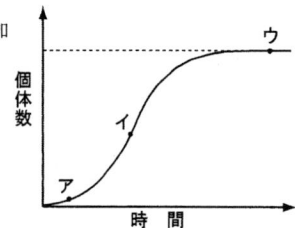

2　DNA 複製および減数分裂に関する次の文章を読み，（1）～（5）の設問に答えなさい。なお，（2）～（5）の解答が 1 桁となる場合（例：2 時間）は，0 2 としてマークしなさい。

　　ワトソンとクリックは DNA が二重らせん構造をとることを明らかにし，科学の発展に大きく貢献した。その後，細胞周期の a S 期に DNA が合成されることがわかった。さらにメセルソンとスタールは，窒素の放射性同位体（^{15}N と ^{14}N）を用いて，DNA は b 半保存的に複製されることを明らかにした。細胞分裂には体細胞分裂と c 減数分裂が知られているが，いずれも分裂に先立って DNA は複製される。

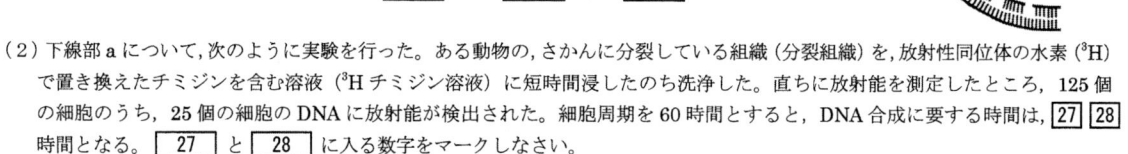

(1) 右図は DNA の複製の様子を模式的に示している。DNA は 5' 末端と 3' 末端を持つが，図中ア～ウはそれぞれどちらの末端を示しているか。5' 末端の場合は ⑤ を，3' 末端の場合は ③ をマークしなさい。　　ア：24　イ：25　ウ：26

(2) 下線部 a について，次のように実験を行った。ある動物の，さかんに分裂している組織（分裂組織）を，放射性同位体の水素（^{3}H）で置き換えたチミジンを含む溶液（^{3}H チミジン溶液）に短時間浸したのち洗浄した。直ちに放射能を測定したところ，125 個の細胞のうち，25 個の細胞の DNA に放射能が検出された。細胞周期を 60 時間とすると，DNA 合成に要する時間は，27 28 時間となる。　27　と　28　に入る数字をマークしなさい。

(3) 設問（2）で用いたものとは異なる分裂組織の細胞周期を調べたところ，G1 期は 20 時間，S 期は 30 時間，G2 期は 25 時間であった。この分裂組織を ^{3}H チミジン溶液に短時間浸して洗浄した場合，その後 29 30 時間経過すると，分裂期の細胞の DNA に放射能が検出されるようになる。　29　と　30　に入る数字をマークしなさい。

(4) 下線部 b について調べるために，^{15}N を含む培地で何代も培養した大腸菌を ^{14}N を含む培地に換えて培養した。培地を換えたのち，大腸菌が 5 回分裂したと仮定すると，[^{15}N と ^{14}N 混合型] : [^{14}N のみ] の DNA の比率は，1 : 31 32 となる。 31　と　32　に入る数字をマークしなさい。

(5) ある生物は $2n = 8$ の核相をもち，1 対の性染色体と 3 対の常染色体からなる。下線部 c において，常染色体の 1 対にのみ乗換えが 1 回だけ起こると仮定すると，生じる配偶子の染色体の組み合わせは 33 34 通りになる。　33　と　34　に入る数字をマークしなさい。

3　次の文章を読み，（1）〜（4）の設問に答えなさい。

　　　35 , 36 , 37 の3種類のタンパク質は，植物が比較的弱い光に応答する際の光受容体として働くことが知られている。 35 には，赤色光吸収型と遠赤色光吸収型があり，a光発芽の調節や花芽誘導に重要な役割を果たす。b植物ホルモンXが働く光屈性や，c気孔の開口の調節には青色光を受容する 36 が関与する。また， 37 も青色光を受容し，暗所での葉の形態形成や，胚軸の伸長制御に関わる。

（1）　35 〜 37 のタンパク質の名称として最も適切なものをそれぞれ選びなさい。

　　① クリプトクロム　　② シトクロム　　③ フロリゲン　　④ クロロフィル
　　⑤ フィトクロム　　⑥ キサントフィル　　⑦ フォトトロピン　　⑧ ロドプシン

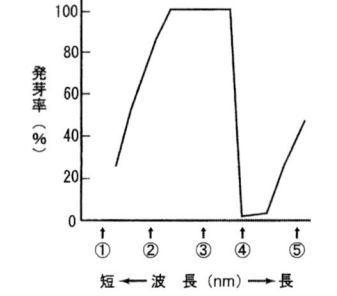

図1

発芽率（%）

短 ← 波　長（nm）→ 長

① ② ③ ④ ⑤

（2）　下線部 a についてレタスを用いて発芽実験を行った。照射した光の波長と発芽率の関係を調べたところ，図1のようになった。図中①〜⑤のうち，遠赤色光（ 35 を，遠赤色光吸収型から赤色光吸収型に変える）を指すのはどの矢印と考えられるか。最も適切なものを選びなさい。 38

（3）　下線部 b と植物ホルモン Y の，伸長成長に関する働きを調べるために次の実験を行った。植物の芽生えの上部から長さ10 mm の茎組織片を切り取り（図2），A〜D の溶液に浮かべて伸長成長を比較した。各溶液について10本ずつの茎組織片を用いたところ，培養10時間後の茎組織片の長さと重さの平均値は表の通りとなった。なお，培養終了後に，ある方法で茎組織片1本当たりに含まれる細胞核の数を比較したところ，A〜D の溶液で培養したものの間で差が認められなかった。また，茎組織の重さが増すのは吸水による水の増加分であり，体積の増加も伴うことが分かっている。
　　この実験の考察 a〜c について，適切なものを○，不適切なものを×として正しい組合せを選びなさい（a, b, c の順）。 39

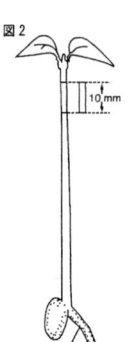

図2

10mm

表　培養10時間後の茎組織片の長さと重さ

	含まれるホルモン	長さ（mm）	重さ（mg）
溶液A	ホルモン無し	10.6	29.6
溶液B	X	15.5	58.6
溶液C	Y	10.6	29.8
溶液D	X＋Y	19.5	58.9

〔考察〕
a）溶液 B で培養した茎組織の方が溶液 D で培養したものよりも太い。
b）植物ホルモン X は単独で吸水力を高め，植物ホルモン Y は単独で伸長を促進する。
c）植物ホルモン X は茎を太らせる作用をもち，植物ホルモン Y はその作用を抑制すると考えられる。

　① ○，○，○　　② ○，○，×　　③ ○，×，○　　④ ○，×，×
　⑤ ×，○，○　　⑥ ×，○，×　　⑦ ×，×，○　　⑧ ×，×，×

（4）　下線部 c の開閉の調節に関する記述として最も適切なものを選びなさい。 40

　① 水が不足するとアブシシン酸が増加し孔辺細胞の浸透圧を下げる。
　② 気孔が開くときは，孔辺細胞の浸透圧が高まるため水が細胞外へ流出する。
　③ 36 が青色光を受容すると，孔辺細胞から K^+ が流出する。
　④ 孔辺細胞の外側の細胞壁は内側（気孔に面する側）よりも厚い。
　⑤ 二酸化炭素が不足すると気孔は閉じる。
　⑥ サイトカイニンは気孔を閉じる作用がある。

英　語

解答　28年度

1

〔解答〕

1. ④　2. ①　3. ②　4. ⑤　5. ③　6. ④　7. ②　8. ⑤

〔出題者が求めたポイント〕

〔解説〕

1. tonight「今晩」の天気予報の話なので④が正解。

2. that が関係代名詞で、find の目的語。very interesting は補語。find + O + C の第 5 文型を見抜くところがポイント。②も⑤も、it が不要

3. Having ～が主部で単数。よって正解は provides

4. due to ～「～のせいで」の due と to の間に not only がはさまっている

5. the 10th と the 12th の 2 つの選択肢から選ぶので、either が正解

6. 文構造上、接続詞が入る。②か④で意味から Although が正解

7. The first one を説明する分詞が入る。characterized by ～で、「～によって特徴づけられる」となるので過去分詞の選択肢が正解

8. the invention of the telephone「電話の発明」

〔全訳〕

1. A：ハイ、ジェイン。今晩の天気予報どう？
   B：ちょっと待って。チェックさせて。あちこちで雷雨になりそう。
   A：ありがとう。

2. みなさんの教科書 37 ページを開けて。私が個人的に興味深いと思うある理論を見てみましょう。

3. 何か噛む物があると、子犬はひとつの大きな刺激源を得る。特に、彼らがまだ小さすぎてわずかな時間もじっとしていられないときには。

4. 医療費の上昇は、単に人口の老齢化と老齢者の増加による医療需要のせいだけでなく、他の多くの理由による。

5. そうですね、来週ならば、私は 10 日か 12 日にあなたに会うことができます。このどちらかの日はあなたにとってご都合よろしいですか？

6. A：心臓病は依然として我が国の最大の死因であるが、1960 年代半ば以来、男性女性ともに、特に男性に関しては、この病気による死者は急激に減少している。
   B：本当？　何がその減少に貢献しているのか教えてくれる？

7. 少なくとも 2 つの産業革命があったことを歴史家は示す。最初のものは、18 世紀後半に始まった。そしてそれは、蒸気機関といった新技術によって、また、より大きく言えば、機械が手工具に取って代わったことによって特徴づけられる。

8. 約 100 年後の第 2 の産業革命は、電気と科学に基づく化学の発達、そして電信の普及と電話の発明に伴う通信技術の開始を特色とする。

2

〔解答〕

1. [9] ②　[10] ⑤　[11] ④　[12] ③

2. [13] ②　[14] ⑤　[15] ④　[16] ①　[17] ③

3. ③

〔出題者が求めたポイント〕

〔解説〕

1. [9]「長年にわたって」for a long time があるので、現在完了進行形が適当。③は受動態なので不可

   [10]「8,000 年さかのぼる」の date back 8,000 years に、「少なくとも」の at least がついた形

   [11]「膨大な」の意味の vast が適当

   [12] the cell can be produced「細胞は作られうる」の意味。動詞は受動でなければならない。

2. 完成する英文は次の通り。For a long time people made use of these biochemical transformations or changes without being aware of the organisms and genes involved.

3. ～ that produce them naturally. の that は関係代名詞

〔全訳〕

バイオテクノロジーとは生物学に基づく科学技術である。それは人に役立つ物質を創りだすために、細胞や生体丸ごとを利用することだ。人は長年にわたって、様々な形態のバイオテクノロジーを利用してきた。例えば、パンやビールを作るためのイーストの使用は、少なくとも 8,000 年さかのぼる。チーズやヨーグルトを作るためのバクテリアの使用は何世紀も昔のものだ。長い間、有機体や遺伝子が関与していることを知らずに、人はこうした生化学的変化や変容を利用してきた。

約 100 年前、特定のバクテリア、イースト、そしてその他の微生物が、特定の製品を作るための生物的変換器として使用されうることが明らかになった。Alexander Fleming による Penicillium の発見によって、ペニシリンが薬や他の有益な化学物質を創るための微生物の大規模商用培養をもたらすことになった。今日微生物は、そのままで使用されるか、あるいは他の製品を作るための出発物質として使用される、多くの工業用アルコールとグリセリン製造用に、膨大な量で培養されている。

対照的に、ホルモンや酵素を含むタンパク質の商用採取は、最近まで限られたものだった。タンパク質を自然に生成する有機体から取り出せる量がごく少ないからだ。量は少なく、有害物質を取り除くことは困難で高価だった。遺伝子クローン化がこれら全てを変えた。今やほぼ全ての遺伝子がバクテリアやイーストの中に挿入でき、大量に遺伝子産物を作り排出する細胞が作れるので、これらの微生物は重要な製品のための便利な工場となった。

3

〔解答〕

1. ［19］①　［20］③　［21］⑤　［22］⑤
2. ［23］⑤
3. ［24］⑥　［25］②
3. ［26］①
4. ［27］①　［28］⑥
5. ［29］④
6. ［30］②
7. ［31］②
8. ［32］②

〔出題者が求めたポイント〕

〔解説〕

1. ［19］ 前の文の具体例を述べるので、In fact「実際」が適当
   ［20］ ここは述語動詞が入る。which の先行詞は open-heart surgery で単数なので carries が正解
   ［21］ ask の目的語になる部分なので、名詞節を導く if が適当
   ［22］ keep ～ in mind で「～を念頭におく」
2. ［23］ address needs で「需要に対処する」
3. ［24］ run ～「～を運営する」。direct ～「～を運営する」
   ［25］ a handful「少量」。a small number「少数」
4. ［26］ この they は前文の They、前々文の they と同じもの、すなわち the BioDesign Program students を指す
5. （略）
6. この文章によれば、スタンフォード大学のバイオデザインプログラムについて、次のどれが真ではないか?
   ［29］① 異なる分野の大学院生が共に学ぶ。
   　　② このプログラムは問題を特定する技能の教授を目的とする。
   　　③ 学生は一緒に 12 か月間学ぶ。
   　　④ このプログラムは学生に DNA の定義の仕方を教える。
7. この文章によれば、プログラムの詳細について、述べられていないのは次のどれか?
   ［30］① 学生は学びながら医師を追う。
   　　② 学生は他のプロダクトマネージャーと会う。
   　　③ 学生は何百もの潜在的問題を収集する。
   　　④ 学生は新製品のためのアイデアを生み出し提示する。
8. この文章によれば、バルーン血管形成について、真であるのは次のどれか?
   ［31］① それは Paul Yock によって発明された。
   　　② それは抜本的な解決策だった。
   　　③ それは風船で動脈を詰まらせる。
   　　④ それは完全に手術にとって代わった。
9. この文章によれば、バルーン血管形成、ATM、携帯電話の３つの事例から示唆されるものは次のどれか?
   ［32］① それらは学生が生んだ、成功した製品の例だ。

　　② 新製品は最初必ずしも利用者の間で人気があるわけではない。
　　③ 新製品を潜在的利用者に紹介するには多大の宣伝が必要だ。
　　④ ビジネスマンだけが盲目問題性を解決できる。

〔全訳〕

　大問題を解決する第一歩はその問題の特定である。製品設計の世界では、これは「需要発見」と呼ばれる。これは学習できる技能だ。事実これは、スタンフォード大学のバイオデザインプログラムの鍵となるカリキュラム要素となっている。工学、医学、経営学を学んだ大学院生が、医療における重要な需要を特定し、この需要に応える製品を設計するために一年間結集する。心臓専門医であり、発明家であり、経済人でもある Paul Yock がバイオデザインプログラムを運営している。Paul は、「十分明確な需要こそが発明の DNA だ」と信じている。言い換えると、もし問題を明瞭に定義すれば、解決策は論理的に現れる。

　バイオデザインプログラムの学生は、実務に携わる医師の後を追い、医師が直面していると思われる問題を特定するのに３か月を費やす。学生は注意深く見守る。彼らは、医師、看護師、そして患者を含む、病院で関与する全ての人と話をし、どの部分が改善可能なのかを考える。彼らは、発見しうる最大の問題を見つけることを念頭に、何百もの需要をほんの一握りのものへと減らす。課題を決めた後、彼らは様々な解決策用の試験製品を設計し、すぐに組み立てる。集中して繰り返し試験した後、彼らは、それがうまく需要を満たしているかどうか見るべく、新製品の概念をキーパーソンに提示する。

　興味深いことに、多くの場合最前線にいる人は、毎日経験する問題にあまりに慣れているので、問題を見ることさえないか、あるいは問題解決のための抜本的な手段があることを想像出来ない。Paul Yock は、バルーン血管形成 ― バルーンを動脈に入れ、それを膨らませることで詰まっている動脈を開通させる技術 ― の開発物語を語ってくれた。この革命的な発明以前、たいていの心臓専門医は、詰まった動脈を治療する唯一の方法は、損傷した血管を取り除くバイパス手術だけだと感じていた。この手術は開胸手術が必要であり、かなりのリスクを伴う。バルーン血管形成手術は、より危険が少なく生体を傷つけることもないが、初めて導入されたとき、医師から多大の疑念と抵抗を受けた。この手術の開拓者は著しい妨害に直面した。しかし時間を経て、バルーン血管形成の効果が確立され、たいていの動脈塞栓患者に対する標準的治療となった。これは、現状があまりに確立されているため、実情に近い人が異なることを何も想像できない「問題盲目性」の大きな事例だ。

　問題盲目性は民生機器の開発にも当てはまる。例えば、銀行の顧客が、口座に金を預金するか引き出すのに、地元の銀行で行員に対する代わりに、機械を使うかどうかを尋ねられる最初のテストにおいて、自動金銭出納機（ATM）が負けたことは明確に文書化されている。これら顧客は、自分の行動をそれほど劇的に変えることを想

像出来なかったのだ。しかし、振り返ってみると、ATM はパーソナルバンキングにとって、根本的に新しく効果的な改善であり、今やほとんど誰もこれなしでの生活は想像できない改善であることが分かる。

　私自身も問題盲目性を経験した。約15年前、私は携帯電話を与えられた。携帯電話が至る所にあるようになる前のことで、自分が携帯電話を必要とすることが分からなかった。事実、それは使われないままその辺に置かれるひとつの電子機器と思い、私は幾分いらだった。私は一週間試してみるようにと言われた。それなしでは生活できないことがわかるのに２日しかかからなかった。今では、新たな、もしかすると革命的かもしれない考えを目にするとき、私はいつもこの物語を念頭に置くよう努めている。

4
〔解答〕
1. [33] ⑤　[34] ③　[35] ①　[36] ④　[37] ⑤
2. [38] ③
3. [39] ②
4. [40] ③
5. [41] ②　⑤
6. [42] ④
〔出題者が求めたポイント〕
〔解説〕
1. [33] この段落全体を受けて、「ゆえに」と結論を導く therefore が適切
　　[34] a lot of them(=facts) を受けて、abundant information「豊富な情報」が適切
　　[35] insist on ～「～を求める」
　　[36]「驚く」は be surprised なので、②か④。②だと事実になるので、仮定法の④が正解
　　[37] in spite of our best efforts「我々の最善の努力にもかかわらず」
2. [38] sound「妥当な」。valid「妥当な」
3. [39] check は命令文なので主語はない
4. [40]「～再検査をせざるを得なくなった」→「こんどは～」→「その後の研究は～」と展開する
5. この文章によれば、次のどの２つが真でないか？
　① 批判的思考とは判断と事実を分ける過程だ。
　② 多くの人々は巨大な体の動物の存在をいまだに信じていない。
　③ 我々は確立された観点と対立する証拠を無視する傾向にあると Kida は考える。
　④ 我々は常に、議論で他人が使う用語を、彼らが定義していることを確認すべきだ。
　⑤ テレビのプロデューサーは、より科学的であるという理由で、お化け物語よりも UFO の話を好む。
　⑥ 実験や正確な観察から引き出された結論が、それでもなお誤っていることはありうる。
6. この文章によれば、次のどのタイトルがこの文に最もふさわしいか？
　① 科学を学ぶことの利益

② 批判的思考と大学生
③ メディア vs 批判的思考
④ 批判的思考のための指針
⑤ あなたの意見を支持する事実の創り方
⑥ 事実と問題を区別する
〔全訳〕
　科学を学ぶことのひとつの利益は、それがより批判的に考えるようになる手助けをしてくれることだ。批判的思考(クリティカル・シンキング)は「酷評する」とか、断定的であるということではない。むしろ、それによって我々は、事実、論点、問題、そして情報を客観的に分析することができるようになる。

　究極的には、批判的思考は、信念(我々が真であると信じていること)と知識(調査によって十分裏付けられた事実)を我々が区別する手助けをする。言い換えると、批判的思考とは、単にテーマについて深く考えるだけではない。それは事実と、間違っているかもしれない判断とを区別する過程だ。それは、最も秩序だった種類の思考だ。批判的思考は、推論の誤りを探しつつ、事実と結論を注意深い分析に従属させる。ゆえに批判的思考技術は、多様な事実、論点、問題、そして情報の分析には不可欠である。

　批判的思考には、新聞を読むとき、ニュースを見るとき、スピーチを聞くとき、そして学校で新たな科目を習うときに有用な４つのルールがある。次に各々のルールの簡単な解説を挙げる。

　批判的思考の第１のルールは、情報をすべて集めることだ。人はしばしば、ごくわずかな情報に基づいて意見を表明する。我々は親の信念や友人の信念に基づく立場をとる。たとえ対立する情報に直面しても、我々はこれらの信念にしがみつく。例えば、膨大な量の科学研究にもかかわらず、多くの人はいまだに生物進化の妥当性を多くの人が疑っている。

　批判的思考は我々に、事実、それも多量の事実によって信じていることを確認するよう要求する。批判的に考えるために、我々は豊富な情報を信頼できる情報源から収集しなければならない。絶えず新たな事実を見張っていることで、あなたは見地の広いものの見方を身につけることが出来る。あなたは多くの人に共通するあの問題 ── 自分の無知をバランスの取れた物の見方だと勘違いすること ── を防ぐことが出来る。

　しかし、自分の観点を支持してくれる事実だけを受け入れるという、よくあるミスを犯してはならない。『あなたが考える全てを信じてはいけない』の著者である、マサチューセッツ大教授 Thomas Kida によれば、我々の多くは、確認戦略を採用する傾向にある。つまり、既に確立した観点を確認する情報を選択的に集め、対立する証拠は無視する。「我々の信念と一致する情報は容易に受け入れられる。そうでない情報は退けられるか無視される」と彼は言う。

　批判的思考の第２のルールは、全ての用語を明瞭に理解することだ。用語を理解し、他人もその用語を定義していることを議論中に確認することは、論点と議論を明

確にする手助けとなる。ギリシャ哲学者のソクラテス
は、用語の明確な定義を主張することによって、当時の
議論の多くを論破した。あなたが情報や論点を分析する
とき、あなたが用語を理解していることを常に確認しな
さい。また、他人も彼らの用語を定義していることを確
認しなさい。

　批判的思考の第3のルールは、事実が引き出される方
法を疑うことだ。科学においては、議論の的になるテー
マに関する多くの論争は、新たな情報を発見するために
使用される方法に関わる。あなたがすべき最初の質問
は、情報は注意深い実験から得られたのか、あるいは、
不正確な観察やウワサの結果なのか、である。人の意見
が、いかに頻繁に不正確な観察や他人が彼らに語ること
に基くかに、あなたは驚くだろう。我々の多くはデータ
よりも物語が好きだ。例えば、未確認飛行物体(UFO)
やお化けに関するテレビのドキュメンタリー番組の多く
は物語だけで構成される。プロデューサーは論じられる
現象が存在しないことを示唆する科学的データを無視す
る。

　健全な証拠に基づく意見は驚くほど少ない。あなたが
人の立場や発言を分析するとき、彼または彼女の結論
が、実験や注意深く正確な観察から得られた事実に基づ
いているかどうかをしっかり確認しなさい。彼らの発言
を裏付ける手持ちのデータを要求しなさい。

　批判的思考の第4のルールは、事実から引き出される
結論を疑うことだ。驚くべきことに、たとえ実験が正し
く行われても、その結果から引き出された結論が正しい
という保証は何もない。どうしてそんなことがあり得る
のか。その答えは、偏見、無知、そして過誤にあるのか
も知れない。偏見とは、結果の解釈を損なう個人的信念
のことを言う。無知とは十分な知識の欠如である。今度
はこれが、科学者を自分の結論についての誤解へと科学
者を導くのかも知れない。最期に、我々の最善の努力に
もかかわらず、誤りは実際に起こる。

　実験の結果を分析する際に2つの質問が尋ねられるべ
きだ。(1)事実は結論を裏付けているか？　そして、
(2)別の解釈がないか？　一例を考えよう。

　ある肺ガンの最初期の研究は、砂糖を大量に食べる人
が適度な量を食べる人に比べて、肺ガンの発症率が高い
ことを示した。研究者たちは肺ガンが砂糖を食べること
によって引き起こされると結論付けた。多くの人はこの
結論を信じ難いと思った。それで、再検査せざるを得な
くなった。今度は、肺ガン発症率が高いグループには、
高いパーセントで喫煙者が含まれていた。その後の研究
は、砂糖を食べることではなく、喫煙が原因であること
を示した。喫煙者は現により多く砂糖を食べるようだ
が、肺ガンを引き起こしているのは、砂糖を食べること
ではなく、喫煙である。

数　学

解答

28年度

❶

〔解答〕

(1)

ア	イ	ウ	エ	オ	カ
3	4	1	1	2	4

(2)

キ	ク	ケ	コ	サ
1	1	6	−	1

(3)

シ	ス	セ
7	1	6

(4)

ソ	タ	チ	ツ
1	7	9	6

〔出題者が求めたポイント〕

数学 I A・2 次不等式, 確率

a, b, c の値の範囲を絞り込み, 各問の条件に適合する値を求める。

〔解法のプロセス〕

(1) 題意より $(a, c) = (4, 0), (3, 1), (2, 2), (1, 3),$
$(0, 4)\cdots$Ⓐ　かつ　$b = 1, 2, 3, 4, 5, 6\cdots$Ⓑ

$-1 \leqq x \leqq -\dfrac{1}{3}$ を解とする 2 次不等式の 1 つは

$(x+1)\left(x+\dfrac{1}{3}\right) \leqq 0$ とおける。

よって, $x^2 + \dfrac{4}{3}x + \dfrac{1}{3} \leqq 0$ より　$3x^2 + 4x + 1 \leqq 0$

①と係数を比較して $a = 3$, $b = 4$, $c = 1$ (Ⓐ, Ⓑを満たす)…(答)

これは, 硬貨の表が 3 枚, 裏が 1 枚出て, サイコロの目が 4 ということだから, 求める確率は

$$_4C_3\left(\dfrac{1}{2}\right)^3 \cdot \left(\dfrac{1}{2}\right) \times \dfrac{1}{6} = \dfrac{1}{24} \quad \cdots(答)$$

(2) i) $a = 0$ の時, $c = 4$ だから, ①の解は $x \leqq -\dfrac{4}{b}$ となり不適。

ii) $a \neq 0$ の時, ①の左辺を $f(x)$ とおくと,

$$f(x) = ax^2 + bx + c = a\left(x + \dfrac{b}{2a}\right)^2 - \dfrac{b^2}{4a} + c$$

①の解が $x = k$ となる時, $a > 0$ だから $f(x)$ の頂点は $(k, 0)$ となる。

よって, $k = -\dfrac{b}{2a}$, $-\dfrac{b^2}{4a} + c = 0$

Ⓐ, Ⓑの中でこれらを満たすのは
$(a, b, c) = (2, 4, 2)$ だから $k = -1$ …(答)

求める確率は, (1)と同様に考えて,

$$_4C_2 \cdot \left(\dfrac{1}{2}\right)^2 \cdot \left(\dfrac{1}{2}\right)^2 \times \dfrac{1}{6} = \dfrac{1}{16} \quad \cdots(答)$$

(3) i) $a = 0$ の時, $c = 4$ だから, ①の解は $x \leqq -\dfrac{4}{b}$ となり不適

ii) $a \neq 0$ の時, $f(x)$ の頂点の y 座標 > 0 ならば①は解をもたない。

よって, $-\dfrac{b^2}{4a} + c > 0$ より　$b^2 < 4ac$

Ⓐ, Ⓑの中でこれらを満たすのは,

$(a, b, c) = (3, 1, 1), (3, 2, 1), (3, 3, 1),$
$(2, 1, 2), (2, 2, 2), (2, 3, 2),$
$(1, 1, 3), (1, 2, 3), (1, 3, 3)$

求める確率は,

$$\left\{_4C_3\left(\dfrac{1}{2}\right)^3\left(\dfrac{1}{2}\right) + _4C_2\left(\dfrac{1}{2}\right)^2\left(\dfrac{1}{2}\right)^2\right.$$
$$\left. + _4C_1\left(\dfrac{1}{2}\right)\left(\dfrac{1}{2}\right)^3\right\} \times \dfrac{3}{6} = \dfrac{7}{16} \quad \cdots(答)$$

(4) ①の解が $x = -3$ を含む時, $f(-3) = 9a - 3b + c \leqq 0$
Ⓐ, Ⓑの中でこれを満たすのは,
$(a, b, c) = (0, 2, 4), (0, 3, 4), (0, 4, 4),$
$(0, 5, 4), (0, 6, 4), (1, 4, 3),$
$(1, 5, 3), (1, 6, 3)$

求める確率は,

$$_4C_0\left(\dfrac{1}{2}\right)^0\left(\dfrac{1}{2}\right)^4 \times \dfrac{5}{6} + _4C_1\left(\dfrac{1}{2}\right)\left(\dfrac{1}{2}\right)^3 \times \dfrac{3}{6} = \dfrac{17}{96}$$
$$\cdots(答)$$

❷

〔解答〕

テ	ト	ナ	ニ	ヌ	ネ	ノ	ハ	ヒ	フ	ヘ	ホ	マ	ミ	ム
3	1	0	7	5	2	2	4	2	5	①	⑩	3	1	1

メ	モ	ヤ	ユ
7	3	1	7

〔出題者が求めたポイント〕

数学 I, II・余弦定理, 加法定理, 外分点

図をしっかりと描いて, 余弦定理, 加法定理を用いる。

〔解法のプロセス〕

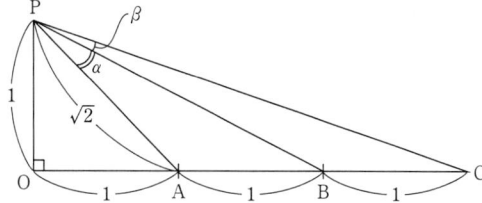

$PO = OA = AB = BC = 1$ より $BP = \sqrt{5}$, $CP = \sqrt{10}$ だから, △APB, △BPC で余弦定理を用いると,

$$\cos\alpha = \dfrac{(\sqrt{5})^2 + (\sqrt{2})^2 - 1^2}{2 \cdot \sqrt{5} \cdot \sqrt{2}} = \dfrac{3}{\sqrt{10}} \quad \cdots(答)$$

$$\cos\beta = \dfrac{(\sqrt{5})^2 + (\sqrt{10})^2 - 1^2}{2 \cdot \sqrt{5} \cdot \sqrt{10}} = \dfrac{7}{5\sqrt{2}} \quad \cdots(答)$$

$$\cos 2\beta = 2\cos^2\beta - 1 = \dfrac{24}{25} \quad \cdots(答)$$

$$\cos 2\beta - \cos\alpha = \dfrac{24}{25} - \dfrac{3}{\sqrt{10}} = \dfrac{48}{50} - \dfrac{15\sqrt{10}}{50}$$
$$= \dfrac{3(16 - 5\sqrt{10})}{50}$$

ここで $16 = \sqrt{256}$ だから $16 - 5\sqrt{10} > 0$ より,

$\cos 2\beta - \cos\alpha > 0$

よって，$\cos\alpha < \cos 2\beta$ …（答）

$0 < x < \pi$ の時，$y = \cos x$ は単調減少するから

$\alpha > 2\beta$ …（答）

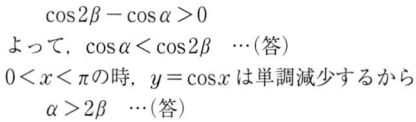

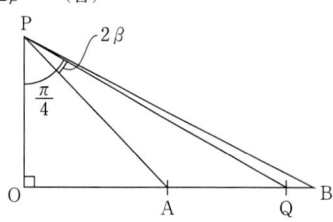

$\tan\left(\dfrac{\pi}{4} + 2\beta\right) = \dfrac{\tan\dfrac{\pi}{4} + \tan 2\beta}{1 - \tan\dfrac{\pi}{4}\tan 2\beta}$

$\cos 2\beta = \dfrac{24}{25}$ より $0 < 2\beta < \dfrac{\pi}{2}$ だから $\tan 2\beta > 0$

$1 + \tan^2 2\beta = \dfrac{1}{\cos^2 2\beta}$ より $\tan 2\beta = \dfrac{7}{24}$

よって，$\tan\left(\dfrac{\pi}{4} + 2\beta\right) = \dfrac{1 + \dfrac{7}{24}}{1 - 1\cdot\dfrac{7}{24}} = \dfrac{31}{17}$ …（答）

$\tan\left(\dfrac{\pi}{4} + 2\beta\right) = \dfrac{OQ}{OP}$ だから $OQ = \dfrac{31}{17}$

$QB = OB - OQ = 2 - \dfrac{31}{17} = \dfrac{3}{17}$ …（答）

❸

〔解答〕

ヨ	ラ	リ	ル	レ	ロ	ワ
1	3	1	3	3	1	2

〔出題者が求めたポイント〕

数学B，Ⅲ・数列，微分法，極限

$A_n(a_n,\ 0)$，$A_{n+1}(a_{n+1},\ 0)$，$B_n(a_n,\ 2e^{-3a_n})$ とおいて接線の方程式を求めれば，a_{n+1} と a_n の関係式が出てくる。そして $\triangle A_n B_n A_{n+1}$ の面積を求めて極限へとつなげていく。

〔解法のプロセス〕

$A_n(a_n,\ 0)$ とおくと $B_n(a_n,\ 2e^{-3a_n})$ となるから，

$y' = -6e^{-3x}$ より B における接線の方程式は

$y = -6e^{-3a_n}x + 6e^{-3a_n}\cdot a_n + 2e^{-3a_n}$ となる。接線と x 軸の交点が A_{n+1} だから，

$0 = -6e^{-3a_n}x + 6e^{-3a_n}\cdot a_n + 2e^{-3a_n}$ より $x = a_n + \dfrac{1}{3}$

ここで $A_{n+1}(a_{n+1},\ 0)$ だから $a_{n+1} = a_n + \dfrac{1}{3}$ より

$a_{n+1} - a_n = \dfrac{1}{3}$…（答）

$\{a_n\}$ の初項は 0 だから

$a_n = 0 + (n-1)\cdot\dfrac{1}{3} = \dfrac{n-1}{3}$ …（答）

$\triangle A_n B_n A_{n+1} = \dfrac{1}{2}\cdot\dfrac{1}{3}\cdot 2e^{-3a_n} = \dfrac{1}{3}e^{-3a_n}$

$= \dfrac{1}{3}e^{-(n-1)}$

よって，$S_n = \displaystyle\sum_{k=1}^{n}\dfrac{1}{3}e^{-(k-1)} = \dfrac{\dfrac{1}{3}\left(1 - \dfrac{1}{e^n}\right)}{1 - \dfrac{1}{e}}$ だから

$\displaystyle\lim_{n\to\infty}S_n = \dfrac{\dfrac{1}{3}}{1 - \dfrac{1}{e}} = \dfrac{e}{3(e-1)}$ …（答）

また $T_n = \displaystyle\int_{0}^{a_{n+1}}2e^{-3x}dx = \int_{0}^{\frac{n}{3}}2e^{-3x}dx = \dfrac{2}{3}(1 - e^{-n})$

よって，$\dfrac{T_n}{S_n} = \dfrac{\dfrac{2}{3}(1 - e^{-n})}{\dfrac{1}{3}\left(1 - \dfrac{1}{e^n}\right)} = 2\left(1 - \dfrac{1}{e}\right)$…（答）

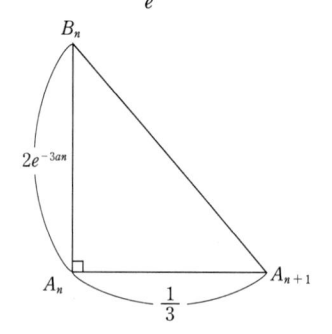

❹

〔解答〕

ヲ	あ	い	う	え	お	か	き	く	け	こ	さ	し
4	3	5	2	5	4	3	2	5	4	2	5	6

〔出題者が求めたポイント〕

数学Ⅲ・2次曲線，積分法

体積は円錐$-C_1$の回転体で求める。

〔解法のプロセス〕

$y^2 + 2x - 6y = 0$ より $(y-3)^2 = -2x + 9$ だから

$(y-3)^2 = 4\cdot\left(-\dfrac{1}{2}\right)\left(x - \dfrac{9}{2}\right)$

焦点は $\left(-\dfrac{1}{2} + \dfrac{9}{2},\ 3\right) = (4,\ 3)$ …（答）

$y = \sqrt{10x}$ より $y^2 = 10x$ だから，$10x + 2x - 6\sqrt{10x} = 0$

ゆえに，$2x = \sqrt{10x}$ だから $4x^2 = 10x$ より $x = 0,\ \dfrac{5}{2}$

よって，C_1 と C_2 の交点は $(0,\ 0)$ と $\left(\dfrac{5}{2},\ 5\right)$ …（答）

また，P，Qの式は

$y = \dfrac{3-5}{4 - \dfrac{5}{2}}(x-4) + 3$

$$= -\frac{4}{3}(x-4) + 3$$

$$= -\frac{4}{3}x + \frac{25}{3} \ \text{より}$$

$$4x + 3y = 25 = 0$$

$$\triangle\text{OPQ} = \frac{1}{2}\left|4 \times 5 - 3 \times \frac{5}{2}\right| = \frac{25}{4} \quad \cdots(\text{答})$$

求める体積を V とすると

$$V = (\triangle\text{OQR の } y \text{ 軸回転体}) - (斜線部の } y \text{ 軸回転体})$$

$$= \frac{5}{2} \times \frac{5}{2} \times \pi \times 5 \times \frac{1}{3} - \int_0^5 \pi x^2 dy$$

$$y = \sqrt{10x} \ \text{より} \ y^2 = 10x \ \text{だから} \ y^4 = 100x^2$$

よって, $V = \dfrac{125}{12}\pi - \displaystyle\int_0^5 \pi \dfrac{1}{100} y^4 dy = \dfrac{25}{6}\pi \quad \cdots(\text{答})$

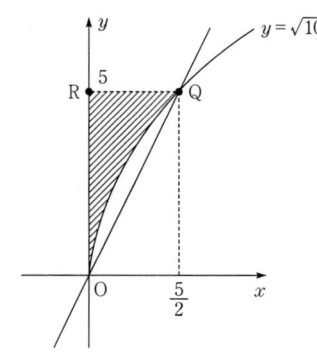

物　理

解答

28年度

❶

〔解答〕

(1)　□1 1　□2 2
(2)　□3 2　□4 5
(3)　□5 1　□6 2
(4)　□7 2　□8 1　□9 7

〔出題者が求めたポイント〕

原子核，うなり，気体の状態変化，薄膜の干渉

〔解答のプロセス〕

(1)　トリチウム ${}^3_1\mathrm{H}$ は，1 個の陽子と 2 個の中性子から成る。　…□1, □2(答)

(2)　うなりが 20 秒に 1 回のとき，2 つの音叉の振動数は $\frac{1}{20}=0.05$ [Hz] 異なる。振動数がわずかに高い音叉と同時に鳴らすとうなりが減少したことから，音叉 A の振動数 f_A は

$$f_A = 440.75 + 0.05 = 440.80 \text{ [Hz]}$$

したがって，440.76 Hz の音叉と同時に鳴らしたときの 1 秒当たりのうなりの回数 Δf は

$$\Delta f = 440.80 - 440.76 = 0.04 \text{ [Hz]}$$

よって，うなりの周期 T は

$$T = \frac{1}{\Delta f} = 25 \text{ [s]} \quad \cdots \text{□3 □4(答)}$$

(3)　圧力と体積が一定であるから，空気の物質量 n [mol] と温度 T [K] の間には，$nT=$ 一定 の関係がある。したがって，温度を $T_1 = 284$ [K] から $T_2 = 355$ [K] に上昇させる前後での物質量を n_1 [mol]，n_2 [mol] とすると

$$n_1 T_1 = n_2 T_2 \quad \therefore \quad \frac{n_2}{n_1} = \frac{T_1}{T_2} = \frac{284}{355} = \frac{4}{5}$$

したがって，逃げた空気の質量 Δm [g] は

$$\Delta m = 60 - 60 \times \frac{4}{5} = 12 \text{ [g]} \quad \cdots \text{□5 □6(答)}$$

(4)　薄膜の厚さを d，屈折率を n とおくと，膜の上面と下面で反射する光の光路長（光学的距離）の差は $2nd$ とかける。膜の上面と下面で反射する光の位相はともに π ずれるから，反射光が強めあう条件は，光の波長を λ として

$$2nd = m\lambda \quad (m = 1, 2, 3, \cdots)$$

膜の最小の厚さ $d_{\min}$ は，$m = 1$ として

$$d_{\min} = \frac{\lambda}{2n} = \frac{6.3 \times 10^{-7}}{2 \times 1.5}$$
$$= 2.1 \times 10^{-7} \text{ [m]} \quad \cdots \text{□7〜□9(答)}$$

❷

〔解答〕

(1)　□10 ③　　□11 ②
　　　□12 ＋　　□13 ③　　□14 ③
　　　□15 －　　□16 ④　　□17 ②

(2)　□18 ②　　□19 ⑨
(3)　□20 ④　　□21 ③　　□22 ⑦
(4)　□23 ②

〔出題者が求めたポイント〕

物体が滑らない条件・倒れない条件，力のモーメント

〔解答のプロセス〕

(1)　力のつり合いの式より
（斜面方向）
$$mg\sin\theta - f = 0$$
（垂直方向）
$$N - mg\cos\theta = 0$$
$$\therefore \quad f = mg\sin\theta \quad \cdots \text{□10(答)}$$
$$N = mg\cos\theta \quad \cdots \text{□11(答)}$$

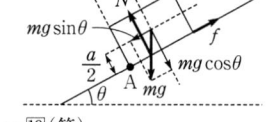

点 A のまわりの重力の斜面方向成分のモーメントは

$$M_f = +\frac{a}{2} \times mg\sin\theta \quad \cdots \text{□12〜□14(答)}$$

点 A のまわりの重力の斜面に垂直な方向の成分のモーメントは

$$M_N = -\frac{b}{2} \times mg\cos\theta \quad \cdots \text{□15〜□17(答)}$$

(注)　問題文には M_f，M_N がどの力のモーメントを指すか書かれていないが，設問の状況から重力のモーメントとして答えた。本来は，これらに加えて垂直抗力のモーメントが存在する。

(2)　直方体が倒れないためには，点 A のまわりの重力のモーメントが 0 以下であればよい。すなわち，

$$M_f + M_N \leq 0$$
$$\therefore \quad \frac{a}{2} \cdot mg\sin\theta - \frac{b}{2} \cdot mg\cos\theta \leq 0$$
$$\therefore \quad \tan\theta \leq \frac{b}{a} \quad \cdots \text{□18(答)}$$

また，直方体が滑り始めない条件は，静止摩擦力 f が最大摩擦力 $f_{\max} = \mu_0 N$ を超えないことだから

$$mg\sin\theta \leq \mu_0 mg\cos\theta$$
$$\therefore \quad \tan\theta \leq \mu_0 \quad \cdots \text{□19(答)}$$

(3)　AB の距離を x とすると，点 A のまわりの力のモーメントのつり合いより

$$\frac{a}{2} \cdot mg\sin\theta + x \cdot N - \frac{b}{2} \cdot mg\cos\theta = 0$$
$$x \cdot mg\cos\theta = \frac{b}{2} \cdot mg\cos\theta - \frac{a}{2} \cdot mg\sin\theta$$
$$\therefore \quad x = \frac{b}{2} - \frac{a}{2} \times \tan\theta \quad \cdots \text{□20〜□22(答)}$$

(4)　動摩擦係数は静止摩擦係数より小さいから，直方体に働く動摩擦力は重力の斜面成分よりも小さくなる。よって，斜面下向きの加速度が生じるため，直方体は等加速度運動を行う。　…(答)

3

〔解答〕

(1) 24 3

(2) 25 1　26 6　27 6

(3) 28 9　29 2　30 1

(4) 31 2　32 8　33 1　34 7

(5) 35 ②　36 ⑤　37 ⑥　38 ⑨

(6) 39 2　40 1

〔出題者が求めたポイント〕

交流回路，抵抗，コンデンサー，コイルを含む回路

〔解答のプロセス〕

(1) 電源電圧および電流の実効値をそれぞれ V_e，I_e，電球および抵抗の抵抗値を R，r とおくと

$$V_e=(R+r)I_e \qquad \therefore\ I_e=\frac{V_e}{R+r}$$

よって，電流の最大値 I_0 は

$$I_0=\sqrt{2}\,I_e=\frac{\sqrt{2}\,V_e}{R+r}=\frac{1.41\times100}{28+19}$$
$$=3\,[\mathrm{A}]\quad\cdots 24(答)$$

(2) 回路に流れる電流を $i(t)=I_0\sin\omega t$ とおくと，電球の電圧 $v_R(t)$ およびコンデンサーの電圧 $v_C(t)$ は

$$v_R(t)=RI_0\sin\omega t$$
$$v_C(t)=\frac{1}{\omega C}\cdot I_0\sin\left(\omega t-\frac{\pi}{2}\right)=-\frac{I_0}{\omega C}\cos\omega t$$

よって，このとき電源電圧 $v(t)$ は

$$v(t)=v_R(t)+v_C(t)=RI_0\sin\omega t-\frac{I_0}{\omega C}\cos\omega t$$
$$=\sqrt{R^2+\left(\frac{1}{\omega C}\right)^2}I_0\sin(\omega t+\phi)$$

とかける。ここで，ϕ は位相のずれを表す。したがって，回路のインピーダンス Z は

$$Z=\sqrt{R^2+\left(\frac{1}{\omega C}\right)^2}$$

一方，電源電圧の実効値が $V_e=100$ [V]，電流の実効値が $I_e=1$ [A]であるから

$$Z=\frac{V_e}{I_e}=100 \qquad \therefore\ \sqrt{R^2+\left(\frac{1}{\omega C}\right)^2}=100$$
$$\therefore\ \left(\frac{1}{\omega C}\right)^2=100^2-28^2=9216=96^2$$
$$\therefore\ \omega=\frac{1}{96C}=\frac{1}{96\times1.0\times10^{-4}}$$

したがって，周波数 f は

$$f=\frac{\omega}{2\pi}=\frac{1}{2\times3.14\times96\times10^{-4}}$$
$$=16.58\cdots\fallingdotseq16.6\,[\mathrm{Hz}]\quad\cdots 25〜27(答)$$

(3) 回路に流れる電流を $i(t)=I_0\sin\omega t$ とおくとき，コイルの電圧 $v_L(t)$ は

$$v_L(t)=\omega L\cdot I_0\sin\left(\omega t+\frac{\pi}{2}\right)=\omega LI_0\cos\omega t$$

よって，電源電圧 $v(t)$ は位相のずれを ϕ として

$$v(t)=v_R(t)+v_L(t)=RI_0\sin\omega t+\omega LI_0\cos\omega t$$
$$=\sqrt{R^2+(\omega L)^2}I_0\sin(\omega t+\phi)$$

とかけ，回路のインピーダンス Z は

$$Z=\sqrt{R^2+(\omega L)^2}$$

となる。電源電圧の実効値が $V_e=100$ [V]，電流の実効値が $I_e=1$ [A]のとき，(2)と同様に

$$\sqrt{R^2+(\omega L)^2}=100$$
$$(\omega L)^2=100^2-28^2=9216=96^2$$
$$\therefore\ L=\frac{96}{\omega}=96^2C=9.216\times10^{-1}$$
$$\fallingdotseq9.2\times10^{-1}\,[\mathrm{H}]\quad\cdots 28〜30(答)$$

(4) 回路に流れる電流を $i(t)=I_0\sin\omega t$ とおくとき，電源電圧 $v(t)$ は位相のずれを ϕ として

$$v(t)=v_R(t)+v_C(t)+v_L(t)$$
$$=RI_0\sin\omega t+\left(\omega L-\frac{1}{\omega C}\right)I_0\cos\omega t$$
$$=\sqrt{R^2+\left(\omega L-\frac{1}{\omega C}\right)^2}I_0\sin(\omega t+\phi)$$

とかける。したがって，回路のインピーダンス Z は

$$Z=\sqrt{R^2+\left(\omega L-\frac{1}{\omega C}\right)^2}$$

インピーダンスが最小となるのは $\omega L-\dfrac{1}{\omega C}=0$ のときで，最小値 Z_{min} は

$$Z_{min}=R=28\,[\Omega]\quad\cdots 31\ 32(答)$$

また，このとき角周波数 $\omega_0=\dfrac{1}{\sqrt{LC}}=\dfrac{1}{96C}$ より，周波数 f_0 は

$$f_0=\frac{\omega_0}{2\pi}=\frac{1}{2\pi\times96C}$$
$$=16.58\cdots\fallingdotseq17\,[\mathrm{Hz}]\quad\cdots 33\ 34(答)$$

(5) 電球の明るさは，電球の消費電力で決まる。したがって，回路に流れる電流が大きいほど明るく光る。

(a) 抵抗の値は周波数によらないから，回路に流れる電流の実効値は周波数を変化させても変わらない。よって，電球の明るさも周波数によらず一定となる。

(b) (2)における Z の式より，角周波数 ω が大きくなるにつれて回路のインピーダンス Z は小さくなり，回路に流れる電流が増加する。よって，電球の明るさは周波数が大きいほど明るくなる。

(c) (3)における Z の式より，角周波数 ω が大きくなるにつれて回路のインピーダンス Z も大きくなり，回路に流れる電流が減少する。よって，電球の明るさは周波数が小さいほど明るい。

(d) (4)における Z の式より，角周波数 $\omega_0=\dfrac{1}{\sqrt{LC}}$ のときに回路のインピーダンス Z は最小となり，回路を流れる電流が最大となる。よって，電球の明るさも(4)の周波数 f_0 で最も明るいピークを示す。

(6) 抵抗，コイル，コンデンサーの両端の電圧を $V_0\sin\omega t$ とすると，それぞれに流れる電流 $i_r(t)$，$i_L(t)$，$i_C(t)$ は

$$i_r(t)=\frac{V_0}{r}\sin\omega t$$

$$i_L(t) = \frac{V_0}{\omega L}\sin\left(\omega t - \frac{\pi}{2}\right) = -\frac{V_0}{\omega L}\cos\omega t$$

$$i_C(t) = \omega C V_0 \sin\left(\omega t + \frac{\pi}{2}\right) = \omega C V_0 \cos\omega t$$

よって，回路に流れる電流 $i(t)$ は

$$i(t) = i_r(t) + i_L(t) + i_C(t)$$

$$= \frac{V_0}{r}\sin\omega t + \left(\omega C - \frac{1}{\omega L}\right)V_0\cos\omega t$$

したがって，$\omega C - \dfrac{1}{\omega L} = 0$ のとき電流が最小となり，

電球は最も暗くなる。このとき，電流の実効値は

$$I_e = \frac{V_e}{R+r} = \frac{100}{28+19} = 2.12\cdots$$

$$\fallingdotseq 2.1\,[\text{A}]\quad\cdots\boxed{39}.\ \boxed{40}(答)$$

$$= \frac{(6.6\times10^{-34})^2}{2\times9.1\times10^{-31}\times(6.6\times10^{-10})^2}$$

$$\fallingdotseq 5.5\times10^{-19}\,[\text{J}]\quad\cdots\boxed{55}\sim\boxed{58}(答)$$

■4

〔解答〕

	$\boxed{41}$ ⑨	$\boxed{42}$ ③	$\boxed{43}$ ⑧
(1)	$\boxed{44}$ ③	$\boxed{45}$ ⑧	$\boxed{46}$ ① $\quad\boxed{47}$ ④
	$\boxed{48}$ ⑧	$\boxed{49}$ ②	$\boxed{50}$ ⑤
(2)	$\boxed{51}$ ⑨	$\boxed{52}$ ①	
(3)	$\boxed{53}$ ⑧	$\boxed{54}$ ③	
(4)	$\boxed{55}$ 5	$\boxed{56}$ 5	$\boxed{57}$ 1 $\quad\boxed{58}$ 9

〔出題者が求めたポイント〕

コンプトン効果，物質波

〔解答のプロセス〕

振動数 ν_0 の光は，エネルギー $E = h\nu_0$，運動量 $p = \dfrac{E}{c} = \dfrac{h\nu_0}{c}$ の粒子としてふるまう。光の粒子性を示すものとして代表的な現象が，光電効果とコンプトン効果である。　$\cdots\boxed{41}\sim\boxed{43}$(答)

(1) エネルギー保存則の式は

$$h\nu_0 = h\nu_1 + \frac{1}{2}mv^2 \quad\cdots\boxed{44}(答)$$

x 方向の運動量保存則の式は

$$\frac{h\nu_0}{c} = \frac{h\nu_1}{c}\times\cos\theta + mv\times\cos\phi \quad\cdots\boxed{45}\sim\boxed{47}(答)$$

y 方向の運動量保存則の式は

$$0 = \frac{h\nu_1}{c}\times\sin\theta - mv\times\sin\phi \quad\cdots\boxed{48}\sim\boxed{50}(答)$$

(2) ④式より ν_1 は $\cos\theta = -1$ のとき最小，$\cos\theta = 1$ のとき $\nu_1 = \nu_0$ となり最大となる。したがって，$\theta = 180°$ で最小，$\theta = 0°$ で最大となる。　$\cdots\boxed{51}.\ \boxed{52}(答)$

(3) ド・ブロイは，運動量 p の粒子は波長 $\lambda = \dfrac{h}{p}$ の波動としてふるまうと考えた。　$\cdots\boxed{53},\ \boxed{54}(答)$

波長 λ の電子波の運動量は $p = \dfrac{h}{\lambda}$ であるから，運動エネルギー E は

$$E = \frac{p^2}{2m} = \frac{h^2}{2m\lambda^2}$$

化　学

解答 　　　　28年度

I

〔解答〕

1	2	3	4	5	6	7	8	9	10	11	12	13
④	⑤	④	②	③	④	⑦	①	⑤	⑩	⑤	⑨	⑩

14	15	16	17	18	19	20	21	22	23	24	25	26	27
⑤	①	④	−	①	③	⑤	④	④	⑤	④	⑥	④	②

28	29	30	31	32			33	34	35	36	37	38	39
①	⑥	⑤	⑥	⑥			①	③	④	⑥	⑤	②	⑥

40	41	42	43	44	45	46	47	48	49	50	51	52
⑧	①	③	⑤	⑥	④	⑧	③	①	①	①	⑦	④

53	54	55	56	57	58
⑩	⑨	①	①	①	③

〔出題者が求めたポイント〕

アンモニウムイオンの構造，気体の発生，分離と精製，ルシャトリエの原理，電気分解溶解度，ヘンリーの法則，緩衝液，金属の反応，$C_5H_{12}O$ の異性体，アミノ酸

〔解答のプロセス〕

(1)
- a) (正) H は電子 1 個あり，N は電子 7 個ある。また，NH_4^+ は一価の陽イオンなので電子を 1 個失っている。よって，合計の電子は 4＋7−1＝10（個）
- b) (誤) アンモニア分子には結合に関与していない非共有電子対が 1 組あるので，空の軌道を持つ H^+ に電子対を提供できる。こうしてできるのがアンモニウムイオン NH_4^+ でありその構造はメタンと同じ正四面体形をしている。
- c) (誤) NH_4^+ 中の 4 つの N–H 結合は，それぞれ全く同じ性質を示し，どれが配位結合によって，できた結合なのかを区別することはできない。

(2)
- a) 還元される ⟶ 酸化数減少
  ⑤ $MnO_2 + 4HCl \longrightarrow$
  　　$MnCl_2 + Cl_2 + 2H_2O$（Mn： ＋4 ⟶ ＋2）
- b) 塩化水素の検出反応
  ④ $NaCl + H_2SO_4 \longrightarrow NaHSO_4 + HCl$
- c) 硫化水素（還元剤）とヨウ素（酸化剤）の酸化還元反応である。
  ヨウ素溶液に硫化水素を通ずると，ヨウ素と硫化水素の直接反応，すなわち，次の反応が起こる。
  　　$I_2 + H_2S \longrightarrow S + 2HI$
  ② $FeS + H_2SO_4 \longrightarrow FeSO_4 + H_2S$

(3)
- a) 分留とは，沸点の異なる液体どうしの混合物を沸点の違いを利用して，蒸発しやすい物質から気体にしてとりだしていく操作。液体窒素の沸点は約 −196℃，液体酸素の沸点は約 −183℃ であるので，分留によりまず窒素が得られ，次に酸素が得られる。
- b) 再結晶とは，溶解度の差を利用して，物質の分離や精製を行う操作。水溶液を冷却すると，溶けき

れなくなった硝酸カリウムは析出してくるが，塩化ナトリウムは飽和に達っしないので析出しない。
- c) クロマトグラフィーとは，ろ紙，シリカゲルなどの吸着剤の表面に試料を吸着させ，適当な有機溶媒を流すと，各物質は吸着剤の中を移動し，その移動速度の違いを利用して分離する操作。一般にアミノ酸の移動距離は，水に溶けにくく，有機溶媒に溶けやすいものほど大きくなる。

(4) 可逆反応が平衡状態にあるとき，条件(濃度，温度，圧力)を変化させると，その影響を打ち消す方向に平衡が移動する(ルシャトリエの原理)。
- ① 圧力が下がるので，気体の分子数が増加する左方向へ。
- ② 発熱方向の右方向へ。
- ③ 両辺で気体の分子数が同じなので，移動しない。
- ④ 吸熱方向の右方向へ。また，体積一定で温度を上げているので，圧力が上昇する。しかし，両辺で気体の分子数が同じなので圧力の変化による平衡移動はおこらない。
- ⑤ アルゴンの分圧だけ，反応に関係ある分子の分圧は減少する。すなわち，減圧したことと同じ結果となり，気体の分子数が増加する左方向へ。
- ⑥ 体積が一定なので，アルゴンを加えると全圧は増加するが，反応に関係のある分子の分圧は変化しない。

(5) 電気量(C)＝電流(A)×時間(秒) より流れた電気量は，
　　$2.5 \times (12 \times 60 + 52) = 1930$C
流れている電子 e^- の物質量は，
$$\frac{1930}{9.65 \times 10^4} = 2.0 \times 10^{-2}\,\text{mol}$$
陽極 $Ni \longrightarrow Ni^{2+} + 2e^-$ より，溶解したニッケルの質量は，
$$2.0 \times 10^{-2} \times \frac{1}{2} \times 59 = 0.59\,(\text{g}) \cdots 答$$

(6) 式量 $CuSO_4 \cdot 5H_2O = 250$　$CuSO_4 = 160$
求める $CuSO_4 \cdot 5H_2O$ の質量を x (g) とすると，飽和溶液での溶液量と溶質量の比より，
$$\frac{溶質量}{溶液量} = \frac{40}{140} = \frac{10 + \frac{160}{250}x}{110 + x}$$
よって，$x = 60.48 \fallingdotseq 60.5$ (g)

(7) ヘンリーの法則とは，温度が一定であれば，気体の水への溶解度(質量，物質量)は，水に接しているその気体の圧力(分圧)に比例する。
混合気体では，体積比＝物質量比＝分圧比なので，酸素の分圧は
$$1.0 \times 10^5 \times \frac{1}{5} = 0.2 \times 10^5\,(\text{Pa})$$
ヘンリーの法則より，

$$\frac{0.049 \times 10^{-3}}{22.4} \times \frac{0.02 \times 10^5}{1.0 \times 10^5} \times 10 \times 10^3 \times 32$$

$$= 0.14 \text{ (g)}$$

$$\therefore 1.4 \times 10^{-1} \text{ (g)}$$

(8)(i), (ii) 水溶液には，CH_3COOH と CH_3COO^- が存在するので，少量の酸(H^+)を加えると，
$CH_3COO^- + H^+ \rightleftharpoons CH_3COOH$ となり，H^+ の濃度はほとんど増加しない。

また，少量の塩基(OH^-)を加えると，
$CH_3COOH + OH^- \rightleftharpoons CH_3COO^- + H_2O$ となり，OH^- の濃度はほとんど増加しない。

このような溶液を緩衝液という。

(iii) $CH_3COOH \rightleftharpoons CH_3COO^- + H^+$

$K_a = \dfrac{[CH_3COO^-][H^+]}{[CH_3COOH]}$ より

$2.7 \times 10^{-5} = \dfrac{0.10 \times [H^+]}{0.10}$

$[H^+] = 2.7 \times 10^{-5}$ (mol/L)

$pH = -\log(2.7 \times 10^{-5}) = 6 - 3\log 3 = 4.56 \fallingdotseq 4.6$

(9)(i) a) F のみ赤褐色より，F は銅である。

b) D は熱水に溶けて水素を発生することから，D はマグネシウムである。

c) A は希塩酸と反応して溶けた溶液は淡緑色なので，A は鉄とわかる。(鉄(II)イオンの色は淡緑色)

また，E と F(銅)は希塩酸と反応しないので，E は銀とわかる。

d) A(鉄)と B は希硝酸には溶けるが，濃硝酸には溶けない(不動態)。B はアルミニウムである。

e) B(アルミニウム)と C は塩基と反応するので両性元素とわかる。C は亜鉛とわかる。

(ii) 水酸化物の沈殿に過剰のアンモニア水を加えて溶解するのは，C(亜鉛)E(銀)F(銅)である。

(10)(i) $C_5H_{12}O$ の構造異性体でアルコール(8種類)以外に，エーテルが6種類ある。

① C-C-C-C-O-C ② C-C-C-O-C-C

③ C-C-C-O-C（C分岐） ④ C-C-C-O-C（C分岐）

⑤ C-C-O-C-C（C分岐） ⑥ C-C-O-C（C分岐）

(ii) G：不斉炭素をもつのは，②，⑥，⑧であり，それらを酸化すると②，⑥はケトンになり不斉炭素をもたないが，⑧はアルデヒドになっても不斉炭素をもつ。よって，G は⑧とわかる。

A：酸化するとケトンが生成することから，第二級アルコールとわかる。また，不斉炭素をもたないので，A は⑤とわかる。

B：酸化しないので，第三級アルコールとわかる。よって，B は③である。

E：A と E を脱水して生じたアルケンは，同一なものであるので，E は②である。

F：不斉炭素をもつのは，E，F，G で②，⑥，⑧のいずれかである。E，G は②，⑧とわかっているので，残りの F は⑥である。

D：脱水しないので，D は④である。

H：A と H を脱水して水素付加すると同一化合物(ペンタン)が生成するので，H は①とわかる。

C：残りの⑦とわかる。

(iii) ニクロム酸カリウムと A($C_5H_{11}OH$)の反応は次のようになる。

$Cr_2O_7^{2-} + 6e^- + 14H^+ \longrightarrow 2Cr^{3+} + 7H_2O$

$C_5H_{11}OH \longrightarrow C_4H_9CHO + 2H^+ + 2e^-$

e^- の数より，ニクロム酸カリウム 1 mol は A($C_5H_{11}OH$)3 mol を酸化できる。

(iv) この反応は，ヨードホルム反応である。ヨードホルム反応を示す構造は CH_3-CH-R または，$\underset{\underset{OH}{|}}{}$

$CH_3-\underset{\underset{O}{\|}}{C}-R$ をもっている。

(ただし，R は H か C が直接結合している)

よって，ヨードホルム反応をする化合物は E と F である。

(11)(i) 実験1：キサントプロテイン反応である。キサントプロテイン反応はアミノ酸，タンパク質中のベンゼン環と反応(ニトロ化)し，橙黄色に呈色する。

(ii) 実験2：化合物 B についての元素分析より，

$C:H:N:O = \dfrac{40.3}{12} : 7.9 : \dfrac{15.8}{14} : \dfrac{36}{16}$

$\fallingdotseq 3 : 7 : 1 : 2$

組成式は $C_3H_7NO_2$(式量 89)

$(C_3H_7NO_2)_n \leqq 100$ より，$n = 1$

よって，B の分子式は $C_3H_7NO_2$

・B との無水酢酸の反応

B(89) + 無水酢酸(102) $\xrightarrow{アセチル化}$ 生成物 + 酢酸(60)

アセチル化した生成物の分子量は
$89 + 102 - 60 = 131$ である。

・B とエタノールの反応

B(89) + エタノール(46) $\xrightarrow{エステル化}$ 生成物 + 水(18)

エステル化した生成物の分子量は
$89 + 46 - 18 = 117$

(iii) 実験3からジペプチドの分子量を M とおくと，浸透圧の公式 $\pi v = nRT$ より

$9.88 \times 10^4 \times 0.1 = \dfrac{1}{M} \times 8.31 \times 10^3 \times 300$　M $\fallingdotseq 252$

ジペプチド(252) + H_2O(18) $\longrightarrow$ A + B(89)

A の分子量は $252 + 18 - 89 = 181$ より，A と B の分子量の比は $181 : 89 \fallingdotseq 2 : 1$

(iv) ベンゼン環をもち分子量181の α-アミノ酸はチロシンである。よって，B(チロシン)の分子式は $C_9H_{11}NO_3$

生　物

解答　28年度

1

〔解答〕

(1)　① ④, ⑤　　(2)　② ⓪　　③ ⑧

(3)　④ ④　　(4)　⑤ ⑤　　(5)　⑥ ⓪　　⑦ ⑥

(6)　⑧ ①, ④　　(7)　⑨ ①, ⑥　　(8)　⑩ ⑧

(9)　⑪ ②　　⑫ ⑦　　⑬ ④　　(10)　⑭ ③

(11)　⑮ ②　　⑯ ⑤　　⑰ ③　　(12)　⑱ ④

(13)　⑲ ②　　(14)　⑳ ③　　㉑ ②　　㉒ ③

(15)　㉓ ③

〔出題者が求めたポイント〕

細胞小器官，細胞接着，免疫，アポトーシス，神経系，生態系における物質収支，ショウジョウバエの発生，進化，眼の構造，顕微鏡，メンデル遺伝，個体群動態に関する小問集合。一部，かなり細かい知識を必要とする。

(1)　①滑面小胞体は DNA を含まない。②滑面小胞体は RNA を含まない。③細胞膜は RNA を含まない。⑥細胞骨格はリン脂質を含まない。

(2)　問題文および図から，分裂ごとに分化制御タンパク質の遺伝子発現の有無によって，2 通りの細胞ができることがわかる。分化制御タンパク質の遺伝子の種類数だけ分裂し，分裂ごとに 2 通りの細胞ができることから，n 回分裂後の細胞の種類数は 2^n となる。2^n が 200 を超えるのは 2^8 のときである。

(3)　①密着結合は細胞同士を結びつける。②ヘミデスモソームは固定結合である。③カドヘリンは接着結合やデスモソームを担う。④小腸上皮細胞の側面が互いに密着していることで，膜タンパク質の細胞膜上の移動を制限し，グルコース輸送体が上皮細胞の腸内側と体内側へ局在することになる。この局在によって，腸内から体内への一方向的な輸送が行われる。⑤ギャップ結合は固定結合に含まれない。連絡結合の 1 つである。⑥中間径フィラメントは，細胞外ではなく細胞内でデスモソーム，ヘミデスモソームを支持する。

(4)　b)抗体産生を主として担うのは B 細胞である。c)肥満細胞は即時型の I 型アレルギーに関与する。d)白血球は中胚葉由来である。

(5)　問題文より，抗体は Y 字構造をとるので，抗体と抗原は 1：2 で結合することがわかる。また抗原は抗体の 3 分の 1 の分子量を持つことから，
抗体 0.9mg÷3×2＝抗原 0.6mg が，抗体の結合できる最大量となる。

(6)　①④物理的にせよ化学的にせよ，外部の要因により細胞構造が崩壊する細胞死は壊死(ネクローシス)である。細胞成分が放出され周辺に炎症を引き起こす。②はアポトーシスの説明，③⑤⑥はいずれもアポトーシスを伴う代表的な現象である。他に神経ネットワークの形成などにも見られる。

(7)　①炭酸同化作用を行う葉緑体を指しているので植物細胞のみ。②粗面小胞体は，動植物細胞共通である。③好気呼吸を行うミトコンドリアを説明しており，動植物に共通。④核のこと。動植物に共通。⑤細胞膜。動植物に共通。⑥細胞壁。セルロースやペクチンを主成分とする。植物のみ。

(8)　a)大脳と逆で，内側が細胞体の集まった灰白質，外側が神経繊維である白質，である。c)腹根には，運動神経，交感神経が通る。d)瞳孔反射の中枢は中脳である。

(9)　同化量－(呼吸量＋被食量＋死滅量)＝成長量である。5.3－(1.5＋0.4＋0.3)＝3.1t/ha となる。現存量 30.5－3.1＝27.4t/ha が 1 年前の現存量。

(10)　③ギャップ遺伝子群により胚がおおまかに区画化され，ペアルール遺伝子群がさらに細分し，セグメントポラリティー遺伝子群が体節に極性を決定していく。

(11)　最古の生物化石はオーストラリアの約 35 億年前の地層から発見された。最古の真核生物化石と考えられているのはアメリカの約 19 億年前の地層から発見されているグリパニアの化石である。最古の陸上植物化石は約 4 億年前の地層から発見されたクックソニアである。

(12)　ヒトの眼においてカメラの絞りに相当するのは水晶体の前面周辺部を被っている虹彩である。

(13)　対物レンズの倍率が 1/4 になると，視野の範囲は長さで 4 倍，面積で 4×4＝16 倍になる。絞りは絞ると光量が減って暗くなるが，コントラストが強くなり明暗の差が大きくなり輪郭が明瞭になる。

(14)　F_1 は全個体が Rr になる。F_2 では RR:Rr:rr=1:2:1 となる。したがって F_2 全個体を自家受粉して得られる F_3 は，RR×RR，2(Rr×Rr)，rr×rr の各交配から得られる個体の合計である。それぞれ，1(RR)，2(1/4RR，1/2Rr，1/4rr)，1(rr)となる。各遺伝子型を合計して整数比に直すと，RR:Rr:rr=3:2:3 となる。

(15)　曲線の傾きが強いほど，単位時間当たりの増加した個体数が大きいといえる。

2

〔解答〕

(1)　㉔ ③　　㉕ ③　　㉖ ⑤

(2)　㉗ ①　　㉘ ②

(3)　㉙ ②　　㉚ ⑤

(4)　㉛ ①　　㉜ ⑤

(5)　㉝ ⑨　　㉞ ⑥

〔出題者が求めたポイント〕

細胞周期，DNA の複製に関する基本的な知識とやや応用的な内容を問う問題。

(1)　DNA ポリメラーゼはヌクレオチド鎖を 5′ から 3′ へ向かって伸長する。リーディング鎖は図の複製の方向へ向かって伸長しているのであり，イは 3′ である。したがってアも 3′ である。ラギング鎖の伸長はウの

(2) ^{3}H チミジンは，S 期に DNA 合成されるときに取り込まれる。放射能が検出された 125 個の細胞のうち 25 個が S 期の状態にあり，また細胞周期 60 時間×25/125＝60×1/5＝12 時間が S 期に相当すると考えられる。

(3) S 期の細胞で ^{3}H チミジンが取り込まれるが，S 期がまさに終わろうとしていた細胞では，G$_2$ 期の 25 時間が経過すると，分裂期に入る。

(4) 1 本の ^{15}N の DNA を，^{14}N を含む培地に換えて 1 回目の分裂では，[^{14}N と ^{15}N の混合型]DNA が 2 本できる。2 回目では，[^{14}N と ^{15}N 混合型]：[14N のみ]の DNA の比率は 2 本：2 本＝1：1 である。
N 回目の分裂で 2^n 本の DNA ができるが，そのうち 2 本は混合型であり，[^{14}N と ^{15}N 混合型]：[14N のみ]＝2：2^n－2＝1：$2^{(n-1)}$－1 である。n＝5 のときは，$2^{(5-1)}$－1＝15。

(5) 性染色体および常染色体から各々 2 通りの染色体が生殖細胞に伝わる可能性がある。1 対の常染色体に乗換えが起こると，乗換えをしていない 2 種類の染色体と乗換えをした 2 種類の染色体の計 4 通りの染色体ができる。また，常染色体は 3 対あるため，3 通り考えられる。よって 2×2×2×4×3＝96 通りの配偶子ができる。

❸
〔解答〕
(1) 35 ⑤　　36 ⑦　　37 ①
(2) 38 ④
(3) 39 ③
(4) 40 ①

〔出題者が求めたポイント〕
植物ホルモンに関する基本的な知識を問う問題と実験考察問題。
(1) 赤色光吸収型と遠赤色光吸収型があるのはフィトクロム，光屈性や気孔の開口に関与するのが，フォトトロピン，胚軸の伸長制御に関与するのがクリプトクロムである。
(2) ④の波長により発芽率が低下していることから，フィトクロムを不活性型にする遠赤色光と考えられる。
(3) 光屈性に働く点から植物ホルモン X はオーキシン，オーキシンとの混合液でオーキシン単独よりも伸長を促進している点から Y はジベレリンと考えてよいだろう。a)重さの数字だけを見ると溶液 B がやや軽いが，長さは溶液 D の場合よりも短いので，溶液 B の方が太いと判断できる。b)溶液 B の植物ホルモン X のみを含む場合は重くなっている分吸水力が高まっているが，溶液 C の植物ホルモン Y のみの場合は，伸長は促進されていない。c)溶液 A の結果から植物ホルモン X は茎を太らせる作用をもつといえる。また，

溶液 B と溶液 D の結果を比較すると，植物ホルモン Y はその作用を抑制しているといえる。

(4) ②孔辺細胞の浸透圧が高まった結果，水が細胞内へ流入する。③フォトトロピンが青色光を受容すると，孔辺細胞に K$^+$ が流入する。その結果浸透圧が上昇し水が細胞内へ流入する。④孔辺細胞の細胞壁は内側の方が厚い。⑤二酸化炭素の不足により気孔は開く。⑥気孔閉鎖の作用があるのはアブシシン酸。

平成27年度

問 題 と 解 答

英　語

問題

27年度

1　次の英文の　1　～　8　に入る最も適切な語句を，それぞれ①～⑤から１つ選びなさい。

(1) A: I'm attending tonight's lecture on DNA structure and function. How about you?
B: Me, too. It's supposed to be very interesting. Is Tim coming, too?
A: No, he isn't, 　1　 he's changed his mind.

① although　　② as soon as　　③ sooner or later　　④ so that　　⑤ unless

(2) A: Oh, hi Jane. I heard that you are leaving for Atlanta tomorrow to attend the conference.
B: Yes, early tomorrow morning. I have to work hard on this project all day today.
A: Who will 　2　 your responsibilities while you're away?

① take over　　② take off　　③ take into account　　④ take care　　⑤ take turns

(3) A: Lungs and kidneys purify our body by 　3　 waste matter.
B: Are those the only organs in our body that do that?

① polluting　　② eliminating　　③ securing　　④ assigning　　⑤ fastening

(4) A: I'm going to Australia for the spring break and I need someone to feed my cat while I'm gone.
B: 　4　

① Of course not!　　② Don't hesitate to say no.　　③ She's already been fed.
④ Don't count on me.　　⑤ I'll do it right away.

(5) There 　5　 no hospital on the island, the injured were transported to a hospital across the bay by helicopter.

① being　　② to be　　③ were　　④ has been　　⑤ have been

(6) All newborn mammals are designed to be nourished with mother's milk, which contains lactose as its primary carbohydrate. Appropriately called milk sugar, lactose is a double sugar molecule 　6　 one glucose and one galactose molecule linked together.

① to consist　　② that consists　　③ consist of　　④ consisting of　　⑤ are consisted of

(7) Language is many things. It's a system of communication, a 　7　 for thought, a vehicle for literary expression, a matter for political controversy, and a factor in nation building. All normal human beings speak at least one language, and it is hard to imagine much significant social or intellectual activity taking place in 　8　 .

| 7 | ① mean | ② medium | ③ conduct | ④ recognition | ⑤ developing |
| 8 | ① absences | ② his absence | ③ its absence | ④ the absent | ⑤ those absences |

2　次の英文を読み，問いに答えなさい。

　　Chemistry is the study of matter and energy and the interactions between them. This is an extremely broad and inclusive 　9　 , but quite an accurate one. There is no aspect of the description of the material universe which does not depend on chemical concepts, both practical and theoretical.

　　Although chemistry is as old as the history of humankind, it remained a speculative and somewhat mysterious art until about 300 years ago.【　①　】At that time it became clear that matter comes in many different forms and kinds.【　②　】Therefore, some kind of classification was needed, if only to organize data.【　③　】There was red matter and white matter, liquid matter and solid matter, but it did not take long to realize that such broad qualitative descriptions, although important, were not sufficient to differentiate one kind of matter from another.【　④　】It was found that these properties could be separated into two basic classes: physical and chemical.【　⑤　】Changes in physical properties involve only changes in form or appearance of a substance; its fundamental nature remains the same.【　⑥　】For example, the freezing of water involves only its conversion from liquid to solid. The fact that its fundamental nature remains the same is easily demonstrated by melting the ice. By passing an electric current through water, however, two new substances are created: hydrogen and oxygen. The fundamental nature of water is changed; it is 　10　 water, but has been transformed into new substances through chemical change.

Without knowing anything about the fundamental nature of matter, chemists were also able to establish that matter could be separated into simpler and simpler substances through physical separation methods and through chemical reactivity. They developed methods for measuring physical properties such as density, hardness, color, physical state, and melting and boiling points to help (ア)them decide when these operations could no longer change the nature of the substance. From these considerations, another classification scheme (イ)emerged, based on composition. In this scheme, matter is divided into two general classes: pure substances and mixtures.

There are two kinds of pure substances: elements and compounds. An element is a substance that cannot be separated into simpler substances by ordinary chemical methods; nor can it be created by combining simpler substances. All the matter in the universe is composed of one or more of these fundamental substances. When elements are combined, they form compounds—substances having definite, fixed proportions of the combined elements with none of the properties of the individual elements, but with their own unique set of new physical and chemical properties.

[11] the unique properties of compounds, the properties of mixtures are variable and depend on composition. An example is sugar in water. The most recognizable property of this mixture is its sweetness, which varies depending on its composition (the amount of sugar dissolved in the water). A mixture is then composed of at least two pure substances. In addition, there are two kinds of mixtures. Homogeneous* mixtures, or solutions, are visually [12] throughout the sample. Heterogeneous* mixtures reveal visual differences throughout the sample (pepper and salt, sand and water, whole blood).

注＊： Homogeneous　同種の，同質の ;　Heterogeneous　異種の，異質の

問1　文章中の空欄 [9] ～ [12] に入る最も適切な語句を，それぞれ①～⑤から１つ選びなさい。

[9]	① possibility	② definition	③ opportunity	④ law	⑤ issue
[10]	① somewhat	② similar	③ not any more	④ different	⑤ no longer
[11]	① By the way,	② As if	③ In contrast to	④ In spite	⑤ As a matter of fact,
[12]	① form	② forms	③ format	④ uniform	⑤ transform

問2　次の文が入る最も適切な箇所を，文章中の 【 ① 】 ～ 【 ⑥ 】 から１つ選びなさい。 [13]

　　　Additional criteria, now called properties, were required.

問3　下線部 (ア)them が指しているものを，①～⑦から１つ選びなさい。 [14]

　　① operations　　② methods　　③ chemists　　④ substances
　　⑤ reactivities　　⑥ properties　　⑦ points

問4　文脈から下線部 (イ)emerged に意味の上で最も近い語句を，①～⑤から１つ選びなさい。 [15]

　　① became vague　　② discharged　　③ was developed　　④ was cleared　　⑤ abandoned

問5　本文の内容に一致した英文を完成させるのに最も適切な選択肢を，それぞれ①～⑤から１つ選びなさい。

Chemists established [16] .

　　① that physical separation methods are used to cause chemical reactivity
　　② the fact that the fundamental nature of ice changes when melted
　　③ the theory that the fundamental nature of matter could change slightly over time
　　④ that qualitative descriptions were not important for separating matter
　　⑤ that matter could be divided into less complex substances

Compounds are substances [17] .

　　① with specified combinations of hydrogen and oxygen
　　② that have different properties at the same level
　　③ that have individual sets of chemical and physical properties
　　④ made by combining three or more mixtures
　　⑤ composed of several elements and cannot be separated into simpler forms

3 次の英文を読み，問いに答えなさい。

Driving is one of the most momentous steps that a teenager will take toward personal independence. Being able to drive [18] mobility, the gratification of not having to rely on parents or friends for a ride, and a definite sense of prestige. Like every other new freedom that beckons the adolescent moving toward adulthood, there are a number of risks and responsibilities that must be acknowledged and addressed. Because of the safety issues that (1)accompany taking the wheel for the first time, new drivers and their parents should prepare for this next phase of life with the utmost diligence.

The fact that automobile insurance rates are greatly increased for adolescent drivers, especially for males, is no accident. Motor-vehicle accidents are the leading cause of death of young people ages fifteen through twenty, killing more than five thousand youths in America each year. Even though this age group comprises less than 7 percent of the driving population, it accounts for 14 percent of vehicle-related deaths. Over the past decade, over sixty-eight thousand teens have died in car crashes.

【　あ　】 Inexperience is a major risk factor for teens involved in accidents. Driving is, after all, an amazingly complex task. New drivers must learn to control their vehicle and its speed, while at the same time detecting and responding to dangerous driving conditions and emergency situations. The vast majority of teens are not lacking in the motor skills and coordination necessary to be an excellent driver. Indeed, they are probably better equipped than their parents. But what isn't fully developed is their judgment, decision-making ability, or a healthy respect for the unexpected, and their own mortality.

Indeed, an important factor (ア)contributing to accidents involving teens is their willingness to engage in risky behaviors. Speeding is a factor in about 30 percent of all traffic deaths, and putting pedal to the metal* is a major temptation for teenage drivers, especially males. Alcohol is involved in more than a third of all traffic deaths for young people ages sixteen through twenty. One survey found that at least 12 percent of high school students reported driving after drinking (2)alcohol, and more than 30 percent of teens [19] with a driver who had been drinking.

Teenagers love to hang out and drive around with their friends, but for a sixteen-year-old driver having one other passenger in the car increases the chance of being killed by 39 percent. If there are two riders, the likelihood of a fatal accident is 86 percent greater, and for three or more passengers it is 282 percent higher than if that teenager is driving solo (or with a parent). Eighteen percent of high school students report that they never or hardly ever use a safety belt when riding in a car driven by someone else. 【　い　】

After reading such discouraging information, some parents may vow never to let their children sit behind the wheel of a car until they are in their twenties and living on their own. Aside from being unrealistic, such a mind-set is counterproductive* and [20] to teens who really want to learn to drive safely. A more constructive outlook is to view the adolescent years as a time when adults can teach safe driving habits and (3)influence a young driver's behavior for life, passing on skills and knowledge that will perhaps save lives many years in the future. Becoming an expert driver requires years of experience, and overseeing the first few years of that experience is a wonderful, though at times very stressful, privilege.

As a parent you can pass on a wealth of driving wisdom in many ways. 【　う　】 Their learning to drive may be stressful for you, but it's much more so for them. Second, as with other behaviors they want their children to adopt, parents must model safe driving habits; children will imitate their parents. Also, parents should not only learn the traffic laws but also be prepared to [21] additional limits and expectations based on their adolescents' attitude and skill.

Always require your children to fasten their seatbelt before the engine is started, whether driving or riding. Your children should never drive if they are drowsy. Additionally, while there are many good reasons for them to abstain from alcohol and drugs, make sure they understand that drinking kills thousands of people every year, many of them teens. 【　え　】 And no matter how strongly you might feel about the use of alcohol, let your children know that they can always call you for a ride in order to avoid being in a car with a drunk driver—whether themselves or someone else.

Unfortunately, no matter how calmly and rationally you explain the conditions you are placing on your children, they may see these restrictions as unreasonable. If they protest against your limitations, stand your ground. And if you see unsafe driving patterns or habits that your children refuse to correct, don't let them have the keys. The first commandment for potential drivers to learn is that driving is a privilege, not a right. Your first priority is to keep them and others on the road alive and well [22] they learn to operate an automobile safely and skillfully.

注＊：　putting pedal to the metal　ペダルを思い切り踏み込む（全速力で走る）；　counterproductive　逆効果

問1　文章中の空欄 [18] ～ [22] に入る最も適切な語句を，それぞれ①～⑤から１つ選びなさい。

	①	②	③	④	⑤
18	verifies	proposes	provides	regards	specifies
19	ridden	was riding	was ridden	had ridden	had been ridden
20	insulting	declining	depending	forcing	destroying
21	enforce	dominate	persist	insist	qualify
22	during	while	by	whether	in which

問2　下線部 (1) ～ (3) の語において，最も強く発音される母音と同じ母音を持つ語を，それぞれ①～⑩から 1 つ選びなさい。

(1)accompany　23　　　　(2)alcohol　24　　　　(3)influence　25

① feel　② wrist　③ head　④ hand　⑤ short　⑥ cut　⑦ face　⑧ eye　⑨ nose　⑩ tooth

問3　次の (A) ～ (D) の英文は文章中の【　あ　】～【　え　】に入る。その最も適切な順番を，①～⑩から 1 つ選びなさい。　26

(A) All of these behaviors increase the odds of a teenager being involved, injured, and/or killed in an automobile accident.
(B) Not only should your teenage children never drink and drive, but they should also never get into a car if the driver has been drinking.
(C) First, be patient with your teenage children.
(D) If you're a little anxious about your teenager becoming a driver, your concerns are not unfounded.

① (A)·(C)·(B)·(D)　　② (A)·(D)·(C)·(B)　　③ (B)·(A)·(C)·(D)　　④ (B)·(D)·(C)·(A)　　⑤ (C)·(A)·(D)·(B)
⑥ (C)·(B)·(D)·(A)　　⑦ (C)·(D)·(A)·(B)　　⑧ (D)·(A)·(C)·(B)　　⑨ (D)·(A)·(B)·(C)　　⑩ (D)·(C)·(B)·(A)

問4　文脈から下線部 (ア)contributing to に意味の上で最も近い語を，①～⑤から 1 つ選びなさい。　27

① addressing　　　② drawing　　　③ donating　　　④ occurring　　　⑤ causing

問5　本文の内容と一致しない英文を，①～⑦から 2 つ選びなさい。　28

① Car insurance rates are reduced for young male drivers because they are not involved in accidents as much as elderly drivers.
② Drivers ages fifteen through twenty are less than 7 percent of the driving population, but this group accounts for more than 10 percent of traffic deaths.
③ It is possible that the motor skills and coordination of teens are better than those of their parents.
④ About a third of all vehicle-related deaths involve speeding.
⑤ Teenage drivers' risk of being killed in a car accident is higher when they are driving alone than when they are carrying passengers.
⑥ Some parents might think that they should not let their children drive until they are over twenty.
⑦ Teenagers should be told that they can always call their parents to give them a ride if they drink.

4　次の英文を読み，問いに答えなさい。

　　It is probably possible to lead an inactive life and still experience healthy aging, but it isn't likely. Maintenance of physical activity throughout life and successful aging go hand in hand; this was one of the strongest correlations found in the MacArthur Foundation's Study of Aging in America, 　29　 reported in 1998 in the book *Successful Aging*. Almost all of the healthy seniors I know were physically active throughout life, and many of them still are. They walk, dance, play golf, swim, lift weights, and do yoga. Some of them are more engaged in physical activity than their middle-aged counterparts.

　　In Japan, which still boasts the world's highest (ア)longevity at an average of almost eighty years, not only are numbers of centenarians* increasing but so are the numbers of "super seniors," extraordinarily fit old persons. Here is a description of one:

　　　　As dawn breaks over the world's largest metropolis, Keizo Miura, a powerfully built centenarian, is already dressed in his charcoal gray tracksuit and ready to run. Before a healthy breakfast of seaweed and eggs, Miura races through his indoor exercises. He winces* as his neck, still tender from a collarbone* injury, momentarily reminds him that he was born in 1904. The man who has become a role model in graying Japan* ignores the pain the way he did last year when he skied down Europe's Mont Blanc at age ninety-nine. In no time, he is out the front door for his daily two-mile power walk. "I still feel good," said Miura, who in 1981 became the oldest man to climb Mount Kilimanjaro, Africa's tallest peak, and is training for an expedition to the Italian Alps next year. "There's really nothing so amazing about me...but my son, now he is amazing." That would be Yuichiro Miura, seventy-two, who in May 2003 became the oldest man to climb the summit of Mount Everest.

I could 30 with accounts of old people who are setting records and astonishing the rest of us with their physical achievements, people in their eighties and nineties still lifting weights, surfing, competing in triathlons, and otherwise showing us that the human body can keep going in ways our ancestors 31 able to imagine. As friends and acquaintances learned that I was writing on healthy aging, they invited me to meet American super seniors and watch them doing power yoga, dance marathons, and other (ィ)extraordinary achievements.

All of this is inspiring and of special interest to anti-aging enthusiasts, but it is secondary to what I have to tell you now. I am concerned with ordinary life and with 32 all of us need to know about physical activity and aging, even if we are not planning to climb mountains. In traditional cultures, (ゥ)【 ___ ___ ___ ___ ___ 】. For example, the healthy old people I met in Okinawa had not run marathons; they worked the soil by hand, chopped wood, carried water, went into the mountains to gather wild vegetables, cast fishing nets, and walked all their lives.

The human body is designed for this kind of regular and varied use. Modern life often hinders that purpose, forcing too many of us to spend most of our days sitting at desks and getting around in cars. We have to get our physical activity by taking periods of exercise, which is often not varied. This is regrettable, but that's the way it is. Given the limitations of modern life, how can we fulfill the body's requirement for the physical activity (ェ)it needs in order to age gracefully? To do so, a person needs to understand both the benefits and the risks of physical activity.

注 * : centenarians = people who are a hundred years old or more ; winces たじろぐ ; collarbone 鎖骨 ;
graying Japan 日本の高齢化社会

問1　文章中の空欄 29 ～ 32 に入る最も適切な語句を，それぞれ①～⑤から１つ選びなさい。

29	① that	② as	③ which	④ who	⑤ by whom
30	① go on	② go out	③ put on	④ put off	⑤ figure out
31	① haven't	② wouldn't	③ couldn't	④ hasn't been	⑤ might not have been
32	① them	② that	③ what	④ which	⑤ where

問2　下線部 (ァ)longevity, (ィ)extraordinary で最も強く発音される部分（第１強勢のあるところ）の位置の組み合わせとして最も適切なものを，①～⑨から１つ選びなさい。組み合わせは（ア）-（イ）の順番とすること。 33

（ア）lon·gev·i·ty
　　　1　2 3 4

（イ）ex·traor·di·nar·y
　　　1　2　3　4　5

①　1 - 1　　②　1 - 2　　③　1 - 3　　④　2 - 1　　⑤　2 - 2　　⑥　2 - 3　　⑦　3 - 1　　⑧　3 - 2　　⑨　3 - 3

問3　(ゥ)【 ___ ___ ___ ___ ___ 】の空欄に入る下記の（あ）～（お）の語句を並べかえて文を完成させ，第２番目と第４番目に入る語句の記号の最も適切な組み合わせを，①～⑩から１つ選びなさい。 34

（あ）of daily living　　（い）that condition　　（う）the physical body　　（え）the activities　　（お）it is

①（あ）-（お）　　②（う）-（あ）　　③（う）-（え）　　④（う）-（お）　　⑤（え）-（あ）
⑥（え）-（い）　　⑦（え）-（お）　　⑧（お）-（あ）　　⑨（お）-（い）　　⑩（お）-（え）

問4　下線部 (ェ)it が指しているものを，①～⑧から１つ選びなさい。 35

①　life　　②　purpose　　③　activity　　④　exercise
⑤　limitation　　⑥　body　　⑦　requirement　　⑧　age

問5　本文の内容と一致する英文を，①～⑥から一つ選びなさい。 36

①　MacArthur Foundation's Study of Aging is the name of a book published in 1998.
②　The author knows almost all of the healthy seniors in America who play golf, swim, and do yoga.
③　The author says that eating a healthy breakfast is essential to become a super senior.
④　Keizo Miura was born in 1904 and is proud of his father, Yuichiro Miura.
⑤　American super seniors invited the author to do power yoga with them.
⑥　The author met old people in Okinawa who were healthy and did physically active work.

数　学

問題　　　　　　　　　　　27年度

$\boxed{1}$　　a を実数とする。座標平面上において，点 $(3, 2)$ を通り傾き a の直線と，点 $(0, -1)$ を通り傾き $2a$ の直線が 1 点 P で交わっているとする。4 点 O$(0, 0)$, S$(1, 0)$, T$(1, 1)$, U$(0, 1)$ で囲まれた正方形 OSTU の内部に P が含まれるとき，a の値の範囲は $\dfrac{\boxed{ア}}{\boxed{イ}} < a < \dfrac{\boxed{ウ}}{\boxed{エ}}$ であり，

3 点 U，P，S がこの順序で一直線に並ぶとき $a = \dfrac{\boxed{オ} + \sqrt{\boxed{カキ}}}{\boxed{クケ}}$ である。

$\boxed{2}$　　b を正の実数とする。座標平面上に 4 つの点 O$(0, 0)$, A$(4, 0)$, B$(2, b)$, C$(1, 0)$ がある。C を通り，三角形 OAB の面積を二等分する直線を l とする。l は線分 AB 上の点 E で交わる。E の座標を b を用いて表すと $\left(\dfrac{\boxed{コ}}{\boxed{サ}}, \dfrac{\boxed{シ}}{\boxed{ス}} b \right)$ となり，l の傾きを b を用いて表すと $\dfrac{\boxed{セ}}{\boxed{ソ}} b$ となる。したがって，l と線分 AB が垂直に交わるのは $b = \sqrt{\boxed{タ}}$ のときである。

$\boxed{3}$　　方程式 $y = 2x^2$ で表される放物線 G_1 がある。c を正の実数とする。方程式 $y = -2x + c$ で表される直線 l に関して，原点 O$(0, 0)$ と対称な点を A とする。A を頂点とし，G_1 を平行移動して得られる放物線を G_2 とする。G_1 と G_2 の交点を P とすると，P の x 座標は c を用いて $\dfrac{\boxed{チ}}{\boxed{ツ}} c + \dfrac{\boxed{テ}}{\boxed{ト}}$ と表すことができる。したがって，P と A が一致するとき，$c = \dfrac{\boxed{ナ}}{\boxed{ニヌ}}$ である。

4   三角形 OAB において，OA = OB = 2，∠AOB = θ とする。線分 OA を 2：1 に外分する点を C とし，3 点 A，B，C を通る円の中心を P とする。このとき，$\overrightarrow{\text{OP}}$ は $\overrightarrow{\text{OA}}$，$\overrightarrow{\text{OB}}$ と θ を用いて

$$\overrightarrow{\text{OP}} = \frac{\boxed{ネ}}{\boxed{ノ}(1 + \cos\theta)}\left(\overrightarrow{\text{OA}} + \overrightarrow{\text{OB}}\right)$$

と表すことができる。また，$\theta = \dfrac{2}{3}\pi$ のとき，$\left|\overrightarrow{\text{OP}}\right| = \boxed{ハ}$ である。

5   座標平面上に，中心が $(1, 1)$，半径が 1 の円 C がある。正の実数 h に対して，直線 $y = hx$ と C との交点を A，B とし，直線 $y = \dfrac{1}{2}hx$ と C との交点を P，Q とする。このとき

$$\lim_{h \to 0} \frac{\text{AB}^2}{\text{PQ}^2} = \boxed{ヒ}, \qquad \lim_{h \to \infty} \frac{\text{AB}^2}{\text{PQ}^2} = \frac{\boxed{フ}}{\boxed{ヘ}}$$

である。

6   正の実数 k に対して関数 $f(x) = x^3 - kx$ を考える。$y = f(x)$ のグラフ C の原点における接線を l とする。l に垂直で C に接する直線のうち，接点の x 座標が正である直線を m とし，この接点を A とする。k が $k > 0$ の範囲を動くとき，A の x 座標は $k = \boxed{ホ}$ で最小値 $\sqrt{\dfrac{\boxed{マ}}{\boxed{ミ}}}$ をとる。また，A の x 座標が 1 のとき，$k = \dfrac{\boxed{ム} \pm \sqrt{\boxed{メ}}}{2}$ であり，l，m および y 軸で囲まれる三角形の面積は $\dfrac{\boxed{モ}}{\boxed{ヤ}}$ である。

物 理

問題　　　　　　27年度

次の $\boxed{1}$ ～ $\boxed{3}$ の問題に答えなさい。設問の解答は最も適切な数式，数値または文章を指定の解答群より1つ選びなさい。
〔解答番号 $\boxed{1}$ ～ $\boxed{36}$ 〕

$\boxed{1}$　図のように，水平でなめらかな床の上に，質量 M の台車をのせる。台車には鉛直な壁があり，その壁の頂点 A に質量の無視できる長さ L の糸の一端を固定し，もう一方の端に大きさの無視できる質量 m の小球をとりつける。はじめ，台車も小球も静止しており，糸はたるまない状態で図のように水平になっている。小球と壁の反発係数を e $(0 < e < 1)$，重力加速度の大きさを g として，次の問いに答えなさい。なお，運動は全て図の紙面内でおこり，空気抵抗は無視できるものとする。

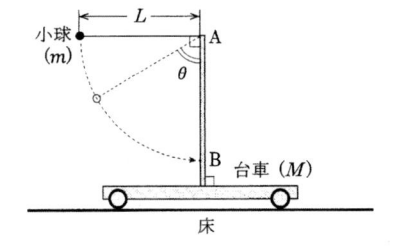

（1）台車が固定されている場合

　　はじめの状態から小球を静かにはなすと，小球は円軌道を描き，点 B で壁と衝突した。衝突直前の小球の速さを求めると $\boxed{1}$ ，そのときの糸の張力の大きさは $\boxed{2}$ $\times g$ である。この衝突後，小球が最高点に達したときに糸と鉛直方向のなす角を θ_0 とすれば，$\cos\theta_0 = \boxed{3}$ である。

（2）台車が固定されていない場合

　　はじめの状態から小球を静かにはなすと，小球は台車上で観察すると円軌道を描き，点 B で壁と衝突した。衝突直前の小球の速さ v_1，そのときの糸の張力の大きさ T，その間の台車の移動距離 x は，それぞれ次式で示される。

$$v_1 = M \times \sqrt{\frac{\boxed{4}}{\boxed{5}}} \qquad T = \left(\boxed{6} + \frac{\boxed{7}}{\boxed{8}}\right) \times g \qquad x = \frac{\boxed{9}}{\boxed{10}} \times L$$

この1回目の衝突後，小球が最高点に達したときに糸と鉛直方向のなす角を θ_1 とすれば，$\cos\theta_1 = \boxed{11}$ である。

　　小球と壁が衝突をくり返し十分に時間がたったとき，はじめの状態から失われた力学的エネルギーは $\boxed{12}$ である。またこのとき，台車は $\boxed{13}$ 。

$\boxed{1}$ の解答群

① $\sqrt{gL}$ 　② $\sqrt{2gL}$ 　③ $2\sqrt{gL}$ 　④ $\sqrt{3gL}$ 　⑤ $e\sqrt{gL}$ 　⑥ $e\sqrt{2gL}$ 　⑦ $2e\sqrt{gL}$ 　⑧ $e\sqrt{3gL}$

$\boxed{2}$ ， $\boxed{6}$ ， $\boxed{9}$ の解答群

① m 　② $2m$ 　③ $3m$ 　④ $4m$ 　⑤ $5m$ 　⑥ $\frac{1}{2}m$ 　⑦ $\frac{\sqrt{2}}{2}m$ 　⑧ $\frac{\sqrt{3}}{2}m$

$\boxed{3}$ ， $\boxed{11}$ の解答群

① 1 ② $1-e$ ③ $1-e^2$ ④ $1-\frac{m}{M}e$ ⑤ $1-\frac{m}{M}e^2$ ⑥ $1-\frac{m}{m+M}e$ ⑦ $1-\frac{m}{m+M}e^2$

$\boxed{4}$ の解答群

① L 　② $2L$ 　③ $3L$ 　④ gL 　⑤ $2gL$ 　⑥ $3gL$

$\boxed{5}$ ， $\boxed{7}$ の解答群

① m^2 　② $2m^2$ 　③ $3m^2$ 　④ mM 　⑤ $2mM$ 　⑥ $3mM$ 　⑦ m^2+M^2 　⑧ m^2+mM 　⑨ M^2+mM

$\boxed{8}$ ， $\boxed{10}$ の解答群

① M 　② $2M$ 　③ $3M$ 　④ $4M$ 　⑤ $5M$ 　⑥ $m+M$ 　⑦ $2m+M$ 　⑧ $m+2M$

$\boxed{12}$ の解答群

① mgL ② $mgL\cos\theta_1$ ③ $mgL(1-\cos\theta_1)$ ④ $mgL+\frac{1}{2}mv_1^2$ ⑤ $mgL\cos\theta_1+\frac{1}{2}mv_1^2$ ⑥ $mgL(1-\cos\theta_1)+\frac{1}{2}mv_1^2$

$\boxed{13}$ の解答群

① はじめの位置より左側で等速度運動している　　② はじめの位置より右側で等速度運動している
③ はじめの位置より左側で等加速度運動している　　④ はじめの位置より右側で等加速度運動している
⑤ はじめの位置より左側で静止している　　⑥ はじめの位置より右側で静止している
⑦ はじめの位置で静止している

2 図のように，鉛直上向きで一様な磁場（磁束密度 B）の中に，水平面と角度 θ をなす斜面がある。この斜面の上に電気抵抗を無視できる 2 本の導線 PQ および ST を平行に固定した。辺 PQ と辺 ST の間隔は l で，PS 間にはスイッチが取り付けられている。まず，スイッチを閉じた状態で質量 m, 電気抵抗 R の細い金属棒 a を導線に静かにのせたところ，金属棒 a は導線 PQ および ST に常に直角をなしたまま，滑らかに斜面をすべりはじめた。金属棒 a と導線が接する点をそれぞれ U および V とする。

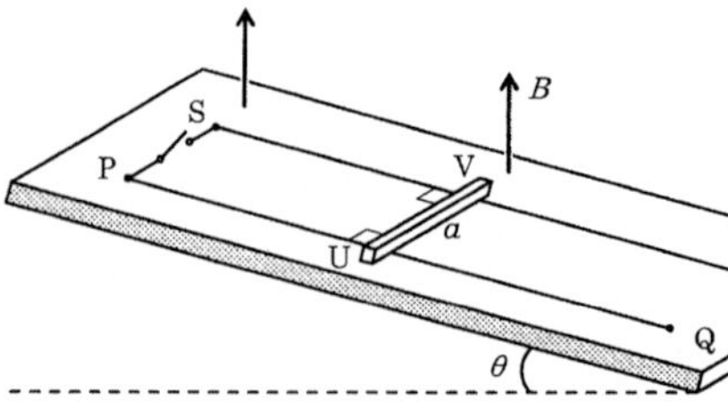

（1）金属棒 a の速度が v になったとき閉回路 PSVU を貫く磁束の単位時間あたりの変化は [14] である。

① $+\dfrac{Blv}{\sin\theta}$ ② $+\dfrac{Blv}{\cos\theta}$ ③ $+Blv\sin\theta$ ④ $+Blv\cos\theta$ ⑤ $-\dfrac{Blv}{\sin\theta}$ ⑥ $-\dfrac{Blv}{\cos\theta}$ ⑦ $-Blv\sin\theta$ ⑧ $-Blv\cos\theta$ ⑨ 0

（2）速度 v での金属棒に流れる電流の大きさは [15] である。

① $\dfrac{BlRv}{\sin\theta}$ ② $\dfrac{BlRv}{\cos\theta}$ ③ $BlRv\sin\theta$ ④ $BlRv\cos\theta$ ⑤ $\dfrac{Blv}{R\sin\theta}$ ⑥ $\dfrac{Blv}{R\cos\theta}$ ⑦ $\dfrac{Blv\sin\theta}{R}$ ⑧ $\dfrac{Blv\cos\theta}{R}$ ⑨ 0

（3）金属棒 a で消費される単位時間あたりのエネルギーは [16] である。

① $BlRv^2\sin^2\theta$ ② $B^2l^2R^2v^2\sin^2\theta$ ③ $\dfrac{Blv^2\sin^2\theta}{R}$ ④ $\dfrac{B^2l^2v^2\sin^2\theta}{R}$ ⑤ $\dfrac{B^2l^2v^2}{R\sin^2\theta}$

⑥ $BlRv^2\cos^2\theta$ ⑦ $B^2l^2R^2v^2\cos^2\theta$ ⑧ $\dfrac{Blv^2\cos^2\theta}{R}$ ⑨ $\dfrac{B^2l^2v^2\cos^2\theta}{R}$ ⑩ $\dfrac{B^2l^2v^2}{R\cos^2\theta}$

（4）重力加速度を g とすると，金属棒 a の終端速度 v_t は [17] である。

① $\dfrac{mg\sin\theta}{Bl\cos\theta}$ ② $\dfrac{mgR\sin\theta}{Bl\cos\theta}$ ③ $\dfrac{mgR\sin\theta}{B^2l^2\cos^2\theta}$ ④ $\dfrac{mgR\sin\theta}{2Bl\cos\theta}$ ⑤ $\dfrac{mgR\cos\theta}{2B^2l^2\sin^2\theta}$

⑥ $\dfrac{mg\cos\theta}{Bl\sin\theta}$ ⑦ $\dfrac{mgR\cos\theta}{Bl\sin\theta}$ ⑧ $\dfrac{mgR\cos\theta}{B^2l^2\sin^2\theta}$ ⑨ $\dfrac{mgR\cos\theta}{2Bl\sin\theta}$ ⑩ $\dfrac{mgR\sin\theta}{2B^2l^2\cos^2\theta}$

（5）終端速度 v_t より小さい初速度 v_1 で金属棒 a をすべらせた。運動を始めた時間を 0 として，速度と時間 t との関係を表すグラフは [18] である。

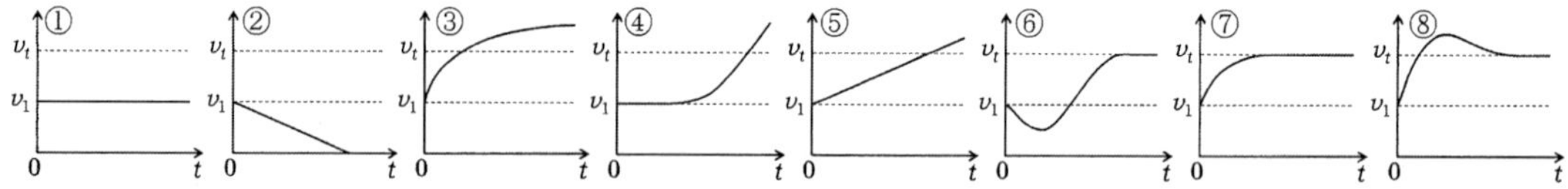

次に角度 θ を 0 とし，スイッチを開いた状態で質量 m, 電気抵抗 R の細い金属棒 a を導線上に置く。さらに辺 PU および SV の中点に質量 $2m$, 電気抵抗が $2R$ の細い金属棒 b を置き，導線と接する点をそれぞれ W および X とする。2 本の金属棒が静止した状態から，金属棒 a に対して右側に初速度 v_2 を与えたところ，t 秒後に 2 つの金属棒の速度は一定となった。金属棒 a および b は導線 PQ および ST に常に直角をなしたまま，滑らかに導線上をすべるものとする。

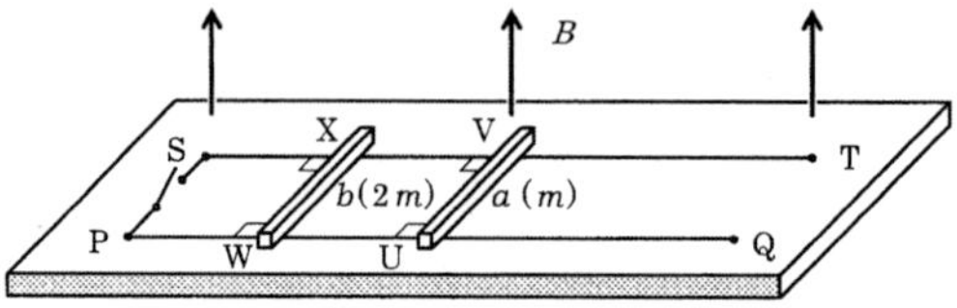

（6）速度が一定になる前の金属棒 a および b の速度は，それぞれ v_a および v_b であった。金属棒 a および b にはたらく力は，それぞれ，F_a = [19]，F_b = [20] である。ただし，右方向を正とする。

① $+B^2l^2R(v_a-v_b)$ ② $+2B^2l^2R(v_a-v_b)$ ③ $+\dfrac{B^2l^2(v_a-v_b)}{R}$ ④ $+\dfrac{B^2l^2(v_a-v_b)}{2R}$ ⑤ $+\dfrac{B^2l^2(v_a-v_b)}{3R}$

⑥ $-B^2l^2R(v_a-v_b)$ ⑦ $-2B^2l^2R(v_a-v_b)$ ⑧ $-\dfrac{B^2l^2(v_a-v_b)}{R}$ ⑨ $-\dfrac{B^2l^2(v_a-v_b)}{2R}$ ⑩ $-\dfrac{B^2l^2(v_a-v_b)}{3R}$

（7）金属棒 a に初速度 v_2 を与えてから t 秒までに閉回路 UVXW で消費されたエネルギーは [21] である。

① $mv_2{}^2$ ② $\dfrac{1}{2}mv_2{}^2$ ③ $\dfrac{1}{3}mv_2{}^2$ ④ $\dfrac{2}{3}mv_2{}^2$ ⑤ $\dfrac{1}{4}mv_2{}^2$ ⑥ $\dfrac{3}{4}mv_2{}^2$ ⑦ $\dfrac{1}{5}mv_2{}^2$ ⑧ $\dfrac{2}{5}mv_2{}^2$ ⑨ $\dfrac{3}{5}mv_2{}^2$ ⑩ $\dfrac{4}{5}mv_2{}^2$

3　図のようにシリンダーが水平横向きに固定され，このシリンダーの内
壁に沿ってなめらかに動く断面積 S のピストンがはめ込まれている。
ピストンはばね定数 k のばねで壁に取りつけられている。シリンダーと
ピストンは断熱材でできており，A室には気体を暖めるためのヒーター
と気体を注入あるいは排気するための弁が取りつけられている。ピスト
ンの右側は大気圧 P_0 の外気に接している。気体定数を R として，次の
問いに答えなさい。

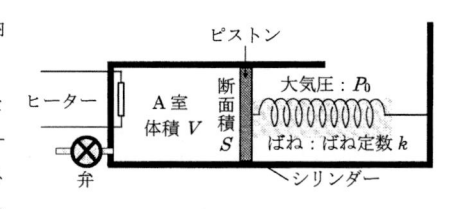

　　ただし，解答欄 24 ~ 36 の一つ一つには，それぞれ 0 から 9 までの数字のいずれか一つが入るものとして，解答群から
適するものを選びなさい。また解答の分数は既約分数になるようにすること。

（1）　A室の空気を弁から排気して真空にしたとき，ピストンは左に動いてA室の体積が $\frac{1}{5}V$ になった。このとき，
ばねののび x は 22 と表せる。ピストンにおける力のつり合いの式は 23 である。
　　従って，ばね定数 k は以下の式で示される。

$$k = \frac{\boxed{24}}{\boxed{25}} \times \frac{P_0 S^2}{V}$$

（2）　次に，弁からA室に絶対温度 T の単原子分子のみからなる理想気体をゆっくり注入し，A室の体積が $\frac{4}{5}V$ になっ
たところで弁を閉じた。A室の圧力 P_1，A室に注入された気体のモル数 n はそれぞれ以下の式で示される。

$$P_1 = \frac{\boxed{26}}{\boxed{27}} \times P_0 \qquad\qquad n = \frac{\boxed{28}}{\boxed{29}} \times \frac{P_0 V}{RT}$$

（3）この後，ヒーターを使ってA室の体積が V になるまでゆっくり加熱した。

（i）　　この加熱後の気体の温度 T_1 は以下の式で示される。

$$T_1 = \frac{\boxed{30}}{\boxed{31}} \times T$$

（ii）　　この加熱による内部エネルギーの増加 ΔU は以下の式で示される。

$$\Delta U = \frac{\boxed{32}}{\boxed{33}} \times P_0 V$$

（iii）　　この加熱によって気体のした仕事 W は以下の式で示される。なお，解答が $\frac{1}{5}$ のような場合は，$\frac{\boxed{1}}{\boxed{0}\boxed{5}}$ として
選択しなさい。

$$W = \frac{\boxed{34}}{\boxed{35}\,\boxed{36}} \times P_0 V$$

22 の解答群

①　$\dfrac{VS}{5}$　　②　$\dfrac{4VS}{5}$　　③　$\dfrac{S}{5V}$　　④　$\dfrac{4S}{5V}$　　⑤　$\dfrac{V}{5S}$　　⑥　$\dfrac{4V}{5S}$　　⑦　$\dfrac{1}{5SV}$　　⑧　$\dfrac{4}{5SV}$

23 の解答群

①　$P_0 V = kx$　　②　$P_0 V = kS$　　③　$P_0 x = kV$　　④　$P_0 x = kS$

⑤　$P_0 S = kV$　　⑥　$P_0 S = kx$　　⑦　$P_0 k = xV$　　⑧　$P_0 k = xS$

24 ～ 36 の解答群

①　1　　②　2　　③　3　　④　4　　⑤　5　　⑥　6　　⑦　7　　⑧　8　　⑨　9　　⑩　0

化　学

問題　　　　　27年度

次の（1）～（10）の設問に答えなさい。設問に特別指示のないものについては，解答群の中から答えとして適したものを1つ選びなさい。指示のある設問については，それに従って答えなさい。［解答番号　1　～　36　］

必要があれば次の値を用いなさい。

原子量　H：1　C：12　N：14　O：16　Na：23　S：32　Cl：35.5　K：39　Mn：55　Ba：137　Pb：207

気体定数　$R = 8.31 \times 10^3 \, Pa \cdot L / (K \cdot mol)$　　　ファラデー定数　$F = 9.65 \times 10^4 \, C / mol$

アボガドロ定数　$N_A = 6.0 \times 10^{23} / mol$　　　$\log 2 = 0.30$，　$\log 3 = 0.48$，　$\log 5 = 0.70$

（1）a～cの記述について，正誤の組合せ（a, b, cの順）として正しいものはどれか。　1

　　a　希ガスを除いた第2周期の元素では，原子番号が大きいほど電気陰性度が大きくなる。

　　b　アルカリ金属元素では，原子番号が大きいほどイオン半径が大きくなる。

　　c　遷移元素では，同一元素でも酸化数の大きい方が酸化力が高い。

① 正, 正, 正　　　② 正, 正, 誤　　　③ 正, 誤, 正　　　④ 正, 誤, 誤

⑤ 誤, 正, 正　　　⑥ 誤, 正, 誤　　　⑦ 誤, 誤, 正　　　⑧ 誤, 誤, 誤

（2）青色の発光ダイオードに用いられている元素を2つ選びなさい。　2

① Al　　② Co　　③ F　　④ Ga　　⑤ Ge　　⑥ Mn　　⑦ N　　⑧ Ni　　⑨ O　　⑩ S

（3）極性分子をすべて選びなさい。　3

① アンモニア　　② 四塩化炭素　　③ フッ化水素　　④ メタン　　⑤ 塩化水素

⑥ 水素　　⑦ 窒素　　⑧ 二酸化炭素　　⑨ 水　　⑩ 硫化水素

（4）Ag^+，Cu^{2+}，Fe^{3+} を含む中性の水溶液がある。この水溶液を Fe^{3+} のみを含む溶液にするために行う操作の順番として最も適切なものを選びなさい。　4

【操作】　　A：水酸化ナトリウム水溶液を加える　　　B：希塩酸を加える

　　　　　　C：希硝酸を加える　　　　　　　　　　　　D：硫化水素を吹き込む

　　　　　　E：ろ過する　　　　　　　　　　　　　　　F：煮沸する

① A→E→B→E→F→D　　② A→E→C→E→B→F　　③ A→E→D→E→F→B

④ B→E→A→E→D→C　　⑤ B→E→C→E→F→D　　⑥ B→E→D→E→F→C

⑦ C→E→B→E→D→E　　⑧ C→E→B→E→A→E　　⑨ D→E→A→E→F→B

⑩ D→E→B→E→F→C

（5）ヒトの三大栄養素とされる物質を3つ選びなさい。　5

① カリウム　　② タンパク質　　③ ビタミン　　④ ミネラル　　⑤ リン酸

⑥ 核酸　　⑦ 脂質　　⑧ 窒素　　⑨ 糖類　　⑩ 水

（6）a～cの記述について，正誤の組合せ（a, b, cの順）として正しいものはどれか。　6

　　a　スクロースは，還元性を示す。

　　b　グルコースとフルクトースの鎖状構造は，ともにアルデヒド基をもつ。

　　c　グルコースは，環状構造でも鎖状構造でも，同じ数のヒドロキシ（ヒドロキシル）基をもつ。

① 正, 正, 正　　　② 正, 正, 誤　　　③ 正, 誤, 正　　　④ 正, 誤, 誤

⑤ 誤, 正, 正　　　⑥ 誤, 正, 誤　　　⑦ 誤, 誤, 正　　　⑧ 誤, 誤, 誤

（7）次の文を読み，（ⅰ），（ⅱ）の問いに答えなさい。

　塩酸と硫酸の混合水溶液Ａがある。次のようにして，それぞれの濃度を求めた。ただし，この水溶液において，塩酸と硫酸は完全に電離しているものとする。

　混合水溶液Ａを 20 mL とり，指示薬としてフェノールフタレインを数滴加えた後，0.50 mol / L の水酸化ナトリウム水溶液で滴定したところ，中和点までに 18.0 mL を要した。この値から混合水溶液Ａの水素イオン濃度を求めると，0. 7 8 mol / L となる。

　次に，新たに混合水溶液Ａを 20 mL とり，塩化バリウム水溶液を過剰量加えると，0.373 g の白色沈殿が生じた。この値から混合水溶液Ａ中の硫酸の濃度を求めると，0. 9 10 mol / L となる。

　以上のことから，混合水溶液Ａ中の塩酸の濃度を求めると，0. 11 12 mol / L になる。

（ⅰ） 7 ～ 12 に入る数字として適するものを選びなさい。

　① 1　　② 2　　③ 3　　④ 4　　⑤ 5　　⑥ 6　　⑦ 7　　⑧ 8　　⑨ 9　　⑩ 0

（ⅱ）混合水溶液Ａを水で 100 倍に薄めた水溶液の pH は 13 . 14 15 と算出される。

　 13 ～ 15 に入る数字として適するものを選びなさい。

　① 1　　② 2　　③ 3　　④ 4　　⑤ 5　　⑥ 6　　⑦ 7　　⑧ 8　　⑨ 9　　⑩ 0

（8）次の文を読み，（ⅰ）～（ⅲ）の問いに答えなさい。

　濃度不明の過酸化水素水の濃度を調べるため，1～3の操作を行った。

　　操作1　シュウ酸二水和物 $(COOH)_2 \cdot 2H_2O$ の結晶 6.30 g をはかりとり，純水に溶かして 1.0 L にした。

　　操作2　このシュウ酸水溶液 10.0 mL を三角フラスコにとり，純水を約 20 mL 加え，さらに 3 mol / L の硫酸を 5 mL 加えた。この溶液を約 70℃に温めた後，振り混ぜながら，濃度が不明の過マンガン酸カリウム水溶液を少しずつ滴下した。8.0 mL 滴下したところで，過マンガン酸カリウムの赤紫色が消えなくなった。

　　操作3　過酸化水素水 1.0 mL を三角フラスコにとり，操作2と同様に純水と硫酸を加えた後，操作2で用いた過マンガン酸カリウム水溶液を少しずつ滴下した。18.0 mL 滴下したところで，赤紫色が消えなくなった。

（ⅰ）操作2におけるシュウ酸と過マンガン酸カリウムの反応は，次式で表される。

$$5\,(COOH)_2 + 2\,KMnO_4 + 3\,H_2SO_4 \longrightarrow 2\,MnSO_4 + K_2SO_4 + 8\,H_2O + 10\,CO_2$$

　よって，過マンガン酸カリウム水溶液のモル濃度は 16 . 17 × 10⁻ 18 mol / L と算出される。

　 16 ～ 18 に入る数字として適するものを選びなさい。

　① 1　　② 2　　③ 3　　④ 4　　⑤ 5　　⑥ 6　　⑦ 7　　⑧ 8　　⑨ 9　　⑩ 0

（ⅱ）次の5つの反応の下線①～⑤の物質のうち，操作3での過酸化水素の酸化還元作用と同じ働きをするものはどれか。 19

$$AgCl + 2\,_①NH_3 \longrightarrow [Ag\,(NH_3)_2]^+ + Cl^-$$

$$2\,KI + _②Br_2 \longrightarrow 2\,KBr + I_2$$

$$_③Cr_2O_7{}^{2-} + 2\,OH^- \longrightarrow 2\,CrO_4{}^{2-} + H_2O$$

$$_④Zn + H_2SO_4 \longrightarrow ZnSO_4 + H_2$$

$$_⑤Al^{3+} + 3\,NaOH \longrightarrow Al(OH)_3 + 3\,Na^+$$

（ⅲ）過酸化水素水の質量パーセント濃度を求めると， 20 . 21 ％と算出された。

　 20 ， 21 に入る数字として適するものを選びなさい。ただし，過酸化水素水の密度は 1.0 g / cm³ とする。

　① 1　　② 2　　③ 3　　④ 4　　⑤ 5　　⑥ 6　　⑦ 7　　⑧ 8　　⑨ 9　　⑩ 0

（9）次の文を読み，（ⅰ），（ⅱ）の問いに答えなさい。

　鉛蓄電池は，　ア　を正極，　イ　を負極として，希硫酸に浸したものである。この電池を放電させると，正極では（a）式で表される反応が起こり，負極では（b）式で表される反応が起こる。

$$\boxed{ア} + \boxed{ウ} + 4H^+ + 2e^- \longrightarrow \boxed{エ} + 2H_2O \quad \cdots\cdots (a)$$

$$\boxed{イ} + \boxed{ウ} \longrightarrow \boxed{エ} + 2e^- \quad\quad\quad\quad \cdots\cdots (b)$$

（ⅰ）　ア　，　イ　に入る化学式として適するものを選びなさい。ア：　22　，イ：　23　

①　Cl^-　　　　　②　H^+　　　　　③　O^{2-}　　　　　④　OH^-　　　　　⑤　$SO_4{}^{2-}$

⑥　Pb　　　　　⑦　$PbCl_2$　　　　⑧　PbO_2　　　　⑨　$Pb(OH)_2$　　　⑩　$PbSO_4$

（ⅱ）質量パーセント濃度 30%の希硫酸（密度 1.2 g／cm³）1.0 L を電解液とした鉛蓄電池を，ある時間放電させたところ，48250 C の電気量が外部に取り出された。このとき，　24　.　25　mol の硫酸が消費され，　26　.　27　mol の水が生成する。よって，放電後の希硫酸の質量パーセント濃度は　28　29　.　30　%となる。

　　　24　～　30　に入る数字として適するものを選びなさい。なお，数値が 5.1 %のような場合は，　0　5　.　1　として選びなさい。

①　1　　②　2　　③　3　　④　4　　⑤　5　　⑥　6　　⑦　7　　⑧　8　　⑨　9　　⑩　0

（10）次の文を読み，（ⅰ），（ⅱ）の問いに答えなさい。

　炭素，水素，酸素からなる有機化合物 A がある。化合物 A はベンゼン環に 2 つの置換基をもつ o－（オルト）置換体である。166 mg の化合物 A を完全燃焼させたところ，396 mg の二酸化炭素と 90 mg の水を生じた。化合物 A の分子量は 200 以下であった。

（ⅰ）化合物 A の分子式を求めると，C　31　H　32　33　O　34　となる。

　　　31　～　34　に入る数字として適するものを選びなさい。なお，H_4 のような場合は，　0　4　として選びなさい。

①　1　　②　2　　③　3　　④　4　　⑤　5　　⑥　6　　⑦　7　　⑧　8　　⑨　9　　⑩　0

（ⅱ）化合物 A に水酸化ナトリウム水溶液を加え加熱した後，希硫酸を徐々に加えていくと化合物 B が白色結晶として析出した。化合物 B にメタノールと少量の濃硫酸を加え加熱すると，分子量が化合物 A より 14 だけ少ない化合物 C が生成した。また，化合物 B に無水酢酸を反応させると，化合物 D が生成した。化合物 A ～ D に塩化鉄（Ⅲ）水溶液を加えると，化合物 A，B，C は赤紫色になったが，化合物 D に色の変化はなかった。化合物 A と化合物 D の置換基を<u>それぞれ 2 つずつ</u>選びなさい。

　　　A：　35　，D：　36　

①　　　　　　　　　　②　　　　　　　　　　③　　　　　　　　　　④　　　　　　　　　　⑤

$-CH_3$　　　$-\overset{\displaystyle O}{\overset{\|}{C}}-OH$　　　$-OH$　　　$-O-CH_3$　　　$-CH_2-\overset{\displaystyle O}{\overset{\|}{C}}-OH$

⑥　　　　　　　　　　⑦　　　　　　　　　　⑧　　　　　　　　　　⑨　　　　　　　　　　⑩

$-\overset{\displaystyle O}{\overset{\|}{C}}-O-CH_3$　　　$-O-\overset{\displaystyle O}{\overset{\|}{C}}-CH_3$　　　$-\overset{OH}{\overset{|}{C}H}-CH_3$　　　$-CH_2-\overset{\displaystyle O}{\overset{\|}{C}}-O-CH_3$　　　$-\overset{\displaystyle O}{\overset{\|}{C}}-O-CH_2CH_3$

生　物

問　題

27年度

次の 1 ～ 3 の問題に答えなさい。設問に特別指示のないものについては，解答群の中から答えとして適したものを1つ選びなさい。指示のある設問については，それに従って答えなさい。〔解答番号 1 ～ 35 〕

1 次の（1）～（12）の設問に答えなさい。

（1）DNA と RNA の両方に該当する記述として最も適切なものを選びなさい。 1
　　① 真核細胞ではおもに細胞質に存在する。　　　　　　② リボソームの主成分である。
　　③ 真核細胞では1本鎖で存在する。　　　　　　　　　④ 真核細胞の遺伝子の本体である。
　　⑤ 4種類の塩基，アデニン，グアニン，シトシン，チミンを含む。　　⑥ 細胞分裂のときに複製される。
　　⑦ 核から細胞質へ出て，タンパク質合成に関与する。　　⑧ 塩基，糖，リン酸からできている。

（2）タンパク質に関する説明として誤っているものを2つ選びなさい。 2
　　① リボソームで mRNA の情報が読み取られた結果，タンパク質が合成される。
　　② タンパク質は部分的にらせん構造やジグザグ（シート）構造をとる場合がある。
　　③ タンパク質の合成に使われるアミノ酸は 20 種類ある。
　　④ タンパク質のアミノ酸配列は，遺伝子によって決められている。
　　⑤ タンパク質は熱によって変性しやすいが，酸，アルカリでは変性しにくい。
　　⑥ タンパク質は，アミノ酸が鎖状につながった高分子である。
　　⑦ タンパク質の立体構造は PCR 法によって決定できる。

（3）情報伝達に関する記述として最も適切なものを選びなさい。 3
　　① ステロイドホルモンなどの脂溶性の情報伝達物質は，細胞膜を透過しやすいので細胞内の受容体に結合する。
　　② ホルモンと受容体はペプチド結合し，細胞内へとシグナルが伝達される。
　　③ すべての受容体はイオンを透過させるはたらきをもつ。
　　④ 水溶性のホルモンに含まれる親水性アミノ酸は，タンパク質の立体構造上，内側にある場合が多い。
　　⑤ 神経細胞のシナプスでは細胞同士が直接つながっているので，情報伝達物質を用いた情報伝達は行われない。

（4）光合成に関する記述として最も適切なものを選びなさい。 4
　　① クロロフィル a の光吸収曲線と光合成の作用曲線はよく一致して，緑色の光がピークとなる。
　　② ATP の生成はおもにカルビン・ベンソン回路の過程で行われる。
　　③ 光化学系 I の反応は葉緑体内膜で起こる。
　　④ 電子伝達系で生じるエネルギーにより，H^+ が葉緑体内膜と外膜の間へと輸送される。
　　⑤ 光化学系 II の反応は水の分解に関係する。

（5）酵母菌を培養したところ，960 mg の酸素を吸収し，1568 mL の二酸化炭素を放出した。このとき，グルコースは 5 . 6 g消費され，また，エタノールは 7 . 8 mL 生じたと算出される。 5 ～ 8 に入る数字として適するものを選びなさい。ただし，気体1モルの体積は 22.4 L，原子量を C：12，H：1，O：16 とし，エタノールの比重は 0.8 とする。

　　①1　　②2　　③3　　④4　　⑤5　　⑥6　　⑦7　　⑧8　　⑨9　　⑩0

（6）サクラなどの被子植物の胚のうに含まれる反足細胞，助細胞，卵細胞，極核および精細胞はいずれも同じ染色体数（n）をもつ。胚のう1つに含まれる染色体数から中央細胞1つに含まれる染色体数をさし引いたとき，残りの染色体数は，胚乳1つに含まれる染色体数の何倍になるか。 9
　　① 1.3 倍　　② 1.5 倍　　③ 2 倍　　④ 2.3 倍　　⑤ 2.5 倍　　⑥ 3 倍　　⑦ 3.3 倍　　⑧ 3.5 倍　　⑨ 4 倍

（7）減数分裂の過程における細胞1個あたりのDNA量（相対値）の変化を示すものとして最も適切なものを選びなさい。　10

① 　② 　③

④ 　⑤ 　⑥

（8）カエルでは受精後、表層の回転が認められ、これにより胚の背腹の方向が決まる。初期胚の性質を調べるために、8細胞期の胚を用いて実験を行った。図Ⓐ～Ⓒには8細胞期の胚における第一～第三卵割面と灰色三日月環の位置を示す。

【実験1】8細胞期に第一卵割面で胚を2つに分けて発生させると（図Ⓐ）、いずれからも正常な胚が形成された。

【実験2】8細胞期に第二卵割面で胚を2つに分けて発生させると（図Ⓑ）、いずれからも異常な胚が形成された。

【実験3】8細胞期に第三卵割面で胚を2つに分けて発生させると（図Ⓒ）、いずれからも異常な胚が形成された。

【実験1】～【実験3】で得られた結果から、「正常な胚が形成されるためには、8細胞期の割球のうち、　11　」という仮説を導くことができる。　11　に入る最も適切な文を選び、仮説を完成しなさい。

① 動物半球の4個の割球があればよい。
② 植物半球の4個の割球があればよい。
③ 動物半球の背側の割球1個と、植物半球4個の割球のうちのいずれか2個があればよい。
④ 植物半球の背側の割球1個と、動物半球の割球があればよい。
⑤ 植物半球の背側と腹側の割球各1個と、動物半球の割球を含む必要がある。
⑥ 動物半球の背側の割球2個と、植物半球4個の割球のうちのいずれか2個があればよい。
⑦ 植物半球の背側の割球2個と、動物半球の割球を含む必要がある。

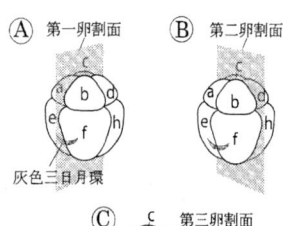

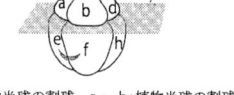

a～d：動物半球の割球、e～h：植物半球の割球、
（gの割球は見えていない）

（9）以下のように、カエルの8細胞期の胚からいろいろな組合せで2個の割球を除去する実験を行った。①～⑥は8細胞期の胚を動物極側から見た模式図で、a～hで示す各割球は、設問（8）の図に示す割球と対応している。各胚について、黒塗りの2個の割球を除去して発生を進行させた。設問（8）の仮説が成り立つとき、異常な胚が形成されると考えられるものを2つ選びなさい。　12

① 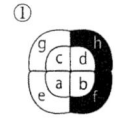　② 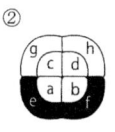　③ 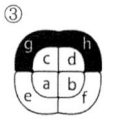　④ 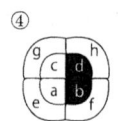　⑤ 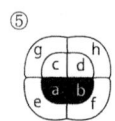　⑥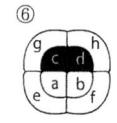

(10) ヒトの脳下垂体前葉の働きに関する記述として適切なもの **2 つ**を選びなさい。 13

① 神経分泌細胞で合成されたプロラクチンを蓄えている。　② 子宮の収縮を促すオキシトシンを分泌する。

③ 分泌された成長ホルモンは排出管（導管）によって運ばれる。　④ 血圧を調節するバソプレシンを分泌する。

⑤ チロキシンの分泌量によりフィードバック調節を受ける。　⑥ 視床下部から分泌されるホルモンの制御を受ける。

(11) 次の文は，植物種子の発芽のしくみに関する記述である。 ア ～ ウ に入る語の組合せとして最も適切なものを選びなさい。 14

オオムギの種子では， ア から分泌された イ が糊粉層に働きかけて ウ の合成を促進する。 ウ はデンプンに作用して分解し，生じた糖がエネルギー源として利用される。

① ア：胚乳　イ：ジベレリン　ウ：アミラーゼ　　② ア：胚乳　イ：アブシシン酸　ウ：アミラーゼ

③ ア：胚乳　イ：ジベレリン　ウ：ラクターゼ　　④ ア：胚乳　イ：アブシシン酸　ウ：ラクターゼ

⑤ ア：胚　　イ：ジベレリン　ウ：アミラーゼ　　⑥ ア：胚　　イ：アブシシン酸　ウ：アミラーゼ

⑦ ア：胚　　イ：ジベレリン　ウ：ラクターゼ　　⑧ ア：胚　　イ：アブシシン酸　ウ：ラクターゼ

(12) 植物個体群の密度効果に関する次の記述について，下線部ア～ウの正誤の組合せ（ア，イ，ウの順）として正しいものを選びなさい。 15

一定面積の区画に様々な密度でダイズを植えると，個体の平均の重さは，密度が高い区画ほど (ア) 軽くなる。また，個体群全体の重さは，芽生え後間もなくは高密度の方が (イ) 重いが，十分日がたつと (ウ) 密度によらずほぼ一定になる。

① 正，正，正　　② 正，正，誤　　③ 正，誤，正　　④ 誤，正，正

⑤ 誤，誤，正　　⑥ 正，誤，誤　　⑦ 誤，正，誤　　⑧ 誤，誤，誤

2 右図は真核細胞における呼吸の過程を簡略化して示している。中間産物の C_n の n はその化合物分子に含まれる炭素原子の数を示す。なお，グルコース 1 分子あたりに生じる中間産物や二酸化炭素，水素〔H〕，ATP 分子等の数は省略されている。（1）～（5）の設問に答えなさい。

(1) 真核細胞において，A と B の各過程を担う酵素群はおもにどこに存在するか。最も適切なものをそれぞれ選びなさい。

A： 16 　B： 17

① 細胞膜　② 細胞質基質　③ 小胞体　④ ゴルジ体

⑤ ミトコンドリアの外膜　⑥ ミトコンドリアの内膜

⑦ ミトコンドリアのマトリックス

⑧ 葉緑体のチラコイド　　⑨ 葉緑体のストロマ

(2) A の過程の反応をまとめた式を次に示す。 18 ， 19 にあてはまる数字をそれぞれマークしなさい。

グルコース 1 分子 → 18 ピルビン酸 + 4〔H〕+ 19 ATP

(3) 化合物 a と b は 1 分子あたりそれぞれ何個の炭素原子を含むか。炭素原子数と同じ数字をそれぞれマークしなさい。

a： 20 　b： 21

（4）電子が電子伝達系を通るときに放出されるエネルギーを使って，ある膜を介した H^+ の濃度勾配がつくられる。このときの H^+ の能動輸送に関する記述として最も適切なものを選びなさい。　22

 ① H^+ は細胞質基質からミトコンドリアの内膜と外膜の間へと輸送される。

 ② H^+ はミトコンドリアの内膜と外膜の間から細胞質基質へと輸送される。

 ③ H^+ はミトコンドリアのマトリックスから内膜と外膜の間へと輸送される。

 ④ H^+ はミトコンドリアの内膜と外膜の間からマトリックスへと輸送される。

 ⑤ H^+ は細胞質基質からミトコンドリアのマトリックスへと輸送される。

 ⑥ H^+ はミトコンドリアのマトリックスから細胞質基質へと輸送される。

（5）呼吸の基質として $C_{55}H_{100}O_6$ で表される物質が使われた場合の呼吸商を，四捨五入して小数第3位まで求めると，23．24 25 26 となる。 23 ～ 26 に入る数字として適するものを選びなさい。

 ①1 ②2 ③3 ④4 ⑤5 ⑥6 ⑦7 ⑧8 ⑨9 ⑩0

3　骨格筋に関する（1）～（4）の設問に答えなさい。

（1）次の文の a ～ c に入る語の組合せとして正しいものを選びなさい。 27

 静止時の骨格筋では， a フィラメントに b と c というタンパク質が結合し，筋収縮が起こらないようにしている。神経からの刺激により細胞内 Ca^{2+} 濃度が上昇し，この Ca^{2+} が b に結合すると c による滑り運動の抑制がはずれて筋収縮が起こる。

 ① a：ミオシン　b：トロポニン　　　c：トロポミオシン　　② a：アクチン　b：トロポニン　　　c：トロポミオシン

 ③ a：ミオシン　b：トロポミオシン　c：トロポニン　　　　④ a：アクチン　b：トロポミオシン c：トロポニン

（2）図1は骨格筋の筋原繊維の構造を模式的に表したものである。次の各部分を示しているのは①～⑧のうちどれか。最も適切なものをそれぞれ選びなさい。

 ミオシンフィラメントの頭部のある部分： 28 ，　明帯： 29

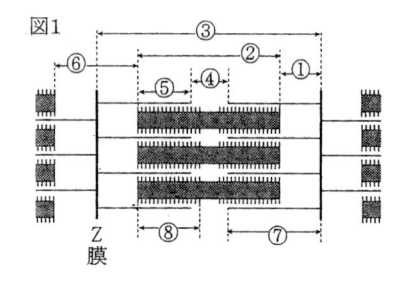
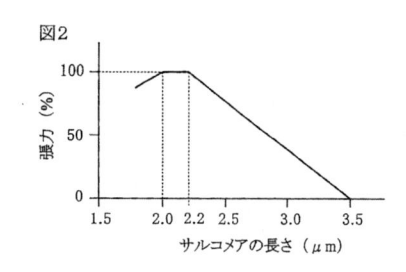

（3）筋収縮は，アクチンフィラメントがミオシンフィラメントの間に滑り込むことによって起こり，アクチンフィラメントとミオシンフィラメントの頭部のある部分との重なりが大きいほど生じる張力は増加する。ただし，引き込まれたアクチンフィラメントどうしが衝突すると張力は減少し，また，アクチンフィラメントとミオシンフィラメントの重なりが無くなるとき，張力は0になるものとする。図2のグラフは筋収縮の際のサルコメアの長さと張力の関係を示している。グラフを参考に，アクチンフィラメントのZ膜からの長さを求めると 30．31 μm となる（Z膜の厚さは無視する）。また，同様にミオシンフィラメントの長さを求めると 32．33 μm となる。 30 ～ 33 に入る数字として適するものを選びなさい。

 ①1 ②2 ③3 ④4 ⑤5 ⑥6 ⑦7 ⑧8 ⑨9 ⑩0

（4）設問（3）の骨格筋のサルコメアの長さが 2.3 μm のとき，1本のアクチンフィラメントがミオシンフィラメントと重複している部分の長さを求めると 34．35 μm となる。 34 と 35 に入る数字として適するものを設問（3）の選択肢から選びなさい。

英　語

解答　　　　　　　27年度

1

〔解答〕

(1) ⑤　(2) ①　(3) ②　(4) ④　(5) ①

(6) ④　(7) ②　③

〔出題者が求めたポイント〕

〔解説〕

問題文和訳

(1) A: DNA構造と機能に関する今晩の講義に出席するけど、君はどうする？

B: ボクも行くよ。とても面白いと思うんだ。ティムも来るかな？

A: いや、気持ちが変わらない限り、彼は来ないよ。

(2) A: や～、ジェインこんにちは。会議に出席するために、明日アトランタへ出発するって聞いたんだけど。

B: そう、明日の早朝にね。今日はこのプロジェクトで一日頑張らないといけないの。

A: 君がいない間、誰が君の職務を引き継ぐの？

(3) A: 肺と腎臓は、老廃物を排泄することで我々の体を浄化する。

B: 我々の体の中でこの2つだけがそれをする臓器なの？

(4) A: 春休みにオーストラリアに行くんだけど、私がいない間、猫にエサをやってくれる人が必要なの。

B: ボクは当てにしないでね。

(5) その島には病院がなかったので、ケガ人はヘリコプターで湾を横断して病院まで搬送された。

(6) 全ての新生哺乳類は、母乳で栄養を得るように出来ている。そして母乳は主な糖質としてラクトースを含んでいる。適切にも乳糖と呼ばれるラクトースは、グルコース1分子とガラクトース1分子の結合からなる二糖類である。

(7) 言語は多くのことを含む。言語はコミュニケーションの体系であり、思考のための媒体であり、文学表現の手段であり、政治的論争のテーマであり、そして、国家建設における一要因である。すべての正常な人間は少なくともひとつの言語を話す。また、言語なき状態で、有意義な社会的あるいは知的活動が生じることを想像することは困難だ。

2

〔解答〕

問1　9 ②　10 ⑤　11 ③　12 ④

問2　④

問3　③

問4　③

問5　16 ⑤　17 ③

〔出題者が求めたポイント〕

〔解説〕

問1　9 chemistry の定義を求めているので、definition が正解。

10 「もはや～ではない(以前の状態ではない)」の意味で no longer。

11 「～とは対照的に」In contrast to ～。

12 visually uniform で「見た目が同じ」。

問2　properties の説明が始まる前の【④】に入れるのが妥当。

問3　them は、直接的にはこの文の主語である They を指しており、それは前文の主語、chemists を指している。

問4　emerge は「発現する」の意味。よって develop「発現させる」の受動態である、was developed が適当。

問5　16 第3パラグラフ第1文に一致。

選択肢訳

「化学者が立証したのは、～。」

① 化学反応を起こすために物理的に分離する手法が用いられること

② 溶けると氷の基本的性質が変化するという事実

③ 物質の基本的性質が時間の経過とともにわずかに変化しうるという理論

④ 物質を分離するのに量的記述は重要でなかったこと

⑤ 物質はより複雑でない物質に分割されうるということ

17 第4パラグラフ第3文に一致。

選択肢訳

「化合物は～物質である。」

① 水素と酸素が特定の結合をした

② 同じレベルで異なる性質を持った

③ 独自の化学的、物理的特性を持った

④ 3つ以上の混合物からなる

⑤ いくつかの元素からなり、より単純な形に分離できない

〔全訳〕

　化学は、物質とエネルギー、そしてこの二者間における相互作用の研究である。これは極めて広範かつ包括的な定義であるが、ごく正確な定義である。物質界の記述に関して、実用面であれ理論面であれ、化学的な概念に依存しない側面はない。

　化学は人類の歴史と同じく古いが、約300年前までは、空論的でやや謎めいた技術であった。当時、物質には様々な形態と種類があることが明らかになってきた。それゆえ、データを体系化するためにも、何らかの分類が必要になった。赤い物質があり、白い物質があり、液体があり、固体があった。しかし、こうした大まかな質的記述は、重要ではあるが、ある種の物質を他の種類の物

質と識別するのに十分でないことに気づくのに時間はかからなかった。今日特性と呼ばれるところの、追加的な基準が必要となった。こうした特性は、2 つの基本的種類に分類されることが分かった。物理的特性と化学的特性である。物理的特性の変化は、物質の形態と外見の変化のみに関わる。その基本的な本質は変わらないままである。例えば水を凍らせることは、液体から固体への変換にのみ関与する。その基本的な性質が同じままであることは、氷を溶かすことで簡単に示される。しかし、水の中に電気を通すことで、新たな物質 − 水素と酸素 − が創り出される。水の基本的性質が変わったことになる。それはもはや水ではなく、化学的変化によって新たな物質へと変換されたのだ。

　化学者たちはまた、物質の基本的性質については何も知らずに、物理的な分解と化学反応を通して、物質はより単純な物質へ転換しうることも立証出来た。彼らは、密度、硬度、色彩、物理的状態、さらには融点や沸点といった物理的特性を計測する手法を開発した。これは、こうした操作が物質の性質をもはや変えない時点を彼らが決定する手助けとなった。こうした考慮から、組成に基づく新たな分類の枠組みが現れて来た。この枠組みにおいて、物質は二つの大きな種類に分けられる。純物質と混合物である。

　純物質には 2 種類ある。単体と化合物である。単体は通常の化学的手法ではより単純な物質に分解できない物質である。またそれは、より単純な物質を結合することによって創ることも出来ない。宇宙に存在する全ての物質は、これらの基本的な物質ひとつ又はそれ以上で構成されている。元素が結合すると、それは化合物を形成する。化合物とは、一定の決まった比率の元素結合を持っているが、個々の元素の特性は持たず、それ自体が独自で新たな物理的、化学的特性を持つ。

　化合物の独自な特性とは対照的に、混合物の特性は組成によって変化する。一例は水に溶けた糖である。この混合物の最もはっきりした特性はその甘さであり、それは組成（水中に溶けた糖の量）によって変わる。ゆえに混合物は、少なくとも 2 つの純物質からなる。加えて、混合物には 2 種類ある。同質混合物、すなわち溶液はどの実例においても見た目が同じである。異質混合物は、実例（胡椒と塩、砂と水、全血）ごとに見た目が違うことが分かる。

3

〔解答〕

問1　18 ③　19 ④　20 ①　21 ①　22 ②

問2　23 ⑥　24 ④　25 ②

問3　⑧

問4　⑤

問5　① ⑤

〔出題者が求めたポイント〕

〔解説〕

問1　18　Being able to drive provides mobility で「運転が出来ることは可動性を与えてくれる」。

19　reported された報告書中のことなので、過去完了形になる。

20　insulting to 〜「〜にとって侮辱的」。

21　enforce 〜「〜を強要する」。

22　while 〜「〜する間」。

問2　略

問3

選択肢訳

①　これらの行動全てが、ティーンエイジャーが自動車事故に巻き込まれ、怪我をし、死ぬ可能性を増やす。

②　あなたの十代の子供は、飲酒運転をすべきでないだけでなく、運転者が酒を飲んでいる時には車に乗り込むべきでもない。

③　まず第一に、あなたの十代の子供に対して忍耐強くありなさい。

④　あなたの十代の子供が運転者になることについて不安があるなら、あなたの不安は根拠がない訳ではない。

問4　contributing to 〜で「〜の一因となる」。causing 〜「〜の原因となる」が適切。

問5

選択肢訳

①　自動車保険料率は若い男性運転手に対して下がっている。なぜなら彼らは老人運転手ほど事故に合わないからだ。

②　15 歳から 20 歳の運転者は運転人口の 7 パーセント以下だが、このグループが交通事故死の 10 パーセント以上を占める。

③　10 代の運動能力や運動調整力は、彼らの親のそれよりも良い。

④　自動車関連死の約 3 分の 1 は、スピードの出し過ぎによるものだ。

⑤　十代の運転者が自動車事故で死ぬ可能性は、乗客を乗せている時よりも一人で運転している時の方が高い。

⑥　20 歳を過ぎるまで自分の子供は運転をすべきでないと考える親もいる。

⑦　十代は、酒を飲んだら運転をしてくれるよういつでも親に頼めることを教えられるべきだ。

〔全訳〕

　運転は、10 代の若者が自立に向けて進める大きな一歩のひとつだ。運転が出来るということは、移動が出来るということ、乗車を親や友人に頼る必要がないという喜び、そして、明確な自信を与えてくれる。青年を成人へといざなう他の自由と同様、認識注意を向けるべき多くの危険と責任がある。はじめてハンドルを握ることに伴う安全問題ゆえに、新参運転者とその親は、最大の努力を払って人生のこの新たな段階に対する準備をすべきである。

　自動車保険の保険料率が、青年運転者、特に男性に対して非常に大きくなるのは偶然ではない。自動車事故は 15 歳から 20 歳の若者の死の主要な原因であり、毎年ア

メリカで 5,000 人以上の若者が死んでいる。この年齢層は運転人口の 7 パーセント以下であるにもかかわらず、自動車関連死の 14 パーセントを占める。過去 10 年間の間に、十代の若者 68,000 人が車の衝突で死んでいる。

　あなたの十代の子供が運転者になることについて不安があるなら、あなたの不安は根拠がない訳ではない。経験不足が十代の若者にとって、事故に巻き込まれる主な危険要素だ。結局のところ、運転は驚くほど複雑な作業だ。新参運転手は、危険な運転状況や緊急事態を探知し、それに対応しながら、同時に車とそのスピードをコントロールすることを習得しなければならない。十代の若者の非常に多くは、優れたドライバーになるのに必要な、運動能力や運動調整力に欠けることはない。実際のところ彼らはおそらく、彼らの親よりも能力が備わっている。しかし、彼らの判断力、決断力、さらには、不測の事態や自分の死の可能性に対する健全な顧慮は、まだ十分に発達していない。

　実際、十代が関与する事故をもたらす重要な要因は、彼らが進んで危険な行為をしようとすることにある。スピードの出し過ぎは、全交通事故死の約 30 パーセントにおける要因である。また、ペダルを思い切り踏み込むことは、十代の運転者、特に男性にとって大きな誘惑である。アルコールも 16 歳から 20 歳の若者の全交通事故死の 3 分の 1 以上に関与する。ある調査では、少なくとも 12 パーセントの高校生が、飲酒後に運転したと回答し、30 パーセント以上の十代が、飲酒していた運転者と同乗したと回答していた。

　ティーンエイジャーは友だちと一緒に辺りを運転するのが好きだ。しかし 16 歳のドライバーにとっては、車にお互いを乗せあうことは、事故死の可能性を 39 パーセント増やす。二人の乗員がいる場合、死亡事故の可能性は 86 パーセント増え、3 人以上の乗員の場合は、十代がひとりで(あるいは親と一緒に)運転している場合に比べて、282 パーセント増える。18 パーセントの高校生は、他人が運転する車に乗っているとき、シートベルトをしたことが全くないかほとんどない、と回答している。これらの行動全てが、ティーンエイジャーが自動車事故に巻き込まれ、怪我をし、死ぬ可能性を増やす。

　この落胆するような情報を読んだ後で、親の中には 20 代になって自活するまで、自分の子供を運転席には座らせないと誓う者もいるかもしれない。非現実的であることは別としても、このような考え方は逆効果であり、真に安全運転を習得したい十代にとって侮辱的である。より建設的な見方は、青年期を、大人が安全な運転習慣を教え、生命に対する若年運転者の行為に影響を与え、将来の長い年月にわたって命を救う技術と知識を伝えうる時期と見なすことだ。熟達したドライバーになるには、長年の経験が必要である。そして、その最初の数年間の経験を監督することは、ときにストレスはあるものの、素晴らしい特権なのだ。

　親としてあなたは、多くのことに関して豊富な運転知識を伝えることが出来る。まず第一に、あなたの十代の子供に対して忍耐強くありなさい。彼らが運転を習得す

ることは、あなたにとって重荷かもしれないが、彼らにとってはもっとそうなのだ。第二に、子供に身につけてほしい他の行動に関して、親は安全な運転習慣の模範とならねばならない。また親は、交通法規を習得すべきであるのみならず、自分の子供の態度や技能をもとに、追加的な制限や予想を行う覚悟をすべきだ。

　運転するのであれ乗車するのであれ、エンジンをスタートする前には、必ずシートベルトを締めるよう子供に要求しなさい。眠い時には子供は決して運転すべきではない。さらに、アルコールやドラッグを子供が控えるべき多くの理由はあるが、飲酒のせいで毎年何千もの人々 —— その多くは十代 —— が死んでいることを、彼らが理解しているか確かめなさい。あなたの十代の子供は、飲酒運転をすべきでないだけでなく、運転者が酒を飲んでいる時には車に乗るべきでもない。また、あなたが飲酒についてどれほど強硬に感じていても、酒を飲んだ運転手 —— 自分自身であれ、他人であれ —— の車に乗るのを避けるために、いつでも自分に運転を頼んで良いと子供に知らせなさい。

　残念なことだが、あなたが子供に課している条件をどれほど穏やかに理性的に説明しても、彼らはこうした制限を不合理だと見なすかもしれない。もし彼らがあなたの制限に反抗するなら、自己防御をしなさい。そして、もし子供が正すのを拒否する危険な運転傾向や習慣があれば、キーを持たせてはいけない。運転する可能性のある人が学ぶべき第一の戒律は、運転が特権であって、権利ではない、ということだ。第一の優先事項は、彼らが安全かつ上手な自動車操作を学ぶ間、彼らと他人が道路上で無事健在であることなのだ。

4
問1　29 ②　30 ①　31 ⑤　32 ③
問2　⑤
問3　⑥
問4　⑥
問5　⑥
〔出題者が求めたポイント〕
〔解説〕
問1　29　as reported 〜「〜の報告によると」。
　30　go on with 〜「を続ける」。
　31　in ways our ancestor might not have been able to imagine で「我々の先祖が想像も出来なかったようなやり方で」。過去のことに言及しているので、仮定法過去完了形になる。
　32　関係代名詞の what。what all of us need to know about physical activity and aging で「身体活動と老化について我々全員が知る必要のあること」。
問2　略
問3
完成英文
　　it is the activities of daily living that condition the physical body「身体を条件付けるのは日常生活の活

動である」の意味で、これは強調構文になっている。

問4　the physical activities it needs で「それが必要とする身体活動」の意味。「それ」は「体」。

問5

選択肢訳

① マッカーサー・ファウンデーションの加齢研究は、1998 年に出版された本の名前である。

② 筆者は、ゴルフ、水泳、ヨガをしているアメリカの健康な老人をほぼ全員知っている。

③ 筆者は、健康的な朝食を食べることがスーパー・シニアになるのに不可欠だと言っている。

④ 三浦敬三は 1904 年に生まれ、その父、三浦雄一郎を誇りに思っている。

⑤ アメリカのスーパー・シニアは、一緒にヨガをやるべく筆者を招待した。

⑥ 筆者は、健康で活発な肉体労働をする老人に沖縄で会った。

〔全訳〕

活動をしない生活をしながら、それでもなお健康に年をとることはおそらく可能ではあるだろうが、その可能性は少ない。生涯通じて身体活動を維持することとうまく年をとることは、並行している。これは、1998 年「成功する加齢」の報告によると、マッカーサー・ファウンデーションによるアメリカにおける加齢の研究において発見された、最も強い相関関係のひとつだ。私が知るほぼ全ての健康な高齢者は、生涯通じて身体的に活発だったし、いまでもなお活発だ。彼らは歩く、踊る、ゴルフをする、泳ぐ、バーベルを持ち上げるし、ヨガをする。中には、中年男性よりも多く身体活動に従事する者もいる。

平均寿命がほぼ 80 歳という、世界最長の寿命を今でも誇る日本では、100 歳以上の人の数が増えているだけでなく、並外れて健康な老人「スーパー・シニア」の数も増えている。ここにそうした人の描写がある。

世界最大都市の夜が明けると、頑丈な体格の 100 歳人、三浦敬三は、すでにダークグレーのトレーニングウェアを着て走り出そうとしている。海苔と卵の健康な朝食前に、三浦は屋内運動を全速力で終えている。鎖骨のケガによるまだ少し痛い首のせいで、一瞬自分が 1904 年生まれであることを思い出すと、彼はちょっと顔を曇らせる。高齢化する日本における手本となるこの男は、昨年 99 歳の時にヨーロッパのモンブランをスキーで滑降した時のようにこの痛みを無視している。瞬く間に、彼は玄関から日課である 2 マイルのパワー・ウオークに出かける。「今でも気持ちが良い」と三浦は語る。1981 年彼は、アフリカの最高峰キリマンジャロに登った最高齢者となった。そして現在、来年のイタリア・アルプス登山に向けて訓練をしている。「実際、私についてはそれほど驚くようなこと何もない、、、でも、私の息子は、いや、彼はすごい」。それは、72 歳の三浦雄一郎のことであり、彼は 2003 年 5 月、エベレストを登頂した最高齢の男になったのだ。

私は、記録を樹立しその身体的業績で我々を驚かせる老人、つまり、80 代 90 代でいまだバーベルを上げ、サーフィンし、トライアスロンで競争し、さらには他のことでも、我々の祖先が想像も出来なかったようなやり方で、人間の体が活動し続けることを我々に示してくれる人々について、説明を続けることはできるだろう。私が健康的な加齢について書いていることを友人知人が知っていたので、彼らは、アメリカのスーパー・シニアに会って、彼らがスーパー・ヨガやダンス・マラソンやその他の並外れた成果を出すところを見に来るようにと私を招待してくれた。

これら全てのことは刺激的であり、アンチ・エイジングに情熱を燃やす私にとっては、特に興味があることだが、今皆さんに申し上げねばならないことに比べると二義的なものだ。私は普通の暮らしに関心があり、たとえ山登りを計画していないにせよ、身体活動と老化について我々全員が知る必要のあることに関心がある。伝統文化においては、身体（肉体）を条件付けるのは日常生活の活動である。例えば、私が沖縄で会った健康な老人たちは、マラソンは走らなかった。彼らは手で土仕事をし、木を伐り、水を運び、山に行って野草を採り、魚網を投げ、人生を歩き続けていた。

人間の体はこうした類の、規則的で様々な使用に合うように作られている。現代生活はしばしばその目的を阻害し、我々多くは机に座って、または車で移動して一日の多くを過ごす。我々は運動時間を取ることで身体活動をしなければならないが、しばしばそれは多様性がない。これは残念なことだが、それが現状だ。現代生活の限界を考慮するなら、優雅に年をとるには、どうすれば我々は体が必要とする身体活動の要求を満たすことができるのか。そのために人は、身体活動の利益とリスクの両方を理解する必要がある。

数　学

解答　27年度

❶
〔解答〕

ア	イ	ウ	エ	オ	カ	キ	ク	ケ
3	4	5	6	1	7	3	1	2

〔出題者が求めたポイント〕

点 (x_0, y_0) を通り，傾き m の直線の方程式は，
$y = m(x - x_0) + y_0$
2 直線を求めて，交点 $P(x_p, y_p)$ を求める。
$0 < x_p < 1$, $0 < y_p < 1$ より a の値の範囲を求める。
点 (x_1, y_1), (x_2, y_2) を通る直線の方程式は，
$y = \dfrac{y_2 - y_1}{x_2 - x_1}(x - x_1) + y_1$
直線 US の方程式を求め，$x = x_p$, $y = y_p$ を代入し a を求める。a の値の範囲を考えて答える。

〔解法のプロセス〕

$y = a(x - 3) + 2 = ax + 2 - 3a$
$y = 2a(x - 0) - 1 = 2ax - 1$
$2ax - 1 = ax + 2 - 3a$ より　$ax = 3 - 3a$
$x = \dfrac{3}{a}(1 - a)$, $y = -6a + 5$

$0 < \dfrac{3}{a}(1 - a) < 1$ より　$0 < 3a(1 - a) < a^2$

$0 < 3a(1 - a)$ より　$3a(a - 1) < 0$
よって，$0 < a < 1$
$3a - 3a^2 < a^2$ より　$a(4a - 3) > 0$
よって，$a < 0$, $\dfrac{3}{4} < a$

従って，$\dfrac{3}{4} < a < 1$　……①

$0 < -6a + 5 < 1$ より　$\dfrac{2}{3} < a < \dfrac{5}{6}$　……②

①，②の共通範囲なので，$\dfrac{3}{4} < a < \dfrac{5}{6}$

直線 US：$y = \dfrac{1 - 0}{0 - 1}(x - 0) + 1 = -x + 1$

P がこの直線上なので，$-6a + 5 = -\dfrac{3}{a}(1 - a) + 1$

$6a^2 - a - 3 = 0$ より　$a = \dfrac{1 \pm \sqrt{73}}{12}$

a の値の範囲より　$a = \dfrac{1 + \sqrt{73}}{12}$

❷
〔解答〕

コ	サ	シ	ス	セ	ソ	タ
8	3	2	3	2	5	5

〔出題者が求めたポイント〕

$E(p, q)$ とする。
$\triangle OAB$ の面積 $= \triangle CAE$ の面積 $\times 2$ より q を b で表わす。
直線 AB の方程式(2 点を通る直線は❶を参照)を求め，p を求める。
l の傾き m_1 を求める。直線 AB の傾きを m_2 とすると，
$l \perp AB \Leftrightarrow m_1 m_2 = -1$

〔解法のプロセス〕

$E(p, q)$ とする。

$\triangle OAB$ の面積は，$\dfrac{1}{2} 4b = 2b$

$\triangle CAE$ の面積は，$\dfrac{1}{2}(4 - 1)q = \dfrac{3}{2} q$

$2\left(\dfrac{3}{2} q\right) = 2b$ より　$q = \dfrac{2}{3} b$

直線 AB：$y = \dfrac{0 - b}{4 - 2}(x - 4) + 0 = -\dfrac{b}{2} x + 2b$

E が直線 AB 上なので，

$\dfrac{2}{3} b = -\dfrac{b}{2} p + 2b$ より　$p = \dfrac{8}{3}$

従って，$E\left(\dfrac{8}{3}, \dfrac{2}{3} b\right)$

l の傾き，$\dfrac{\dfrac{2}{3} b - 0}{\dfrac{8}{3} - 1} = \dfrac{2b}{8 - 3} = \dfrac{2}{5} b$

$l \perp AB$ より　$\dfrac{2}{5} b\left(-\dfrac{b}{2}\right) = -1$
$b^2 = 5$ で $b > 0$ より　$b = \sqrt{5}$

❸
〔解答〕

チ	ツ	テ	ト	ナ	ニ	ヌ
2	5	1	8	5	1	6

〔出題者が求めたポイント〕

(x_0, y_0) と (x_1, y_1) が $y = ax + b$ に関して対称となるとき，次の①，②が成り立つ。

①　$\dfrac{y_0 + y_1}{2} = a \dfrac{x_0 + x_1}{2} + b$，　②　$a \dfrac{y_1 - y_0}{x_1 - x_0} = -1$

これより，A 点の座標 (p, q) を求める。
$G_2 : y = 2(x - p)^2 + q$
G_2 と G_1 を連立させて x を求める。
この x の値が p のとき，P と A が一致する。

〔解法のプロセス〕

$A(p, q)$ とする。

$\dfrac{q}{2} = -2 \dfrac{p}{2} + c$ より　$q = -2p + 2c$

$-2\dfrac{q}{p}=-1$ より　$q=\dfrac{1}{2}p$

$\dfrac{1}{2}p=-2p+2c$ より　$p=\dfrac{4}{5}c,\ q=\dfrac{2}{5}c$

$G_2:y=2\left(x-\dfrac{4}{5}c\right)^2+\dfrac{2}{5}c$

G_1 と G_2 の交点は，

$2\left(x-\dfrac{4}{5}c\right)^2+\dfrac{2}{5}c=2x^2$

$-\dfrac{16}{5}cx=-\dfrac{32}{25}c^2-\dfrac{2}{5}c$ より　$x=\dfrac{2}{5}c+\dfrac{1}{8}$

$\dfrac{2}{5}c+\dfrac{1}{8}=\dfrac{4}{5}c$ より　$c=\dfrac{5}{16}$

4

〔解答〕

ネ	ノ	ハ
3	2	6

〔出題者が求めたポイント〕

$|\overrightarrow{\mathrm{AP}}|^2=|\overrightarrow{\mathrm{OP}}-\overrightarrow{\mathrm{OA}}|^2=|\overrightarrow{\mathrm{OP}}|^2-2\overrightarrow{\mathrm{OP}}\cdot\overrightarrow{\mathrm{OA}}+|\overrightarrow{\mathrm{OA}}|^2$

$|\overrightarrow{\mathrm{AP}}|^2=|\overrightarrow{\mathrm{CP}}|^2$ より　$\overrightarrow{\mathrm{OP}}\cdot\overrightarrow{\mathrm{OA}}=6$

$|\overrightarrow{\mathrm{AP}}|^2=|\overrightarrow{\mathrm{BP}}|^2$ より　$\overrightarrow{\mathrm{OP}}\cdot\overrightarrow{\mathrm{OA}}=\overrightarrow{\mathrm{OP}}\cdot\overrightarrow{\mathrm{OB}}$ を導く。

$\overrightarrow{\mathrm{OA}}\cdot\overrightarrow{\mathrm{OB}}=|\overrightarrow{\mathrm{OA}}||\overrightarrow{\mathrm{OB}}|\cos\angle\mathrm{AOB}$ より値を求める。

$\overrightarrow{\mathrm{OP}}=m\overrightarrow{\mathrm{OA}}+n\overrightarrow{\mathrm{OB}}$ として，

$\overrightarrow{\mathrm{OP}}\cdot\overrightarrow{\mathrm{OA}}=\overrightarrow{\mathrm{OP}}\cdot\overrightarrow{\mathrm{OB}}=2$ より　$m,\ n$ を求める。

$\overrightarrow{\mathrm{OP}}$ を求め，$|\overrightarrow{\mathrm{OP}}|^2$ を求める。

〔解法のプロセス〕

$|\overrightarrow{\mathrm{AP}}|^2=|\overrightarrow{\mathrm{OP}}|^2-2\overrightarrow{\mathrm{OP}}\cdot\overrightarrow{\mathrm{OA}}+4$

$|\overrightarrow{\mathrm{BP}}|^2=|\overrightarrow{\mathrm{OP}}|^2-2\overrightarrow{\mathrm{OP}}\cdot\overrightarrow{\mathrm{OB}}+4$

$\overrightarrow{\mathrm{OC}}=2\overrightarrow{\mathrm{OA}}$ より　$\overrightarrow{\mathrm{CP}}=\overrightarrow{\mathrm{OP}}-\overrightarrow{\mathrm{OC}}=\overrightarrow{\mathrm{OP}}-2\overrightarrow{\mathrm{OA}}$

$|\overrightarrow{\mathrm{CP}}|^2=|\overrightarrow{\mathrm{OP}}|^2-4\overrightarrow{\mathrm{OP}}\cdot\overrightarrow{\mathrm{OA}}+16$

$|\overrightarrow{\mathrm{AP}}|^2=|\overrightarrow{\mathrm{CP}}|^2$ より　$\overrightarrow{\mathrm{OP}}\cdot\overrightarrow{\mathrm{OA}}=6$

$|\overrightarrow{\mathrm{AP}}|^2=|\overrightarrow{\mathrm{BP}}|^2$ より　$\overrightarrow{\mathrm{OP}}\cdot\overrightarrow{\mathrm{OA}}=\overrightarrow{\mathrm{OP}}\cdot\overrightarrow{\mathrm{OB}}$

$\overrightarrow{\mathrm{OA}}\cdot\overrightarrow{\mathrm{OB}}=4\cos\theta$

$\overrightarrow{\mathrm{OP}}=m\overrightarrow{\mathrm{OA}}+n\overrightarrow{\mathrm{OB}}$ とする。

$\overrightarrow{\mathrm{OP}}\cdot\overrightarrow{\mathrm{OA}}=m|\overrightarrow{\mathrm{OA}}|^2+n\overrightarrow{\mathrm{OB}}\cdot\overrightarrow{\mathrm{OA}}=4m+4n\cos\theta$

$\overrightarrow{\mathrm{OP}}\cdot\overrightarrow{\mathrm{OB}}=m\overrightarrow{\mathrm{OA}}\cdot\overrightarrow{\mathrm{OB}}+n|\overrightarrow{\mathrm{OB}}|^2=4m\cos\theta+4n$

$4m+4n\cos\theta=4m\cos\theta+4n$

$4(m-n)(1-\cos\theta)=0$　$\therefore$　$m=n$

$4m(1+\cos\theta)=6$ より　$m=\dfrac{3}{2(1+\cos\theta)}$

$\overrightarrow{\mathrm{OP}}=\dfrac{3}{2(1+\cos\theta)}(\overrightarrow{\mathrm{OA}}+\overrightarrow{\mathrm{OB}})$

$\cos\dfrac{2}{3}\pi=-\dfrac{1}{2}$ より　$\overrightarrow{\mathrm{OP}}=3(\overrightarrow{\mathrm{OA}}+\overrightarrow{\mathrm{OB}})$

$\overrightarrow{\mathrm{OA}}\cdot\overrightarrow{\mathrm{OB}}=-2$

$|\overrightarrow{\mathrm{OP}}|^2=9\{|\overrightarrow{\mathrm{OA}}|^2+2\overrightarrow{\mathrm{OA}}\cdot\overrightarrow{\mathrm{OB}}+|\overrightarrow{\mathrm{OB}}|^2\}$

$\qquad=9(4-4+4)=36$

$|\overrightarrow{\mathrm{OP}}|=6$

5

〔解答〕

ヒ	フ	ヘ
2	1	2

〔出題者が求めたポイント〕

中心が $(x_0,\ y_0)$，半径が r の円の方程式は，

$(x-x_0)^2+(y-y_0)^2=r^2$

円と直線の方程式を連立して，A, B, P, Q の座標を求める。

AB^2, PQ^2 を求めて，極限値を求める。

$\displaystyle\lim_{h\to 0}h=0,\ \lim_{h\to\infty}\dfrac{a}{h}=0$

〔解法のプロセス〕

円は，$(x-1)^2+(y-1)^2=1$

直線 $y=hx$ との交点 A, B は，

$(x-1)^2+(hx-1)^2=1$

$(1+h^2)x^2-2(1+h)x+1=0$

$x=\dfrac{1+h\pm\sqrt{2h}}{1+h^2},\ y=\dfrac{h+h^2\pm h\sqrt{2h}}{1+h^2}$（複号同順）

$\mathrm{AB}^2=\left(\dfrac{1+h+\sqrt{2h}}{1+h^2}-\dfrac{1+h-\sqrt{2h}}{1+h^2}\right)^2$

$\qquad+\left(\dfrac{h+h^2+h\sqrt{2h}}{1+h^2}-\dfrac{h+h^2-h\sqrt{2h}}{1+h^2}\right)^2$

$\qquad=\dfrac{8h+8h^3}{(1+h^2)^2}=\dfrac{8h}{1+h^2}$

直線 $y=\dfrac{1}{2}hx$ との交点 P, Q は，

$(x-1)^2+\left(\dfrac{1}{2}hx-1\right)^2=1$

$\left(1+\dfrac{h^2}{4}\right)x^2-2\left(1+\dfrac{h}{2}\right)x+1=0$

$x=\dfrac{1+\dfrac{h}{2}\pm\sqrt{h}}{1+\dfrac{h^2}{4}},\ y=\dfrac{\dfrac{h}{2}+\dfrac{h^2}{4}\pm\dfrac{h}{2}\sqrt{h}}{1+\dfrac{h^2}{4}}$

（複号同順）

$x=\dfrac{4+2h\pm 4\sqrt{h}}{4+h^2},\ y=\dfrac{2h+h^2\pm 2h\sqrt{h}}{4+h^2}$（複号同順）

$\mathrm{PQ}^2=\left(\dfrac{4+2h+4\sqrt{h}}{4+h^2}-\dfrac{4+2h-4\sqrt{h}}{4+h^2}\right)^2$

$\qquad+\left(\dfrac{2h+h^2+2h\sqrt{h}}{4+h^2}-\dfrac{2h+h^2-2h\sqrt{h}}{4+h^2}\right)^2$

$\qquad=\dfrac{64h+16h^3}{(4+h^2)^2}=\dfrac{16h}{4+h^2}$

$\dfrac{\mathrm{AB}^2}{\mathrm{PQ}^2}=\dfrac{\dfrac{8h}{1+h^2}}{\dfrac{16h}{4+h^2}}=\dfrac{4+h^2}{2(1+h^2)}$

$\displaystyle\lim_{h\to 0}\dfrac{\mathrm{AB}^2}{\mathrm{PQ}^2}=\dfrac{4+0}{2(1+0)}=2$

$$\frac{\text{AB}^2}{\text{PQ}^2} = \frac{\dfrac{4}{h^2}+1}{2\left(\dfrac{1}{h^2}+1\right)}, \quad \lim_{h\to\infty}\frac{\text{AB}^2}{\text{PQ}^2} = \frac{0+1}{2(0+1)} = \frac{1}{2}$$

6

〔解答〕

ホ	マ	ミ	ム	メ	モ	ヤ
1	2	3	3	5	2	3

〔出題者が求めたポイント〕

$y=f(x)$ の $x=t$ における接線は,

$y=f'(x)(x-t)+f(t)$

$x=0$ における接線を求める。傾きを m_1 とする。

傾きが $-\dfrac{1}{m_1}$, $(t, f(t))$ を通る直線を求める。(**1**参照)

この直線と $f(x)=x^3-kx$ を連立方程式にして, $x=t$ で接することより t が重解となるようにする。t を k で表わす。

$a>0$, $b>0$ のとき, $a+b\geqq 2\sqrt{ab}$

等号が成り立つのは, $a=b$ のとき。

$t=1$ として, k を求める。

l と m の交点の x 座標 p を求め, m の y 切片を q とすると, 三角形の面積は, $\dfrac{1}{2}pq$

〔解法のプロセス〕

$f'(x)=3x^2-k$, $f'(0)=-k$

よって, $l : y=-kx$

m の傾きは, $-\left(\dfrac{1}{-k}\right)=\dfrac{1}{k}$

$\text{A}(t, \ t^3-kt)$ とする。

$y=\dfrac{1}{k}(x-t)+t^3-kt=\dfrac{1}{k}x+t^3-\left(k+\dfrac{1}{k}\right)t$

この直線と $f(x)=x^3-kx$ との交点は,

$x^3-kx=\dfrac{1}{k}x+t^3-\left(k+\dfrac{1}{k}\right)t$

$x^3-\left(k+\dfrac{1}{k}\right)x-t^3+\left(k+\dfrac{1}{k}\right)t=0$

$(x-t)\left(x^2+tx+t^2-k-\dfrac{1}{k}\right)=0$

A が接点なので, 2次方程式も $x=t$ の解がある。

$t^2+t^2+t^2-k-\dfrac{1}{k}=0$ より　$t=\sqrt{\dfrac{1}{3}\left(k+\dfrac{1}{k}\right)}$

$k>0$ より, $k+\dfrac{1}{k}\geqq 2\sqrt{k\dfrac{1}{k}}=2$

$k=\dfrac{1}{k}$ より　$k^2=1$　∴　$k=1$

従って, $k=1$ のとき, t は最小値 $\sqrt{\dfrac{2}{3}}$ をとる。

$\sqrt{\dfrac{1}{3}\left(k+\dfrac{1}{k}\right)}=1 (t=1)$ より　$k+\dfrac{1}{k}=3$

$k^2-3k+1=0$ より　$k=\dfrac{3\pm\sqrt{5}}{2}$

$m : y=\dfrac{1}{k}x+1-3=\dfrac{1}{k}x-2$

l と m との交点は,

$-kx=\dfrac{1}{k}x-2$ より　$\left(k+\dfrac{1}{k}\right)x=2$

$3x=2$　∴　$x=\dfrac{2}{3}$

m の y 切片 $\text{P}(0, \ p)$ は $p=-2$

$\text{OP}=0-(-2)=2$

従って, 三角形の面積は, $\dfrac{1}{2}\cdot 2\cdot\dfrac{2}{3}=\dfrac{2}{3}$

物　理

解答

27年度

1

〔解答〕

(1)
①	②	③
②	③	③

(2)
④	⑤	⑥	⑦	⑧	⑨	⑩	⑪	⑫	⑬
⑤	⑨	①	⑤	⑥	①	⑥	③	①	⑤

〔出題者が求めたポイント〕

台車上に糸で取り付けられた小球の運動。

〔解答のプロセス〕

(1) 衝突直前の小球の速さを v_0 とすると，力学的エネルギー保存則より

$$mgL = \frac{1}{2}mv_0^2 \quad \therefore \quad v_0 = \sqrt{2gL} \quad \cdots \boxed{1}(答)$$

衝突直前の糸の張力の大きさを T_0 とすると，向心方向の円運動の方程式は

$$m\frac{v_0^2}{L} = T_0 - mg$$

$$\therefore \quad T_0 = m\frac{v_0^2}{L} + mg = 3m \times g \quad \cdots \boxed{2}(答)$$

衝突の直前と直後で小球の速さは e 倍となるから，衝突直後の速さは ev_0 となる。よって，衝突後について力学的エネルギー保存則より

$$mgL(1-\cos\theta_0) = \frac{1}{2}m(ev_0)^2$$

$$mgL(1-\cos\theta_0) = \frac{1}{2}me^2 \cdot 2gL$$

$$\therefore \quad \cos\theta_0 = 1 - e^2 \quad \cdots \boxed{3}(答)$$

(2) 衝突直前の台車の速度を，右向きを正として V_1 とおくと，運動量保存則より

$$mv_1 + MV_1 = 0 \quad \therefore \quad V_1 = -\frac{m}{M}v_1$$

また，力学的エネルギー保存則より

$$mgL = \frac{1}{2}mv_1^2 + \frac{1}{2}MV_1^2$$

$$mgL = \frac{1}{2}mv_1^2 + \frac{1}{2}M\left(-\frac{m}{M}v_1\right)^2$$

$$= \frac{1}{2}mv_1^2\left(1+\frac{m}{M}\right) = \frac{1}{2}mv_1^2\frac{m+M}{M}$$

$$\therefore \quad v_1 = \sqrt{\frac{2MgL}{M+m}}$$

$$= M \times \sqrt{\frac{2gL}{M^2+mM}} \quad \cdots \boxed{4} \cdot \boxed{5}(答)$$

衝突直前における小球の向心方向の運動方程式は

$$m\frac{v_1^2}{L} = T - mg$$

$$\therefore \quad T = mg + \frac{mv_1^2}{L}$$

$$= mg + \frac{2mMg}{m+M}$$

$$= \left(m + \frac{2mM}{m+M}\right) \times g \quad \cdots \boxed{6} \sim \boxed{8}(答)$$

衝突するまでに台車が左向きに x 移動すると，小球は右向きに $L-x$ 移動する。小球と台車を合わせた全体の重心の水平方向の位置は不変であるから

$$\frac{-m(L-x)+x}{m+M} = 0$$

$$\therefore \quad x = \frac{m}{m+M} \times L \quad \cdots \boxed{9} \cdot \boxed{10}(答)$$

衝突直後の小球および台車の速度を，右向きを正として v_2，V_2 とおくと，運動量保存則より

$$mv_2 + MV_2 = mv_1 + MV_1 = 0$$

$$\therefore \quad V_2 = -\frac{m}{M}v_2$$

また，はねかえり係数の式より

$$e = -\frac{v_2 - V_2}{v_1 - V_1} \quad \therefore \quad v_2 - V_2 = -e(v_1 - V_1)$$

よって

$$\left(1+\frac{m}{M}\right)v_2 = -e\left(1+\frac{m}{M}\right)v_1 \quad \therefore \quad v_2 = -ev_1$$

また，

$$V_2 = -\frac{m}{M}v_2 = e\frac{m}{M}v_1 = -eV_1$$

最高点では小球の速度は 0 となり，このとき台車の速度も 0 となるから，力学的エネルギー保存則より

$$mgL(1-\cos\theta_1) = \frac{1}{2}mv_2^2 + \frac{1}{2}MV_2^2$$

$$= \frac{1}{2}m(ev_1)^2 + \frac{1}{2}M(eV_1)^2$$

$$= e^2 mgL$$

$$\therefore \quad \cos\theta_1 = 1 - e^2 \quad \cdots \boxed{11}(答)$$

十分に時間がたった後は，小球は最下点で静止する。このとき，台車も静止するから，はじめの状態の位置エネルギーの分が失われる。よって，失われた力学的エネルギーは mgL。 $\cdots \boxed{12}(答)$

また，全体の重心の水平方向の位置は不変だから，台車ははじめの位置より左側で静止している。

$$\cdots \boxed{13}(答)$$

2

〔解答〕

(1)
⑭
④

(2)
⑮
⑧

(3)
⑯
⑨

(4)
⑰
③

(5)
⑱
⑦

(6)
⑲	⑳
⑩	⑤

(7)
㉑
③

〔出題者が求めたポイント〕

電磁誘導，磁場中の導線上を滑る金属棒の運動。

〔解答のプロセス〕

(1) 磁場に垂直な方向の速度成分は $v\cos\theta$ で，金属棒の運動により磁束は増加するから，磁束 Φ の時間変化率は

$$\frac{\Delta\Phi}{\Delta t} = +Blv\cos\theta \quad \cdots \boxed{14}(\text{答})$$

(2) 金属棒 a に生じる誘導起電力の向きは V → U で，大きさ V は

$$V = \frac{\Delta\Phi}{\Delta t} = Blv\cos\theta$$

したがって，流れる電流 I は

$$I = \frac{V}{R} = \frac{Blv\cos\theta}{R} \quad \cdots \boxed{15}(\text{答})$$

(3) 金属棒 a での消費電力 P は

$$P = RI^2 = \frac{B^2l^2v^2\cos^2\theta}{R} \quad \cdots \boxed{16}(\text{答})$$

(4) 金属棒 a の加速度を α とすると，速度が v のときの斜面方向の運動方程式は

$$m\alpha = mg\sin\theta - lIB\cos\theta$$

$$\alpha = g\sin\theta - \frac{B^2l^2\cos^2\theta}{mR}\cdot v$$

$\alpha = 0$ となるときの速度が v_t であるから

$$g\sin\theta - \frac{B^2l^2\cos^2\theta}{mR}v_t = 0$$

$$\therefore \quad v_t = \frac{mgR\sin\theta}{B^2l^2\cos^2\theta} \quad \cdots \boxed{17}(\text{答})$$

(5) 速度 v が大きくなるにつれ，速度変化の割合が小さくなり，次第に一定速度 v_t に近づく。　$\cdots \boxed{18}(\text{答})$

(6) 金属棒 a, b に生じる誘導起電力の大きさ V_a, V_b は

$$V_a = Blv_a(\text{向きは V → U})$$
$$V_b = Blv_b(\text{向きは X → W})$$

流れる電流を I_1 とおくと，キルヒホッフの法則より

$$V_a - V_b = RI_1 + 2RI_1$$

$$\therefore \quad I_1 = \frac{Bl(v_a - v_b)}{3R}$$

電流が磁場から受ける力の向きは，金属棒 a が左向き，金属棒 b が右向きだから

$$F_a = -lI_1B = -\frac{B^2l^2(v_a-v_b)}{3R} \quad \cdots \boxed{19}(\text{答})$$

$$F_b = +lI_1B = +\frac{B^2l^2(v_a-v_b)}{3R} \quad \cdots \boxed{20}(\text{答})$$

(7) 運動している間，金属棒 a, b に作用している力は大きさが同じで向きが逆だから，金属棒 a, b がもつ全運動量は一定に保たれる。したがって，一定となったときの速度を v_3 とおくと

$$mv_2 = (m+2m)v_3 \quad \therefore \quad v_3 = \frac{1}{3}v_2$$

金属棒の運動エネルギーの減少分が回路で消費されたエネルギー E に相当するから

$$E = \frac{1}{2}mv_2^2 - \frac{1}{2}(m+2m)v_3^2$$

$$= \frac{1}{2}mv_2^2 - \frac{1}{2}\cdot 3m\left(\frac{v_2}{3}\right)^2 = \frac{1}{3}mv_2^2 \quad \cdots \boxed{21}(\text{答})$$

3

〔解答〕

(1) $\boxed{22}\boxed{23}\boxed{24}\boxed{25}$　　(2) $\boxed{26}\boxed{27}\boxed{28}\boxed{29}$
　　⑥⑥⑤④　　　　　③④③⑤

(2) $\boxed{30}\boxed{31}\boxed{32}\boxed{33}\boxed{34}\boxed{35}\boxed{36}$
　　⑤③③⑤⑦④⑩

〔出題者が求めたポイント〕

ばね付きピストンで封じられた気体の状態変化。

〔解答のプロセス〕

(1) ピストンが左に移動して A 室の体積が $\frac{4}{5}V$ 減少したから

$$Sx = \frac{4}{5}V \quad \therefore \quad x = \frac{4V}{5S} \quad \cdots \boxed{22}(\text{答})$$

ピストンに働く力のつりあいの式は

$$P_0S = kx \quad \cdots \boxed{23}(\text{答})$$

上式より

$$P_0S = k\cdot\frac{4V}{5S} \quad \therefore \quad k = \frac{5}{4}\times\frac{P_0S^2}{V} \quad \cdots \boxed{24}\cdot\boxed{25}(\text{答})$$

(2) ばねの伸び x_1 は $x_1 = \frac{V}{5S}$ であるから，ピストンに働く力のつりあいの式は

$$P_1S + k\cdot\frac{V}{5S} - P_0S = 0$$

$$P_1S = P_0S - \frac{5P_0S^2}{4V}\cdot\frac{V}{5S} = \frac{3}{4}P_0S$$

$$\therefore \quad P_1 = \frac{3}{4}\times P_0 \quad \cdots \boxed{26}\cdot\boxed{27}(\text{答})$$

A 室の気体の状態方程式は

$$\frac{3}{4}P_0\cdot\frac{4}{5}V = nRT$$

$$\therefore \quad n = \frac{3}{5}\times\frac{P_0V}{RT} \quad \cdots \boxed{28}\cdot\boxed{29}(\text{答})$$

(3) (i) 体積が V のとき，気体の圧力は P_0 であるから，ボイル・シャルルの法則より

$$\frac{\frac{3}{4}P_0\cdot\frac{4}{5}V}{T} = \frac{P_0V}{T_1}$$

$$\therefore \quad T_1 = \frac{5}{3}\times T \quad \cdots \boxed{30}\cdot\boxed{31}(\text{答})$$

(ii) $\Delta U = \frac{3}{2}nR(T_1 - T) = \frac{3}{2}\left(P_0V - \frac{3}{5}P_0V\right)$

$$= \frac{3}{5}\times P_0V \quad \cdots \boxed{32}\cdot\boxed{33}(\text{答})$$

(iii) 気体が外部にした仕事は，大気圧に逆らってピストンを x_1 の距離だけ押すのにした仕事と，ばねの伸びを x_1 から自然長にするのにした仕事の和で表される。

$$\therefore \quad W = P_0S\cdot x_1 - \frac{1}{2}kx_1^2 = \frac{1}{5}P_0V - \frac{1}{40}P_0V$$

$$= \frac{7}{40}\times P_0V \quad \cdots \boxed{34}\sim\boxed{36}(\text{答})$$

化　学

解答

27年度

I

〔解答〕

1	2	3					4	5		6	7
①	④	⑦	①	③	⑤	⑨	⑩	⑥	②	⑦	⑨	⑦	④

8	9	10	11	12	13	14	15	16	17	18	19	20	21
⑤	⑩	⑧	②	②	⑨	②	⑥	⑤	②	④	③	⑧

22	23	24	25	26	27	28	29	30	31	32	33	34
⑧	⑥	⑩	⑤	⑩	⑤	②	⑥	⑧	⑨	①	⑩	③

35	36
③	⑩	②	⑦

〔出題者が求めたポイント〕
・周期表と元素の特徴, ・青色発光ダイオード,
・分子の極性, ・陽イオンの系統分離, ・糖類の性質,
・中和滴定, ・酸化還元滴定, ・鉛蓄電池,
・エステルの構造決定。

〔解答のプロセス〕

(1) aは正。電気陰性度は, 周期表では右上にある元素ほど大きい(ただし, 希ガス元素を除く。)
　bは正。同じ族の元素(典型元素)では, 原子番号が大きいほどイオン半径が大きくなる。
　cは正。同一元素で高い酸化数の原子をもつ物質は酸化剤になる。

(2) 青色の発光ダイオードには窒素ガリウム GaN が使われ, 明るい青色を放つ。青色発光ダイオードの発明と実用化によって日本人3名(赤崎勇, 天野浩, 中村修二)が2014年のノーベル物理学賞を受賞した。

(3) ① NH_3 は三角すい形, ③ HF と⑤ HCl は直線形, ⑨ H_2O と⑩ H_2S は折れ線形で, 分子の形から正電荷の重心と負電荷の重心が一致しないので極性分子である。他の②, ④, ⑥, ⑦, ⑧は無極性分子。

(4)

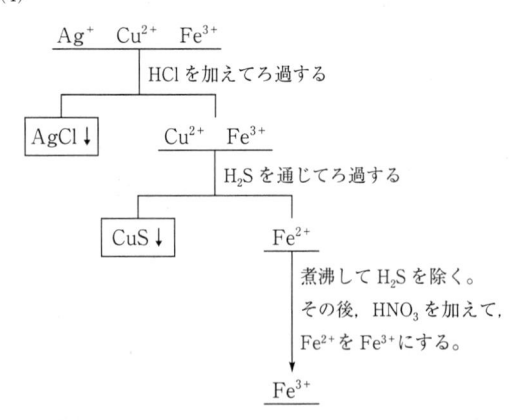

⑤が正解。

(5) 糖質(炭水化物), たんぱく質, 脂質(脂肪)を三大栄養素といい, 重要なエネルギー源となる。

(6) aは誤。二糖は, 還元性を示すものが多いが, スクロースは還元性を示さない。

bは誤。アルデヒド基をもつのは, グルコースのみで, フルクトースはもたない。

cは正。グルコースの OH の数は, 環状でも鎖状でもともに5個もつ。

(7) ちょうど中和したとき, 次の中和の公式が成立する。
(酸から放出された H^+ の物質量)
　　＝ (塩基から放出された OH^- の物質量)

(i) 混合水溶液 A の水素イオンの物質量は

$$0.5 \times \frac{18.0}{1000} = 9.0 \times 10^{-3}\,mol$$

混合水溶液 A の $[H^+] = \dfrac{9.0 \times 10^{-3}\,mol}{\dfrac{20}{1000}\,L}$

$$= 0.45\,mol/L \quad \cdots(答)$$

混合水溶液 A の硫酸のモル濃度を $x\,mol/L$, 塩酸のモル濃度を $y\,mol/L$ とおく。この A に $BaCl_2$ 水溶液を加えると, $BaSO_4$ が沈澱する。

$$H_2SO_4 + BaCl_2 \longrightarrow BaSO_4 + 2HCl$$

H_2SO_4 1 mol から $BaSO_4$ 1 mol が生成しているので, $BaSO_4 = 233$ より

$$x \times \frac{20}{1000} = \frac{0.373}{233}$$

$$x = 0.08\,mol/L \quad \cdots(答)$$

y について中和の公式より

$$1 \times y \times \frac{20}{1000} + 2 \times 0.08 \times \frac{20}{1000} = 1 \times 0.5 \times \frac{18}{1000}$$

$$y = 0.29\,mol/L \quad \cdots(答)$$

(ii) 100倍にうすめる $[H^+]$ は $\dfrac{1}{100}$ になるので,

$$0.45 \times \frac{1}{100} = 4.5 \times 10^{-3}\,mol/L$$

$$pH = -\log 4.5 \times 10^{-3}$$
$$= 2.34 \quad \cdots(答)$$

(8)(i) 反応式より $KMnO_4 : (COOH)_2 = 2 : 5$ (物質量比)で反応するから, $KMnO_4$ 水溶液のモル濃度を $x\,mol/L$ とすると

$$2 : 5 = \left(x \times \frac{8}{1000}\right) : \left(\frac{6.3}{126} \times \frac{10}{1000}\right)$$

$$x = 2.5 \times 10^{-2}\,mol/L \cdots(答)$$

(ii) H_2O_2 は通常酸化剤であるが, 強い酸化剤の $KMnO_4$ に対しては, 還元剤である。
還元剤(酸化数が増加した原子)を選べばよい。
①酸化還元反応でない。
② $Br : 0 \longrightarrow -1$
③酸化還元反応でない。
④ $Zn : 0 \longrightarrow +2$
⑤酸化還元反応でない。
よって④が正解

(iii) 酸化剤:
$$MnO_4^- + 8H^+ + 5e^- \longrightarrow Mn^{2+} + 4H_2O \quad \cdots\cdots①$$

還元剤：$H_2O_2 \longrightarrow O_2 + 2H^+ + 2e^-$　……②

酸化還元滴定の終点では，電子の授受が過不足なく行われ，次の関係が成立。

(酸化剤が受け取る電子の数)
　　　　　　　　　　　＝(還元剤が失う電子の数)

H_2O_2 のモル濃度を $y\,mol/L$ とすると，

$$5 \times 2.5 \times 10^{-2} \times \frac{18}{1000} = 2 \times y \times \frac{1}{1000}$$

$$y = 1.125\,mol/L$$

過酸化水素水 $1\,L(=1000cm^3)$ の質量は，密度が $1.0\,g/cm^3$ なので $1000\,g$ で溶液の質量。H_2O_2(分子量 34) の質量は溶質の質量なので H_2O_2 の質量パーセント濃度は

$$\frac{1.125 \times 34}{1000} \times 100 = 3.825 \fallingdotseq 3.8\% \cdots (\text{答})$$

(9)(i)　鉛蓄電池の正極と負極の反応を示すと，

正極：$\underset{\boxed{\mathcal{P}}}{PbO_2}$ ＋ $\underset{\boxed{\mathcal{\dot{\mathcal{D}}}}}{SO_4^{2-}}$ ＋ $4H^+$ ＋ $2e^-$

　　　　　$\longrightarrow$ $\underset{\boxed{\mathcal{I}}}{PbSO_4}$ ＋ $2H_2O$

負極：$\underset{\boxed{\mathcal{A}}}{Pb}$ ＋ $\underset{\boxed{\mathcal{\dot{\mathcal{D}}}}}{SO_4^{2-}}$ $\longrightarrow$ $\underset{\boxed{\mathcal{I}}}{PbSO_4}$ ＋ $2e$

(ii)　正極と負極での反応式を組み合わせると，次の化学反応式が書ける。

$$PbO_2 + Pb + 2H_2SO_4 \xrightarrow{2e^-} 2PbSO_4 + 2H_2O$$

$2\,mol$ の電子が流れると，H_2SO_4(分子量 98) $2\,mol$ が消費され，H_2O(分子量 18) $2\,mol$ が生成する。

ファラデー定数 $F = 9.65 \times 10^4 c/mol$ より

$48250C$ の電気量は

$$\frac{48250}{9.65 \times 10^4} = 0.5\,mol \text{ の電子に相当。}$$

$0.5\,mol$ の電子が流れたとき，

　　消費された H_2SO_4 のモルは $0.5\,mol$　同時に，
　　生成した H_2O のモルは $0.5\,mol$　である。

放電後の希硫酸の質量パーセント濃度は，

$$\frac{1200 \times 0.30 - 0.5 \times 98}{1200 - 0.5 \times 98 + 0.5 \times 18} \times 100 \fallingdotseq 26.8\% \cdots (\text{答})$$

(10)　$C : 396 \times \dfrac{12}{44} = 108\,mg$

　　　$H : 90 \times \dfrac{2}{18} = 10\,mg$

　　　$O : 166 - (108 + 10) = 48\,mg$

　　　$C : H : O = \dfrac{108}{12} : \dfrac{10}{1} : \dfrac{48}{16}$

　　　　　　　　$= 9 : 10 : 3$

　　　組成式 $C_9H_{10}O_3$

分子量が 200 以下なので

　　　分子式を $(C_9H_{10}O_3)_n$ とおくと

　　　$166n \leqq 200$ より

　　　$n = 1$

　　　分子量 $C_9H_{10}O_3$　…(答)

(ii)　化合物 A に NaOH 水溶液を加え(けん化)その後，希硫酸を加えて化合物 B が生成しているので，A はエステル，B はカルボン酸と考えられる。A，B，C は塩化鉄(III)水溶液で呈色するので，フェノール性の -OH をもつ。さらに A($C_9H_{10}O_3$)はオルト置換体なので考えられる構造は次の通りである。

化合物 C の分子量が A より 14 だけ少ないので，A は ②。

生　物

解答

27年度

1

〔解答〕

(1)1－⑧　(2)2－⑤⑦　(3)3－①

(4)4－⑤　(5)5－④　6－⑤　7－②　8－③

(6)9－③　(7)10－④　(8)11－⑤

(9)12－②③　(10)13－⑤⑥　(11)14－⑤

(12)15－①

〔解説〕

(2)⑤タンパク質本来の立体構造が失われ，その性質が変化することを変性するという。タンパク質が立体構造をとるのは，水素結合やジスルフィド結合などの化学結合によるので，熱のほか，酸やアルカリなどによるpHの変化によっても結合が切れ，構造の変化がもたらされる。

　　⑦PCR法〔ポリメラーゼ連鎖反応法〕は特定のDNA領域を増幅させる実験のことである。

(3)②ペプチド結合はアミノ酸間で水一分子がとれて形成される結合であり，生体内ではその形成には通常はリボソームの働きが必要となる。ホルモンと受容体との結合はペプチド結合ではなく，水素結合などによるものである。

　　③膜に埋め込まれたチャネルとしての働きをもつ受容体はイオンを透過させる働きをもつが，受容体にはそうでないものも存在する。

　　④親水性のアミノ酸はタンパク質の外側に存在する。

　　⑤シナプスは神経細胞間，または神経細胞と筋細胞との接続部位のことを指す。そこでは隣接する細胞がシナプス間隙を隔てて接続しており，直接つながってはいない。

(4)①両曲線のピークとなるのは青紫色と赤色の光である。

　　②ATP生成が行われるのは，チラコイド膜における反応である。

　　③光化学系Iの反応が行われるのはチラコイド膜である。

　　④H^+が輸送されるのはストロマからチラコイド膜内に向かってである。

(5)まず，呼吸で消費されたグルコース($C_6H_{12}O_6$)量と発生したCO_2量を求める。

　　呼吸で消費されたグルコース量をXg，発生したCO_2量をYgとおくと，呼吸の化学反応式($C_6H_{12}O_6 + 6O_2 + 6H_2O \longrightarrow 6CO_2 + 12H_2O$)に注目して，$C_6H_{12}O_6$の分子量が180，$O_2$の分子量が32，$CO_2$の分子量が44，酵母菌が吸収した酸素が960(mg)(＝0.96(g))より，

$X(g) : 180(g) = 0.96(g) : 6 \times 32(g)$ ・・・・・①

$Y(g) : 6 \times 44(g) = 0.96(g) : 6 \times 32(g)$ ・・・・・②

となる。よって，呼吸で消費されたグルコース量は，①

より $X = \dfrac{180 \times 0.96}{6 \times 32} = 0.9(g)$。

また，呼吸で発生したCO_2量は，②より

$Y = \dfrac{6 \times 44 \times 0.96}{6 \times 32} = 1.32(g)$ となり，これを体積に換

算すると，気体1モルの体積は22.4ℓであるから，

$\dfrac{1.32}{44} \times 22.4 \times 1000 = 672(ml)$ となる。よって，アル

コール発酵により生じたCO_2量は，$1568 - 672 = 896$(ml)と求められる。これをもとにアルコール発酵で消費されたグルコース量と生じたエタノール量を計算する。

　　アルコール発酵で消費されたグルコース量をZg，生じたエタノール量をWgとおくと，アルコール発酵の化学反応式($C_6H_{12}O_6 \longrightarrow 2CO_2 + 2C_2H_5OH$)に注目し，$C_6H_{12}O_6$の分子量が180，$C_2H_5OH$の分子量が46であり，$CO_2$1モルの体積が22.4ℓであることより，

$Z(g) : 180(g) = 0.896(\ell) : 2 \times 22.4(\ell)$ ・・・・・③

$W(g) : 2 \times 46(g) = 0.896(\ell) : 2 \times 22.4(\ell)$ ・・・・・④

となる。よって，アルコール発酵で消費されるグルコース量は③より，$\dfrac{180 \times 0.896}{2 \times 22.4} = 3.6(g)$。

　　また，アルコール発酵で生じたエタノール量は，④より $Y = \dfrac{2 \times 46 \times 0.896}{2 \times 22.4} = 1.84(g)$

となり，これを体積に換算すると比重が0.8であることから，$\dfrac{1.84}{0.8} = 2.3(ml)$ となる。

　　以上より，酵母菌によって消費されたグルコース量は $0.9 + 3.6 = 4.5(g)$，生じたエタノール量は2.3(ml)である。

(6)胚のうには染色体数がnの核が計8個含まれている。そのうち中央細胞には極核が2個含まれていることになる。そのため，胚のう1つに含まれる染色体数は，$8n - 2n = 6n$ となる。一方，胚乳1つに含まれる染色体数は3nである。よって，前者の染色体数は後者の2倍となる。

(7)減数分裂では，第一分裂で細胞1個あたりの染色体数が半減し，第二分裂で染色体1本あたりのDNA量が半減する。

(8)①②は©の結果から誤りといえる。また，Ⓑの結果より，③④⑥が否定できる。

　　さらにⒶの結果より⑦は誤りといえ，⑤のみが正しいとわかる。(ただし，厳密にいえば，この実験だけでは，背側と腹側の割球各1個が必要となるのは「植物半球」なのか「動物半球」なのかまではわからず，この選択肢から選ぶとすれば⑤となるということである。)

(9)(8)の仮説に基づいて考えると，②③は「植物半球の背側と腹側の割球各1個」を含むという条件を見た

さないので，これらでは異常な胚が形成されるものと
考える。

(10)①プロラクチンなどの脳下垂体前葉から放出される
ホルモンは，脳下垂体前葉に存在する腺細胞が合
成する。

②④オキシトシン，バソプレシンを放出するのは脳
下垂体後葉である。

③ホルモンは全て血管内へと内分泌され，排出管に
よって運ばれるものはない。

(12)最終収量一定の法則の内容についての出題。

2

〔解答〕

(1) A　16－②　　 B　17－⑦

(2) 18－2　19－2

(3) 20－6　21－4

(4) 22－③

(5) 23－⑩　24－⑦　25－①　26－④

〔解説〕

(1) A は解糖系であり，その反応は細胞質基質で行わ
れる。また，B はクエン酸回路であり，その反応はミ
トコンドリアのマトリックスで行われる。

(3) B の過程の C_2 化合物はアセチル -CoA，化合物 a
は炭素数 6 のクエン酸，化合物 b は炭素数 4 のオキ
サロ酢酸を表している。

(4) 電子伝達系はミトコンドリアの内膜に存在し，電子
が流れるときに放出されるエネルギーを用いて，マト
リックスから内膜と外膜の間の膜間腔へと H^+ を移動
させる。そうして生じた H^+ の濃度勾配のエネルギー
を利用して，ATP 合成酵素の働きにより，ADP か
ら ATP が合成される。

(5) $C_{55}H_{100}O_6$ を呼吸基質とする化学反応式は

$$C_{55}H_{100}O_6+77O_2 \longrightarrow 50H_2O+55CO_2$$

よって，呼吸商は

$$\frac{\text{放出される } CO_2 \text{の体積}}{\text{吸収される } O_2 \text{の体積}} = \frac{55}{77} \fallingdotseq 0.7142 \longrightarrow 0.714$$

3

〔解答〕

(1) 27－②　　(2) 28－⑧　29－⑥

(3) 30－①　31－⑩　32－①　33－⑤

(4) 34－⑩　35－⑥

〔解説〕

(1) 骨格筋の収縮のしくみの概要は次の通りである。興
奮が軸索末端へ伝導されると，軸索末端内のシナプス
小胞から神経伝達物質が放出され，筋細胞の細胞膜へ
と興奮が伝達される。その興奮が T 管を介して筋小
胞体へと伝わり，筋小胞体から Ca^{2+} が放出され，ア
クチンフィラメントを構成するタンパク質トロポニン
へと結合する。すると，トロポニンと結合している繊
維状のタンパク質であるトロポミオシンの構造が変化
し，ATP 分解酵素の活性をもつミオシンの頭部がア

クチンフィラメントに結合できるようになる。次いで，
ミオシン頭部が ATP を分解して生じるエネルギーを
用いて，アクチンフィラメントをたぐり寄せる。

(2) ミオシンフィラメントはミオシン分子が重合して形
成され，ミオシンの頭部はミオシンフィラメントの中
央部を除き，左右両側に分布するので図では⑧となる。
また，明帯として観察されるのは，アクチンフィラメ
ントのみの部分であり，図では⑥の部分となる。

(3) アクチンフィラメントどうしが衝突すると張力は減
少することから，ちょうどアクチンフィラメントどう
しが接触し始めるサルコメアの長さは 2.0μm とわか
る。よってアクチンフィラメントの Z 膜からの長さ
は 1.0μm となる。また，グラフより，張力がちょう
ど 0 になるときのサルコメアの長さは 3.5μm である
とわかり，アクチンフィラメントの長さは 1.0μm で
あることから，ミオシンフィラメントの長さは 1.5μm
と求められる。

(4) 下図のように，各部位の長さが求められるので，1
本のアクチンフィラメントがミオシンフィラメントと
重複している部分の長さは 0.6μm と求められる。

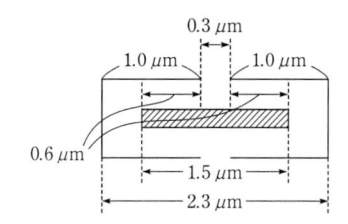

平成26年度

問　題　と　解　答

平成26年度

英　語

問題

26年度

1 次の英文の `1` ～ `9` に入る最も適切な語句を，それぞれ①～⑤から１つ選びなさい。

(1) A: I think I need glasses. My eyes are very dry and itchy.
　　B: Have you been reading or using the computer a lot lately? You might have dry eyes.
　　A: You mean my eyes need `1`, not glasses?

　　① check　　　　　② application　　　　③ moisture　　　　④ satellite　　　　⑤ accuracy

(2) A: May I have your family name please?
　　B: Certainly. It's Field.
　　A: `2`.
　　B: Yes. That's right.

　　① Oh, is that where you live?　　　　② How do you spell that?　　　　③ How do you do?
　　④ As in where grass grows?　　　　⑤ I'm not sure if it's a full name.

(3) According to Mr. Park, several newspapers had printed incorrect information about his company's financial situation before the true facts `3`.

　　① were uncovered　　　　② will have been uncovered　　　　③ that have uncovered
　　④ uncovered　　　　⑤ had uncovered

(4) Over the last few decades, food trends have come and `4`, but the standard medical advice on what constitutes a healthy lifestyle has stayed much the same: eat low-fat foods, exercise more and never skip meals.

　　① see　　　　　② seen　　　　③ go　　　　④ went　　　　⑤ gone

(5) Is it true that patients about to undergo surgery are generally counseled not to eat or drink anything at least for a few hours `5` the operation?

　　① in front of　　　　② prior to　　　　③ previously　　　　④ in advance　　　　⑤ forwarding

(6) A: The medical English seminar I told you about was cancelled all of a sudden.
　　B: Oh, that's too bad.
　　A: Yes, but I `6` it anyway because I was sick.

　　① won't attend　　　　② should have attended　　　　③ might have attended
　　④ could have attended　　　　⑤ couldn't have attended

(7) Scientific developments are of no benefit `7` they are not shared. The cost of medical training, machinery, institutions, and treatment can be so high that only the rich can afford it. However, increasing numbers of people can get adequate health care through public health programs, health insurance, and various kinds of hospitals.

　　① even though　　　　② if　　　　③ that　　　　④ in which　　　　⑤ whether

(8) Researchers set out to test the popular belief that time seems to go faster `8` people age and when they are busy. They asked three groups of people, divided by age, to estimate when three minutes were up. The results suggest that age-related changes in the brain alter one's sense of time; `9` really does seem to move more quickly with age.

　　`8`　① to　　　　② as　　　　③ that　　　　④ for　　　　⑤ whether
　　`9`　① they　　　　② things　　　　③ it　　　　④ he or she　　　　⑤ everyone

2 次の英文を読み，問いに答えなさい。

　　Why, in a body of such excellent design, are there a thousand flaws and weaknesses that `10` us vulnerable to disease? If evolution by natural selection can shape sophisticated mechanisms such as the eye, heart, and brain, why hasn't (ア)it shaped ways to prevent cancer, heart attacks, and Alzheimer's disease? If our immune system can recognize and attack a million foreign proteins, why do we still get pneumonia*? If a coil of DNA can reliably encode plans for an adult organism with ten trillion specialized cells, each in its `11` place, why can't we grow a replacement for a damaged finger? If we can live a hundred years, why not two hundred?

We know more and more about why individuals get specific diseases but still understand little about why diseases exist at all. We know that a high-fat diet causes heart disease and sun exposure causes skin cancer, but why do we (イ)crave fat and sunshine despite their dangers? Why can't our bodies repair clogged arteries and sun-damaged skin? Why does sunburn hurt? Why does anything hurt? And why are we, after millions of years, still prone to infections?

The great mystery of medicine is the presence, in a machine of excellent design, of what seem to be flaws, weaknesses, and makeshift* mechanisms that give rise to most disease. An evolutionary approach transforms this mystery into a series of answerable questions: Why hasn't the Darwinian process of natural selection steadily eliminated the genes that make us vulnerable to disease? Why hasn't it selected for genes that would perfect our ability to resist damage and enhance repairs so as to eliminate aging? The common answer—that natural selection just isn't powerful enough—is usually wrong. Instead, as we will see, the body is a bundle of careful (ウ)compromises.

The body's simplest structures reveal excellent designs unmatched by any human creations. Take bones. Their form maximizes strength and flexibility while minimizing weight. Pound for pound, they are stronger than solid steel bars. Specific bones are shaped to serve their functions—thick at the vulnerable ends and grooved to provide safe pathways for delicate nerves and arteries. The thickness of individual bones increases ⏃12⏃ strength is needed. Wherever they bend, more bone is deposited. Even the hollow space inside the bones is useful: it provides a safe nursery for new blood cells.

Physiology is still more impressive. Consider the artificial kidney machine, bulky as a refrigerator yet still a poor substitute that performs only a few of the functions of (エ)its natural counterpart. Or take the best man-made heart valves. They last only a few years and crush some red blood cells with each closure, while natural valves gently open and close two and a half billion times over a lifetime. Or consider our brains, with their capacity to encode the smallest details of life that, decades later, can be ⏃13⏃ in a fraction of a second. No computer can come close.

The body's regulatory systems are equally admirable. Take, for instance, the scores of hormones that coordinate every aspect of life, from appetite to childbirth. Controlled by level upon level of feedback loops, they are far more complex than any man-made chemical factory. Or consider the intricate wiring of the sensorimotor* system. An image falls onto the retina*; each cell transmits its signal via the optic nerve to a brain center that interprets shape, color, and movement, then to other brain centers that link with memory banks ⏃14⏃ that the image is that of a snake, then to fear centers and decision centers that motivate and initiate action, then to motor nerves that move exactly the right muscles to take the hand away—all this in a fraction of a second.

注＊： pneumonia 肺炎；　makeshift　間に合わせの；　sensorimotor 知覚運動の；　retina　網膜

(1) 文章中の ⏃10⏃ ～ ⏃14⏃ に入る最も適切な語句を，それぞれ①～⑤から１つ選びなさい。

⏃10⏃	① make	② makes	③ made for	④ is making	⑤ are made for
⏃11⏃	① random	② moderate	③ combined	④ proper	⑤ embarrassing
⏃12⏃	① however	② their	③ wherever	④ whose	⑤ that
⏃13⏃	① put	② recalled	③ resulted	④ occurred	⑤ assured
⏃14⏃	① are determined	② are determining	③ determine	④ to determining	⑤ to determine

(2) 下線部 (ア)it が指しているものを，①～⑩から１つ選びなさい。 ⏃15⏃

① body　　　　② design　　　③ disease　　④ evolution　　⑤ selection
⑥ mechanism　⑦ eye　　　　⑧ heart　　　⑨ brain　　　　⑩ immune system

(3) 文脈から下線部 (イ)crave に意味の上で最も近い語句を，①～⑤から１つ選びなさい。 ⏃16⏃

① look into　　② take for granted　　③ attract　　　④ reflect　　　⑤ desire

(4) 下線部 (ウ)compromises で最も強く発音される部分を，①～④から１つ選びなさい。 ⏃17⏃

com·pro·mis·es
①　②　③　④

(5) 下線部 (エ)its natural counterpart が指しているものを，①～⑤から１つ選びなさい。 ⏃18⏃

① physiology　　② kidney　　　③ machine　　④ refrigerator　　⑤ substitute

(6) 本文に書かれていることと一致する英文を，①〜⑤から 1 つ選びなさい。 19

　　① The author believes that human beings will live up to 200 years of age in the near future.
　　② The Darwinian process of natural selection answers all the questions the author is raising here.
　　③ Steel bars are not only stronger but also more flexible than any human bone.
　　④ The structures of the human body are so complex that no machines can match them.
　　⑤ Motor nerves move the muscles of our right hand first, and then the left hand.

(7) 本文の主要なテーマを最も適切に表しているものを，①〜⑤から 1 つ選びなさい。 20

　　① The development of medicine
　　② Why can't humans have replacements?
　　③ The mystery of human disease
　　④ Darwin answers important mysteries of medicine
　　⑤ Machines vs. human bodies

3　次の英文を読み，問いに答えなさい。

　　The term "stress" refers to any reaction to a physical, mental, social, or emotional stimulus that requires a response or alteration to the way we perform, think, or feel. Change is stressful—whether the change is good or bad. Worry produces stress. Indeed, stress is an unavoidable part of life. It can result from many things, both physical and psychological. Pressures and deadlines at work, problems with loved ones, the need to pay the bills, and getting ready for the holidays are obvious sources of stress for many people. Less obvious sources include everyday encounters with crowds, noise, traffic, pain, extremes of temperature, and even (ア)welcome events such as starting a new job or the birth or adoption of a child. Overwork, lack of sleep, and physical illness put stress on the body. Excessive alcohol consumption and smoking are usually increased as a reaction to stress and yet create more stress for the body. Some people create their own stress; whether there is anything objectively wrong in their lives or not, they find things to worry about. For such people, stress becomes almost an addiction.

　　Some people handle stress well, and it has little impact on their emotional or physical health. Others are very negatively influenced by it. Stress can cause (イ)fatigue, chronic headaches, irritability, changes in appetite, memory loss, low self-esteem, withdrawal, teeth grinding, cold hands, high blood pressure, shallow breathing, nervous spasms, changes in sleep patterns, and/or digestive disorders. Stress creates an excellent (ウ)breeding ground for illness. Researchers estimate that stress contributes to many major illnesses, including cardiovascular* disease, cancer, endocrine* and metabolic disease, skin disorders, and infectious ailments of all kinds. Many psychiatrists* believe that most back problems—one of the most common adult ailments in the United States— 【　エ　】. Stress also commonly precedes psychological difficulties such as anxiety and depression.

　　Stress (オ) 【 ＿＿＿ ＿＿＿ ＿＿＿ ＿＿＿ ＿＿＿ 】 effects. The body responds to stress with a series of physiological changes that include increased secretion of adrenaline*, elevation of blood pressure, acceleration of the heartbeat, and greater tension in the muscles. Digestion slows or stops, fats and sugars are released from stores in the body, cholesterol levels rise, and the composition of the blood changes slightly, making it more prone to getting thick and clotting. This in turn increases the risk of stroke or heart attack.

　　Almost all body functions and organs react to stress. The pituitary gland* increases its production of a hormone, which in turn stimulates the release of other hormones. These have the effect of discouraging the functioning of disease-fighting white blood cells and suppressing the immune response. This complex of physical changes is called the "fight or flight" response and is (カ)apparently designed to prepare one to face an immediate danger. Today, most of our stresses are not the result of physical threats, but the body still 【　キ　】.

注＊：　cardiovascular　心血管系の；　endocrine　内分泌の；　psychiatrists　精神科医；　secretion of adrenaline　アドレナリンの分泌；
　　　　pituitary gland　下垂体

(1) 文脈から下線部（ア）〜（ウ）に意味の上で最も近い語句を，それぞれ①〜⑤から 1 つ選びなさい。

| 21 | （ア）welcome | ① pleasing | ② greeting | ③ committed | ④ confident | ⑤ receiving |
| 22 | （イ）fatigue | ① sickness | ② shortage | ③ exhaustion | ④ danger | ⑤ defect |

23 （ウ）breeding ground
　　　　　　　① a place where wild animals live and raise their offspring
　　　　　　　② a place where many children are born and taken care of
　　　　　　　③ a situation in which you find yourself in trouble
　　　　　　　④ a situation where bad things tend to happen to good people
　　　　　　　⑤ a situation that promotes the development of something

(2)【　エ　】に入る最も適切なものを，①〜⑤から 1 つ選びなさい。 24

  ① is caused by stress
  ② triggered by stress
  ③ a result of stress
  ④ is associated with stress
  ⑤ are related to stress

(3)(オ)【 ___ ___ ___ ___ ___ 】の空欄に入る下記の(あ)〜(お)の語句を並べかえて文を完成させ，第 2 番目と第 4 番目に入る記号の最も適切な組み合わせを，①〜⑩から 1 つ選びなさい。 25

  (あ) has very real　　(い) is often viewed　　(う) physical　　(え) problem, but it　　(お) as a psychological

  ① (あ)−(お)　　② (う)−(え)　　③ (う)−(あ)　　④ (う)−(お)　　⑤ (え)−(あ)
  ⑥ (え)−(お)　　⑦ (え)−(い)　　⑧ (お)−(あ)　　⑨ (お)−(い)　　⑩ (お)−(え)

(4) 下線部(カ)apparently で最も強く発音される部分を，①〜④から 1 つ選びなさい。 26

  ap-par-ent-ly
  ① ② ③ ④

(5)【　キ　】に入る最も適切なものを，①〜⑤から 1 つ選びなさい。 27

  ① understands what it is
  ② tries to recover from it
  ③ helps even though they aren't
  ④ denies its existence
  ⑤ responds as if they were

(6) 本文に書かれていることと一致する英文を，①〜⑩から 4 つ選びなさい。 28

  ① Actually, it is impossible to avoid stress because stress is mostly caused by physical things.
  ② For many people, holiday preparations and problems with family or friends can be stressful.
  ③ Daily encounters such as traffic noise usually do not cause stress because people are used to them.
  ④ It is unlikely that there are people who try to create stress for themselves.
  ⑤ Some people have a hard time dealing with stress while others are capable of coping with it well.
  ⑥ There is a chance that stress influences people's sleeping habits and appetite.
  ⑦ It is not unusual to have stress resulting in psychological problems like anxiety.
  ⑧ Stress may cause muscle tension and high blood pressure but it rarely affects digestion.
  ⑨ Stress could lead to heart attack only when your blood pressure suddenly drops.
  ⑩ The production and release of some hormones may discourage the functioning of red blood cells.

4 次の英文を読み，問いに答えなさい。

Knowledge is organized, reliable information, and all knowledge is worth having. In this increasingly complicated world, we need to know a lot of different things. It is useful to know about electronics, computers, and automobiles; taxes, laws, and real estate; and banking, investing, and insurance. However, there is more valuable knowledge that is more central to your life. For yourself, how would you answer the question, What is the knowledge most worth having?

After some (ア)reflection, many people answer, "Self-knowledge is the knowledge most worth having." When you have knowledge of yourself, all other knowledge and information takes on the appropriate (イ)significance in your life. While the scope of "self-knowledge" is both too vast and too personal to address easily, we believe that an understanding of your body helps you understand yourself. It helps you understand your role in the world and the destiny of human life on this small, wet planet 93 million miles from the sun. This is a very practical form of knowledge.

In today's complicated technological world, there are tangible benefits to knowing how the human body functions and how (ウ)it changes in health, disease, and aging. More than at any other time in the history of human life on Earth, individuals are faced with personal choices that directly affect the quality and length of their lives. How does exercise benefit your body? What is cardiovascular* fitness? To keep your heart healthy, how much fat should you eat? What can be done to control cancer? How can a bacterium eat flesh? How can you protect yourself against the virus that causes AIDS? Why have antibiotics* become less effective against some bacteria? What is natural aging? How do drugs alter the mind and the emotions? How do threats to biodiversity* affect your life and your future? How can birth defects be avoided? Finding knowledge about the human body helps you answer these questions.

The human body is a multicellular (multi, "many"; cellular, "consisting of cells") system that consists of trillions of living cells. 【 ① 】 Cells are the smallest living units. 【 ② 】 There are hundreds of different types of cells in the human body. 【 ③ 】 Tissues are organized to form organs. 【 ④ 】 Organs are larger structures, such as the heart and the stomach, which perform a specific function, such as the pumping of blood and digestion. 【 ⑤ 】 Several organs with closely coordinated functions form an organ system, for example, the digestive system.

Understanding the components of each organ system contributes to an understanding of how the body operates normally, how it operates in disease, and how it ages. Before considering the operation of the body, however, we need to consider the diversity of the different forms of life on the Earth. We do not live by ourselves or only for ourselves. The human body interacts with the outside environment, which includes both living and nonliving things. Each human is part of a population of humans that interacts with populations of other living things to form a community. Communities are organized into ecosystems. Every minute of our lives we are dependent on other living things and on the physical environment for our well-being. All the food we eat is directly and indirectly a product of plants and the chemical processes by which plants use sunlight to construct food from water and the gas carbon dioxide.

注＊：　cardiovascular　心血管系の；　antibiotics　抗生物質；　biodiversity　生物の多様性

(1) 文脈から下線部（ア），（イ）に意味の上で最も近い語を，それぞれ①～⑤から１つ選びなさい。

| 29 | (ア)reflection | ① consideration | ② mirror | ③ approach | ④ consultation | ⑤ sympathy |
| 30 | (イ)significance | ① confirmation | ② behavior | ③ meaning | ④ evidence | ⑤ improvement |

(2) 下線部（ウ)it が指しているものを，①～⑧から１つ選びなさい。 31

| ① today | ② world | ③ benefit | ④ human body |
| ⑤ function | ⑥ health | ⑦ disease | ⑧ aging |

(3) 次の文が入る最も適切な箇所を，文章中の【 ① 】～【 ⑤ 】から１つ選びなさい。 32

Groups of similar cells are associated together to form tissues.

(4) 本文に基づき次の英文を完成させるのに最も適切な選択肢を，それぞれ①～④から１つ選びなさい。

33 The author thinks that understanding our body

① helps us understand the destiny of human life on Earth.
② is too personal and too vague to help us understand ourselves.
③ will help us find our friends' addresses more easily.
④ does not seem to be helpful in understanding ourselves.

34 Today, people are confronted by many personal choices

① but none of them seem to be relevant to their health.
② and one of them is how fresh a bacterium is.
③ such as helping them gain more knowledge about the human body.
④ which have a direct impact on the length of their lives.

35 Humans are dependent on

① the outside world whenever they can't live by themselves.
② other organisms and on the outside environment to stay well.
③ the physical environment only when they are in danger.
④ some kinds of food that are directly produced by certain plants.

36 The paragraph that follows the above passage is likely to include a topic such as

① the diversity of the different forms of life on the Earth.
② why biodiversity can be extended to out-of-space organisms.
③ the very high cost of living in today's world.
④ how some animals became humans' good friends as pets.

数　学

問題

26年度

以下の $\boxed{\text{ア}}$ ～ $\boxed{\text{メ}}$ に当てはまる数を解答欄に記入しなさい。

$\boxed{1}$　　座標平面において，原点 O を中心とする半径 1 の円 C_1 と点 A(4, 0) を中心とする半径 2 の円 C_2 がある。C_1 と C_2 の上に，それぞれ点 P，Q を $\overrightarrow{AQ} = 2\overrightarrow{OP}$ となるようにとる。

　　P の座標を $(\cos\theta, \sin\theta)$ とすると，Q の座標は $\left(\boxed{\text{ア}} + \boxed{\text{イ}}\cos\theta, \boxed{\text{ウ}}\sin\theta\right)$ である。したがって，θ が $0 \leqq \theta \leqq 2\pi$ の範囲を変化するとき，P と Q の中点の軌跡は円

$$\left(x - \boxed{\text{エ}}\right)^2 + y^2 = \dfrac{\boxed{\text{オ}}}{\boxed{\text{カ}}}$$

である。また，線分 PQ を $1:m$ に外分した点が常に x 軸上にあるのは $m = \boxed{\text{キ}}$ のときである。

$\boxed{2}$　　平行四辺形 OACB において，線分 AC，BC の中点をそれぞれ，U，V とし，線分 OU，AV の交点を K，線分 OV，BU の交点を L とする。また，線分 AV，BU の交点を M とする。$\overrightarrow{OK}, \overrightarrow{OM}$ を $\overrightarrow{OA}, \overrightarrow{OB}$ で表すと，

$$\overrightarrow{OK} = \dfrac{\boxed{\text{ク}}}{\boxed{\text{ケ}}}\overrightarrow{OA} + \dfrac{\boxed{\text{コ}}}{\boxed{\text{サ}}}\overrightarrow{OB}, \qquad \overrightarrow{OM} = \dfrac{\boxed{\text{シ}}}{\boxed{\text{ス}}}\left(\overrightarrow{OA} + \overrightarrow{OB}\right)$$

となる。また，$\overrightarrow{OK} = \boxed{\text{セ}}\overrightarrow{KU}$，$\overrightarrow{AK} = \dfrac{\boxed{\text{ソ}}}{\boxed{\text{タ}}}\overrightarrow{KM}$ となる。したがって，△KUM の面積を S，△OAK の面積を T とおくと，$S : T = \boxed{\text{チ}} : \boxed{\text{ツ}}$ である。

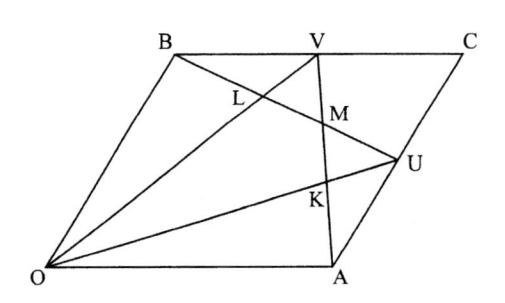

3 　放物線 $C: y = x^2$ と直線 $l: y = 3x$ がある。C と l で囲まれた領域（境界を含む）を D とおく。D を通り傾きが -3 の直線を m とする。m と l の交点を P とし，m と C の交点のうち領域 D に属する点を Q とする。そして，線分 PQ を対角線とする長方形 PRQS を考える。ただし，PS と RQ は x 軸に平行で，PR と SQ は y 軸に平行である。このとき，この長方形の面積が最大となるのは，Q の座標が $\left(\dfrac{\boxed{テ}}{\boxed{ト}}, \dfrac{\boxed{ナ}}{\boxed{ニ}} \right)$ のときであり，最大面積は $\dfrac{\boxed{ヌネ}}{\boxed{ノハ}}$ である。

4 　点 A$(-1, 0)$ から放物線 $y = -2x^2 + 6x$ に引いた接線を考える。点 A を通り傾きが k の直線の方程式は $y = k\left(x + \boxed{ヒ} \right)$ と表すことができるので，この直線が放物線と接することから，$k = \boxed{フ}, \boxed{ヘホ}$ となる。この2本の接線のうち，接点が第1象限である接線を l とする。放物線，接線 l，および x 軸で囲まれる図の斜線部分を x 軸のまわりに1回転してできる立体の体積は，$\dfrac{\boxed{マミ}}{\boxed{ムメ}}\pi$ である。

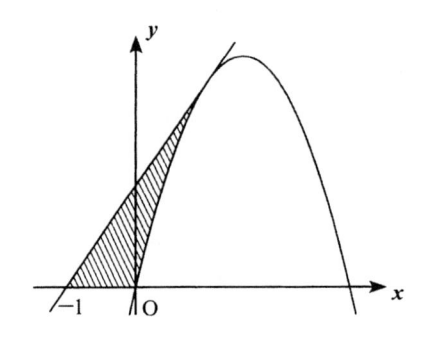

物　理

問題　26年度

次の $\boxed{1}$ ～ $\boxed{3}$ の問題に答えなさい。設問の解答は解答群より１つ選びなさい。〔解答番号 $\boxed{1}$ ～ $\boxed{34}$ 〕

$\boxed{1}$　図のように，水平でなめらかな床の上に質量 M の長い台 A が静止していて，その左端に質量 m の物体 B がおかれている。左方から質量 w の物体 C を水平に速度 v_0 で物体 B に衝突させたところ，物体 B は速度 v で動き始めた。物体 C は台 A にのらずに床に落ちた。物体

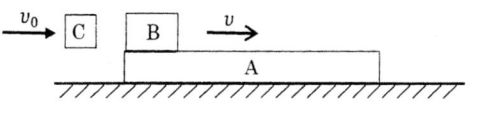

C の衝突直後の速度は v_1 であった。衝突は完全弾性衝突とし，台 A と物体 B の間の静止摩擦係数を μ_0，動摩擦係数を μ，重力加速度の大きさを g とする。また，全ての速度は床に対する速度であり，右向きを正として，次の問いに答えなさい。

物体 B と物体 C の衝突は完全弾性衝突なので，反発係数 e は $\boxed{1}$ と表せる。また，物体 B の衝突直後の速度 v は，$\boxed{2}$ $\times v_0$ となる。

台 A の上を物体 B がすべっている間の台 A と物体 B の加速度を α，β とすれば，台 A と物体 B の運動方程式はそれぞれ $M\alpha = \boxed{3}$，$m\beta = \boxed{4}$ である。

しばらくして物体 B は台 A 上で静止して，一体となって速度 V で運動した。衝突してから，速度 V になるまでの時間 t と速度 V は次のように表せる。またこの間に失われた運動エネルギー E は次のようになる。

$$t = \frac{\boxed{5}}{\boxed{6}} \frac{v}{g} \qquad V = \frac{\boxed{7}}{\boxed{8}} v \qquad E = \frac{\boxed{9}}{\boxed{10}} v^2$$

物体 B が台 A の上から落ちないための台 A の最小の長さ L は次のようになる。ただし，物体 B の大きさは無視する。

$$L = \frac{\boxed{11}}{\boxed{12}} \frac{v^2}{g}$$

台 A に一定の力 F を左向きに加えて，台 A を静止させる。このとき物体 B が台 A 上をすべらない限度で，最大の力を加えたい。このとき加える力 F の大きさは次のようになる。

$$F = \boxed{13}$$

$\boxed{1}$ の解答群

① $\dfrac{v_1 - v}{v_0}$　　② $\dfrac{v_1 + v}{v_0}$　　③ $\dfrac{v - v_1}{v_1}$　　④ $\dfrac{v - v_1}{v_0}$　　⑤ $\dfrac{v_0}{v_1 - v}$　　⑥ $\dfrac{v_0}{v_1 + v}$

$\boxed{2}$ の解答群

① $\dfrac{w}{w + m}$　　② $\dfrac{w + m}{w}$　　③ $\dfrac{m}{w + m}$　　④ $\dfrac{2m}{w + m}$　　⑤ $\dfrac{2(w + m)}{w}$

⑥ $\dfrac{2w}{w + m}$　　⑦ $\dfrac{w}{2(w + m)}$　　⑧ $\dfrac{w + m}{2w}$　　⑨ $\dfrac{m}{2(w + m)}$　　⑩ $\dfrac{2(w + m)}{m}$

$\boxed{3}$，$\boxed{4}$，$\boxed{13}$ の解答群

① μmg　　② $-\mu mg$　　③ μMg　　④ $-\mu Mg$　　⑤ $\mu(m + M)g$

⑥ $-\mu(m + M)g$　　⑦ $\mu_0 mg$　　⑧ $\mu_0 Mg$　　⑨ $\mu_0(m + M)g$　　⑩ $\mu_0(M - m)g$

$\boxed{5}$ ～ $\boxed{12}$ の解答群

① m　　② M　　③ mM　　④ $(m + M)$　　⑤ $2(m + M)$

⑥ μm　　⑦ μM　　⑧ $2\mu m$　　⑨ $\mu(m + M)$　　⑩ $2\mu(m + M)$

2 一辺の長さが a の正方形の極板 A, B からなる平行板コンデンサーがある。このコンデンサーに起電力 V の電池を図 1, 2 のように接続し、十分に時間を経過させた。また、図 1, 2 において、直交座標系を設定した。極板間は真空であるとし、真空の誘電率を ε_0, 極板 A, B の間隔を d として、次の (1) から (4) の設問に答えなさい。ただし、a は d と比べて十分に大きいものとし、極板間の電場の乱れはないものとする。

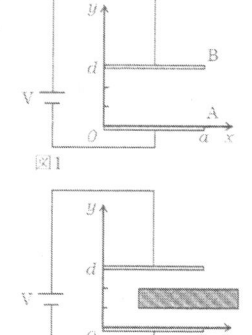

(1) 図 1 において、この状態におけるコンデンサーの電気容量は $\boxed{14}$ である。また、極板間の電位と y 座標との関係、および電場の強さと y 座標との関係を示すグラフは、それぞれ $\boxed{15}$, $\boxed{16}$ である。

(2) 次に、極板と同形で厚さ $\dfrac{d}{3}$ の帯電していない金属板を、極板 A, B と平行な状態で両極板から等しい位置に挿入した。この状態におけるコンデンサーの電気容量は $\boxed{17}$ である。また、極板間の電位と y 座標との関係、および電場の強さと y 座標との関係を示すグラフは、それぞれ $\boxed{18}$, $\boxed{19}$ である。

(3) 図 2 において、設問 (2) の金属板をゆっくり挿入する過程を考える。挿入する金属板は極板 A, B と平行な状態を保ち、両極板から等しい位置において、金属板の左端は $x=a$ から $x=0$ の間を移動するものとする。ここで、設問 (1) で求めた電気容量を C とした場合、コンデンサーの電気容量 C_1 は式①で表すことができる。また、挿入する金属板を同形の誘電体（比誘電率 $\varepsilon_r = 2$）に変更すると、電気容量 C_2 は式②で表すことができる。

$$C_1 = \dfrac{C}{\boxed{20}}\left(\boxed{21} - \dfrac{x}{a}\right) \cdots\cdots ① \qquad C_2 = \dfrac{C}{\boxed{22}}\left(\boxed{23} - \dfrac{x}{a}\right) \cdots\cdots ②$$

(4) 設問 (3) において、金属板および誘電体の左端を $x=a$ から $x=0$ まで移動させたときに電池がした仕事は、それぞれ $\boxed{24}$, $\boxed{25}$ である。

$\boxed{14}$, $\boxed{17}$ の解答群

① $\dfrac{\varepsilon_0 a}{d}$ ② $\dfrac{\varepsilon_0 a^2}{d}$ ③ $\dfrac{\varepsilon_0 d}{a}$ ④ $\dfrac{\varepsilon_0 d}{a^2}$ ⑤ $\dfrac{3\varepsilon_0 a}{2d}$ ⑥ $\dfrac{3\varepsilon_0 a^2}{2d}$ ⑦ $\dfrac{3\varepsilon_0 d}{2a^2}$ ⑧ $\dfrac{3\varepsilon_0 a}{d}$ ⑨ $\dfrac{3\varepsilon_0 a^2}{d}$ ⑩ $\dfrac{3\varepsilon_0 d}{a^2}$

$\boxed{15}$, $\boxed{16}$, $\boxed{18}$, $\boxed{19}$ の解答群 （下図の横軸は直交座標系の y 軸に相当し、縦軸は電位、または電場の強さとする。）

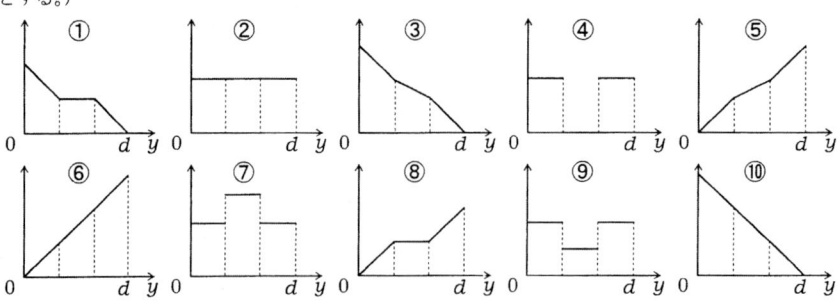

$\boxed{20}$ 〜 $\boxed{23}$ の解答群

① 1 ② 2 ③ 3 ④ 4 ⑤ 5 ⑥ 6 ⑦ 7 ⑧ 8 ⑨ 9 ⑩ 0

$\boxed{24}$, $\boxed{25}$ の解答群

① CV^2 ② $\dfrac{1}{2}CV^2$ ③ $\dfrac{1}{3}CV^2$ ④ $\dfrac{2}{3}CV^2$ ⑤ $\dfrac{1}{4}CV^2$ ⑥ $\dfrac{3}{4}CV^2$ ⑦ $\dfrac{1}{5}CV^2$ ⑧ $\dfrac{2}{5}CV^2$ ⑨ $\dfrac{3}{5}CV^2$ ⑩ $\dfrac{4}{5}CV^2$

3 　図のように，屈折率の異なる 2 種類の透明な媒質からなる光ファイバーがある。円柱の中心部分は屈折率 n_a の媒質 A であり，その外側の円筒部分は屈折率 n_b の媒質 B である。光ファイバーの全長を L とし，空気中に置かれているもの

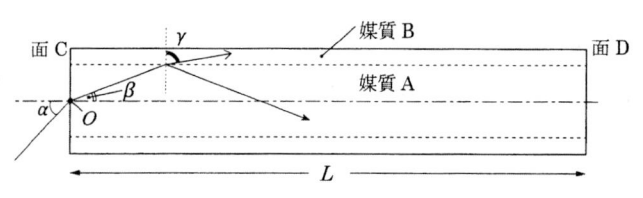

とする。空気の屈折率を 1 とし，常に $n_a > n_b > 1$ の関係にあるとする。この図は円柱の中心軸を通る平面で切った断面図であり，光ファイバーの両端面 C，D は中心軸に垂直である。

　今，面 C の中心 O を通って入射角 α で単色光を入射させたとき，入射角 α と屈折率，屈折角 β の間には，$\sin\alpha = \boxed{26} \times \boxed{27}$ の関係がある。また，媒質 A に入射した光は媒質 B との境界面で一部は反射し，残りは屈折角 γ で媒質 B に入る。このとき屈折角 γ と角 β の間には，$\sin\gamma = \boxed{28} \times \boxed{29}$ の関係がある。

　媒質 A と媒質 B の境界面での入射角が，ある特別な値 δ 以上になると全反射が起こり，光は媒質 B に入らなくなった。入射角 δ と屈折率の間には，$\sin\delta = \boxed{30}$ の関係がある。さらに，δ に対応する α の値を α' とすると $\sin\alpha'$ は屈折率 n_a，n_b を用いて，$\sin\alpha' = \boxed{31}$ と表せる。

　次に全反射する条件下で，光が面 C から面 D に到達する所要時間を求める。ただし，真空中の光の速さを c [m/s] とする。中心 O を通って入射角 $\alpha = 0°$ で入射させたときの所要時間を T_0，$\alpha = \alpha'$ で入射させて反射を繰り返しながら進むときの所要時間を T_1 とすると，

$$T_0 = \boxed{32} \times \frac{L}{c} \text{ [s]}, \quad T_1 = \boxed{33} \times \frac{L}{c} \text{ [s]} \text{ となる。}$$

　入射角 α が 0° から α' までの光を，右図のように，一定時間間隔 t [s] で明暗を繰り返すパルス信号として，面 C から送信した。このとき，面 D で観測すると，明信号の時間が長く，暗信号の時間が短くなった。面 D で明暗信号を観測するためには，t $> \boxed{34}$ とする必要がある。

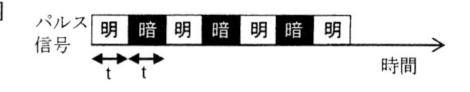

$\boxed{26}$，$\boxed{28}$，$\boxed{30}$，$\boxed{31}$，$\boxed{32}$ の解答群

① n_a 　② $\dfrac{1}{n_a}$ 　③ n_b 　④ $\dfrac{1}{n_b}$ 　⑤ $n_a n_b$ 　⑥ $\dfrac{n_a}{n_b}$ 　⑦ $\dfrac{n_b}{n_a}$ 　⑧ $\sqrt{n_a{}^2 + n_b{}^2}$ 　⑨ $\sqrt{n_a{}^2 - n_b{}^2}$

$\boxed{27}$，$\boxed{29}$ の解答群

① $\sin\beta$ 　② $\dfrac{1}{\sin\beta}$ 　③ $\cos\beta$ 　④ $\dfrac{1}{\cos\beta}$ 　⑤ $\tan\beta$ 　⑥ $\dfrac{1}{\tan\beta}$

$\boxed{33}$ の解答群

① $n_a n_b$ 　② $\dfrac{n_a}{n_b}$ 　③ $\dfrac{n_b}{n_a}$ 　④ $\dfrac{n_a{}^2}{n_b}$ 　⑤ $\dfrac{n_a}{n_b{}^2}$ 　⑥ $\dfrac{1}{n_a n_b}$ 　⑦ $\dfrac{1}{n_a{}^2 n_b}$ 　⑧ $\dfrac{1}{n_a n_b{}^2}$

$\boxed{34}$ の解答群

① T_0 　② T_1 　③ $T_0 - T_1$ 　④ $T_0 + T_1$ 　⑤ $T_1 - T_0$

⑥ $n_a T_1 - n_b T_0$ 　⑦ $n_a T_0 + n_b T_1$ 　⑧ $n_a T_0$ 　⑨ $n_b T_1$

化 学　問題　26年度

次の (1) ～ (15) の設問に答えなさい。設問に特別指示のないものについては、解答群の中から答えとして適したものを1つ選びなさい。指示のある設問については、それに従って答えなさい。[解答番号 　1　 ～ 　36　]

必要があれば次の値を用いなさい。

原子量　H:1　C:12　N:14　O:16　Na:23　S:32　Cl:35.5　Cu:64	
気体定数　$R=8.3\times10^3$ Pa・L/(K・mol)	ファラデー定数　$F=9.65\times10^4$ C/mol
アボガドロ定数　$N_A=6.0\times10^{23}$/mol	$\log2=0.30,\ \log3=0.48,\ \log5=0.70$
水のモル凝固点降下　1.85 K・kg/mol	ベンゼンのモル凝固点降下　5.12 K・kg/mol

(1) a～dの記述について、正誤の組合せ (a, b, c, dの順) として正しいものはどれか。　1

a 水は電気分解により水素と酸素に分けられるので、純物質ではない。
b 最外殻電子が8個であるすべての原子は化学的に安定である。
c マグネシウムイオンと酸化物イオンのもつ電子数は同じである。
d 酸素とオゾンは互いに同位体である。

① 正, 正, 正, 正　② 誤, 正, 正, 正　③ 正, 誤, 正, 正　④ 正, 誤, 正, 誤　⑤ 正, 誤, 誤, 正
⑥ 誤, 正, 正, 誤　⑦ 誤, 正, 誤, 正　⑧ 誤, 誤, 正, 正　⑨ 正, 誤, 誤, 誤　⑩ 誤, 誤, 誤, 誤

(2) 塩素の単体に関するa～dの記述について、正誤の組合せ (a, b, c, dの順) として正しいものはどれか。　2

a 酸化力がハロゲン元素の単体の中で最も大きい。
b 気体は黄緑色で有毒である。
c 常温で光によって水素と爆発的に反応する。
d 酸化マンガン(IV)に濃塩酸を加えて加熱すると発生する。

① 正, 正, 正, 正　② 誤, 正, 誤, 誤　③ 正, 誤, 誤, 正　④ 正, 正, 正, 誤　⑤ 正, 正, 誤, 誤
⑥ 誤, 正, 正, 正　⑦ 誤, 正, 正, 正　⑧ 誤, 誤, 正, 正　⑨ 誤, 正, 正, 正　⑩ 誤, 誤, 正, 正

(3) a～cの記述について、正誤の組合せ (a, b, cの順) として正しいものはどれか。　3

a pH4の塩酸を水で10000倍に希釈すると、pHは約8になる。
b pH11の水酸化ナトリウム水溶液を水で100倍に希釈すると、pHは約13になる。
c 0.01 mol/Lの塩酸45 mLに、0.01 mol/Lの水酸化ナトリウム水溶液55 mLを加えた水溶液のpHは約11である。

① 正, 正, 正　② 正, 正, 誤　③ 正, 誤, 正　④ 正, 誤, 誤
⑤ 誤, 正, 正　⑥ 誤, 正, 誤　⑦ 誤, 誤, 正　⑧ 誤, 誤, 誤

(4) ①～⑥の反応で、酸化還元反応であるものをすべて選びなさい。　4

① $Cu^{2+} + 2NH_3 + 2H_2O \longrightarrow Cu(OH)_2 + 2NH_4^+$
② $SO_2 + H_2O_2 \longrightarrow H_2SO_4$
③ $SnCl_2 + 2FeCl_3 \longrightarrow SnCl_4 + 2FeCl_2$
④ $AgNO_3 + NaCl \longrightarrow AgCl + NaNO_3$
⑤ $SO_2 + 2H_2S \longrightarrow 2H_2O + 3S$
⑥ $CO_2 + Ca(OH)_2 \longrightarrow CaCO_3 + H_2O$

(5) 次の物質の結晶のうち、共有結合の結晶をすべて選びなさい。　5

① アルミニウム　② カルシウム　③ ベンゼン　④ ヨウ素　⑤ 塩化セシウム
⑥ 黒鉛　⑦ 酸化マグネシウム　⑧ 二酸化ケイ素　⑨ 二酸化炭素　⑩ 炭酸カルシウム

（6）1 mol / L の食塩水溶液を 250 mL 調製し，その密度を求めたところ，1.04 g / cm³ であった。この食塩水溶液の質量パーセント濃度を求めると，⑥．⑦ ％ となる。

⑥ ， ⑦ に入る数字として適するものを選びなさい。

① 1　② 2　③ 3　④ 4　⑤ 5　⑥ 6　⑦ 7　⑧ 8　⑨ 9　⑩ 0

（7）図のような装置を準備した。電極はいずれも白金でできており，電解槽には 1.0 mol / L の硫酸銅（Ⅱ）水溶液が入っている。2.0 A の一定電流で，40 分間電気分解を行った後，電解槽溶液の体積が 2.5 L とすると，溶液の pH は ⑧．⑨ と算出される。

⑧ ， ⑨ に入る数字として適するものを選びなさい。

① 1　② 2　③ 3　④ 4　⑤ 5
⑥ 6　⑦ 7　⑧ 8　⑨ 9　⑩ 0

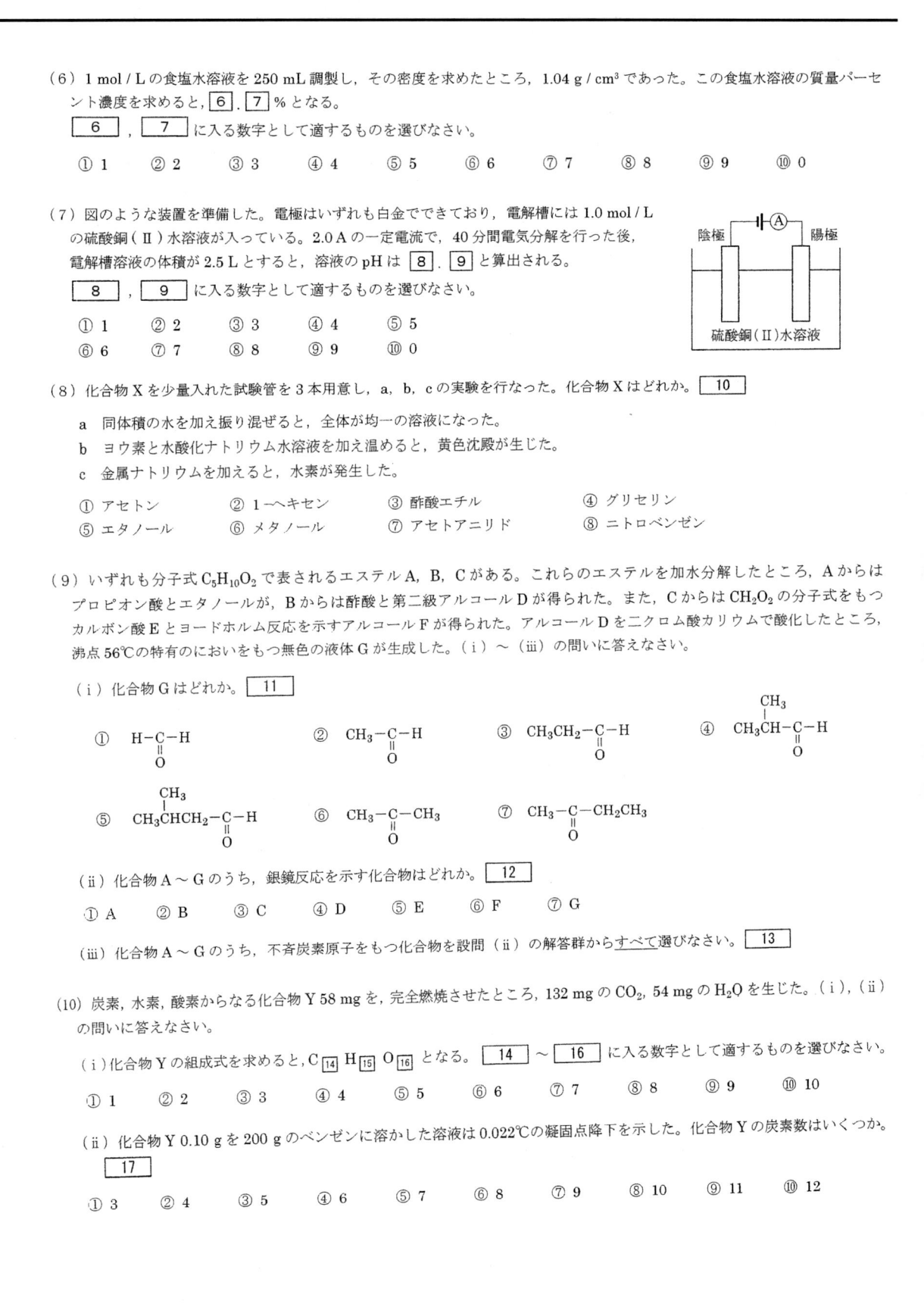

（8）化合物 X を少量入れた試験管を 3 本用意し，a，b，c の実験を行なった。化合物 X はどれか。 10

a 同体積の水を加え振り混ぜると，全体が均一の溶液になった。
b ヨウ素と水酸化ナトリウム水溶液を加え温めると，黄色沈殿が生じた。
c 金属ナトリウムを加えると，水素が発生した。

① アセトン　② 1－ヘキセン　③ 酢酸エチル　④ グリセリン
⑤ エタノール　⑥ メタノール　⑦ アセトアニリド　⑧ ニトロベンゼン

（9）いずれも分子式 $C_5H_{10}O_2$ で表されるエステル A，B，C がある。これらのエステルを加水分解したところ，A からはプロピオン酸とエタノールが，B からは酢酸と第二級アルコール D が得られた。また，C からは CH_2O_2 の分子式をもつカルボン酸 E とヨードホルム反応を示すアルコール F が得られた。アルコール D を二クロム酸カリウムで酸化したところ，沸点 56℃ の特有のにおいをもつ無色の液体 G が生成した。（ⅰ）～（ⅲ）の問いに答えなさい。

（ⅰ）化合物 G はどれか。 11

① H－C－H ‖O
② CH_3－C－H ‖O
③ CH_3CH_2－C－H ‖O
④ CH_3CH－C－H（CH₃）‖O
⑤ CH_3CHCH_2－C－H（CH₃）‖O
⑥ CH_3－C－CH_3 ‖O
⑦ CH_3－C－CH_2CH_3 ‖O

（ⅱ）化合物 A～G のうち，銀鏡反応を示す化合物はどれか。 12

① A　② B　③ C　④ D　⑤ E　⑥ F　⑦ G

（ⅲ）化合物 A～G のうち，不斉炭素原子をもつ化合物を設問（ⅱ）の解答群からすべて選びなさい。 13

（10）炭素，水素，酸素からなる化合物 Y 58 mg を，完全燃焼させたところ，132 mg の CO_2，54 mg の H_2O を生じた。（ⅰ），（ⅱ）の問いに答えなさい。

（ⅰ）化合物 Y の組成式を求めると，$C_{14}H_{15}O_{16}$ となる。 14 ～ 16 に入る数字として適するものを選びなさい。

① 1　② 2　③ 3　④ 4　⑤ 5　⑥ 6　⑦ 7　⑧ 8　⑨ 9　⑩ 10

（ⅱ）化合物 Y 0.10 g を 200 g のベンゼンに溶かした溶液は 0.022℃ の凝固点降下を示した。化合物 Y の炭素数はいくつか。

17

① 3　② 4　③ 5　④ 6　⑤ 7　⑥ 8　⑦ 9　⑧ 10　⑨ 11　⑩ 12

(11) 水素 8 g と酸素 16 g を容積 10 L の密閉容器に入れて 27℃に保った。このときの混合気体の全圧を求めると，
$\boxed{18}$．$\boxed{19}$ × 10$^{\boxed{20}}$ Pa となる。

次にこの混合気体に点火して，水素と酸素を完全に反応させた。反応後，最終温度 27℃で平衡状態にあるとすると，容器内
の気体の全圧は，$\boxed{21}$．$\boxed{22}$ × 10$^{\boxed{23}}$ Pa となる。ただし，27℃での水の飽和蒸気圧は 3.6 × 10^3 Pa とする。

$\boxed{18}$ ～ $\boxed{23}$ に入る数字として適するものを選びなさい。

① 1 　② 2 　③ 3 　④ 4 　⑤ 5 　⑥ 6 　⑦ 7 　⑧ 8 　⑨ 9 　⑩ 0

(12) 実験を行う際の試薬の取り扱いについて，不適切なものをすべて選びなさい。$\boxed{24}$

① 液体の試薬びんは，試薬名が手で隠れないよう試薬ラベルが下になるように持ち，試薬を試験管に注ぐ。
② 液体の試薬を試験管に取る際は，混合する際のことを考慮して試験管の $\frac{1}{5}$ ～ $\frac{1}{4}$ 以下にするのが適切である。
③ 試薬を取り過ぎた場合は，試薬の節約のため元のびんに戻す。
④ 固体の試薬を複数はかり取る際，後に混合する試薬は同じ薬さじで取ってよい。
⑤ 試薬びんのふたは，びんの内側が汚れないよう内側を上にして机の上に置く。
⑥ 試薬を混合する際には，こぼれないように指で栓をして混ぜる。
⑦ 試薬の入った試験管を強熱する際は，やけどを避けるため試験管ばさみを用いる。
⑧ 体積をはかる器具は，乾燥器などで加熱してはいけない。

(13) a ～ d の記述について，正誤の組合せ（a, b, c, d の順）として正しいものはどれか。$\boxed{25}$

a アラニンは，ニンヒドリンと呈色反応をする。
b アラニンは，塩基性溶液中では陽イオンになる。
c アラニンには光学異性体がない。
d アラニンは，アミノ基が結合している炭素原子にメチル基が結合している。

① 正, 正, 正, 誤　② 正, 正, 誤, 正　③ 正, 誤, 正, 正　④ 正, 誤, 正, 誤　⑤ 正, 誤, 誤, 正
⑥ 誤, 正, 正, 誤　⑦ 誤, 正, 誤, 正　⑧ 誤, 誤, 正, 正　⑨ 誤, 誤, 誤, 正　⑩ 誤, 誤, 正, 誤

(14) 炭素，水素，窒素，酸素からなる分子量の非常に大きい鎖状のポリペプチド 0.436 g を，塩酸で完全に加水分解したところ，
2 種類の α-アミノ酸を等モルずつ含んだ混合物が生成した。さらにこの混合物に水酸化ナトリウムを加えて加熱し，すべての
窒素分をアンモニアに変化させたところ，アンモニアが，27℃，1.01 × 10^5 Pa で 98.6 mL 生成した。

生成したアンモニアの物質量から，2 種類のアミノ酸の物質量を求めると，それぞれ $\boxed{26}$．$\boxed{27}$ × 10$^{-\boxed{28}}$ mol となり，よって，
加水分解に要した水分子の数は，$\boxed{29}$．$\boxed{30}$ × 10$^{\boxed{31}\boxed{32}}$ 個である。

以上のことから，2 種のアミノ酸各 1 個ずつからなるジペプチドの分子量を求めると，$\boxed{33}\boxed{34}\boxed{35}$ になる。

$\boxed{26}$ ～ $\boxed{35}$ に入る数字として適するものを選びなさい。ただし，2 種のアミノ酸とも窒素原子を 1 つだけ含むものとする。

① 1 　② 2 　③ 3 　④ 4 　⑤ 5 　⑥ 6 　⑦ 7 　⑧ 8 　⑨ 9 　⑩ 0

(15) a ～ d の記述について，正誤の組合せ（a, b, c, d の順）として正しいものはどれか。$\boxed{36}$

a グルコースとフルクトースは光学異性体の関係にある。
b グルコースもフルクトースも，その水溶液は銀鏡反応を示す。
c α-グルコースを水に溶かすと，α-グルコース，β-グルコースおよび鎖状グルコースの混合物になる。
d フルクトースは結晶中では 6 員環構造をとっているが，スクロース中では 5 員環構造で存在する。

① 正, 正, 正, 誤　② 正, 正, 誤, 正　③ 正, 誤, 正, 正　④ 正, 誤, 正, 誤　⑤ 正, 誤, 誤, 正
⑥ 誤, 正, 正, 正　⑦ 誤, 正, 誤, 正　⑧ 誤, 誤, 正, 正　⑨ 誤, 誤, 誤, 正　⑩ 誤, 誤, 正, 誤

生 物

問題

26年度

次の 1 〜 3 の問題に答えなさい。設問に特別指示のないものについては，解答群の中から答えとして適したものを 1 つ選びなさい。指示のある設問については，それに従って答えなさい。〔 解答番号 1 〜 29 〕

1 次の（1）〜（14）の設問に答えなさい。

（1）次の文は①〜⑦のうち，どの構造に関する説明か。 1

「動物細胞の核の近くに存在する。細胞分裂に先立って複製し，分裂期の前期には両極へ移動して紡錘糸の起点となる。」

① 動原体　　② 核小体　　③ 紡錘体　　④ 星状体　　⑤ 染色体　　⑥ 染色分体　　⑦ 中心体

（2）ある池の中のフナの生息数を標識再捕法により調査した。投網を用いて採集すると 72 匹のフナが捕獲されたので，これらの個体に印をつけて放流した。数日後，再度同じ方法で採集すると，75 匹のフナが捕獲され，このうち 15 匹に印がついていた。この池に生息するフナの推定個体数は 2 3 4 匹である。 2 〜 4 に入る数字として適するものを選びなさい。なお，解答が 72 匹のような場合は， 0 7 2 匹として選択しなさい。

① 1　　② 2　　③ 3　　④ 4　　⑤ 5　　⑥ 6　　⑦ 7　　⑧ 8　　⑨ 9　　⑩ 0

（3）設問（2）の推定が成立するためには前提条件が必要である。a〜d について，必要な前提条件としての正誤の組合せ（a, b, c, d の順）が正しいものを選びなさい。 5

a. 池につながる水路との間でフナが出入りできること。　　b. 標識個体と非標識個体で捕獲率に差がないこと。
c. 標識個体と非標識個体がランダムに混ざりあうこと。　　d. 調査期間の間に，フナの大量死がないこと。

① 正, 正, 正, 誤　　② 誤, 正, 正, 正　　③ 正, 誤, 正, 正　　④ 正, 正, 誤, 誤　　⑤ 正, 誤, 誤, 正
⑥ 誤, 正, 誤, 正　　⑦ 誤, 誤, 正, 正　　⑧ 誤, 正, 誤, 誤　　⑨ 誤, 誤, 正, 誤　　⑩ 誤, 誤, 誤, 正

（4）ヒトの器官や組織に関する記述 a〜d の，正誤の組合せ（a, b, c, d の順）として正しいものを設問（3）の解答群から選びなさい。 6

a. 皮膚の真皮は結合組織である。　　b. 心筋は多核の細胞からなる。　　c. 静脈には血液の逆流を防ぐ弁がある。
d. 小腸の断面を観察すると上皮組織・結合組織・筋組織・神経組織のいずれもみることができる。

（5）ヒトの神経系に関する記述 a〜d の，正誤の組合せ（a, b, c, d の順）として正しいものを設問（3）の解答群から選びなさい。 7

a. しつがい腱反射は「感覚神経→介在神経→運動神経」の経路で起こる。
b. 血糖値が低下すると交感神経が膵臓を刺激してグルカゴンの分泌を促進する。
c. 大脳皮質は軸索が集まっている部分で灰白質ともよばれる。
d. 感覚神経細胞は刺激の強さを，活動電位の大きさの違いによって伝える。

（6）交感神経が興奮したときにおこる現象として，不適切なものを選びなさい。 8

① 瞳孔の拡大　　② 消化作用の抑制　　③ 血圧の上昇　　④ 立毛筋の収縮　　⑤ 心臓拍動数の減少　　⑥ 排尿の抑制

（7）細胞の好気呼吸に関する記述として最も適切なものを選びなさい。 9

① グルコース 1 分子あたり 2 分子のエタノールと 2 分子の ATP がつくられる。
② 解糖系はミトコンドリアのマトリックスにおいて進行する。
③ クエン酸回路はミトコンドリア内膜に並んだ各種の酵素の働きにより進行する。
④ クエン酸回路では，ピルビン酸 1 分子あたり 20 個の水素（20[H]）が切り離される。
⑤ 電子伝達系で O_2 が消費される。

（8）脊椎動物の体液は，血液， 10 ，リンパ液に分けられる。 10 は，毛細血管から血液の血しょうの一部が染み出したものである。空欄に適した語を選びなさい。 10

① 血小板　　② 白血球　　③ 塩類　　④ 赤血球　　⑤ 血清　　⑥ リンパ球　　⑦ 細胞液　　⑧ 組織液

（9）ヒトの尿生成における水分再吸収の調節には，バソプレシンが重要な役割を果たしている。バソプレシンの分泌量に異常が起きたとき，表に示すような水分代謝となった。バソプレシンに関する記述として正しいものを2つ選びなさい。 ⬚11

バソプレシンの分泌量	腎小体におけるろ過量（mL／分）	水分の再吸収率（%）	尿量（L／日）	尿の濃度（相対値）
正常	125	99.0	1.8	1.00
過剰	125	99.7	0.5	3.60
低下	125	91.7	15	0.12

① バソプレシンの分泌量が過剰になると，溶質の再吸収が抑制されるために尿濃度が高くなる。
② バソプレシンの分泌量が低下すると，水分の再吸収率が上がるために尿濃度が低くなる。
③ 1日に排出される溶質の全量は，バソプレシンの分泌量の影響をほとんど受けない。
④ バソプレシンは視床下部の神経分泌細胞でつくられる。
⑤ 血液の浸透圧が低下すると，脳下垂体後葉からバソプレシンが分泌される。

（10）エンドウを用いて交配実験を行った。子葉が緑色（緑）で種子が丸型（丸）の親と，子葉が黄色（黄）で種子がしわ型（しわ）の親を交雑すると，F₁はすべて子葉が黄色で種子が丸型となった。F₁を自家受粉させて子（F₂）を得たところ，子葉の色については黄：緑＝3：1，種子の形についても丸：しわ＝3：1の分離比となった。子葉の色についての優性遺伝子をA，劣性遺伝子をaとしたとき，F₂のうち，子葉が黄色いエンドウの遺伝子型の割合を最も簡単な整数比で表すと，AA：Aa＝ ⬚12 ： ⬚13 となる。
　　また，F₂のうちの子葉が黄色で種子が丸型のすべての個体と，子葉が緑色で種子がしわ型の個体とを交雑すると，その子の表現型の割合は（黄・丸）：（黄・しわ）：（緑・丸）：（緑・しわ）＝ ⬚14 ： ⬚15 ： ⬚16 ：1になると考えられる。なお，子葉の色と種子の形を決める遺伝子は互いに影響せず，独立の法則に従って分離する。 ⬚12 ～ ⬚16 に入る数字として適するものを選びなさい。
　　① 1　　② 2　　③ 3　　④ 4　　⑤ 5　　⑥ 6　　⑦ 7　　⑧ 8　　⑨ 9　　⑩ 0

（11）人工的に合成した2種類のmRNAを大腸菌抽出液に加えてタンパク質合成を行わせた。
　　【実験1】塩基配列がUGの繰り返しのmRNAからは，バリンとシステインからなるタンパク質が得られた。
　　【実験2】塩基配列がUGGの繰り返しのmRNAからは，バリン，グリシン，トリプトファンのそれぞれからなる3種類のタンパク質が得られた。
　　実験の結果から判断できることとして正しいものを選びなさい。ただし，GGUはグリシンを指定する。 ⬚17

　　① UGUはバリンを指定する。　　② GUGはシステインを指定する。　　③ UUGはシステインを指定する。
　　④ GUUはグリシンを指定する。　　⑤ UGGはトリプトファンを指定する。

（12）糖・無機塩類・植物ホルモンを含む培地で，植物の根や茎の一部を培養すると，細胞分裂によって未分化な細胞の集まりができる。このような細胞塊を何とよぶか。 ⬚18

　　① カルス　　　　② キメラ　　　　③ グラナ　　　　④ プリズム胚
　　⑤ プロトプラスト　⑥ 間充織細胞　　⑦ 内部細胞塊　　⑧ iPS細胞

（13）3つの水槽A, B, Cを用意し，①〜⑥の6種の原生動物を各水槽で2種ずつ飼育した。各水槽とも1種類の餌を一定時間ごとに一定量ずつ与え，いずれの水槽にも，捕食者などからの隠れ場所は無かった。時間ごとの生存個体数を数えたところ，グラフに示すような結果を得た。種間競争に勝ったと考えられるのは①〜⑥のうちのどれか。 ⬚19

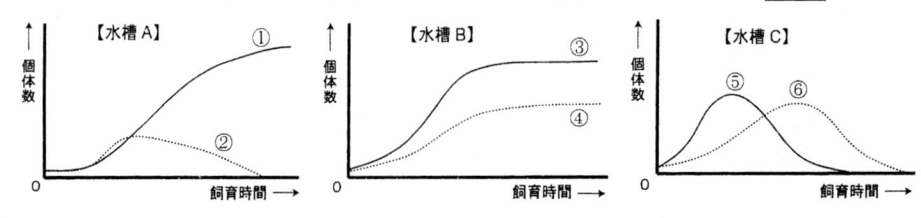

（14）設問（13）の実験において，捕食者と考えられるのは①〜⑥のうちのどれか。 ⬚20

2　　近年，あるタンパク質Aは糖尿病の病態に影響すると報告された。そこで，糖尿病におけるタンパク質Aの詳細な作用を調べるために，ヌードマウスを用いて以下のように実験を行なった。（ヌードマウスは胸腺を欠き，異なる系統のマウスや異種生物の細胞を移植しても拒絶反応を示さないことが知られている。）

　　まず，ヒトのタンパク質Aの遺伝子（A遺伝子）が組み込まれたプラスミド（組換えプラスミド）を得るために，【実験1】を行なった。図1～3には実験に用いた制限酵素，A遺伝子およびプラスミドについて示す。各制限酵素は図1に示すように，それぞれ特定の6塩基対の塩基配列を認識してDNAを切断する。また，amp^R遺伝子とkan^R遺伝子はそれぞれ抗生物質アンピシリン（Amp）および抗生物質カナマイシン（Kan）を無毒化する遺伝子である。

　　【実験1】の後，A遺伝子を発現する細胞を得て，ヌードマウスに細胞を移植する【実験2】を行なった。以下の実験内容を読み，（1）～（5）の問いに答えなさい。

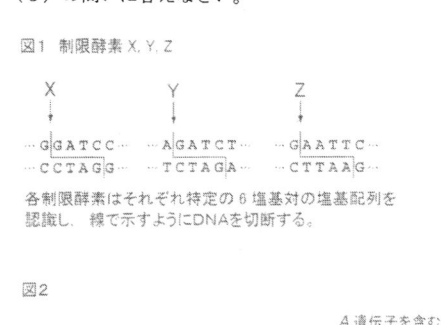

図1　制限酵素 X, Y, Z

各制限酵素はそれぞれ特定の6塩基対の塩基配列を認識し，線で示すようにDNAを切断する。

図2

A遺伝子の近くには，制限酵素 Y と Z の切断部位が存在する。

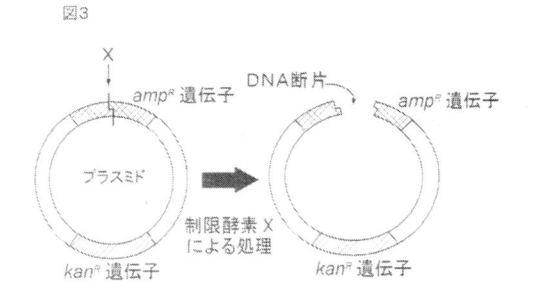

図3

amp^R遺伝子の中央には，制限酵素 X の切断部位が存在する。

【実験1】

操作1：図2のように，A遺伝子を含むDNAを，制限酵素 X, Y, Z のうちのいずれかを含む溶液で処理し，A遺伝子を含むDNA断片を切り出した。

操作2：図3のように，プラスミドを制限酵素 X で処理した。これと，操作1で得たA遺伝子を含むDNA断片との混合液にDNAリガーゼを作用させ，組換えプラスミドを得た。ただしこの反応の結果，A遺伝子のDNA断片が組み込まれずに，元の状態に戻ったプラスミドも存在することになる。

操作3：操作2で得た反応液を，大腸菌懸濁液に加えてプラスミドを取り込ませた後，寒天培地上で大腸菌の生育を調べた。

【実験2】　実験1で作製した，A遺伝子を含む組換えプラスミドをある細胞に導入した。この細胞をヌードマウスの皮下に移植した。対照実験として，A遺伝子を含まないプラスミドを導入した細胞を作製し，これを移植した。細胞移植後25日目に体重を測定したところ，移植群，対照群とも体重は増加し，両群に有意な差は認められなかった。このとき血中のヒトタンパク質Aの濃度は，移植群でおよそ2ナノグラム／mL，対照群では検出限界以下であった。また，細胞移植後25日目に空腹時血糖値を測定したが，両群に差は認められなかった。一方，空腹時血中インスリン濃度を測定すると，移植群の方が対照群よりも高い値を示した。さらにこれらのマウスにブドウ糖を与えて，その後の血糖値と血中インスリン濃度を測定したところ，血糖値は両群で差が見られなかったが，血中インスリン濃度は移植群の方が高かった。

（1）【実験1】でA遺伝子を含む組換えプラスミドが得られるのは，操作1でどの制限酵素溶液を用いた場合か。　[21]

　　　① X を含む溶液　　　　② Y を含む溶液　　　　③ Z を含む溶液

（2）【実験1】操作3で寒天培地に生育させた大腸菌に関する記述として誤っているものを選びなさい。　[22]

　　　①A遺伝子を含む組換えプラスミドを持つ大腸菌は，Amp，Kan の両方を含む培地で生育できる。
　　　②A遺伝子を含む組換えプラスミドを持つ大腸菌は，Kan を含む培地で生育できる。
　　　③A遺伝子のDNA断片が組み込まれなかったプラスミドを持つ大腸菌は，Amp，Kan の両方を含む培地で生育できる。
　　　④A遺伝子のDNA断片が組み込まれなかったプラスミドを持つ大腸菌は，Amp を含む培地で生育できる。

（3）【実験1】で得られたプラスミドをすべて大腸菌から精製し，制限酵素 X, Y, Z のいずれかで処理した。この結果，*A* 遺伝子を含む DNA 断片は， 23 。

空欄に適した記述を選びなさい。 23

① X で処理するとすべてのプラスミドから切り出される　　② Y で処理するとすべてのプラスミドから切り出される
③ Z で処理するとすべてのプラスミドから切り出される　　④ X で処理すると一部のプラスミドから切り出される
⑤ Y で処理すると一部のプラスミドから切り出される　　⑥ Z で処理すると一部のプラスミドから切り出される
⑦ X, Y, Z のいずれで処理しても全く切り出されない

（4）下線部について，拒絶反応を示さない理由として最も適切なものを選びなさい。 24

① 自己を排除する B 細胞が存在しないため。　　② 非自己を排除する B 細胞が存在しないため。
③ 自己を排除する T 細胞が存在しないため。　　④ 非自己を排除する T 細胞が存在しないため。
⑤ 自己を排除するマクロファージが存在しないため。　　⑥ 非自己を排除するマクロファージが存在しないため。

（5）次の文は【実験2】の結果から，タンパク質 A の作用について考察したものである。 ア ～ ウ に入る語の組合せ（ア，イ，ウの順）として正しいものを選びなさい。 25

「タンパク質 A は血中インスリン濃度を ア させる。また，タンパク質 A はインスリンの作用を イ するか，あるいは，インスリンとは独立に血糖値を ウ させると考えられる。」

① 上昇, 促進, 上昇　　② 上昇, 促進, 低下　　③ 上昇, 阻害, 上昇　　④ 上昇, 阻害, 低下
⑤ 低下, 促進, 上昇　　⑥ 低下, 促進, 低下　　⑦ 低下, 阻害, 上昇　　⑧ 低下, 阻害, 低下

3　浸透圧とは，濃度の異なる2つの溶液が半透膜を通して接し，溶質濃度の違いから浸透の現象が起こるときの圧力をいう。ヒト細胞と等張といわれる食塩水の濃度は， ア ％である。また，植物細胞では細胞壁が存在するため，等張液からスクロースを溶質とする高張液に移すと イ が観察される。（1）～（3）の問いに答えなさい。

（1） ア ， イ に入る数字と語の組合せとして正しいものを選びなさい。 26

① ア：0.9　イ：原形質分離　　② ア：0.7　イ：原形質分離　　③ ア：0.65　イ：原形質分離
④ ア：0.9　イ：原形質復帰　　⑤ ア：0.7　イ：原形質復帰　　⑥ ア：0.65　イ：原形質復帰

（2）以下の記述について，誤っているものを選びなさい。 27

① 植物細胞の細胞壁は全透膜であり，溶媒も溶質も通す性質をもつ。
② ヒトの赤血球を極端な低張液に浸すと溶血がおこる。
③ 塩漬けなどの漬けものでは，外の溶質濃度が食品中の塩分や糖分などの濃度より高い。この浸透圧の差によって食品内の水分が減少する。
④ 植物細胞の細胞内浸透圧は，外液の浸透圧に関わらず，つねに吸水力と等しい。
⑤ 半透膜は，溶媒は通すがスクロースなど大きな溶質は通さない性質をもつ。

（3）ある植物細胞をさまざまな濃度のスクロース溶液（27 ℃）に 30 分間浸し，細胞の容積を測定した。下図は測定結果を示したグラフであり，実線 a は細胞壁が囲む容積，破線 b は細胞膜が囲む容積を示している。以下の問いに答えなさい。

問1　蒸留水中における細胞内浸透圧は何気圧か。気体定数を 0.082 として，最も近い値を選びなさい。 28

① 1　② 2　③ 3　④ 4　⑤ 5　⑥ 6　⑦ 7　⑧ 8　⑨ 9　⑩ 10

問2　1 mol / L が 25 気圧に相当するとして，0.2 mol / L のスクロース溶液中における膨圧に最も近い値を選びなさい。 29

① 0 気圧　　② 0.25 気圧　　③ 1.25 気圧　　④ 2.25 気圧
⑤ 3.25 気圧　　⑥ 4.25 気圧　　⑦ 5.25 気圧　　⑧ 6.25 気圧

英　語

解答

I

〔解答〕
(1) ③　(2) ④　(3) ①　(4) ⑤　(5) ②
(6) ⑤　(7) ②　(8) ②　(9) ③

〔全訳と解答のヒント〕
(1) A：私はメガネが必要だと思います。目がとても乾
　　いてむずむずするんです。
　　B：最近たくさん読書したりコンピューターを使っ
　　たりしていませんか？ドライアイだと思います
　　よ。
　　A：つまり、必要なのはメガネではなくて（　1　）な
　　んですね。
　　①検査　②応用　③潤い　④衛星　⑤正確さ
(2) A：姓を教えていただけますか。
　　B：はい。フィールドです。
　　A：（　2　）
　　B：はい、そうです。
　　①そこが住んでいるところですか。
　　②スペルはどうですか。
　　③初めまして
　　④草が生えている Field ですか。
　　⑤それがフルネームなのかはっきりわかりません。
(3) パーク氏によると、いくつかの新聞は彼の会社の財
　　政状況について、真実が（明らかにされる）前は間違っ
　　た情報を載せていた。
　　　前半の時制が過去完了形なので、後半は過去形で
　　　しかも受動態が適切。
(4) この数十年、食べ物の流行は（現れたり消えたり）す
　　るが、何が健康的なライフスタイルなのかの医学的な
　　助言の基本は同じままである。つまり、脂肪の少ない
　　食べ物を食べ、もっと運動し、食事を抜かないことで
　　ある。
　　　come and go で「行ったり来たり、現れたり消
　　　えたり」の意。現在完了形の文なので過去分詞が
　　　適切。
(5) 手術を控えている患者は普通、手術（前の）少なくと
　　も数時間は、何も食べたり飲んだりしないようにと言
　　われるのは本当だ。
　　①〜の前（の場所）で　②〜より前に　③先に
　　④前もって　⑤発送の
(6) A：君に話した医学英語セミナーは突然取りやめに
　　なったよ。
　　B：へえ、そうなんだ。
　　A：うん、でもいずれにしても、僕は病気だったか
　　ら（出席できなかっただろう）けど。
　　「やろうとしてもできなかっただろう（仮定法）」
　　は couldn't have ＋過去分詞
(7) 科学の発展は、（共有されなければ）何の利益にもな
　　らない。医学的な訓練、機械、制度、治療のコストは

非常に高くなって、お金持ちしかそれを買えないこと
がある。しかし、公共医療プログラム、健康保険、さ
まざまな種類の病院を通じて、適切な医療を受けるこ
とのできる人たちの数は増えている。
(8) 研究者たちは、歳をとる（につれて）、あるいは忙し
いときには、人は時間が速く過ぎるように感じられる
という俗説を調べ始めた。彼らは歳によって分けられ
た３つのグループの被験者に、３分間計って教えるよ
うに言った。実験の結果は、脳の中の加齢による変化
が、時間の感覚を変えていることを示している。時間
は確かに、歳をとるとともに速く動いているように思
われるのである。

II

〔解答〕
(10) ①　(11) ④　(12) ③　(13) ②　(14) ⑤　(15) ④
(16) ⑤　(17) ①　(18) ②　(19) ④　(20) ③

〔選択肢の意味〕
(6) ①筆者は、人間は近い将来 200 歳まで生きるように
　　なるだろうと信じている。
　　②ダーウィンの自然選択の過程は、筆者がここに挙
　　げているすべての疑問に答えている。
　　③スチール製の棒は人間のどんな骨よりも丈夫なだ
　　けでなく、柔軟性がある。
　　④人体の構造はとても複雑なので、どんなマシンも
　　これに匹敵するものはない。
　　⑤運動神経は最初に右手の筋肉を動かし、それから
　　左手を動かす。
(7) ①医学の発展
　　②人間はなぜ代替品を持てないのか
　　③人間の病気の謎
　　④ダーウィンは医学の重要な謎に答えている
　　⑤マシン対人体

〔全訳〕
　なぜこれほどすばらしい造りの人体の中に、私たちを
病気にかかりやすく (10)する欠陥や弱点がたくさんある
のだろう。自然選択による進化が、目や心臓や脳などの
精巧なメカニズムを形作ることができるのなら、なぜ、
(ア)それは、癌や心臓発作やアルツハイマー病を防ぐ方
法を形作って来なかったのだろう。私たちの免疫システ
ムが、100 万もの外部タンパク質を認識して攻撃するこ
とができるのなら、なぜ私たちはいまだに肺炎になるの
か。DNA のらせんが 10 兆の特化した細胞をそれぞれ
(11)適切な場所に配置して、大人の人間のための設計図
を確実にコード化することができるのなら、なぜ私たち
は、傷ついた指のために代替品を育てることができない
のか。
　私たちは、ある人がなぜある特定の病気になるのかに

ついてはだんだんわかってきたのだが、そもそも病気が
なぜ存在するのかについては、まだほとんど理解してい
ない。高脂肪の食事をとれば心臓病になり、太陽の光を
浴びれば皮膚がんになることはわかっているが、そうい
う危険があるにもかかわらず、私たちはなぜ脂肪や日光
を(イ)渇望するのだろうか。なぜ私たちの体は、詰まっ
た動脈や日光で傷ついた皮膚を修復できないのだろう
か。なぜ日焼けは害になるのか。なぜ、あるものは害に
なるのか。そして、数百万年も生きてきたのに、私たち
はなぜ、いまだに感染に弱いのか。

　医学の大きな謎は、優秀なデザインのマシンの中に、
ほとんどの病気の原因となる欠陥や弱点や間に合わせの
メカニズムのように見えるものが存在することである。
進化論的方法は、この謎を、一連の解答可能な疑問に置
き変える。ダーウィン説の自然選択の過程はなぜ、私た
ちを病気に弱い体にする遺伝子を着々と取り除いてこな
かったのか。それはなぜ、害に抵抗する力を完璧にする
遺伝子、老化を防ぐために修復力を高めるような遺伝子
を選んでこなかったのか。よくある答え、つまり自然選
択は十分に強力ではないのだという答えは、たいてい間
違っている。そうではなく、これから見るように、人体
は注意深い(ウ)妥協のかたまりなのだ。

　人体の極めて簡単な構造は、人間が作ったどんなもの
にも他に匹敵するものがない、すばらしいデザインを示
している。骨をとりあげてみよう。その形状は、重さを
最小にする一方で強度と柔軟性を最大にしている。どこ
をとってもそれは固いスチールの棒よりも強い。特定の
骨はその機能を果たすように形作られていて、もろい両
端のところが太くなり、デリケートな神経や動脈が通る
安全な道となるように溝が作られている。個々の骨の太
さは、(12)どこでも強度が必要とされるところでは太く
なっている。曲がるところにはすべて、他より多くの骨
が充てられている。骨の中の空洞さえ役に立っている。
新しい血液細胞が安全に育つところとなっているのだ。

　生理機能はさらにすばらしい。人工の腎臓マシンを考
えてみよう。これは冷蔵庫ほどにかさばるのに、
(エ)本物の機能のうちのほんの少しの機能しか果たさな
い貧弱な代替品である。あるいは、人工のもっとも優れ
た心臓弁を考えてみよう。これは2、3年しかもたず、
開閉のたびにいくつかの赤血球細胞を破壊するのだが、
自然の弁は生涯にわたって25億回優しく開いたり閉じ
たりするのである。それから脳。生活のもっともささい
なことでもコード化する能力を持ち、それを数十年後に
一瞬で(13)よみがえらせることができる。これに近いこ
とができるコンピューターはない。

　人体の調節システムも同じようにすばらしいものであ
る。たとえば、食欲から出産にいたるまで、生活のすべ
ての面を調整している多くのホルモンを取り上げてみよ
う。それはループ型のフィードバックシステムによって
レベルをコントロールされていて、人間が作ったどんな
化学工場よりもはるかに複雑である。あるいは、知覚運
動システムの込み入った配線を考えてみよう。映像が網
膜に落ちる。その信号は、ひとつひとつの細胞によって、

視覚神経を通じて、形、色、動きを解読する脳中枢に送
られ、それから、記憶保管所と結びついた別の脳中枢に
送られ、その結果、映像はヘビだと(14)決められる。そ
れから、行動を動機づけ開始させる恐怖中枢と決定中枢
に送られ、それから、手を離すための正しい筋肉を動か
す運動神経に送られる。これがすべて、ほんの一瞬にし
て起こるのである。

Ⅲ
〔解答〕
(21)①　(22)③　(23)⑤　(24)⑤　(25)⑧
(26)②　(27)⑤　(28)②⑤⑥⑦

〔選択肢の意味および解法のヒント〕
(21)①喜ばしい　②あいさつ　③献身的な　④自信に満
　　ちた　⑤歓迎の
(22)①病気　②不足　③疲労　④危険　⑤欠点
(23)①野生動物が住んだり子どもを育てたりする場所
　　②たくさんの子どもたちが生まれ世話を受ける場所
　　③困ったことになってしまった状況
　　④善良な人々に悪いことが起こりがちな状況
　　⑤あるものの発達を促進する状況
(24)主語が most back problems で複数形なので①③④
　　は合わない。②は be 動詞が抜けている。よって⑤が
　　正解
(25)完成した英文は
　　　Stress 【is often viewed as a psychological
　　　problem, but it has very real physical】effects.
(26)アクセントは第2音節にある
(27)①それが何であるかを理解する
　　②それから回復しようとする
　　③たとえそうでなくても助ける
　　④その存在を否定する
　　⑤まるでそうであるかのように反応する
(28)下線部が本文と合っていないところ
　　①実のところ、ストレスはたいてい身体的なものに
　　　よって起こるので、ストレスを避けるのは不可能で
　　　ある。
　　②多くの人々にとって、休暇の準備や、家族問題、友
　　　人問題はストレスになりうる。
　　③交通騒音など、日常的に経験することは、人々はそ
　　　れに慣れているので、普通はストレスにならない。
　　④自分でストレスを作り出そうとする人々がいるなど
　　　とは、ありそうにない。
　　⑤ストレスを処理するのがなかなか難しい人たちがい
　　　る一方で、ストレスとうまく付き合っていける人た
　　　ちもいる。
　　⑥ストレスが人々の睡眠の習慣や食欲に影響する可能
　　　性はある。
　　⑦ストレスが不安症のような神経症となってしまうの
　　　は、珍しいことではない。
　　⑧ストレスは筋肉の緊張や高血圧を起こすかもしれな
　　　いが、消化に影響することはまれである。

⑨ストレスは、<u>血圧が急降下した時にだけ</u>、心臓発作を起こす。

⑩いくつかのホルモンの生産と放出は、<u>赤血球の機能</u>を弱めるかもしれない。

〔全訳〕

「ストレス」という語は、私たちの行動の仕方、考え方、感じ方に応答や変更を迫る、身体的、精神的、社会的、感情的刺激に対する反応を指す。変化はストレスに満ちている。その変化が良いものであろうと悪いものであろうと。心配はストレスを生み出す。確かに、ストレスは生活の避けることのできない一部である。身体的なことでも心理的なことでも、多くのことの結果ストレスが生じる。仕事のプレッシャーや締切、恋人との問題、借金を払う必要、休暇の準備などは、多くの人にとって明白なストレスの源である。もう少し小さいものとしては、毎日経験する人ごみ、騒音、交通、痛み、極端な気温があり、さらに、新しい仕事の開始や子供の誕生や養子縁組などの(ア)<u>喜ばしい出来事さえストレスになる</u>。働きすぎ、睡眠不足、体の病気は体にストレスをかける。アルコールの飲み過ぎや喫煙は、たいてい、ストレスに対する反応として亢進し、体に対するさらなるストレスを作り出す。自分自身のストレスを作り出す人たちもいる。彼らは、生活の中に客観的に見て間違っているところがあってもなくても、心配の種を見つけ出す。このような人たちにとって、ストレスはほとんど中毒になっている。

ストレスをうまく操る人たちもいて、ストレスは感情面、身体面の健康にほとんど影響を及ぼさない。ストレスに非常に悪い影響を受ける人たちもいる。ストレスは、(イ)<u>疲労</u>、慢性頭痛、いらいら、食欲の変化、記憶喪失、低い自己評価、引きこもり、歯ぎしり、手の冷え、高血圧、浅い呼吸、ひきつけ、睡眠パターンの変化、消化不良などを起こすことがある。ストレスは病気のためのすぐれた(ウ)<u>温床</u>を作り出す。研究者は、ストレスは、心血管系の病気、癌、内分泌や新陳代謝の病気、皮膚病、すべての種類の伝染性の病気を始めとする、たくさんの主要な病気に貢献していると考えている。多くの精神科医は、背骨の病気のほとんどは―これはアメリカで最も多い大人の病気のひとつだが―【エ】<u>ストレスに関係があると思っている</u>。ストレスはまた、不安症やうつ病のような、神経症に進むことがよくある。

ストレスは(オ)<u>しばしば心理的な問題と見なされるが、非常に現実的に体に影響を及ぼす</u>。体は、アドレナリンの分泌上昇、血圧の上昇、心拍数の増加、筋肉の緊張増大など、一連の生理的変化でストレスに反応する。消化は遅くなったり止まったりし、脂肪と糖分は体の貯蔵所から放出され、コレステロールのレベルは上がり、血液の成分がわずかに変化し、血液が濃くなったり固まりやすくなったりする。これがひるがえって、脳卒中や心臓発作のリスクを高める。

体のほとんどすべての機能と器官はストレスに反応する。下垂体はホルモンの生産を増やし、これが今度は他のホルモンの放出を刺激する。これらは、病気と闘う白血球の機能を弱らせ、免疫反応を抑えるという効果を持つ。この複雑な体の変化は「闘争逃避反応」と呼ばれ、目の前の危険に立ち向かう備えとして仕組まれていることは明らかである。今日私たちの受けるストレスのほとんどは、身体的脅威の結果ではないのだが、体はいまだに、あたかもそれであるかのように反応するのである。

Ⅳ
〔解答〕

(29) ①　(30) ③　(31) ④　(32) ③
(33) ①　(34) ④　(35) ②　(36) ①

〔選択肢の意味と解法のヒント〕

(29)①考え　②鏡　③方法　④相談　⑤共感
(30)①確認　②行動　③意味　④証拠　⑤改善
(32)入れるべき文の意味は「同じような細胞のグループどうしが一緒になって、組織を作る。」
前の文に「細胞」のことが、後の文に「組織」のことが書いてある箇所を選ぶ。
(33)筆者の考えでは、体のことを理解することは
①地球上の人間の命の運命を理解する助けになる。
②私たちが自身を理解する助けとなるには、あまりに個人的であいまいすぎる。
③私たちが友だちの住所をもっと簡単に見つける助けになるだろう。
④私たち自身を理解するのに役立つようには思えない。
(34)今日、人々は多くの個人的な選択に直面させられている
①しかし、選択はどれひとつとして、人々の健康に関係があるようには見えない。
②そして、選択のひとつは、バクテリアがどんなに新鮮かということである。
③たとえば、人間の体についての知識を増やすのを助けるような選択。
④人々の命の長さに直接の影響を持つような選択。
(35)人間は
①単独で生きることができないときにはいつでも、外部の世界に頼っている。
②元気でいるために、他の生物に頼り、外部の環境に頼っている。
③危険な状況の時にだけ、物理的な環境に頼っている。
④ある植物によって直接作り出されたいくつかの種類の食べ物に頼っている。
(36)上の英文に続くパラグラフは次のような主題になるだろう。
①地球上にあるさまざまな生命体の多様性
②生物の多様性はなぜ宇宙の有機体へ広げることが可能か
③今日の世界に生きることの超ハイコスト
④ある動物はいかにしてペットして人間の友だちになったか

〔全訳〕

知識は組織だった信頼の置ける情報のことであり、すべての知識は持つ価値がある。この複雑さを増す世界において、私たちはさまざまなことをたくさん知る必要がある。電子機器、コンピューター、自動車について、税金、法律、不動産について、銀行、投資、保険について知ることは役に立つ。だが、あなたの生活にもっと中核的な、もっと価値のある情報というものがある。あなたはどう答えるだろうか。あなたにとって、もっとも持つに値する知識とは何かという質問に。

少し(ア)考えて、多くの人々は、「自分を知ることが最も持つに値する知識だ。」と答える。自分自身に対する知識があれば、他のすべての知識と情報は、あなたの生活の中で適切な(イ)重要性を帯びるようになる。「自分を知ること」の範囲は、広すぎるし個人的すぎて、簡単に述べることはできないけれども、体を理解することが自分自身を理解する助けになると、私たちは思う。これは、あなたが世界の中の自分の役割や、太陽から9300万マイル離れたこの小さい水の惑星の上にいる人間の生命の運命を理解するのを助ける。これはとても実用的な形態の知識である。

今日の複雑化したテクノロジーの世界において、人間の体がどのように機能するのか、健康、病気、老化の状態で(ウ)それがどのように変化するのかを知ることには、現実的な利益がある。地球上の人間の生命の歴史上いまだかつてないほど、人々は、生命の質と長さに直接影響する選択を個々人がしなければならない状況に向き合わされている。運動はどのように体のためになるのか。心血管系の健康とは何か。心臓を健康に保つためにどれくらいの脂肪を摂るべきなのか。癌を抑えるために何ができるのか。バクテリアはどのように肉を蝕むのか。AISを起こすヴィールスから身を守るためにはどうすればいいのか。なぜ抗生物質はある種のバクテリアに対して効力が弱くなってしまったのか。自然な老化とは何か。ドラッグはどうようにして心や感情を変えるのか。生物の多様性に対する脅威は、どのようにあなたの生命と未来に影響するのか。先天性欠損はどのようにしたら避けられるか。人間の体に関する知識を見つけることが、これらの疑問に答えを出す助けとなる。

人間の体は数兆の生きている細胞からなるマルチセリュラー(つまり多細胞。マルチとは多いの意味、セリュラーとは細胞でできているの意味)システムである。【①】細胞は生命の最小の単位である。【②】人間の体には数百の異なるタイプの細胞がある。【③】同じような細胞のグループどうしが一緒になって、組織を作る。組織はまとまって器官を作る。【④】器官は心臓や胃のようなより大きな構造物であり、血液を送り出したり食べ物を消化したりという特化した機能を果たす。【⑤】密接に結びついた機能を持ついくつかの器官は、たとえば消化器系というような、器官システムを作る。

それぞれの器官システムの構成部分を理解することが、体が通常どのように働いているのか、病気のときどのように働いているのか、また、どのように老化するのかを理解する助けとなる。しかし、私たちは体の働きを考える前に、地球上のさまざまな生命体の多様性のことを考える必要がある。私たちは単独で、また自分たちのためにだけ生きているのではない。人間の体は外部の環境とふれ合っている。環境には生物も非生物も含まれている。それぞれの人間は、人間集団の一部であり、人間集団は他の生物集団と影響し合って共同体を作る。共同体は組織されて生態系になる。生きている一瞬一瞬、私たちは幸せに生きるために他の生物に頼り、物理的な環境に頼っている。私たちが食べる食べ物は、直接的、間接的に、植物と化学作用の産物である。植物は化学作用によって、日光を使って水と気体の二酸化炭素から食べ物を作り出している。

数 学

解答　26年度

▉1

〔解答〕

ア	イ	ウ	エ	オ	カ	キ
4	2	2	2	9	4	2

〔解答のプロセス〕

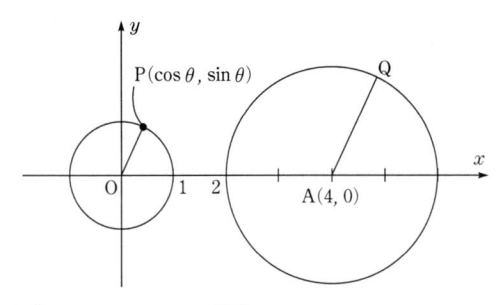

$\overrightarrow{OQ} = (x, y)$ とおくと $\overrightarrow{OA} = (4, 0)$ より

$\overrightarrow{AQ} = \overrightarrow{OQ} - \overrightarrow{OA} = (x-4, y)$

$\overrightarrow{AQ} = 2\overrightarrow{OP} = (2\cos\theta, 2\sin\theta)$ より

$x - 4 = 2\cos\theta$

$y = 2\sin\theta$

よって，Q$(4+2\cos\theta, 2\sin\theta)$　　……(ア～ウの答)

PQ 中点 M(a, b) とおくと

$a = \dfrac{1}{2}(\cos\theta + 4 + 2\cos\theta) = \dfrac{1}{2}(4 + 3\cos\theta)$

$b = \dfrac{1}{2}(\sin\theta + 2\sin\theta) = \dfrac{3}{2}\sin\theta$

すると $3\cos\theta = 2a - 4$，$3\sin\theta = 2b$

$9 = (3\cos\theta)^2 + (3\sin\theta)^2 = (2a-4)^2 + (2b)^2$

$4(a-2)^2 + 4b^2 = 9$

よって，求める中点の軌跡は $(x-2)^2 + y^2 = \dfrac{9}{4}$

……(エ～カの答)

線分 PQ を $1 : m$ に外分した点 N(c, d) とおくと

$c = \dfrac{m\cos\theta - (4 + 2\cos\theta)}{-1 + m} = \dfrac{(m-2)\cos\theta - 4}{m-1}$

$d = \dfrac{m\cos\theta - 2\sin\theta}{-1 + m} = \dfrac{(m-2)\sin\theta}{m-1}$

N が x 軸にあることから $d = 0$ より　$m = 2$

……(キの答)

▉2

〔解答〕

ク	ケ	コ	サ	シ	ス
4	5	2	5	2	3

セ	ソ	タ	チ	ツ
4	3	2	1	6

〔出題者が求めたポイント〕

　位置ベクトル，辺の比から面積比を求める。

　交線の位置ベクトルは，求めるベクトルを2通りの方法で表わし，係数を比べる。

　異なる比を比べるときは共通な分母にして比較する。面積比は，三角形の辺の比を使って面積を表す。

〔解答のプロセス〕

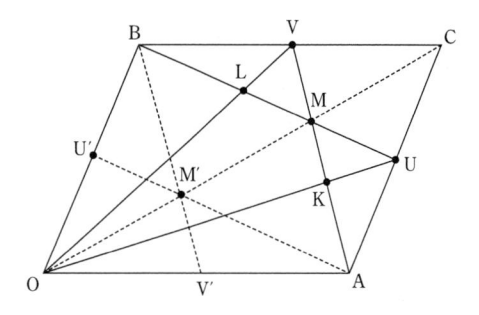

$\vec{a} = \overrightarrow{OA}$，$\vec{b} = \overrightarrow{OB}$ で表わす

次のように各ベクトルを定める

$\overrightarrow{OK} = p\overrightarrow{OU}$

$\qquad = p\left(\vec{a} + \dfrac{1}{2}\vec{b}\right)$　——①

$\overrightarrow{AK} = q\overrightarrow{AV} = q\left(-\dfrac{1}{2}\vec{a} + \vec{b}\right)$

次に $\overrightarrow{OK}$ を別の方法で表わす

$\overrightarrow{OK} = \overrightarrow{OA} + \overrightarrow{AK} = \vec{a} + q\left(-\dfrac{1}{2}\vec{a} + \vec{b}\right)$

$\qquad = \left(1 - \dfrac{q}{2}\right)\vec{a} + q\vec{b}$　——②

$\vec{a}$ と $\vec{b}$ は平行ではなく，かつ，$\vec{0}$ でないから各係数は一致する

$p = 1 - \dfrac{q}{2}$，かつ，$\dfrac{p}{2} = q$

これらを解いて，$p = \dfrac{4}{5}$，$q = \dfrac{2}{5}$

よって，$\overrightarrow{OK} = \dfrac{4}{5}\overrightarrow{OA} + \dfrac{2}{5}\overrightarrow{OB}$　　……(ク～サの答)

AV および BU に平行な線分をそれぞれ BV′，AU′ とおくと

$$\triangle CUM : \triangle CAM' = \triangle OV'M' : \triangle OAM$$
$$= 1 : 2$$

の相似な三角形だから CM : MM' : OM' = 1 : 1 : 1

よって，M，M' は CO を 3 等分する

よって，$\overrightarrow{OM} = \dfrac{2}{3}\overrightarrow{OC} = \dfrac{2}{3}(\overrightarrow{OA} + \overrightarrow{OB})$ …(シ，スの答)

次に，$\overrightarrow{OK} = \dfrac{4}{5}\overrightarrow{OU}$ だから $\overrightarrow{OK} = 4\overrightarrow{KU}$ …(セの答)

次に △OAM : △OV'M' = 2 : 1，MV = M'V' より
AM : MV = 2 : 1

次に，AK : KM : MK の比を求める

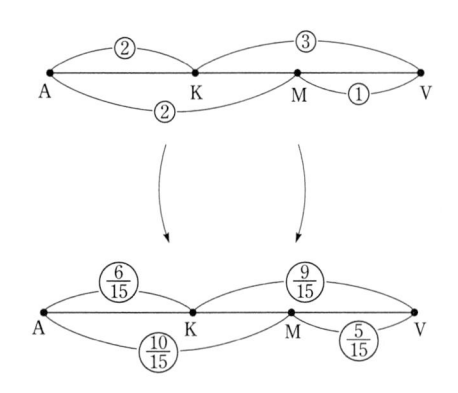

よって，$\overrightarrow{AK} : \overrightarrow{KM} : \overrightarrow{MK} = 6 : 4 : 5$
$\overrightarrow{AK} : \overrightarrow{KM} = 6 : 4 = 3 : 2$
$2\overrightarrow{AK} = 3\overrightarrow{KM}$ ∴ $\overrightarrow{AK} = \dfrac{3}{2}\overrightarrow{KM}$ …(ソ，タの答)

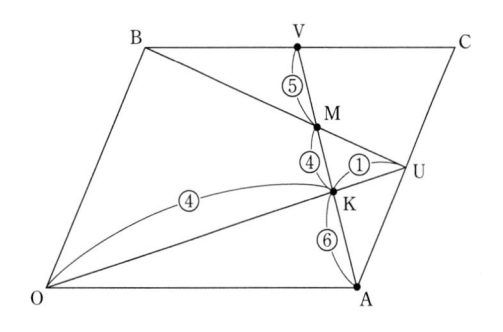

平行四辺形の面積を R とする。

各三角形の面積を R を用いて表わす。

$\triangle OAU = \dfrac{1}{4}R$

$\triangle OAK = \dfrac{4}{5}\triangle OAU$

よって，$\triangle OAK = \dfrac{4}{5} \times \dfrac{1}{4}R = \dfrac{1}{5}R$

また，$\triangle ACV = \dfrac{1}{4}R$,

$\triangle AUV = \dfrac{1}{2}ACV = \dfrac{1}{2} \times \dfrac{1}{4}R = \dfrac{1}{8}R$

$\triangle KUM = \dfrac{4}{15}\triangle AUV = \dfrac{4}{15} \times \dfrac{1}{8}R = \dfrac{1}{30}R$

よって，$S : T = \dfrac{1}{30} : \dfrac{1}{5} = 1 : 6$ ……(チ，ツの答)

❸
〔解答〕

テ	ト	ナ	ニ	ヌ	ネ	ノ	ハ
3	2	9	4	2	7	6	4

〔出題者が求めたポイント〕

　直線の方程式，および，2 次関数との交点。無理関数を含む式の微分。増減表を作るとき無理関数のグラフの知識が必要となる。

〔解答のプロセス〕

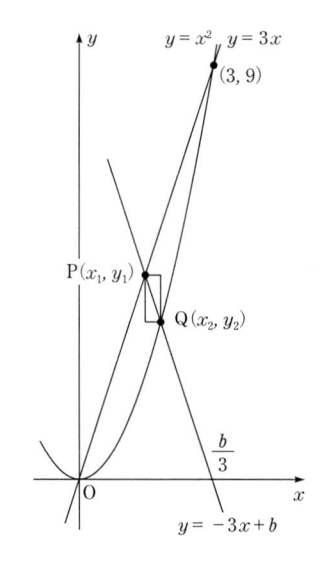

　直線 $m : y = -3x + b$ と直線 $y = 3x$，および，放物線 $y = x^2$ との交点をそれぞれ $P(x_1, y_1)$，$Q(x_2, y_2)$ とおくと

$3x = -3x + b$ より $x_1 = \dfrac{b}{6}$，$y_1 = \dfrac{b}{2}$

$x^2 = -3x + b$ より $x^2 + 3x - b = 0$
$$x = \dfrac{-3 \pm \sqrt{9 + 4b}}{2}$$

題意より $0 < b < 18$，$x_2 > 0$ より
$$x_2 = \dfrac{-3 + \sqrt{9 + 4b}}{2}$$

$$y_2 = (-3) \times \dfrac{-3 + \sqrt{9 + 4b}}{2} + b$$
$$= \dfrac{9 + 2b - 3\sqrt{9 + 4b}}{2}$$

よって求める長方形 PRQS の面積 F(b) は
$$F(b) = (x_2 - x_1)(y_1 - y_2)$$

$$= \left(\frac{-3+\sqrt{9+4b}}{2} - \frac{b}{6} \right)$$
$$\times \left(\frac{b}{2} - \frac{9+2b-3\sqrt{9+4b}}{2} \right)$$
$$= \frac{1}{12}(-b-9+3\sqrt{9+4b})^2$$
$$\mathrm{F}'(b) = \frac{1}{12} \times 2(-b-9+3\sqrt{9+4b})$$
$$\times \left(-1 + 3 \times \frac{4}{2\sqrt{9+4b}} \right)$$
$$= \frac{1}{6\sqrt{9+4b}} \{ 3\sqrt{9+4b} - (b+9) \}$$
$$\times (6 - \sqrt{9+4b})$$

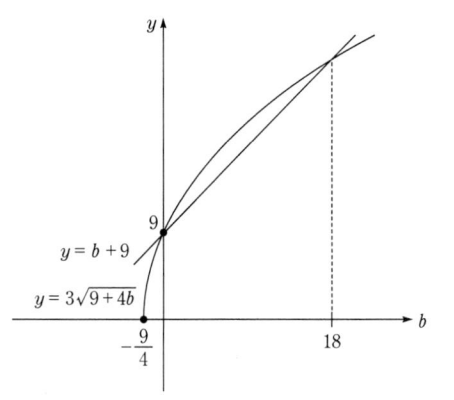

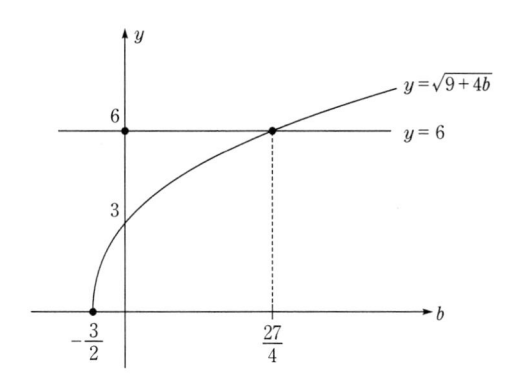

すると増減表は次のようになる。

b	0		$\frac{27}{4}$		18
$\mathrm{F}'(b)$	0	$+$	0	$-$	0
$\mathrm{F}(b)$	0	↗	$\frac{27}{64}$	↘	0

$b = \dfrac{27}{4}$ のとき

$$x_2 = \frac{-3+\sqrt{9+4b}}{2}$$
$$= \frac{3}{2}$$

$$y_2 = \frac{1}{2}(9+2b-3\sqrt{9+4b}) = \frac{9}{4}$$

よって，$\mathrm{Q}\left(\dfrac{3}{2}, \ \dfrac{9}{4} \right)$　　……(テ〜ニの答)

面積 $\mathrm{F}\left(\dfrac{4}{27} \right) = \left(\dfrac{3}{2} - \dfrac{9}{8} \right)\left(\dfrac{27}{8} - \dfrac{9}{4} \right) = \dfrac{27}{64}$

……(ヌ〜ハの答)

4

〔解答〕

ヒ	フ	ヘ	ホ	マ	ミ	ム	メ
1	2	1	8	5	8	1	5

〔出題者が求めたポイント〕

　曲線外の線から放物線に引いた接線の方程式。x 軸を中心に一回転した回転体の体積

〔解答のプロセス〕

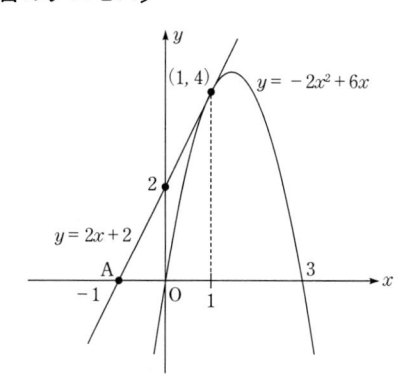

点 $\mathrm{A}(-1, 0)$ を通り傾き k の直線の方程式は
$$y - 0 = k(x+1) \quad \therefore y = k(x+1) \ \cdots\cdots(\text{ヒの答})$$
次の連立方程式が重解を持つから
$$k(x+1) = -2x^2+6x$$
$$2x^2 + (k-6)x + k = 0$$
判別式 $D = 0$ より
$$D = (k-6)^2 - 4 \times 2 \times k = (k-2)(k-18) = 0$$
$$\therefore k = 2, \ 18 \quad \cdots\cdots(\text{フ〜ホの答})$$
　次に，直線が回転してできる円錐の体積 V_1 から，放物線が回転してできる立体の体積 V_2 を引くと求める体積 V が求められる。
$$V_1 = \frac{1}{3}\pi \times 4^2 \times 2 = \frac{32}{3}\pi$$
$$V_2 = \int_0^1 (-2x^2+6x)^2 dx$$
$$= \pi \int_0^1 (4x^4 - 24x^3 + 36x^2) dx$$
$$= \pi \left[\frac{4}{5}x^5 - 6x^4 + 12x^3 \right]_0^1 = \frac{34}{5}\pi$$
$$V = V_1 - V_2 = \frac{32}{3}\pi - \frac{34}{5}\pi = \frac{58}{15}\pi$$

……(マ〜メの答)

物　理

解答

26年度

1
〔解答〕
1の答え④，2の答え⑥，3の答え①，4の答え②，
5の答え②，6の答え⑨，7の答え①，8の答え④，
9の答え③，10の答え⑤，11の答え②，12の答え⑩，
13の答え⑨

〔解答のプロセス〕

1. $e = -\dfrac{v_1 - v}{v_0 - 0} = \dfrac{v - v_1}{v_0}$

2. $\begin{cases} e = 1 \text{ だから } v_0 = -v_1 + v \quad \cdots ① \\ \text{運動量保存則 } wv_0 = wv_1 + mv \quad \cdots ② \end{cases}$

   ①，②式を解いて，$v = \dfrac{2w}{w+m} v_0$，$v_1 = \left(\dfrac{w-m}{w+m}\right)v_0$

   を得る．

3. 4　A，B間にはたらく動摩擦力の大きさはμmgであるから，

   台Aの運動方程式は $M\alpha = +\mu mg$
   物体Bの運動方程式は $m\beta = -\mu mg$ である．

5〜10　台Aは初速度0，加速度$\alpha = \dfrac{\mu mg}{M}$の等加速度
運動，物体Bは初速度v，加速度$\beta = -\mu g$の等加速度運動をする．
したがって，題意より

$V = v - \mu g t = \dfrac{\mu mg}{M} t \quad \therefore t = \dfrac{Mv}{\mu(m+M)g}$

$V = \dfrac{\mu mgt}{M} = \dfrac{\mu mg}{M} \times \dfrac{Mv}{\mu(m+M)g}$

$\quad = \dfrac{mv}{(m+M)}$

$E = \dfrac{1}{2} mv^2 - \dfrac{1}{2}(m+M)V^2$

$\quad = \dfrac{1}{2} mv^2 - \dfrac{1}{2}(m+M)\left(\dfrac{mv}{m+M}\right)^2$

$\quad = \dfrac{mMv^2}{2(m+M)}$

11. 12　Bの変位＝Aの変位＋Lより

$vt + \dfrac{1}{2}\beta t^2 = \dfrac{1}{2}\alpha t^2 + L \quad \therefore L = vt + \dfrac{1}{2}(\beta - \alpha)t^2$

5〜8の答えを代入して

$L = v \times \dfrac{Mv}{\mu(m+M)g} + \dfrac{1}{2}\left(-\mu g - \dfrac{\mu mg}{M}\right)$

$\qquad \times \left\{\dfrac{Mv}{\mu(m+M)g}\right\}^2 = \dfrac{Mv^2}{2\mu(m+M)g}$

13. AとBが一体となって運動するときの加速度γは

$\gamma = \dfrac{F}{m+M}$　である．

このとき，物体Bにはたらく力fは

$f = m\gamma = \dfrac{mF}{m+M}$

fは，最大摩擦力$\mu_0 mg$を超えることができないから，

$\dfrac{mF}{m+M} \leqq \mu_0 mg$

$\therefore \quad F \leqq \mu_0(m+M)g$

2
〔解答〕
14の答え②，15の答え⑥，16の答え②，17の答え⑥，
18の答え⑧，19の答え④，20の答え②，21の答え③，
22の答え⑤，23の答え⑥，24の答え②，25の答え⑦

〔解答のプロセス〕

(1)　14.　図1のコンデンサーの電気容量 $C = \varepsilon_0 \dfrac{a^2}{d}$

　15, 16　極板間の電場の強さEは一定であり，$E = \dfrac{V}{d}$

　また，$y = 0$での電位0であり $V = Ey = \left(\dfrac{V}{d}\right)y$

(2)　金属板内の電場の強さ＝0であり，等電位である．
また，この状態におけるコンデンサーの電気容量は極
板間距離$= \left(d - \dfrac{d}{3}\right) = \dfrac{2}{3}d$のコンデンサーの電気容
量に等しい．

$C' = \varepsilon_0 \dfrac{a^2}{\left(\dfrac{2}{3}d\right)} = \dfrac{3\varepsilon_0 a^2}{2d}$

(3)　C_1は極板面積ax，極板間距離dのコンデンサーと
極板面積$a(a-x)$，極板間距離$\dfrac{2}{3}d$のコンデンサー
の並列合成容量に等しい．

$C_1 = \dfrac{\varepsilon_0 ax}{d} + \dfrac{\varepsilon_0 a(a-x)}{\dfrac{2}{3}d} = \dfrac{3\varepsilon_0 a^2}{2d} - \dfrac{\varepsilon_0 ax}{2d}$

$\qquad\qquad = \dfrac{3}{2}a^2 \times \dfrac{C}{a^2} - \dfrac{ax}{2} \times \dfrac{C}{a^2}$

$\qquad\qquad = \dfrac{C}{2}\left(3 - \dfrac{x}{a}\right)$

$x \geqq a$の部分の電気容量C''は極盤面積$a(a-x)$で極
板間距離$\dfrac{2}{3}d$のコンデンサーと面積$a(a-x)$，極板
間距離$\dfrac{d}{3}$で$\varepsilon_r = 2$の誘電体を挿入したコンデンサー
の直列合成容量に等しいから．

$C'' = \dfrac{\dfrac{\varepsilon_0 a(a-x)}{(2d/3)} \times \dfrac{2\varepsilon_0 a(a-x)}{(d/3)}}{\dfrac{\varepsilon_0 a(a-x)}{(2d/3)} + \dfrac{2\varepsilon_0 a(a-x)}{(d/3)}}$

$$= \frac{6}{5} \times \frac{\varepsilon_0 a(a-x)}{d}$$

C_2 は C'' と極板面積 ax, 極板間距離 d のコンデンサーの並列合成容量に等しい.

$$C_2 = C'' + \frac{\varepsilon_0 ax}{d} = \frac{\varepsilon_0 a}{5d}(6a-x) = \frac{C}{5}\left(6 - \frac{x}{a}\right)$$

(4) 金属板を挿入することにより, 電池が移動する電気量 ΔQ_1 は

$$\Delta Q_1 = C_1(x=0)V - C_1(x=a)V = \frac{3}{2}CV - CV$$

$$= \frac{1}{2}CV$$

したがって, 電池がする仕事量 $=(\Delta Q_1)V$

$$= \frac{1}{2}CV^2$$

誘電体を挿入する場合も同様にして,

電池のする仕事 $=(\Delta Q_2)V = \left(\frac{6}{5}CV - CV\right)V$

$$= \frac{1}{5}CV^2$$

❸
〔解答〕

26 の答え①, 27 の答え①, 28 の答え⑥, 29 の答え③,
30 の答え⑦, 31 の答え⑨, 32 の答え①, 33 の答え④,
34 の答え⑤

〔解答のプロセス〕

26, 27　屈折の法則より　$1 \times \sin\alpha = n_a \sin\beta$

28, 29　屈折の法則より　$n_a \sin(90° - \beta) = n_b \sin\gamma$

$$\therefore \quad \sin\gamma = \frac{n_a}{n_b}\cos\beta$$

30.　入射角 δ のとき, $\gamma = 90°$ だから

$$n_a \sin\delta = n_b \sin90°$$

$$\therefore \quad \sin\delta = \frac{n_b}{n_a}$$

31　26 〜 29 より　$\sin\alpha' = n_a \sin\beta'$,

$\sin90° = \frac{n_a}{n_b}\cos\beta'$ と

$\sin^2\beta' + \cos^2\beta' = 1$ を用いて,

$$\left(\frac{\sin\alpha'}{n_a}\right)^2 + \left(\frac{n_b}{n_a}\right)^2 = 1$$

$$\therefore \sin\alpha' = \sqrt{n_a^2 - n_b^2}$$

32　媒質 A 中の光速は $\left(\frac{c}{n_a}\right)$ だから,

$$T_0 = \frac{L}{\left(\frac{c}{n_a}\right)} = n_a \times \frac{L}{c}$$

33　$\beta \neq 0$ のとき,

中心軸方向の速度成分 $=\left(\frac{c}{n_a}\right)\cos\beta = \left(\frac{c}{n_a}\right) \times \frac{n_b}{n_a}$

$$\therefore \quad T_1 = \frac{L}{\frac{cn_b}{n_a^2}} = \frac{n_a^2}{n_b} \times \frac{L}{c}$$

34.　1 回目の送信パルスが送信された瞬間を $t=0$ とすると, 送信側の時間変化は下図の通りである.

$\alpha = 0$ のパルスを面 D で受信した場合の時間変化は,

また, $\alpha \neq 0$ のパルスを面 D で受信した場合の時間変化は, $T_0 < T_1$ に注意して

面 D では, $\alpha = 0$ と $\alpha \neq 0$ の信号が重なって受信されるので, 明暗信号が受信されるためには,

$t + T_1 < 2t + T_0$ が必要である.

$$\therefore \quad T_1 - T_0 < t$$

化　学

解答

26年度

(1)～(15)の小問集合

〔解答〕

(1) ⑥　　　(2) ⑦　　　(3) ⑦　　　(4) ②, ③, ⑤

(5) ⑥, ⑧　　(6) 6―⑤, 7―⑥

(7) 8―①, 9―⑦　　(8) ⑤

(9) (i) ⑥　(ii) ⑤　(iii) C, F

(10) (i) 14―③, 15―⑥, 16―①　(ii) ④

(11) 18―①, 19―①, 20―⑥, 21―⑦,
　　　22―⑤, 23―⑤

(12) ①, ③, ④, ⑤, ⑥　　(13) ⑤

(14) 26―②, 27―⑩, 28―③, 29―②, 30―④,
　　　31―②, 32―①, 33―②, 34―③, 35―⑥

(15) ⑥

〔解答のプロセス〕

(1) **純物質, 原子の電子配置と安定性, イオンの電子数, 同立体**

(a) 水は化合物で, 純物質でもある。

(b) 希ガス元素は単原子分子で, He 以外は最外殻電子が8個で, 化学的に安定である。

(c) Mg^{2+}(12－2＝10 個), O^{2-}(8＋2＝10 個)

(d) 同素体である。

(2) **塩素の性質**

(a) F_2 が最大。

(c) $H_2 + Cl_2 \rightarrow 2HCl$ と反応。

(d) $MnO_2 + 4HCl \rightarrow MnCl_2 + 2H_2O + Cl_2$

(3) **pH**

(a) $[H^+] = 10^{-4}/10^4 = 10^{-8}$ ではない。塩酸を薄めていくと pH＝7 の中性に近づくが, 7 未満である。

(b) 薄めると, $[OH^-]$ が減少し, $[H^+]$ が高くなる。pH=9 になる。

(c) 中和反応で, NaOH が 100 mL 中に,

$$0.01 \times \frac{(55-45)}{1000} = 1.0 \times 10^{-4} \text{ mol}$$

残っている。

したがって, $[OH^-] = \dfrac{1.0 \times 10^{-4}}{0.10}$

$$= 1.0 \times 10^{-3} \text{mol/L}$$

$$\therefore [H^+] = \frac{1 \times 10^{-14}}{1 \times 10^{-3}} = 1 \times 10^{-11},$$

$$\text{pH} = -\log 1 \times 10^{-11} = 11$$

(4) **酸化還元反応**

酸化還元反応では, 酸化数の増減がある。

②S　＋4→＋6, O　－1→－2

③Sn　＋2→＋4, Fe　＋3→＋2

⑤SO_2 の S　＋4→0, H_2S の S　－2→0

(5) **共有結合の結晶**

⑥C　　⑧SiO_2 の二つ。

①, ②：金属　③, ④, ⑨：分子結晶

⑤, ⑦, ⑩：イオン結晶

(6) **質量パーセント濃度**

溶けている塩化ナトリウムは,

$$1 \text{(mol/L)} \times \frac{250}{1000} \text{(L)} \times 58.5 \text{ (g/mol)} = 14.6 \text{(g)}$$

したがって,

$$\frac{14.6}{250 \times 1.04} \times 100 = 5.61 \fallingdotseq 5.6\%$$

(7) **電気分解**

流れた電子は, $\dfrac{2.0 \times 40 \times 60}{9.65 \times 10^4} = 4.974 \times 10^{-2} \text{mol}$

陽極での変化は,

$$2H_2O \rightarrow 4H^+ + O_2 + 4e^-$$

1 mol の電子が流れると 1 mol の H^+ を生じる。

$$[H^+] = \frac{4.974 \times 10^{-2}}{2.5} = 1.989 \times 10^{-2}$$

$$\fallingdotseq 2.0 \times 10^{-2} \text{mol/L}$$

$$\therefore \text{pH} = -\log 2.0 \times 10^{-2} = 2 - \log 2.0 = 1.7$$

(8) **有機化合物の推定**

a. 水によく溶ける。

b. ヨードホルム反応陽性。

c. －OH 基をもつ。

以上の条件から, CH_3CH_2OH が該当する。

(9) **脂肪族化合物の推定**

A：$A + H_2O \rightarrow C_2H_5COOH + C_2H_5OH$

B：$B + H_2O \rightarrow CH_3COOH + CH_3 - \underset{\underset{\text{OH}}{|}}{CH} - CH_3$

C：$C + H_2O \rightarrow HCOOH + CH_3 - \underset{\underset{\text{OH}}{|}}{CH} - CH_2 - CH_3$

G：$CH_3 - \underset{\underset{\text{OH}}{|}}{CH} - CH_3 \xrightarrow{\text{(O)}} CH_3 - \underset{\underset{\text{O}}{||}}{C} - CH_3$

　　　　　(D)　　　　　　　　　(G)

(i) アセトン

(ii) ギ酸(E)

(iii)

C：

$$H - \underset{\underset{\text{O}}{||}}{C} - O - \overset{\overset{\text{H}}{|}}{\underset{\underset{\text{CH}_3}{|}}{C^*}} - CH_2CH_3$$

F：

$$CH_3 - \overset{\overset{\text{H}}{|}}{\underset{\underset{\text{OH}}{|}}{C^*}} - CH_2CH_3$$

C^* が不斉炭素原子

(10) **元素分析, 分子式の決定**

(i) 試料中の C, H, O の質量

$$C : 132 \times \frac{12}{44} = 36 \, \mathrm{mg}$$

$$H : 54 \times \frac{1 \times 2}{18} = 6.0 \, \mathrm{mg}$$

$$O : 58 - (36 + 6.0) = 16 \, \mathrm{mg}$$

原子数比は,

$$C : H : O = \frac{36}{12} : \frac{6.0}{1} : \frac{16}{16} = 3 : 6 : 1$$

組成式は, C_3H_6O

(ii) 化合物 Y の分子量を M とすると,

$$\frac{0.10 \times \frac{1000}{200}}{M} \times 5.12 = 0.022, \qquad M = 116$$

$(C_3H_6O) \times n = 116$, $\quad n = 2$

∴分子式は, $C_6H_{12}O_2$　炭素数は 6

(11) **気体の状態方程式, 化学反応の量的関係**

各気体の物質量は,

$$H_2 : \frac{8.0}{2.0} = 4.0 \, \mathrm{mol} \qquad O_2 : \frac{16}{32} = 0.50 \, \mathrm{mol}$$

混合気体の全圧は,

$P \times 10 = (4.0 + 0.50) \times 8.3 \times 10^3 \times (273 + 27)$

$P = 1.12 \times 10^6 \fallingdotseq 1.1 \times 10^6 \, \mathrm{Pa}$

混合気体に点火すると,

$2H_2 + O_2 \rightarrow 2H_2O$

O_2 が $0.50 \, \mathrm{mol}$ 完全に反応するので,

H_2 は, $4.0 - 0.50 \times 2 = 3.0 \, \mathrm{mol}$ 残る。

このとき, 水は, $1.0 \, \mathrm{mol}$ 生成する。

H_2 の分圧は,

$P \times 10 = 3.0 \times 8.3 \times 10^3 \times 300,$

$P = 7.47 \times 10^5 \, \mathrm{Pa}$

生成した H_2O すべてが, 気体と仮定すると,

$P' \times 10 = 1.0 \times 8.3 \times 10^3 \times 300,$

$P' = 2.5 \times 10^5 \, \mathrm{Pa}$

水の飽和蒸気圧より高いので, 一部液体として存在する。

したがって, 全圧は,

$7.47 \times 10^5 + 3.6 \times 10^3 = (747 + 3.6) \times 10^3$
$\fallingdotseq 7.5 \times 10^5 \, \mathrm{Pa}$

(12) **試薬の取り扱い**

① ラベルが汚れないように, 上になるようにする。

③ 不純物を入れないため元に戻してはいけない。

④ 薬さじは別のものを用いる。

⑤ 机の上に置かず, 手に持つ。

⑥ 指で栓をしてはいけない。

⑧ 狂いを生じるので加熱乾燥をしてはいけない。

特に, ホールピペットのような精密な器具は不可。

⑤ は条件によって適切にもなり, 不適切にもなる。

(ア)適切

試薬びんの種類が 1 種類で, その 1 つだけを使う時。

(イ)不適切

試薬びんの種類が何種類もある時。

机の上に置くと, 間違えて別の試薬びんのふたを

する可能性がある。このようになってはまずいので, 手から離さず, 試薬をとったらすぐふたをすれば, 間違いがない。

ここでは(イ)の判断をしている。

実験操作の写真(or 図)で, 試験管に試薬を注ぐ時, 左手に試験管とふたを持ち, 試薬を注ぐ様子を見たことがあるだろう。この方法が一般的と思われる。

(13) **アラニンの性質**

b. 塩基性溶液中で陰イオンになる。

$$CH_3 - \overset{\overset{\displaystyle H}{|}}{\underset{\underset{\displaystyle +}{\overset{\displaystyle |}{NH_3}}}{C}} - COO^- + OH^-$$

$$\rightarrow CH_3 - \overset{\overset{\displaystyle H}{|}}{\underset{\underset{\displaystyle NH_2}{|}}{C}} - COO^- + H_2O$$

c. 不斉炭素原子を持っている。

(14) **ポリペプチドの加水分解, アミノ酸の推定**

発生したアンモニアの物質量は,

$1.01 \times 10^5 \times 0.0986 = n \times 8.3 \times 10^3 \times (273 + 27)$

$n = 4.00 \times 10^{-3} \, \mathrm{mol}$

したがって, 2 種類のアミノ酸の物質量は, それぞれ

$$\frac{4.00 \times 10^{-3}}{2} = 2.00 \times 10^{-3} \, \mathrm{mol}$$

加水分解に要した水は, アミノ酸の物質量に等しいので

$4.00 \times 10^{-3} \times 6.0 \times 10^{23} = 2.4 \times 10^{21}$ 個

このポリペプチドの加水分解は A, B をアミノ酸とすると,

$H \overline{(A - B)}_n OH + 2nH_2O \rightarrow nA + nB$

ポリペプチドの分子量を M とすると,

$$\frac{0.436}{M} : 1 = 4.00 \times 10^{-3} : 2n, \quad M = 218n$$

したがって, くり返し単位の式量は, 218 となる。

$A + B = 218 + 18 \times 2 = 254$ となるので,

これに該当するアミノ酸は,

アラニン: $CH_3 - \overset{\overset{\displaystyle H}{|}}{\underset{\underset{\displaystyle NH_2}{|}}{C}} - COOH$, 分子量 89

フェニルアラニン: ⬡ $- CH_2 - \overset{\overset{\displaystyle H}{|}}{\underset{\underset{\displaystyle NH_2}{|}}{C}} - COOH$,

分子量 165

ジペプチドの分子量は,

$(89 + 165) - 18 = 236$

(15) **単糖類**

a. 構造異性体の関係

b. 単糖類はすべて還元性がある。

c. これらの 3 つの平衡混合物になる。鎖状グルコースの割合は小さい。

d. 正しい。

生　物

1

〔解答〕

(1) $\boxed{1}$ ⑦　　(2) $\boxed{2}$ ③　　$\boxed{3}$ ⑥　　$\boxed{4}$ ⑩

(3) $\boxed{5}$ ②　　(4) $\boxed{6}$ ③　　(5) $\boxed{7}$ ⑧　　(6) $\boxed{8}$ ⑤

(7) $\boxed{9}$ ⑤　　(8) $\boxed{10}$ ⑧　　(9) $\boxed{11}$ ③，④

(10) $\boxed{12}$ ①　　$\boxed{13}$ ②　　$\boxed{14}$ ④　　$\boxed{15}$ ⑤　　$\boxed{16}$ ②

(11) $\boxed{17}$ ⑤　　(12) $\boxed{18}$ ①　　(13) $\boxed{19}$ ①　　(14) $\boxed{20}$ ⑥

〔出題者が求めたポイント〕

小問集は，細胞，組織，細胞分裂，個体群生態，神経系，好気呼吸，恒常性，内分泌系，遺伝，遺伝子発現，発生，バイオテクノロジーなどほぼ全範囲から出題されているが，基本的知識を確認する問題である。

(1) ①は染色体上の紡錘糸が付着する部分。②は細胞の核内にある rRNA の転写などを行う部分。③は細胞分裂時に多数の紡錘糸から形成される分裂装置。④は動物で，紡錘体を構成する2つの極にできる，中央の中心体と放射状の紡錘糸の集合体。⑤は細胞の核の中の DNA とタンパク質からなる構造。⑥は細胞分裂前に DNA 量が倍加した染色体の DNA1 本に相当する部分。

(2) 全個体数の推定値(x) = 標識した個体数 × 再捕獲された個体数 / 再捕獲された標識個体数。

$x = 72 \times 75/15$

(3) 前提となるのは，捕獲される確率，標識による捕獲率や生残率に差がないこと，調査地域で個体の出入りがないことなどである。

(4) b．心筋は単核。多核なのは骨格筋。

(5) a．筋紡錘が刺激を受容し興奮は，感覚神経→運動神経，の順で伝わる単シナプス反射。c．大脳皮質は細胞体が集まっている。d．興奮の頻度の違いによって伝える。

(6) 交感神経は，外敵と対峙する場合など，緊張状態をもたらす。

(7) ①解糖系で，グルコース1分子あたり2分子のピルビン酸と2分子の ATP を生じる。②解糖系は細胞質基質に存在する。③クエン酸回路は，ミトコンドリアのマトリックスではたらく。④ピルビン酸2分子から20個の水素が切り離される。

(8) 毛細血管から血しょうがしみ出て組織液となり，全身の組織で細胞間を流れ，多くは毛細血管へ戻り，一部はリンパ管に入りリンパ液となる。

(9) ①バソプレシンの分泌量が過剰になると，水の再吸収が「促進」され，尿濃度が高くなる。②バソプレシンの分泌量が低下すると，水分の再吸収率が「下がる」ため，尿濃度が低くなる。⑤血液の浸透圧が「上昇」すると，脳下垂体後葉からバソプレシンが分泌される。

(10) 前半は，子葉の色に関する典型的な一遺伝子雑種。親：緑 aa × 黄 AA，F_1：黄 Aa。F_1 の自家受粉 Aa × Aa から F_2：AA：Aa：aa = 1：2：1。後半は

二遺伝子雑種。F_2 の中で，子葉・種子が(黄・丸)の個体の遺伝子型は，AABB，AABb，AaBB，AaBb，があり，F_2 全個体のうち，それぞれ 1/16，2/16，2/16，4/16 の割合で出現すると考えられる。これらにそれぞれ(緑・しわ)aabb の個体を交雑すると，1(AaBb)，2(1/2AaBb+1/2Aabb)，2(1/2AaBb+1/2aaBb)，4(1/4AaBb+1/4Aabb+1/4aaBb+1/4aabb)という割合で次世代が出現する。同じ遺伝子型をまとめると，AaBb：Aabb：aaBb：aabb = 4：2：2：1となる。

(11) 実験1からは UGU か GUG がそれぞれ，バリンかシステインのどちらかを指定することがわかる。実験2からは，UGG，GGU，GUG は，バリン，グリシン，トリプトファンのいずれかを指定することがわかる。実験1と2から，両方に共通する GUG がバリンとわかる。よって実験1より UGU がシステイン，問題文より GGU はグリシン，残る UGG はトリプトファンとわかる。

(12) ②は複数の遺伝子型の細胞や異なる種の細胞からなる個体。③は葉緑体内の扁平な円盤が積み重なった構造。④はウニの，プルテウス幼生の1段階前の胚。⑤は植物細胞の細胞膜に包まれた原質全体。⑥は組織の間隙を埋める細胞群。ウニでは，胞胚期に生じ中胚葉となる。⑦は哺乳類の発生初期，胚盤胞の内部にできる細胞群。⑧は人工多能性幹細胞。体細胞に数種の遺伝子を導入し，分化多能性と自己複製能を持たせた細胞。

(13) 水槽 A では競争的排除の結果，①が種間競争に勝ったと考えられる。水槽 B では③と④の原生生物は共存している。水槽 C では⑤，⑥の両者とも死滅している。

(14) 水槽 C では，当初⑤が与えられる餌によって増加するが，⑥は増加した⑤を捕食することによって次第に増加する。その後⑥は⑤が減少するのにやや遅れて餌不足によって減少し死滅する。

2

〔解答〕

(1) $\boxed{21}$ ②　　(2) $\boxed{22}$ ①　　(3) $\boxed{23}$ ⑦　　(4) $\boxed{24}$ ④

(5) $\boxed{25}$ ③

〔出題者が求めたポイント〕(遺伝子組換え，ホルモンによる調節)

遺伝子組換えとホルモンによる血糖値の調節についての問題である。一部免疫についても問われる。知識を問う部分はほとんどなく，内容の理解と，論理的な思考が問われている。

(1) プラスミドの amp^R 遺伝子が制限酵素 X で切断されているとすると，操作1で A 遺伝子を切り出すときに同じ配列で切断しておけば，プラスミド内に A

(2) amp^R 遺伝子内に A 遺伝子が導入されると，amp^R 遺伝子は機能しなくなり，アンピシリン耐性を失うため，アンピシリンを含む培地では生育できなくなる。

(3) ①～③ A 遺伝子を含む DNA 断片が取り込まれたプラスミドには，制限酵素 X，Y，Z のどの認識配列もないため（後述）何も切り出されない。またどの制限酵素で処理する場合も，A 遺伝子を含む DNA 断片が取り込まれたプラスミドの他に，何も取り込まれずに元通りになったプラスミドが存在しているので「すべてのプラスミドから切り出される」ことはない。④⑤⑥⑦制限酵素 Y で切り出された A 遺伝子を含む DNA 断片は，制限酵素 X で切断されたプラスミドに，

GGATCT
CCTAGA

および

AGATCC
TCTAGG

という配列で組み込まれた。その結果，認識配列を含まない制限酵素 Z に加え，X と Y のどちらによっても切断できなくなった。

(4) 胸腺があれば，自己を排除する T 細胞は選別除去され，非自己を排除する T 細胞が残る。しかし先天的に胸腺が欠損しているヌードマウスでは，T 細胞の生成がほとんど起こらない。そのため非自己である移植組織に対して拒絶反応を示さない。

(5) ⑦実験 2 より，タンパク質 A は血中インスリン濃度を，結果的に上昇させている。⑦インスリンの作用を阻害した結果，不足するインスリンの働きを補うため，分泌が強化されたと考えられる。⑦タンパク質 A がインスリンと独立に血糖値を上昇させたため，血糖値を下げる必要から，インスリンの分泌がより強化されたと考えられる。

❸
〔解答〕
(1) 26 ①　　(2) 27 ④
(3) 問 1. 28 ⑥　　問 2. 29 ③

〔出題者が求めたポイント〕(浸透圧)
　植物細胞と浸透圧に関する，内容的には古典的な問題。(3)(4)は類題の経験がないとやや難しいかもしれない。

(1) ⑦両生類では 0.65％。⑦原形質復帰は，原形質分離を起こした植物細胞を，低張液に浸したとき，急速に吸水して元に戻る現象である。

(2) ④植物細胞の細胞内浸透圧が吸水力と等しくなるのは，外液の浸透圧が細胞内浸透圧と等しくなるときである。このとき限界原形質分離の状態である。

(3) 細胞内液の浸透圧は，グラフの細胞壁の囲む容積 a と細胞膜が囲む容積 b が一致するとき，0.3 mol/L の外液と等張であるとわかる。一般に「細胞内浸透圧×細胞体積＝一定」なので，外液のスクロース濃度が 0，すなわち蒸留水となったとき，$0.3 \times 80 = x \times 100$，

$x = 0.24$ mol/L と考えられる。溶液の浸透圧は $P = cRT$ （P〔atm〕：浸透圧，c〔mol/L〕：モル濃度，R：気体定数 0.082，T〔K〕：絶対温度（t〔℃〕＋273））で求められる。

$P = 0.24 \times 0.082 \times (27 + 273) = 5.904$。

(4) 膨圧を生じない細胞の容積は 80 でこのとき細胞内液は 0.3 mol/L であり，「1 mol/L のとき 25 気圧」より，浸透圧は 7.5 気圧。同様に細胞外液 0.2 mol/L の浸透圧は 5 気圧に相当する。一方，グラフから 0.2 mol/L のときの細胞容積は 95。(3)と同様に「細胞内浸透圧×細胞体積＝一定」なので，体積から考えられる細胞内浸透圧は，$7.5 \times 80 = x \times 95$，$x ≒ 6.32$ となる。細胞外液の浸透圧 5 気圧との差 $6.32 - 5 = 1.32$ が膨圧に相当する。

平成25年度

問　題　と　解　答

英　語

問題

25年度

1　次の英文の　1　～　5　に入る最も適切な語句を，それぞれ①～⑤から 1 つ選びなさい。

(1) I heard that the residents in this district have been　1　a legal battle with an enormous corporation.
　　① engaged in　　　② exhausted　　　③ developed by　　　④ arguing toward　　　⑤ debating for

(2) I'm sure the physics professor　2　you more information on her new course if you had asked her.
　　① should give　　② would give　　③ would have given　　④ might give　　⑤ might have given

(3) A: Beth, which one do you like the most?
　　B: I can't tell them　3　. They all look the same to me.
　　① separate　　② apart　　③ alone　　④ difference　　⑤ independent

(4)　4　Katherine was admitted to the hospital, her classmates have never stopped bringing her notes from school.
　　① Because of　　② In case　　③ Unless　　④ Ever since　　⑤ As for

(5) Ladies and gentlemen, we are about to introduce one of the most　5　scholars in all Asia.
　　① distinguished　　② concerned　　③ reluctant　　④ respective　　⑤ accompanied

2　次の会話文の　6　,　7　に入る最も適切な英文を，それぞれ①～④から 1 つ選びなさい。

(1) A: Hi Mary. The dinner at your house the other day was great!
　　B: Thanks. I was really surprised that my grandmother made it to the dinner, too.
　　A:　6

　　① Me, too! He is such a good cook! You should be proud of him.
　　② Oh, you didn't hear about it before? I made it for her.
　　③ I know. Nobody expected them to show up at the restaurant!
　　④ Well, what amazed me was how beautiful she looked.

(2) A: It's freezing this morning again! Aren't you tired of this cold weather, Jessica?
　　B:　7
　　A: Yeah.... You're right.

　　① Of course I do! It's been snowing all week this week.
　　② Yes, I'm very tired because I went skiing in the mountains yesterday.
　　③ Yes, but at least we know spring is just around the corner.
　　④ No way! You know by now that I hate cold weather.

3　次の英文を読み，問いに答えなさい。

　　If you handed me four DNA samples, and said one came from a person who lived in Japan, another from Spain, another from Nigeria, and a fourth from a Native American living in Arizona, I could go to the laboratory, spend a little time doing DNA analysis, and almost certainly tell you which was which. But my success would depend upon the fact that each of those individuals had ancestors who had lived in those areas for some time, so that their DNA reflected the features of those founders.

　　If, on the other hand, you gave me a DNA sample from the golfer Tiger Woods, I would have　8　time. By his own description, Woods is one-quarter Chinese, one-quarter Thai, one-quarter African-American, one-eighth Native American, and one-eighth Dutch. Nevertheless, by testing a sufficient number of DNA variations that are known to have somewhat different frequencies across the world, I could probably make a reasonable guess about his mixed ancestors.

　　In some instances, however, the commercial business of testing for ancestors has gotten a little ahead of the science. Some testing services even claim to be able to tell African-American individuals from which African village their original slave ancestors came. That could be correct only if relatively little movement had occurred within Africa　9　during the past few thousand years. Such precise conclusions would also require very comprehensive DNA sampling across all the villages of Africa, which is not yet available.

As the ability of DNA analysis to predict ancestors has become more ⬚10⬚ , this approach has begun to find its way into forensics* in new and complicated ways. Recently, police officers in Louisiana were on the trail of a serial killer, from whom (ア)they had derived a DNA sample from a bit of material left at the scene of the crime. Eyewitnesses disagreed about the physical features of the suspect, some reporting that he was black whereas others said he was white. 【 ① 】 Using a psychological profile developed by the FBI, the authorities focused on searching for a white male aged 25 to 35. 【 ② 】 But a company that identifies DNA was called in. 【 ③ 】 It analyzed the sample and said the suspect was 85 percent sub-Saharan African and 15 percent Native American, and would be expected to be dark-skinned. 【 ④ 】 Eventually a black male was caught, and his DNA was found to match that collected at the crime scene. 【 ⑤ 】 After a court trial, he was found guilty of murder, and he is now serving a life sentence.

Some would say that this was a valuable support to police work, since it led to an arrest and a conviction*. However, ⬚11⬚ our inability to make precise predictions, one could also imagine an alternative situation in which such information could throw the police off the track and lead to arresting innocent parties.

This kind of "DNA profiling*" is likely to become more and more common as time goes on. Scientists are now in the process of identifying DNA variations that play a role in facial features, hair quality, and adult height. Might it be possible in the future that the police graphic artists will depend as much on the DNA sample as on the description of eyewitnesses?

注 * : forensics (警察の) 科学捜査 ; conviction 有罪判決 ; profiling プロファイリング, プロフィール分析

(1) 文章中の ⬚8⬚ 〜 ⬚11⬚ に入る最も適切な語句を，それぞれ①〜⑤から 1 つ選びなさい。

⬚8⬚	① an easier	② a more difficult	③ hardly any	④ spent a fewer	⑤ spent less
⬚9⬚	① itself	② himself	③ themselves	④ within	⑤ before
⬚10⬚	① curable	② critical	③ ready	④ ultimate	⑤ accurate
⬚11⬚	① considered	② counting	③ given	④ reminding	⑤ to regard

(2) 下線部 (ア) they が指しているものを，①〜⑦から 1 つ選びなさい。 ⬚12⬚

① DNA analysis   ② ancestors   ③ forensics   ④ new and complicated ways
⑤ police officers   ⑥ serial killers   ⑦ eyewitnesses

(3) 次の文が入る最も適切な箇所を，文章中の 【 ① 】 〜 【 ⑤ 】 から 1 つ選びなさい。 ⬚13⬚

The police work then shifted to a different list of suspects.

(4) 本文の内容と合う英文を，①〜⑦から 2 つ選びなさい。 ⬚14⬚

① The author of this passage is most likely a physician from Arizona, a state where DNA profiling is commonly used.
② Tiger Woods found out that he was 25% African-American, 25% Thai and 50% Chinese with the help of DNA sampling.
③ The author thinks he can identify if a man is from Spain or from Japan if his ancestors had lived in the same area for some time.
④ Nowadays, people in private businesses have much more advanced DNA profiling techniques than university professors.
⑤ DNA sampling carried out across all the villages of Africa has helped people identify their ancestors more easily than before.
⑥ In a serial killer case, eyewitnesses at first did not agree to use DNA sampling because they thought it was not reliable enough.
⑦ Currently, the police are relying more on eyewitness descriptions of suspects than DNA but there is a chance that it may change in the future.

(5) 本文のタイトルとして最も適切なものを，①〜⑤から 1 つ選びなさい。 ⬚15⬚

① A DNA sample uncovers mysteries of rare diseases
② The police and DNA profiling—the future of investigation methods
③ How can we turn DNA profiling into a successful business?
④ DNA can make predictions about ancestors and criminals
⑤ New discoveries on DNA may change the world

4　次の英文を読み，問いに答えなさい。

　　　　Many runners start out walking. And after a period of time, many walkers decide they want to go farther and faster. 【　A　】 if you follow some basic rules. The change from walking to jogging means landing on your foot farther forward rather than on your heel like in walking. It's 《ア》【 _____ 17 _____ 18 _____ 】 your first jog. Perform this simple experiment in your living room or hallway without shoes. Just jog about ten or fifteen feet. You will naturally land farther forward on each foot and not on your heels. This is how you should jog.

　　　　【　B　】 and wearing flat-sole shoes (this means shoes without a big heel), start out with your normal walking warm-up. After twelve to fifteen minutes, begin jogging slowly. (イ)Keep an eye on your heart rate. Most people can jog slowly until reaching their maximum aerobic* heart rate. At this point, immediately stop jogging and start walking again at a fast pace. When your heart rate drops below your 10-beat aerobic range, assuming you are physically feeling good, start jogging again following the same heart rate guidelines. Typically, you will be able to alternate between walking and jogging until you are ready to cool down, which you should perform only by walking.

　　　　Let's take an example of someone who has been regularly walking five days a week for an hour—and, after several months of this system, is ready to jog. The first fifteen minutes is a walking warm-up, the next thirty minutes is a walk-jog pattern as described above, and the last fifteen minutes is a walking cool-down.

　　　　【　C　】 you will gradually be able to maintain more jogging and less walking in the middle part of your exercise. This occurs because you build better aerobic muscle function that enables you to jog more effectively, and burn more fat to provide the additional energy needed during jogging.

　　　　In time, you will be able to jog the whole thirty-minute period without having the heart rate go beyond your maximum aerobic heart rate. 【　D　】 depends on your consistency*, how strict you are in maintaining the proper heart rates, and your overall levels of health and fitness. Soon, more of your warm-up and cool-down can also be (ウ)accomplished by jogging. Eventually, your pace will quicken and your slow jog will turn to faster runs.

注 *：　aerobic 有酸素運動の ; consistency = the condition of being consistent

(1)「あ〜え」はそれぞれ本文中の【　A　】〜【　D　】に入る。最も適切な順番を，①〜⑩から 1 つ選びなさい。　16

　　あ．As time passes,　　　　い．Go outside,
　　う．How long this takes　　え．This is not a problem

　　① あ—う—い—え　　② あ—え—う—い　　③ い—あ—え—う　　④ い—う—え—あ
　　⑤ う—あ—い—え　　⑥ う—い—え—あ　　⑦ う—え—あ—い　　⑧ え—あ—い—う
　　⑨ え—う—い—あ　　⑩ え—い—あ—う

(2)《ア》の空欄に入る①〜⑤の語句を並べかえて文を完成させ，17 ，18 に入る語句を，番号で答えなさい。

　　① is like　　② outside for　　③ feel what this　　④ before venturing　　⑤ important to

(3) 文脈から下線部の語句（イ），（ウ）に意味の上で最も近いと思われる語句を，それぞれ①〜⑤から 1 つ選びなさい。

19　（イ)Keep an eye on　① take care of　② monitor　③ look down on　④ maintain　⑤ cease
20　（ウ)accomplished　① pursued　② occupied　③ prescribed　④ achieved　⑤ applied

(4) 次の質問に対する最も適切な答えを，①〜⑤から 1 つ選びなさい。　21

　　If you have just started jogging recently, how should the cool-down be done?
　　① By alternating between jogging and walking.
　　② By jogging.
　　③ By walking.
　　④ By making your heart rate drop below the 10-beat range.
　　⑤ By maintaining the proper heart rate.

5　次の英文を読み，問いに答えなさい。

　　　　Your life is filled with (ア)routine—you set your alarm clock at night, take a shower in the morning, brush your teeth after breakfast, and 24 your seat belt. With each of these actions and many others every day, you (イ)acknowledge the power of predictability, the power to predict what is going to happen. If you don't set the alarm, you will probably be late for work or school. If you don't take a shower, you will probably smell. If you don't brush your teeth, you might end up with bad teeth. If you don't wear your seat belt and then get into a freeway accident, you may get hurt or die.

We all seek order to deal with uncertain things or situations in life. We look for patterns to help us cope. Scientists do the same thing. They constantly examine nature, guided by one big principle: the universe is regular and predictable.

The universe is not random. The sun comes up every morning, the stars sweep across the sky at night. The universe moves in regular, predictable ways. Human beings can understand the regularities of the universe and can even uncover the basic, simple laws that produce them. We call this activity "science."

Science is one way of knowing about the world. The unspoken 25 behind the scientific endeavor is that general laws, which can be discovered by the human mind, exist and govern everything in the physical world. In (ウ)its most advanced form, science is written in the language of mathematics, and therefore is not always easily accessed by the general public. But, like any other language, the language of science can be translated into simple English. When this is done, the beauty and simplicity* of the great scientific laws can be shared by everyone.

Science is not the only way, 26 always the best way, to gain an understanding of the world in which we find ourselves. Religion and philosophy help us understand the meaning of life without the need for experiments or mathematics, while art, music, and literature provide us with a kind of aesthetic* knowledge that cannot be measured by quantity. You don't need mathematics to tell you whether a symphony or a poem has meaning for you. Science is the perfect addition to these other ways of knowing, providing us with insights about a different aspect of the universe.

注 * : simplicity 明快さ, 単純さ ; aesthetic 美に関する, 美的な

(1) 下線部の語 (ア), (イ) と第一強勢のある母音の発音が同じ語を, それぞれ①～⑤から１つ選びなさい。

| 22 | (ア)routine | ① council | ② religion | ③ reduce | ④ load | ⑤ skiing |
| 23 | (イ)acknowledge | ① allow | ② photograph | ③ foul | ④ philosophy | ⑤ other |

(2) 文章中の 24 ～ 26 に入る最も適切な語句を, それぞれ①～⑤から１つ選びなさい。

24	① require	② tie	③ fasten	④ put off	⑤ afford
25	① refusal	② assumption	③ vision	④ offer	⑤ tact
26	① even	② neither	③ which is	④ whether or not	⑤ nor

(3) 下線部 (ウ)its が指しているものを, ①～⑥から１つ選びなさい。 27

　　① scientific endeavor　　② the human mind　　③ the physical world
　　④ science　　⑤ the language of mathematics　　⑥ the general public

(4) 本文の内容と合う英文を, ①～⑦から2つ選びなさい。 28

　　① Scientists do not actually believe that the universe is predictable and consistent.
　　② It is impossible to discover even simple laws that produce regularities in the universe.
　　③ Complicated scientific language can be simplified so that it is easy to understand.
　　④ The author thinks science is perfect and believes that it is the only way to understand our world.
　　⑤ In order to fully understand the beauty of music, we need the help of mathematics.
　　⑥ Real scientists must have a deep knowledge of religion, philosophy, music and art.
　　⑦ If you neglect to wear a seatbelt and are involved in a serious accident, you could kill yourself.

|6|　次の英文を読み, 問いに答えなさい。

In Helena, Montana, in June 2002, the community 29 to ban smoking in all public places, including restaurants, bars, and casinos. Shortly thereafter, physicians at the local hospital observed that admissions for heart attacks were declining, and they initiated a study with the cooperation of the University of California at San Francisco to find out why. They determined that there was no change in heart attack rates for patients who lived outside the city, but that a 58 percent reduction in rates had occurred for city residents in only six months following the smoking ban. The researchers concluded that the reduction was largely due 30 the exposure of nonsmokers to cigarette smoke in public places. Smokers affect the quality of air breathed in by everyone in enclosed locations like homes, offices, automobiles, bars, and restaurants. The most responsible thing is the irritant* and carcinogenic* material ("tar") released by burning tobacco in the smoke that is breathed in by both smokers and the nonsmokers around (ア)them.

This is why second-hand or passive smoking is so dangerous. Eight hours of working in a smoky bar is the [31] of smoking a pack of cigarettes a day. Nonsmokers who work in such places are twice as likely to develop lung cancer than nonsmokers working elsewhere. Only 30 minutes exposure to second-hand smoke causes blood to become stickier, which makes it easier to form clots* that can block arteries* and cause heart attacks. As a consequence, New York City banned smoking in bars and restaurants in 2003. Ireland banned smoking in bars and all public places in 2004 and the city of San Francisco did similarly in 2005. [32] the Montana State Legislature, under pressure from the tobacco industry and the Montana Bar Association, cancelled the smoking ban in Helena in December 2002. Heart attack 《イ》【 _____ [34] _____ [35] _____ 】down. The current situation in Helena is a ban on smoking in restaurants and public places if persons under the age of 18 years frequently visit the premises. But smoking is allowed in places such as bars if persons under 18 are denied entry.

注 * : irritant　刺激物 ; carcinogenic　発がん性の ; clots　血塊 ; arteries 動脈（複数形）

(1) 文章中の [29] ～ [32] に入る最も適切な語句を，それぞれ①～⑤から１つ選びなさい。

[29]	① presumed	② wondered	③ considered	④ persuaded	⑤ voted
[30]	① preventing	② for prevention	③ to prevent	④ to preventing	⑤ to have prevented
[31]	① same	② equivalent	③ similar	④ opponent	⑤ resembling
[32]	① Because	② Therefore,	③ However,	④ In spite of	⑤ Contrary to

(2) 下線部 (ア)them が指しているものを，①～⑥から１つ選びなさい。　[33]

 ① researchers ② public places ③ enclosed locations
 ④ homes, offices, automobiles, bars, and restaurants ⑤ materials ⑥ smokers

(3) 《イ》の空欄に入る①～⑤の語句を並べかえて文を完成させ，[34]，[35] に入る語句を，番号で答えなさい。

 ① they had come ② in the city ③ as quickly as ④ rates ⑤ jumped up almost

(4) 本文の内容と合わない英文を，①～⑦から３つ選びなさい。[36]

 ① The results of the study revealed that there was no difference in the number of heart attacks for people who lived outside the city.
 ② Although the smoking ban was cancelled in Helena, smoking is still prohibited for people over 18 years old.
 ③ Local hospital doctors in Helena noticed that the number of patients admitted to the hospital for heart attacks had decreased.
 ④ People who work in smoke-filled environments are more likely to suffer from lung cancer and heart attacks than nonsmokers working in smoke-free environments.
 ⑤ For city residents, heart attack rates went down to only 58 percent in half a year after smoking was banned.
 ⑥ New York was one of the states that banned smoking in all public places including bars and restaurants in 2005.
 ⑦ Just a half an hour exposure to tobacco smoke increases the possibility of heart attacks.

数　学

問題　25年度

1　実数 a, b に対して，直線 $y = ax + 2$ および $y = 6x + b$ をそれぞれ L_1, L_2 とし，放物線 $y = \dfrac{3}{2}x^2$ を C とする。このとき，C と L_1 は 2 点で交わり，その 2 点を結ぶ線分の中点を M とする。a を変化させたときの M の軌跡を C_1 とすれば，C_1 を表す方程式は $y = \boxed{ア}\, x^2 + \boxed{イ}$ である。つぎに，C と L_2 の共有点の x 座標は x の 2 次方程式 $\dfrac{3}{2}x^2 = 6x + b$ の解であるので，C と L_2 が共有点を持つのは $b \geqq -\boxed{ウ}$ のときである。特に $b = -\boxed{ウ}$ のとき，C と L_2 はただ一つの共有点 $\mathrm{A}\left(\boxed{エ}, \boxed{オ}\right)$ を持つ。また，$b > -\boxed{ウ}$ のとき，C と L_2 は 2 点で交わり，その 2 点を結ぶ線分の中点を N とする。ただし，$b = -\boxed{ウ}$ のとき N は A であると定める。そのとき，b を $b \geqq -\boxed{ウ}$ の範囲で変化させたときの N の軌跡を C_2 とすると，C, C_1, C_2 および y 軸で囲まれた図形の面積は $\boxed{カ}$ である。

2　O を原点とする座標空間に 2 点 A(10, 0, 0), B(5, 10, 0) がある。三角形 OAB において，辺 OA，AB，OB の中点をそれぞれ P，Q，R とする。このとき，空間の点 S (a, b, c) をとり，四面体 SPQR を SP = 5，$\mathrm{SQ} = \mathrm{SR} = \dfrac{5\sqrt{5}}{2}$ となるように作る。ただし，$c > 0$ とする。点 O，A，B からそれぞれ 3 辺 PR，PQ，QR に垂線を下ろす。垂線とそれら 3 辺 PR，PQ，QR との交点をそれぞれ E，F，G とすると，これらの点の座標は

$$\mathrm{E}\left(\boxed{キ}, \boxed{ク}, 0\right), \quad \mathrm{F}\left(\boxed{ケ}, \boxed{ク}, 0\right), \quad \mathrm{G}(5, 5, 0)$$

となる。そこで，$\overrightarrow{\mathrm{ES}} \cdot \overrightarrow{\mathrm{ES}} = \overrightarrow{\mathrm{FS}} \cdot \overrightarrow{\mathrm{FS}} = \boxed{コサ}$ および $\overrightarrow{\mathrm{GS}} \cdot \overrightarrow{\mathrm{GS}} = 25$ を利用すれば，a, b, c の値が求まり，$\overrightarrow{\mathrm{ES}} \cdot \overrightarrow{\mathrm{FS}} = \boxed{シス}$ および $\overrightarrow{\mathrm{FS}} \cdot \overrightarrow{\mathrm{GS}} = \dfrac{\boxed{セソ}}{2}$ がわかる。

3 　関数 $y = x^3 - 9x^2 + 24x - 16$ は $x = $ タ で極大値 チ をとり，$x = $ ツ で極小値 テ をとる。また，この関数のグラフと x 軸で囲まれた図形を x 軸のまわりに 1 回転してできる立体の体積は $\dfrac{トナニ}{ヌネ} \pi$ となる。

4 　実数 x が $4^x - 2^{-x} = 2$ を満たしている。このとき，$2^x - 2^{-x} = $ ノ および $2^x + 2^{-x} = \sqrt{ハ}$ となるので，$4^x + 4^{-x} = $ ヒ を得る。また，$2^x - 4^{-x} = \sqrt{フ} - ヘ$ である。

5 　中心を O とする半径 1 の円に内接する三角形 ABC がある。点 B, C は定点で辺 BC の長さは $\sqrt{3}$ であり，点 A が弧 BC 上を $\angle$BAC が鋭角になるように動くものとする。このとき，$\angle$ABC $= \theta$ とし，三角形 ABC の面積を S とする。すると，$\angle$OBC $= \dfrac{\pi}{ホ}$ がわかる。また，θ の取り得る値の範囲は $0 < \theta < \dfrac{マ}{ミ} \pi$ である。そして，$\dfrac{\pi}{6} \leqq \theta \leqq \dfrac{\pi}{2}$ のとき，S は θ により

$$S = \frac{\sqrt{3}}{ム} + \frac{\sqrt{3}}{2} \sin\left(メ\, \theta - \frac{\pi}{モ} \right)$$

と表される。

物 理

問題

25年度

次の $\boxed{1}$ 〜 $\boxed{4}$ の問題文中の空欄にあてはまる最も適切な数式または数値を指定の解答群より1つ選びなさい。必要ならば、$\pi = 3.14$, $\sqrt{2} = 1.41$, $\sqrt{3} = 1.73$, $\sqrt{10} = 3.16$ を使いなさい。〔解答番号 $\boxed{1}$ 〜 $\boxed{31}$ 〕

$\boxed{1}$　自然の長さが L で、ばね定数が k の軽いばねがある。図1のように、このばねの一端に質量 m の小物体 A を取りつけて、水平面と角度 θ をなす滑らかな斜面上に置き、ばねの他端は斜面の最下端 C に固定する。次に質量 m の小物体 B を軽くて伸びない糸で A と結び、滑らかな滑車を通して鉛直につるす。重力加速度の大きさを g とする。なお、以下の問題文中で「ばねの伸び」とあるのはすべて「自然の長さからのばねの伸び」の意味である。

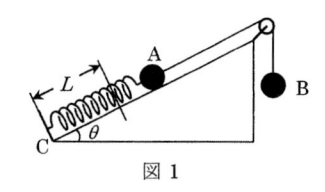

図1

（1）A, B をつりあいの状態におくとき、ばねの伸び d_1 は $\boxed{1}$ × （ $\boxed{2}$ ）と表される。このとき、ばねの弾性エネルギーは $\boxed{3}$ ×$(d_1)^2$ である。

（2）設問（1）の状態から、B を鉛直真下に引き下げて、ある位置に止めてから静かに手を放すと、A と B は運動を始めた。このとき糸のたるみはないものとすると、ばねの伸びが d_2 のとき、糸の張力の大きさは、$\boxed{4}$ × （ $\boxed{5}$ ）+ $\boxed{6}$ ×d_2 である。

（3）設問（1）の状態から、A, B を斜面とともに一定の角速度 ω で、C を通る鉛直軸のまわりに回転させたところ、図2の状態でつり合った（A と B は回転軸を含む同一鉛直面内にある）。回転軸から B までの距離を r とすると、ばねの伸びは、

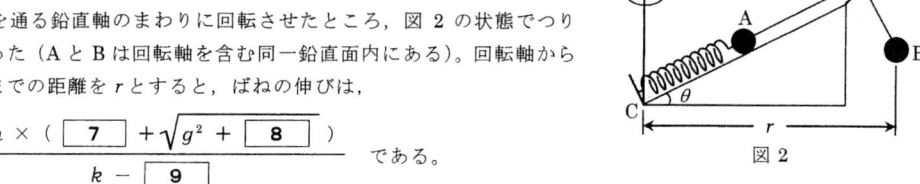

図2

$$\frac{m \times \left(\boxed{7} + \sqrt{g^2 + \boxed{8}} \right)}{k - \boxed{9}}$$ である。

$\boxed{1}$, $\boxed{3}$, $\boxed{4}$, $\boxed{6}$ の解答群

① $\dfrac{g}{2}$　② $\dfrac{k}{2}$　③ $\dfrac{mg}{2}$　④ $\dfrac{m}{k}$　⑤ $\dfrac{2m}{k}$　⑥ $\dfrac{mg}{k}$　⑦ $\dfrac{k}{m}$　⑧ $\dfrac{k}{2m}$　⑨ $\dfrac{k}{mg}$　⑩ $\dfrac{k}{2mg}$

$\boxed{2}$, $\boxed{5}$ の解答群

① $1 + \sin\theta$　② $2 + \sin\theta$　③ $1 + \cos\theta$　④ $2 + \cos\theta$

⑤ $1 - \sin\theta$　⑥ $2 - \sin\theta$　⑦ $1 - \cos\theta$　⑧ $2 - \cos\theta$

$\boxed{7}$ の解答群

① $L\omega^2 \sin^2\theta + g\sin\theta$　② $L\omega^4 \sin^2\theta + g\sin\theta$　③ $L\omega^2 \cos^2\theta + g\sin\theta$　④ $L\omega^4 \cos^2\theta + g\sin\theta$

⑤ $L\omega^2 \sin^2\theta - g\sin\theta$　⑥ $L\omega^4 \sin^2\theta - g\sin\theta$　⑦ $L\omega^2 \cos^2\theta - g\sin\theta$　⑧ $L\omega^4 \cos^2\theta - g\sin\theta$

$\boxed{8}$ の解答群

① $r\omega$　② $r\omega^2$　③ $r\omega^4$　④ $r^2\omega$　⑤ $r^2\omega^2$　⑥ $r^2\omega^4$　⑦ $r^4\omega$　⑧ $r^4\omega^2$　⑨ $r^4\omega^4$

$\boxed{9}$ の解答群

① $\omega^2 \sin^2\theta$　② $\omega^2 \cos^2\theta$　③ $\omega^4 \sin^2\theta$　④ $\omega^4 \cos^2\theta$　⑤ $m\omega^2 \sin^2\theta$

⑥ $m\omega^2 \cos^2\theta$　⑦ $m\omega^4 \sin^2\theta$　⑧ $m\omega^4 \cos^2\theta$

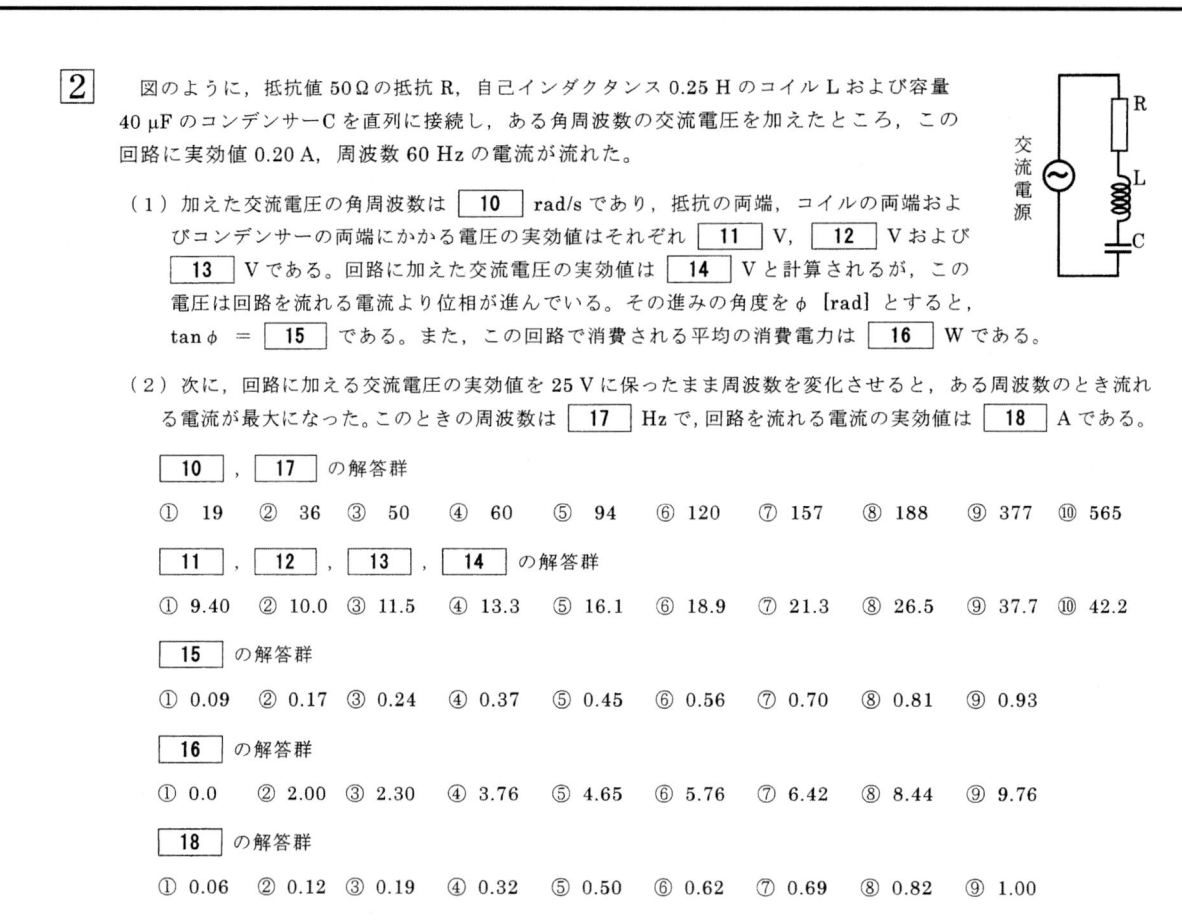

2　図のように，抵抗値 50 Ω の抵抗 R，自己インダクタンス 0.25 H のコイル L および容量 40 μF のコンデンサー C を直列に接続し，ある角周波数の交流電圧を加えたところ，この回路に実効値 0.20 A，周波数 60 Hz の電流が流れた。

（1）加えた交流電圧の角周波数は　10　rad/s であり，抵抗の両端，コイルの両端およびコンデンサーの両端にかかる電圧の実効値はそれぞれ　11　V，　12　V および　13　V である。回路に加えた交流電圧の実効値は　14　V と計算されるが，この電圧は回路を流れる電流より位相が進んでいる。その進みの角度を φ [rad] とすると，tan φ ＝　15　である。また，この回路で消費される平均の消費電力は　16　W である。

（2）次に，回路に加える交流電圧の実効値を 25 V に保ったまま周波数を変化させると，ある周波数のとき流れる電流が最大になった。このときの周波数は　17　Hz で，回路を流れる電流の実効値は　18　A である。

　10　，　17　の解答群

①　19　　②　36　　③　50　　④　60　　⑤　94　　⑥　120　　⑦　157　　⑧　188　　⑨　377　　⑩　565

　11　，　12　，　13　，　14　の解答群

①　9.40　　②　10.0　　③　11.5　　④　13.3　　⑤　16.1　　⑥　18.9　　⑦　21.3　　⑧　26.5　　⑨　37.7　　⑩　42.2

　15　の解答群

①　0.09　　②　0.17　　③　0.24　　④　0.37　　⑤　0.45　　⑥　0.56　　⑦　0.70　　⑧　0.81　　⑨　0.93

　16　の解答群

①　0.0　　②　2.00　　③　2.30　　④　3.76　　⑤　4.65　　⑥　5.76　　⑦　6.42　　⑧　8.44　　⑨　9.76

　18　の解答群

①　0.06　　②　0.12　　③　0.19　　④　0.32　　⑤　0.50　　⑥　0.62　　⑦　0.69　　⑧　0.82　　⑨　1.00

3　図の △PQR は一辺が 0.20 m の正三角形であり，P，Q，R の各点において十分に長い導線が紙面を垂直に貫いている。これらをそれぞれ導線 P，導線 Q および導線 R と呼ぶことにする。点 S および点 T はそれぞれ辺 PQ および辺 PR の中点であり，点 O は △PQR の重心である。真空の透磁率を $4\pi \times 10^{-7}$ N/A^2 とする。

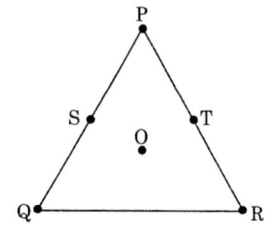

（1）まず，導線 P には紙面の表から裏の向きに，導線 Q には紙面の裏から表の向きに，それぞれ 2.0 A の電流を流す。このとき，点 S，点 T および点 O における合成磁場の強さは，それぞれ　19　A/m，　20　A/m および　21　A/m である。

（2）導線 P と導線 Q の電流の向きおよび強さはそのままに保ち，新たに導線 R に紙面の表から裏の向きに 2.0 A の電流を流す。このとき，点 O における合成磁場の強さは　22　A/m である。

（3）設問（2）の状態で，導線 Q の単位長さが導線 P および導線 R から受ける力の合力の大きさは　23　$\times 10^{-6}$ N であり，導線 R の単位長さが導線 P および導線 Q から受ける力の合力の大きさは　24　$\times 10^{-6}$ N である。

　19　〜　24　の解答群

①　0.0　　②　2.3　　③　3.7　　④　4.0　　⑤　4.8　　⑥　5.5　　⑦　6.4　　⑧　6.9　　⑨　7.6　　⑩　8.1

4 　図のように，空気中に置かれた厚さ d が一定で屈折率が n（$n>1.00$）の薄膜に対し，平行な光束を持つさまざまな波長の単色光を入射させ，反射光の干渉を調べる実験を行った。図で経路 I は，A で屈折して薄膜に入り，B および C を経由して E 方向へ進む経路，経路 II は，D を通り，C で反射した後，E 方向へ進む経路である。空気中での波長が λ の単色光を入射角 i で薄膜に入射させたとき，屈折角は r であった。空気の屈折率を 1.00 とし，可視光線の波長範囲を 4.0×10^{-7}m ～ 8.0×10^{-7}m とする。

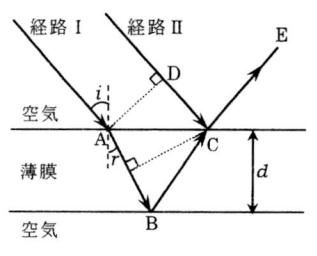

（1）経路 I と経路 II において，A と D での波面が同位相であるとする。このとき，これら 2 つの経路の光路差 ΔI を r を用いて表すと，$\Delta I =$ 　25　 となり，i を用いて表すと，$\Delta I =$ 　26　 となる。

（2）m を 0 または正の整数として，経路 I 経由で C から E へ向かう光と経路 II 経由で C から E へ向かう光が強め合う条件を m で表すと，$\Delta I =$ 　27　 $\times\lambda$ となり，弱め合う条件は，$\Delta I =$ 　28　 $\times\lambda$ となる。

（3）$n = 1.3$，$i = 30°$，$d = 1.1\times10^{-6}$m としたとき，　29　 種類の波長の単色光で，設問（2）の 2 つの経路を通ってきた光の強め合いが観察された。それらのうち，最も短い波長は 　30　 $\times10^{-7}$m であり，最も長い波長は 　31　 $\times10^{-7}$m であった。

　25　 の解答群

① $nd\cos r$　② $2nd\cos r$　③ $\dfrac{nd}{\cos r}$　④ $\dfrac{2nd}{\cos r}$　⑤ $nd\sin r$　⑥ $2nd\sin r$　⑦ $\dfrac{nd}{\sin r}$　⑧ $\dfrac{2nd}{\sin r}$

　26　 の解答群

① $d\sqrt{n^2 - \cos^2 i}$　　② $2d\sqrt{n^2 - \cos^2 i}$　　③ $d\sqrt{n^2 - \sin^2 i}$　　④ $2d\sqrt{n^2 - \sin^2 i}$

⑤ $\dfrac{d}{\sqrt{n^2 - \cos^2 i}}$　　⑥ $\dfrac{2d}{\sqrt{n^2 - \cos^2 i}}$　　⑦ $\dfrac{d}{\sqrt{n^2 - \sin^2 i}}$　　⑧ $\dfrac{2d}{\sqrt{n^2 - \sin^2 i}}$

　27　，　28　 の解答群

① $\dfrac{m}{2}$　② m　③ $2m$　④ $(2m+1)$　⑤ $\dfrac{(2m+1)}{2}$　⑥ $\dfrac{1}{m}$　⑦ $\dfrac{1}{2m}$

⑧ $\dfrac{1}{(2m+1)}$　　⑨ $\dfrac{1}{2(2m+1)}$

　29　 の解答群

① 1　② 2　③ 3　④ 4　⑤ 5　⑥ 6　⑦ 7　⑧ 8　⑨ 9

　30　 の解答群

① 4.1　② 4.3　③ 4.5　④ 4.7　⑤ 4.9　⑥ 5.1　⑦ 5.3　⑧ 5.5　⑨ 5.7

　31　 の解答群

① 6.3　② 6.5　③ 6.7　④ 6.9　⑤ 7.1　⑥ 7.3　⑦ 7.5　⑧ 7.7　⑨ 7.9

化　学

問題　　　　　　　　　25年度

次の（1）～（18）の設問に答えなさい。設問に特別指示のないものについては，解答群の中から答えとして適したものを1つ選びなさい。指示のある設問については，それに従って答えなさい。[解答番号 　1　 ～ 　34　]

> 必要があれば次の値を用いなさい。
> 　　原子量　H：1　C：12　N：14　O：16　Na：23　Cl：35.5　Br：80　I：127
> 　　気体定数　$R = 8.3 \times 10^3$ Pa・L /（K・mol）
> 　　アボガドロ定数　$N_A = 6.0 \times 10^{23}$ / mol
> 　　log2 = 0.30，　log3 = 0.48，　log5 = 0.70

（1）a～dの記述について，正誤の組合せ（a，b，c，dの順）として正しいものはどれか。　1

　a　原子は原子核とそれをとりまく電子から構成されている。
　b　原子核の陽子の数が中性子の数より多い原子はない。
　c　原子番号は電子の数で決まる。
　d　原子の第一イオン化エネルギーは原子番号順に大きくなる。

　① 正，誤，誤，正　　② 正，誤，誤，誤　　③ 正，正，誤，誤　　④ 正，正，正，誤　　⑤ 正，正，誤，正
　⑥ 誤，正，正，誤　　⑦ 誤，正，正，正　　⑧ 誤，誤，正，正　　⑨ 誤，誤，誤，正　　⑩ 誤，誤，正，誤

（2）標準状態で 1.0 mL のアンモニアを溶かした 1.0 mL の水溶液がある。この水溶液のアンモニアの濃度（mol / L）に最も近い値はどれか。　2

　① 0.022　　② 0.026　　③ 0.045　　④ 0.22　　⑤ 0.26　　⑥ 0.45　　⑦ 0.77　　⑧ 2.6　　⑨ 4.5　　⑩ 7.7

（3）0.02 mol / L の塩酸 100 mL に 0.02 mol / L の水酸化ナトリウム水溶液 99.9 mL を加えた。この水溶液の pH に最も近い値はどれか。　3

　① 1　　② 2　　③ 3　　④ 4　　⑤ 5　　⑥ 6　　⑦ 7　　⑧ 8　　⑨ 9　　⑩ 10

（4）次の酸化還元反応において，下線部の物質が還元剤として働いているものを<u>すべて</u>選びなさい。　4

　①　<u>シュウ酸</u>に硫酸酸性の過マンガン酸カリウム水溶液を加える。
　②　硫化水素水に<u>二酸化硫黄</u>を通じる。
　③　ヨウ化カリウムの硫酸酸性水溶液に<u>過酸化水素水</u>を加える。
　④　臭化カリウム水溶液に<u>塩素</u>をふき込む。
　⑤　<u>銅</u>に濃硝酸を加える。

（5）a～dの記述について，正誤の組合せ（a，b，c，dの順）として正しいものはどれか。　5

　a　水にグルコースを溶かすと，水の蒸気圧は減少する。
　b　水に溶ける酸素の物質量は，その分圧に比例する。
　c　電解質を水に溶かすと，発熱する。
　d　水の電離度は温度が上がると，大きくなる。

　① 正，正，正，誤　　② 正，正，誤，正　　③ 正，誤，正，誤　　④ 正，誤，誤，正　　⑤ 正，誤，正，正
　⑥ 誤，正，正，誤　　⑦ 誤，正，誤，正　　⑧ 誤，誤，正，正　　⑨ 誤，誤，誤，正　　⑩ 誤，誤，正，誤

(6) ^{14}C を用いて地中に埋まっていた古代の木材の年代測定を行った。その結果，木材の炭素原子中の ^{14}C の割合は現生の木材の $\frac{1}{32}$ であることが判明した。^{14}C の半減期を 6000 年，炭素原子に占める ^{14}C の割合は現在と古代で変わらないとして，この木材の生育年代を求めると ⑥ ⑦ 000 年前である。

⑥ , ⑦ に入る数字として適するものを選びなさい。なお，5000 年のような場合は，⓪ ⑤ として選択しなさい。

  ① 1   ② 2   ③ 3   ④ 4   ⑤ 5   ⑥ 6   ⑦ 7   ⑧ 8   ⑨ 9   ⑩ 0

(7) 容積 10.0 L の容器に 20 ℃で $1.00 \times 10^5\,Pa$ のエタン（C_2H_6）を封入し，627 ℃に加熱すると，エタンの一部は C_2H_4 と H_2 に分解し，容器内の全圧は $3.74 \times 10^5\,Pa$ となった。このとき，容器内の気体中の C_2H_4 の質量パーセント濃度（%）に最も近い値はどれか。 ⑧

  ① 19.3   ② 19.8   ③ 20.3   ④ 20.8   ⑤ 21.3   ⑥ 21.8   ⑦ 22.3   ⑧ 22.8   ⑨ 23.3   ⑩ 23.8

(8) セイヨウシロヤナギの木の解熱・鎮痛作用は古代から知られていた。<u>古代ギリシア時代の医師</u>が用いたという記録もある。その有効成分は 19 世紀初めに単離されたが，これは容易に分解され化合物 A に変化する。この A こそが鎮痛消炎作用の活性本体であることがわかり，リウマチなどに対する抗炎症薬として用いられた。しかし，A を投与された患者は強い副作用に悩まされた。ドイツの化学者ホフマンは，鎮痛消炎作用を維持したまま副作用を軽減した化合物ができないかと，分子構造を少しずつ変化させて様々な種類の類似物質を合成し，化合物 B にたどり着いた。この化合物は副作用が大きく低下し，アスピリンとして実用化された。また関連化合物として，化合物 C が鎮痛用塗布薬として用いられている。

文中の<u>下線部</u>の医師は，医療倫理についての「（ 医師名 ）の誓い」として知られる。この人物は誰か。 ⑨

  ① アリストテレス   ② ケクレ   ③ ソクラテス   ④ デモクリトス   ⑤ パスツール
  ⑥ ヒポクラテス   ⑦ プラトン   ⑧ ボイル   ⑨ ラザフォード   ⑩ ラボアジエ

(9) 設問（8）の化合物 A，B，C の分子式はどれか。解答欄は A：⑩ ，B：⑪ ，C：⑫ を使用しなさい。

  ① C_6H_6O ② $C_6H_6SO_3$ ③ C_7H_6O ④ $C_7H_6O_2$ ⑤ $C_7H_6O_3$
  ⑥ $C_7H_7NO_3$ ⑦ $C_8H_6O_4$ ⑧ $C_8H_8O_3$ ⑨ $C_9H_8O_4$ ⑩ $C_{10}H_{10}O_4$

(10) 設問（8）において，化合物 A から化合物 C を合成するために必要十分となるように条件を<u>2つ</u>選びなさい。 ⑬

  ① 高圧下で   ② NaOH 水溶液中で   ③ 氷上で
  ④ 白金を触媒として   ⑤ 硫酸を触媒として   ⑥ 酸化マンガン（Ⅳ）を触媒として
  ⑦ CO_2 と反応   ⑧ メタノールと反応   ⑨ 無水酢酸と反応   ⑩ 水素と反応

(11) エステル A を加水分解すると，アルコール B と酸 C が生じた。B を酸化するとアセトンが生じ，B の異性体を酸化すると C が生じた。B を脱水すると気体 D が生じ，この気体を硫酸酸性の過マンガン酸カリウム水溶液に通じると溶液の赤紫色が消えた。D にベンゼンが付加反応して生じた化合物 E を酸素で酸化し，さらに硫酸で分解すると，アセトンとともに化合物 F が生じた。

化合物 A ～ F のうち，水によく溶けるものを<u>2つ</u>選びなさい。 ⑭

  ① A   ② B   ③ C   ④ D   ⑤ E   ⑥ F

(12) 設問（11）の化合物 A ～ F のうち，炭酸水素ナトリウム水溶液を加えると発泡するものはどれか。設問（11）の解答群から選びなさい。 ⑮

(13) 設問（11）の化合物 A ～ F のうち，水酸化ナトリウム水溶液によく溶け，この溶液に二酸化炭素を通じると再び遊離するものはどれか。設問（11）の解答群から選びなさい。 ⑯

(14) 油脂 A から得られた脂肪酸は 1 種類のみであった。この脂肪酸の元素分析値は，炭素 79.5%，水素 9.9% であった。この脂肪酸の分子式を求めると，C $\boxed{17}\boxed{18}$ H $\boxed{19}\boxed{20}$ O $\boxed{21}\boxed{22}$ となる。

　$\boxed{17}$ ～ $\boxed{22}$ に入る数字として適するものを選びなさい。なお，H$_4$ のような場合は，$\boxed{0}\ \boxed{4}$ として選択しなさい。

　① 1　　② 2　　③ 3　　④ 4　　⑤ 5　　⑥ 6　　⑦ 7　　⑧ 8　　⑨ 9　　⑩ 0

(15) 設問 (14) において，脂肪酸の炭素-炭素の二重結合の数を計算すると，$\boxed{23}\boxed{24}$ 個となり，したがって，1 分子の油脂 A には，炭素-炭素の二重結合が $\boxed{25}\boxed{26}$ 個存在する。

　1 g の油脂 A にヨウ素を付加反応させると，$\boxed{27}$. $\boxed{28}$ g のヨウ素と反応する。

　$\boxed{23}$ ～ $\boxed{28}$ に入る数字として適するものを選びなさい。なお，1 個のような場合は，$\boxed{0}\ \boxed{1}$ として選択しなさい。

　① 1　　② 2　　③ 3　　④ 4　　⑤ 5　　⑥ 6　　⑦ 7　　⑧ 8　　⑨ 9　　⑩ 0

(16) 分子量が 247 のペプチドがある。このペプチド 988 mg を完全に加水分解したところ，600 mg のグリシン（Gly）と 532 mg のアスパラギン酸（Asp, R = -CH$_2$-COOH）が得られた。このペプチドから酵素を用いて，アミノ基が残る側のアミノ酸を 1 つ除去すると，分子量が 190 となった。同様にカルボキシル基が残る側のアミノ酸を 1 つ除去すると，分子量が 132 となった。

　このペプチド中の Gly と Asp の物質量の比を求めると，Gly : Asp = $\boxed{29}$: $\boxed{30}$ になる。

　$\boxed{29}$，$\boxed{30}$ に入る数字として適するものを選びなさい。

　① 1　　② 2　　③ 3　　④ 4　　⑤ 5　　⑥ 6　　⑦ 7　　⑧ 8　　⑨ 9　　⑩ 10

(17) 設問 (16) において，このペプチドの構造式はどれか。 $\boxed{31}$

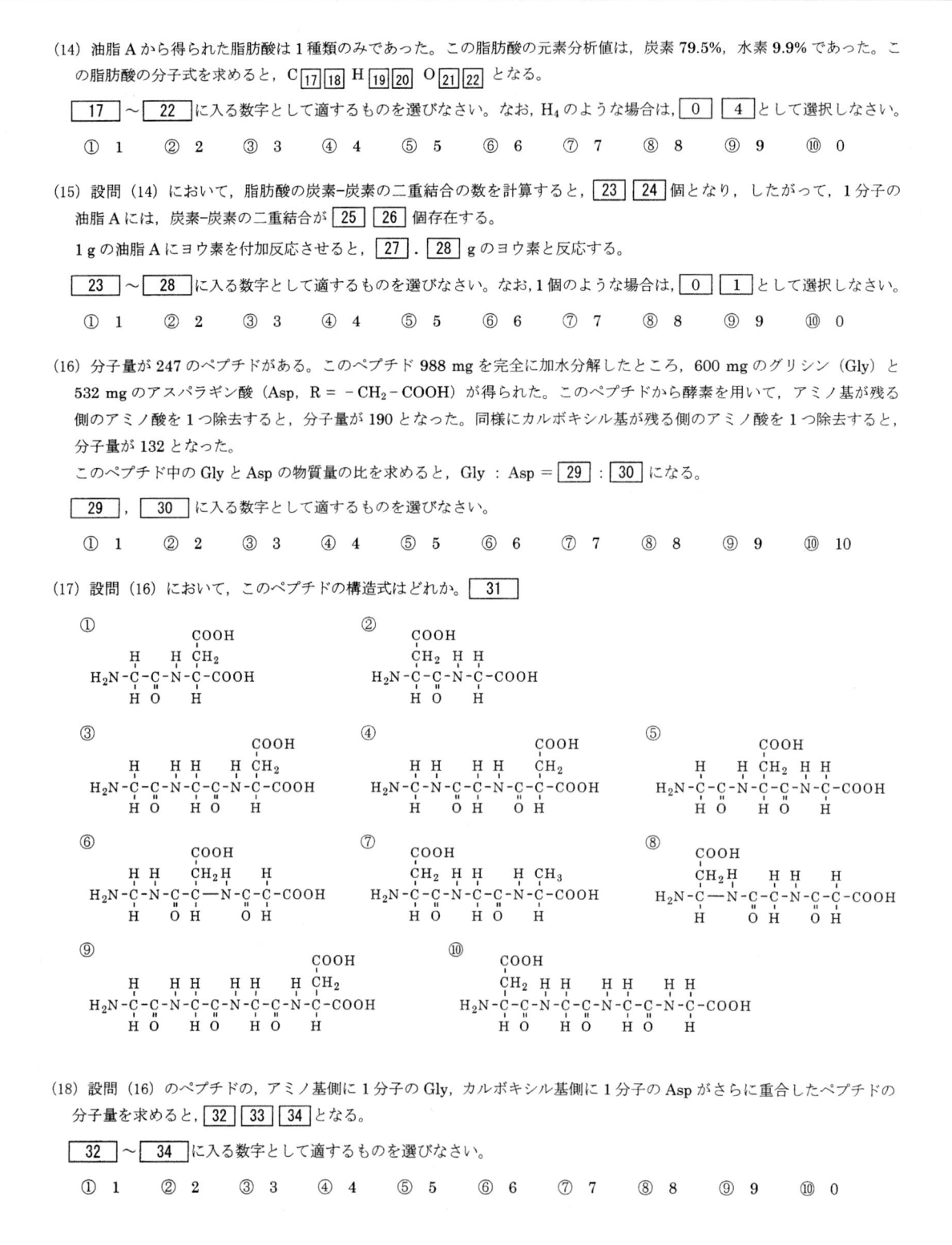

(18) 設問 (16) のペプチドの，アミノ基側に 1 分子の Gly，カルボキシル基側に 1 分子の Asp がさらに重合したペプチドの分子量を求めると，$\boxed{32}\boxed{33}\boxed{34}$ となる。

　$\boxed{32}$ ～ $\boxed{34}$ に入る数字として適するものを選びなさい。

　① 1　　② 2　　③ 3　　④ 4　　⑤ 5　　⑥ 6　　⑦ 7　　⑧ 8　　⑨ 9　　⑩ 0

生 物

問 題

25年度

次の $\boxed{1}$ ～ $\boxed{3}$ の設問に答えなさい。設問に特別指示のないものについては，解答群の中から答えとして適したものを1つ選びなさい。指示のある設問については，それに従って答えなさい。〔 解答番号 $\boxed{1}$ ～ $\boxed{27}$ 〕

$\boxed{1}$ 次の（1）～（17）の設問に答えなさい。

（1）動物細胞の構成成分のうち，一般に水の次に多く含まれる物質はどれか。 $\boxed{1}$

① タンパク質　② 核酸　③ 炭水化物　④ 脂質　⑤ 無機塩類

（2）設問（1）の正答となる物質を分解し，酸性条件下で最も高い活性を示す酵素はどれか。 $\boxed{2}$

① アミラーゼ　② ATP アーゼ　③ カタラーゼ　④ トリプシン　⑤ ペプシン　⑥ マルターゼ　⑦ リパーゼ

（3）相似器官の例として適切なものを2つ選びなさい。 $\boxed{3}$

① トリの翼とカエルの前肢　　② カラタチのとげとヤマノイモのむかご　③ サツマイモのいもとジャガイモのいも
④ コウモリの翼と昆虫のはね　⑤ ヒトの腕とクジラの胸びれ　　　　　　⑥ サボテンのとげとエンドウの巻きひげ

（4）酵母菌は一般に，アルコール発酵と好気呼吸の両方を行う。ある酵母菌は，エネルギー源としてグルコースを利用できる条件下で，1時間に 20 L の酸素を吸収し 40 L の二酸化炭素を放出した。このときアルコール発酵により発生した二酸化炭素は，$\boxed{4}$$\boxed{5}$ L である。適切な数値を $\boxed{4}$ ，$\boxed{5}$ に入れなさい。なお，解答が 3 L のような場合は，$\boxed{0}$$\boxed{3}$ として選択しなさい。

① 1　② 2　③ 3　④ 4　⑤ 5　⑥ 6　⑦ 7　⑧ 8　⑨ 9　⑩ 0

（5）発芽のための栄養分が子葉ではなく，胚乳に蓄えられる種子をもつものを2つ選びなさい。 $\boxed{6}$

① イネ　② インゲンマメ　③ エンドウ　④ クリ　⑤ トウモロコシ　⑥ ナズナ

（6）ヒトのゲノムにはおよそ何個の遺伝子が存在するか，最も近い数字を選びなさい。 $\boxed{7}$

① 8,000　② 23,000　③ 72,000　④ 200,000　⑤ 600,000　⑥ 3×10^6　⑦ 3×10^7　⑧ 3×10^8　⑨ 3×10^9

（7）大腸菌のラクトースオペロンに関する記述として適切なものを2つ選びなさい。 $\boxed{8}$

① 培地にグルコースがあってラクトースがないとき，調節タンパク質（リプレッサー）はオペレーターに結合する。
② 培地に炭素栄養源としてラクトースだけが含まれているとき，調節タンパク質（リプレッサー）はオペレーターに結合する。
③ RNA ポリメラーゼがプロモーターに，調節タンパク質（リプレッサー）がオペレーターに，それぞれ結合したときラクトース代謝酵素遺伝子群の発現が起こる。
④ ラクトース代謝酵素遺伝子群の発現が起こるとき，オペレーターに調節タンパク質（リプレッサー）は結合していない。
⑤ 調節タンパク質（リプレッサー）は，ラクトースが細胞内で構造変化した物質と結合すると，DNA に結合できるようになる。

（8）次の a)～ e)はヒトの目を構成する部位の名称である。光がこれらの部位を通る順序として正しいものはどれか。 $\boxed{9}$

a) 水晶体　　b) 網膜　　c) 角膜　　d) ガラス体　　e) 瞳孔
① a→c→e→b→d　② a→e→c→b→d　③ b→c→d→e→a
④ c→a→e→d→b　⑤ c→d→a→e→b　⑥ c→e→a→d→b

（9）腎臓での水の再吸収促進や，毛細血管の収縮などをおもな働きとするヒトのホルモンと，それを分泌する内分泌腺の名称との組合せとして最も適切なものを選びなさい。 $\boxed{10}$

① チロキシン - 甲状腺　　　　　② チロキシン - 副腎皮質　　　　③ チロキシン - 脳下垂体後葉
④ パラトルモン - 副甲状腺　　　⑤ パラトルモン - 脳下垂体前葉　⑥ パラトルモン - 脳下垂体後葉
⑦ バソプレシン - 脳下垂体後葉　⑧ バソプレシン - 脳下垂体前葉　⑨ バソプレシン - 副腎皮質

(10) 腎臓の糸球体からボーマンのうへろ過される物質 X の血しょう中での濃度は 0.3 mg / mL で，この物質はろ過された量の 40%が再吸収される。原尿量を 7 L，尿量を 60 mL としたとき，物質 X の尿中の濃度は 11 12 mg / mL である。適切な数値を 11 , 12 に入れなさい。なお，解答が 3 mg / mL のような場合は，0 3 として選択しなさい。

　　① 1　　　② 2　　　③ 3　　　④ 4　　　⑤ 5　　　⑥ 6　　　⑦ 7　　　⑧ 8　　　⑨ 9　　　⑩ 0

(11) 右の 2 つのグラフは，CO_2 濃度十分の条件での，ある植物における光合成速度と光の強さおよび温度との関係を示している。グラフに関する記述として適切なものを 2 つ選びなさい。 13

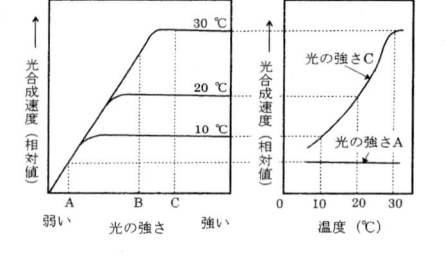

　　① 光の強さが A で温度が 10 ℃のときの限定要因は温度である。
　　② 光の強さが A で温度が 20 ℃のときの限定要因は温度である。
　　③ 光の強さが B で温度が 20 ℃のときの限定要因は温度である。
　　④ 光の強さが B で温度が 30 ℃のときの限定要因は光の強さである。
　　⑤ 光の強さが C で温度が 10 ℃のときの限定要因は光の強さである。
　　⑥ 光の強さが C で温度が 20 ℃のときの限定要因は光の強さである。

(12) 植物ホルモンのオーキシンに関する記述として適切なものを 2 つ選びなさい。 14

　　① 幼葉鞘におけるオーキシンの極性移動では，重力によってオーキシンが先端側から基部側（下方向）に運ばれる。
　　② 茎の頂芽でつくられる高濃度のオーキシンは，下方の側芽の成長を促進すると考えられている。
　　③ オーキシンはイチゴなどの果実の成長を抑制する。
　　④ オーキシンが成長を促進する最適濃度は，根，芽，茎の順に高くなる。
　　⑤ オーキシンの実体はインドール酢酸である。
　　⑥ 落葉にオーキシンは関係しない。

(13) 2 つの植物群落 A，B は，一方が広葉草本型（例，セイタカアワダチソウ）で他方はイネ科草本型（例，ススキ）である。A，B それぞれの生産構造について，一定面積の方形枠を設け層別刈取法により調べたところ，下表の結果が得られた。考察として適切なものを 2 つ選びなさい。 15

	草丈 (cm)	140 以上	140~120	120~100	100~80	80~60	60~40	40~20	20~0	計
A	同化器官の重さ (g)	23	114	229	411	395	195	0	0	1367
	非同化器官の重さ (g)	0	0	3	72	206	380	465	516	1642
	相対照度 (%)	100	90	80	70	51	32	21	10	
B	同化器官の重さ (g)	3	114	310	156	30	0	0	0	613
	非同化器官の重さ (g)	2	14	118	176	250	328	438	608	1934
	相対照度 (%)	100	85	49	24	19	14	11	7	

　　① A は B よりも同化器官が上層に集中しているのでイネ科草本型と考えられる。
　　② A は B よりも同化器官が上層に集中しているので広葉草本型と考えられる。
　　③ A は B よりも同化器官の割合が高いのでイネ科草本型と考えられる。
　　④ A は B に比べて，より下層まで光が届いているので広葉草本型と考えられる。
　　⑤ B は A よりも同化器官が上層に集中しているのでイネ科草本型と考えられる。
　　⑥ B は A よりも同化器官が上層に集中しているので広葉草本型と考えられる。
　　⑦ B の相対照度 20% は，B の植物の補償点を下回っていると考えられる。

(14) 生存曲線に関する記述として最も適切なものを選びなさい。 16

　　① ヒトを含む大型哺乳類は平均型が多い。
　　② 多数の卵を産み，幼齢期に親の保護を受けない動物では一般に晩死型になる。
　　③ 鳥類やは虫類は一般に早死型である。
　　④ 早死型の生存曲線は一般に直線に近い形である。
　　⑤ 生存曲線の型は，幼齢期にどれだけ親の保護を受けるかということと関わりが深い。

(15) 次の図式はワラビの生活環の一部を示したものである。問1, 2に答えなさい。

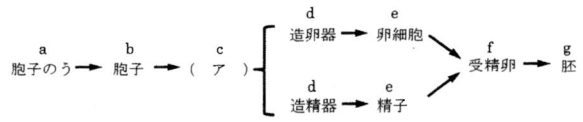

問1 図式の（ア）に入るものとして最も適切なものを選びなさい。 □17□

① 胚珠　　② 前葉体　　③ 胚のう細胞　　④ 胚乳　　⑤ 子実体

問2 図式のa～gのうち，減数分裂の結果生じるのはどれか。 □18□

① a　　② b　　③ c　　④ d　　⑤ e　　⑥ f　　⑦ g

(16) シロイヌナズナの花では外側から，がく，花弁，おしべ，めしべが同心円状に形成される。これらの構造が正常に形成されるためには，3つの調節遺伝子（A，B，C）の発現の組み合わせが重要であり，そのしくみは図のように表現できる。Bの遺伝子が働きを失った突然変異株では，どのような花が形成されるか。 □19□

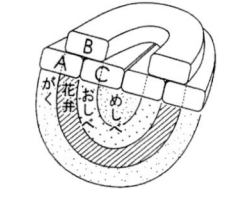

① がくと花弁を欠き，おしべとめしべからなる花が形成される。
② がくとめしべを欠き，花弁とおしべからなる花が形成される。
③ おしべとめしべを欠き，がくと花弁からなる花が形成される。
④ 花弁とおしべを欠き，がくとめしべからなる花が形成される。
⑤ 花弁のみを欠き，がく，おしべ，めしべからなる花が形成される。
⑥ おしべのみを欠き，がく，花弁，めしべからなる花が形成される。

(17) バージェス動物群として産出される化石はどの時代の動物のものか。 □20□

① カンブリア紀　　② シルル紀　　③ ペルム紀　　④ ジュラ紀　　⑤ 白亜紀　　⑥ 第三紀

2 集団遺伝の法則に関する以下の文を読み，（1）～（4）の問いに答えなさい。

遺伝子頻度とは，集団内における対立遺伝子の占める割合をいう。□ア□の法則によれば，ある集団の対立遺伝子A, aの遺伝子頻度は代を重ねても変化しない。ただし，これには $_{(イ)}$ 一定の条件が必要である。

（1）□ア□に適する語を選びなさい。 □21□

① ハーシー・チェイス　　② メセルソン・スタール　　③ ビードル・テータム　　④ アレン
⑤ ベルクマン　　⑥ ハーディ・ワインベルグ　　⑦ ワトソン・クリック　　⑧ リンネ

（2）下線部（イ）の条件について，誤っているものを選びなさい。 □22□

① 十分に大きな集団である　　② 突然変異がある一定の割合で生じる　　③ 自然選択が働かない
④ 自由に交配できる　　⑤ 集団への移入や集団からの移出がない　　⑥ 個体間の繁殖力に差がない

（3）ある植物の種子を丸形にする優性遺伝子をR，しわ形にする劣性遺伝子をrとする。□ア□の法則が成立しているこの植物集団内で，自由に交配が行われたときのRR：Rr：rrの比率として正しいものを選びなさい。R, rの遺伝子頻度をそれぞれp, qとする（p + q = 1）。 □23□

① $p : pq : q$　② $p^2 : p^2q^2 : q^2$　③ $p^2 : pq : q^2$　④ $p^2 : 2pq : q^2$　⑤ $p^2 : 4pq : q^2$　⑥ $p : 2pq : q$

（4）□ア□の法則が成立している設問（3）の植物の集団において，丸形としわ形の種子の出現比が丸形：しわ形 = 84：16であった。この集団におけるR, rの遺伝子頻度を正しく示しているものを選びなさい。R, rの遺伝子頻度をそれぞれp, qとする。 □24□

① p = 0.84, q = 0.16　　② p = 0.16, q = 0.84　　③ p = 0.6, q = 0.4
④ p = 0.4, q = 0.6　　⑤ p = 0.25, q = 0.75　　⑥ p = 0.75, q = 0.25

③ アフリカツメガエルの卵を用いた実験に関する以下の文を読み，（1）〜（3）の問いに答えなさい。

　　一般に動物の体は，前後，左右，背腹に沿った３つの軸をもつことが知られている。アフリカツメガエルの受精では，精子は卵の動物半球から侵入する。そして受精後，第一卵割の前に卵細胞の「表層の回転」という現象が観察され，これが背腹軸の決定に重要であることがわかっている。そこで，どのように背腹軸が決定されるかを調べる実験を以下のように行った。

実験【1】　受精後の「表層の回転」を観察すると，精子侵入点の反対側に植物極の表層がくるように回転し，（図1，A → A'），A' 側が背側となった。

実験【2】　受精直後，紫外線を照射すると「表層の回転」が起こらず，背腹軸をもたない表皮だけの胚ができた。しかし，「表層の回転」後に同様に紫外線を照射しても背腹軸をもつ正常胚になった。

実験【3】　受精直後，「表層の回転」が起こる前に図2のような方法で植物極側の30％を分離し，動物極側の発生を観察したところ，「表層の回転」は起こったが，背腹軸をもたない表皮のみの胚となった。

実験【4】　「表層の回転」が起こった後に図2のような方法で植物極側を分離したところ，表1のような結果が得られた（いずれも動物極側の発生を観察している）。

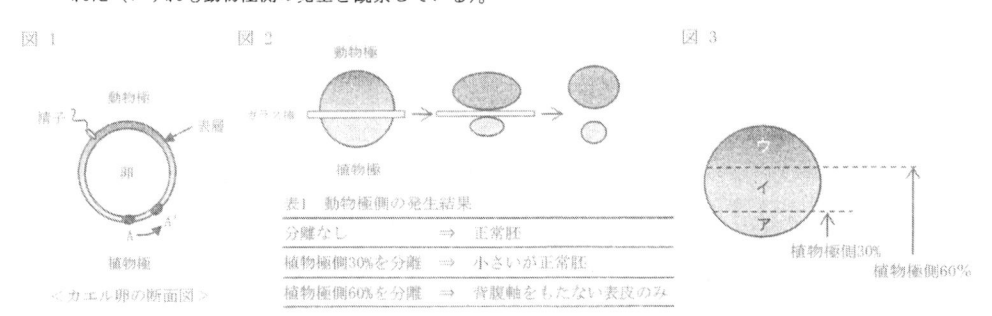

図 1　　　　　図 2　　　　　　　　　　　　　　　　　　　　図 3

表1　動物極側の発生結果

分離なし	⇒	正常胚
植物極側30％を分離	⇒	小さいが正常胚
植物極側60％を分離	⇒	背腹軸をもたない表皮のみ

（1）実験【1】〜【4】の結果に関する考察として適切なものを2つ選びなさい。 ☐25

①　背側を決定する因子は，「表層の回転」によって植物極側から図1のA' 側に運ばれる。
②　紫外線の照射によって背側を決定する因子が破壊され，腹側の組織が誘導された。
③　図3のウ領域に内胚葉を誘導する因子が含まれている。
④　卵への精子侵入は，表層の回転方向には関係するが，背腹軸の決定には関係しない。
⑤　表皮への分化は背側中胚葉からの誘導を必要とする。
⑥　図3のイ領域は背腹軸の決定には必要のない領域である。
⑦　「表層の回転」が起こる前は，背側を決定する因子は図3のアの領域に含まれる。

（2）カエルの卵割様式を示す語の組合わせとして正しいものを選びなさい。 ☐26

①　部分割・表割　　　②　部分割・不等割　　　③　部分割・等割
④　全割・表割　　　　⑤　全割・不等割　　　　⑥　全割・等割

（3）イモリやカエルの背側の組織の形成には，形成体（オーガナイザー）が重要であることがわかっている。次の文は，形成体の発見とその作用について説明したものである。下線部 a 〜 c の正誤の組合わせ（a，b，c の順）として正しいものを選びなさい。 ☐27

　　1924年，シュペーマンとマンゴルドは，イモリ胚を用いて初期原腸胚の (a) 原口背唇部に二次軸を誘導する作用があることを発見し，これを形成体と呼んだ。原口背唇部そのものは (b) 内胚葉性の領域であり，これを移植した場合，二次胚の大部分は宿主に由来するが，脊索と (c) 腎節は移植片に由来するものであった。

①　正，正，正　　　②　正，正，誤　　　③　正，誤，正　　　④　誤，正，正
⑤　誤，誤，正　　　⑥　正，誤，誤　　　⑦　誤，正，誤　　　⑧　誤，誤，誤

英　語

解答　　　　　　　　　　25年度

① 出題者が求めたポイント

[正しい選択肢を入れた英文の訳]

(1) 私はこの地域の住民が、巨大企業との法廷闘争をしていると聞いた。

(2) 物理学の教授は、あなたが尋ねていたらきっと、新しい講座の情報をもっと教えてくれたでしょう。
　　　(仮定法過去完了)

(3)A：ベス、どれが一番好き？

(4)B：見分けがつかないわ。私にはみんな同じに見える。
　　　(tell ～ apart：識別する)

(4) キャサリンが入院して以来、クラスメートが彼女のノートを学校から持って来なかったときはない。
　　　(主節が現在完了形であることに注目)

(5) ここにおられるみなさん、アジア中でもっとも傑出した学者のお一人である方をご紹介します。

[解答]

(1)①　(2)③　(3)②　(4)④　(5)①

② 出題者が求めたポイント

[全訳]

(1)A：ハイ、メアリ。この前のあなたのお家でのお食事、すばらしかった。

　B：ありがとう。家のおばあちゃんも食事に来たので本当に驚いたわ。

　A：[6]

　　①私も！ 彼はとても料理がうまいわね。自慢してもいいわよ。

　　②え、前に聞いたことなかった？　私が彼女に作ったの。

　　③わかるわ。彼らがレストランに現れるなんてだれも思わなかったもの。

　　④それで、私が感動したのは、彼女がなんて美しいんだろうということ。

(2)A：また今朝も寒いね。ジェシカ、この寒い気候にうんざりしない？

　B：[7]

　A：そうだね。その通りだ。

　　①もちろんうんざりよ。今週ずっと雪が降ってるわ。(do を使うのは誤り)

　　②ええ、昨日山にスキーに行ったから、とても疲れているの。

　　③ええ、でも少なくとも、春がすぐそこまで来ていることはわかっているから。

　　④絶対ない。私が寒いの大嫌いって、今までにわかってるでしょう。

[解答]

(6)④　(7)③

③ 出題者が求めたポイント

[全訳]

　あなたが私に4つのDNAサンプルを渡して、ひとつは日本に住んでいる人の、もうひとつはスペインの人の、もうひとつはナイジェリアの人の、4番目がアリゾナに住んでいるネイティブアメリカンの人だと言ったとしたら、私は実験室に行き、少しの時間DNA分析をし、ほとんど確実にどれが誰のだかを言うことができるだろう。だが、私の分析が正しいのかどうかは、それぞれの人の祖先がDNAに特徴が反映されるべく、その地にしばらくの間住んでいたかどうかの事実によって左右される。

　一方で、もしあなたが、ゴルファーのタイガー・ウッズのDNAサンプルをくれたとしたら、私は(8)もっと苦労する。彼自身の説明では、ウッズは4分の1が中国人、4分の1がタイ人、4分の1がアフリカ系アメリカ人、8分の1がネイティブアメリカン、そして8分の1がオランダ人である。世界中にいくらか違う頻度で分布していることがわかっているDNA変種を、十分な数調べることによって、私はおそらく、彼の混じり合った祖先を合理的に推測できるだろう。

　しかし、いくつかの実例では、祖先を探す検査を行うビジネスは、科学のわずかに先を行っている。検査サービスの中には、アフリカ系アメリカ人のひとりひとりに、彼らの元々の奴隷の先祖がアフリカのどの村から来たのかを、教えることができると主張するところさえある。ただし、アフリカ(9)それ自体の内部で過去数千年間に比較的小さい移動しか起こらなかったのであればこれは正しいのかもしれない。そのような正確な結論を出すには、アフリカのすべての村を網羅した総合的なDNAサンプリングも必要となる。だがこれはまだ実現にいたっていない。

　祖先を予測するDNA分析力が前より(10)正確になってくるにつれて、この方法は、新しい複雑なやり方で、科学捜査に入り込んできている。最近ルイジアナの警察は連続殺人犯を追っていて、現場に残されたわずかな物質からDNAのサンプルを取り出していた。容疑者の身体的特徴についての目撃者の証言は一致していなかった。黒人だったという人もいれば、白人だったという人もいた。【　①　】警察当局はFBIが開発した心理プロファイリングを使って、25歳から35歳の白人男性の捜索に的を絞った。【　②　】だが、DNAを特定する会社が呼ばれ、【　③　】サンプルを分析したところ、容疑者は85パーセントの確率で、サハラ砂漠以南のアフリカ人、15パーセントの確率でネイティブアメリカン、そして肌の色は褐色と出た。【　④　】それからの警察の捜査は違う容疑者リストに変わった。ついに黒人男性がつかまり、彼のDNAが犯罪現場で集められたDNAと一致することがわかったのだ。【　⑤　】彼は裁判では殺人で有罪となり、今終身刑に服して

いる。

逮捕と有罪判決に至ったので、これは警察捜査にとって役に立つサポートだったと言う人もいるかもしれない。しかし、正確な予測ができない(11)とすれば、別の状況も想像できるだろう。このような情報が警察の捜査を逸らし、無実の人の逮捕にいたるかもしれないという状況である。

この種の「DNAプロファイリング」は次第に増えていくようである。科学者は今、顔の特徴や髪の質や成人の身長に、どのDNAが関係しているのかを特定しようとしている。警察のグラフィックアーティストが目撃者の証言に頼るのと同じように、DNAのサンプルに頼るようなことが、将来起こりうるのだろうか。

[解法のヒント]

(4)の選択肢の意味

①この英文の筆者はおそらく、DNAプロファイリングが普通に使われている州であるアリゾナ出身の医師だろう。

②タイガー・ウッズは、DNAサンプリングの助けで、25パーセントアフリカ系アメリカ人、25パーセントタイ人、50パーセント中国人だと知った。

③祖先が同じ地域にしばらく住んでいたのなら、スペインから来た人なのか、日本から来た人なのかを特定することができると、筆者は考えている。

④現代では、民間企業の人のほうが大学の先生よりも、はるかに進んだDNAプロファイリングの技術を持っている。

⑤アフリカの村々でくまなく実施されたDNAサンプリングのおかげで、以前よりも簡単に祖先を特定することができるようになった。

⑥連続殺人犯の例では、目撃者たちは最初、信頼性が十分でないと思ったので、DNAサンプリングを使うことに同意しなかった。

⑦現在では警察は、DNAよりも容疑者についての目撃者の証言を頼りにしているが、将来はこれが変わるかもしれない。

(5)の選択肢の意味

①DNAサンプルが珍しい病気の謎を解く

②警察とDNAプロファイリング ― 捜査方法の将来

③DNAプロファイリングを成功するビジネスにする方法

④DNAは祖先そして犯罪者を予測することができる

⑤DNAについての新しい発見が世界を変える

[解答]

(8)②　(9)①　(10)⑤　(11)③　(12)⑤　(13)④
(14)③　⑦　(15)④

4　出題者が求めたポイント

[全訳]

多くのランナーはウォーキングから始める。そしてある期間の後で、多くのウォーカーは、もっと遠くへもっと速く行きたいと決断する。これは、[A]いくつかの基本的な規則に従うならば、問題にはならない。ウォーキングからランニングに変わることは、ウォーキンのようにかかとで着地するのではなく、足でもっと前方に着地することを意味している。《ア》思い切って初めて外にジョギングに出て行く前に、それがどういうものかを体で感じることが大切である。次のような簡単な実験を、居間か玄関で靴を脱いでやってみなさい。ただ、およそ10フィートから15フィートジョギングするだけだ。あなたは当然、一歩ごとにより遠くに着地し、かかとから着地することはない。これがジョギングのしかたである。

[B]外に出て、フラットソールの靴(高いヒールのない靴の意味)をはいて、あなたの通常のウォーキングのウォームアップをしてからスタートしなさい。12から15分後に、ゆっくりとジョギングを始めなさい。自分の心拍数に(イ)監視を怠らないこと。多くの人にとって、ゆっくりジョギングしてよいのは、自分の有酸素運動の最大心拍数になるまでで、この時点ですぐにジョギングをやめ、再び速いペースのウォーキングを始めなさい。心拍数が有酸素運動範囲10ビート以下になったら、身体的に良い状態になったと考えて、前と同じ心拍数ガイドラインに従ってまたジョギングを始めなさい。たいていは、いつでもクールダウンできる限り、ウォーキングとジョギングを交互に行ってよい。クールダウンはウォーキングによってのみ行う。

ある人の例を挙げてみよう。その人は1週間に5日、1時間のウォーキングを定期的にやってきた。そしてこのシステムを数か月やった後で、ジョギングに移ろうとしている。最初の15分はウォーキングによるウォームアップ、次の30分は上に示したウォーキング-ジョギングのパターン、そして最後の15分がウォーキングによるクールダウンである。

[C]時が経つうちに、あなたは次第に、練習の中ほどにおいて、ウォーキングを短くしジョギングを長くすることができるようになる。これが起こるのは、あなたが、より効果的なジョギングを可能にする有酸素運動の筋肉機能を作り上げ、ジョギングに必要とされる追加のエネルギーを供給するために、燃やす脂肪の量を増やすからである。

やがて、心拍数があなたの有酸素運動最大心拍数を超えることなく、30分まるまるジョギングできるようになる。[D]ここに来るまでにどれくらい時間がかかるかは、あなたの持続力、適切な心拍数を維持するのをどれくらい厳しくやれるか、あなたの全体的な健康度のレベルがどれくらいかによって違う。まもなくウォームアップとクールダウンが、ジョギングだけでも(ウ)できるようになる。最後には、あなたのペースは次第に速くなり、遅いジョギングは速いランニングに変わる。

[解法のヒント]

(2)完成した英文は

　… important to feel what this is like before venturing outside for …

(4)の質問と選択肢の意味

あなたが最近ジョギングを始めたばかりとしたら、クールダウンはどのようにしてなされるべきか。
①ジョギングとウォーキングを交互にすることによって
②ジョギングによって
③ウォーキングによって
④心拍数を10ビート範囲以下に下げることによって
[解答]
(16) ⑩　(17) ③　(18) ④　(19) ②　(20) ④　(21) ③

5　出題者が求めたポイント
[全訳]
　あなたの生活は定型に満ちている。あなたは夜に目覚まし時計をセットし、朝シャワーを浴び、朝食後に歯磨きをし、シートベルトを締める。毎日このような行動のひとつひとつ、そして他の多くの行動をしながら、あなたは予測可能であることの力を認識することができる。何が起ころうとしているのかを予測する力のことである。時計をセットしなければ仕事や学校に遅れるだろう。シャワーを浴びなければ体がにおうかもしれない。歯を磨かなければ虫歯ができることになる。シートベルトをしないで高速道路の事故に遭えば、けがをしたり死んだりするかもしれない。
　私たちはみんな、人生の不確かな物や状況に対処するために秩序を求める。私たちは処理する助けとなるパターンをさがす。科学者も同じ事をしている。彼らはひとつの大きな原理に導かれながら、たえず自然を調べる。その原理とは、宇宙は規則正しくて予測可能だということだ。
　宇宙は無秩序ではない。太陽は毎朝昇り、星は夜になると空じゅうに散らばっている。宇宙は規則に従った予測可能な方法で動く。人間は宇宙の規則性を理解することができ、規則性を作り出す基本的な単純な法則を明らかにすることさえできる。私たちはこの行為を「科学」と呼ぶ。
　科学は世界を知るひとつの方法である。科学の探求の背後にある暗黙の了解は、人間が頭で考えて発見できるような一般的な法則が存在し、それが物質界のすべてを支配しているということである。科学は、最も高等な形式としては、数学の言語で書き表され、これがために、一般の人々がこれに近づくのは必ずしも容易ではない。しかし、他のどの言語とも同じく、科学の言語は簡単な英語に翻訳することが可能である。これがなされると、偉大なる科学法則の美しさと明快さは、すべての人が共有できるものとなる。
　科学は、私たちが今いる世界を理解しようとする時の唯一の方法ではないし、常に最良の方法というわけでもない。宗教や哲学は、実験や数学を必要とすることなく、私たちが人生の意味を理解するときの助けとなる。一方で、芸術や音楽や文学は、量では測れない美に関する知識を与えてくれる。シンフォニーや詩が自分にとって意味があるかどうかを語るのに、数学は必要としない。科学は、知識を得るためのこのような

他の方法に、ひとつ加わっただけものだ。そして宇宙のまた違った側面についての洞察を、私たちに与えてくれるのである。
[解法のヒント]
(4)の選択肢の意味　（下線部が本文と合っていない。）
①科学者たちは実は、宇宙は予測可能で不変であるとは信じていない。
②宇宙の秩序を作り出す簡単な法則さえ、発見するのは不可能である。
③複雑な科学言語は、理解が簡単なように単純化することとができる。
④筆者は科学は完璧であると考えていて、世界を理解するための唯一の方法だと信じている。
⑤音楽の美しさを完全に理解するためには、数学の助けが必要である。
⑥本物の科学者は、宗教、哲学、音楽、芸術に深い知識を持たなければならない。
⑦シートベルトを締めるのを怠って重大事故に巻き込まれたら、命を落とすことがあるかもしれない。
[解答]
(22) ⑤　(23) ④　(24) ③　(25) ②
(26) ⑤　(27) ④　(28) ③　⑦

6　出題者が求めたポイント
[全訳]
　モンタナ州ヘレナでは、住民たちが2002年に、レストラン、バー、カジノなど、すべての公共の場での喫煙を禁止することを(29)投票で決めた。それからすぐに、地域病院の医師たちは、心臓発作による入院が減少しつつあることに気がついた。そして、サンフランシスコにあるカリフォルニア大学の協力を得て、その原因をさぐる研究を開始した。町の外に住む患者たちの心臓発作の発生率には変化は見られなかったが、町の住民については、禁煙法ができてわずか6か月で、58パーセントの低下があったことが認められた。研究者たちは、この低下は主に、非喫煙者が公共の場でタバコの煙に(30)さらされることがなくなったためだと結論づけた。喫煙者は、家庭、職場、車、バー、レストランのような閉鎖空間でみんなが吸い込む空気の質を悪化させる。最も影響の大きいものは、喫煙で燃やされるタバコから放出されて、喫煙者も(ア)周りの非喫煙者も吸い込むことになる刺激物や発がん性物質(タール)である。
　これが、二次喫煙あるいは受動喫煙が非常に危険である理由だ。煙の充満したバーで8時間仕事をすると、1日1箱のタバコを吸うことと(31)同じになる。このような場所で働く非喫煙者は、別の場所で働く非喫煙者より、肺がんにかかる率が2倍高い。二次喫煙に30分さらされただけで、血液はねばねばしてきて、動脈を塞いで心臓発作を起こすかもしれない血塊ができやすくなる。よって、ニューヨーク市は2003年にバーやレストランでの喫煙を禁止した。アイルランドは2004年に、バーやすべての公共の場での喫煙を禁止し、サン

フランシスコ市も2005年に同じようにした。(32)しかし、モンタナ州議会は、タバコ産業やモンタナバー協会の圧力を受けて、2002年の12月にヘレナの禁煙法を反故にした。《イ》この町の心臓発作の発生率は、減少した時とほとんど同じくらい急激に増加した。ヘレナの現在の状況はというと、18歳以下の若者がひんぱんに出入りするようなレストランや公共の場所での喫煙は、禁止されるということである。しかし、バーのような場所で、18歳以下が入ることができないところならば、喫煙は許されている。

[解法のヒント]

(2)完成した英文は

… rates in the city jumped up almost as quickly as they had come …

(4)の選択肢の訳　（下線部が本文の内容と合っていない。）

①研究の結果は、町の外に住んでいる人々の間では心臓発作の発生数に変化がないことを示した。

②ヘレナでは禁煙法はなくなったが、いまなお18歳以上の人には喫煙が禁止されている。

③ヘレナの地域病院の医師たちは、心臓発作で入院する患者の数が減ったのに気づいた。

④煙の充満した環境で働く人々は、煙のない環境で働く非喫煙者よりも、肺がんや心臓発作にかかりやすい。

⑤市内居住者では、喫煙が禁止されて半年で、心臓発作の発生率が58パーセントにまで低下した。

⑥ニューヨークは2005年に、バーやレストランなどすべての公共の場での喫煙を禁止した州のひとつである。

[解答]

(29)⑤　(30)④　(31)②　(32)③

(33)⑥　(34)②　(35)③　(36)②⑤⑥

数　学

解答　　　　　　25年度

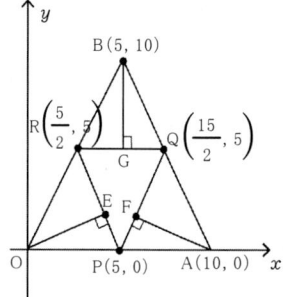

1 出題者が求めたポイント
（数学II・軌跡，微分積分）

〔解答〕

CとL_1との交点をx座標をα，β
（$\alpha < \beta$）とおく。

$$\frac{3}{2}x^2 = ax + 2$$

$$3x^2 - 2ax - 4 = 0$$

この2次方程式の解がα，βとなるから，解と係数の関係から

$$\alpha + \beta = \frac{2}{3}a, \quad \alpha\beta = -\frac{4}{3}$$

すると中点$M(p, q)$は　$p = \frac{\alpha+\beta}{2} = \frac{a}{3}$, $q = a \times \frac{a}{3} + 2$

$a = 3p$を代入すると　$q = \frac{1}{3}(9p^2) + 2 = 3p^2 + 2$

よって求めるC_1の方程式は　$y = 3x^2 + 2$ ……（ア，イの答）

$3x^2 - 12x - 2b = 0$ の判別式をDとおくと，$D \geqq 0$より

$$\frac{D}{4} = 36 - 3(-2b) \geqq 0 \quad \therefore b \geqq -6 \cdots\cdots（ウの答）$$

また，$b = -6$のとき　$3x^2 - 12x + 12 = 0$, $(x-2)^2 = 0$
よって，$x = 2$, $y = 6 \times 2 - 6 = 6$　$A(2, 6)$……（エ，オの答）
次に中点Nの座標を求める。

CとL_2の交点のx座標をr, sとおく。

$$\frac{3}{2}x^2 = 6x + b, \quad 3x^2 - 12x - 2b = 0$$

この2次方程式の解が$x = r$, sとなるから，解と係数の関係から

$$r + s = \frac{12}{3} = 4, \quad rs = -\frac{2}{3}p$$

すると中点$N(t, 6t+b)$, $t = \frac{r+s}{2} = 2$

よって，$N(2, 12+b)$, $12 + b \geqq 6$
求める面積をSとおくと

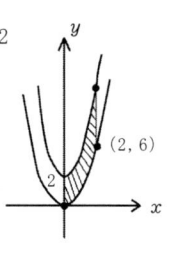

$$S = \int_0^2 \left(3x^2 + 2 - \frac{3}{2}x^2\right)dx$$

$$= \int_0^2 \left(\frac{3}{2}x^2 + 2\right)dx = 8 \cdots\cdots（カの答）$$

2 出題者が求めたポイント（数学B・ベクトル，空間のベクトル）

〔解答〕

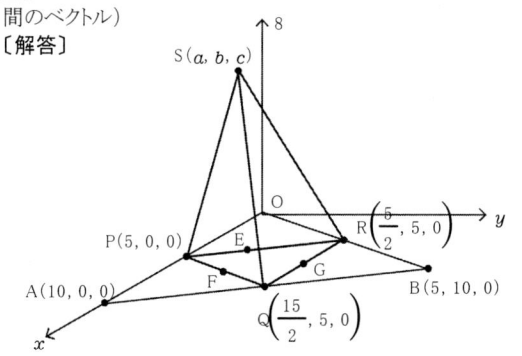

xy平面上の点を右図に書く。
△OABはOB＝ABの二等辺三角形となり，各点は線分BPを中心として左右対称にある。
線部PRの方程式は

$$y - 0 = \frac{0-5}{5 - \frac{5}{2}}(x - 5)$$

$$y = -2x + 10 \cdots\cdots①$$

線OEの傾きmは，$m \times (-2) = -1$より$m = \frac{1}{2}$

よって，線分OEの方程式は　$y = \frac{1}{2}x \cdots\cdots②$

①と②の交点の座標がEとなる。

$$\frac{1}{2}x = -2x + 10, \quad x = 4, \quad y = 2$$

$E(4, 2, 0)$, $F(6, 2, 0)$ …………………（キ～ケの答）
次に∠RPS＝θとおき△PRSに余弦定理を使うと

$$RS^2 = PS^2 + PR^2 - 2 \times PS \times PR\cos\theta$$

$$\left(\frac{5\sqrt{5}}{2}\right)^2 = 5^2 + \left(\frac{5\sqrt{5}}{2}\right)^2 - 2 \times 5 \times \frac{5\sqrt{5}}{2}\cos\theta$$

$\cos\theta = \frac{1}{\sqrt{5}}$となり，△EPSに余弦定理を使うと

$$ES^2 = PE^2 + PS^2 - 2 \times PE \times PS \times \cos\theta$$

$$= \left(\sqrt{5}\right)^2 + 5^2 - 2 \times \sqrt{5} \times 5 \times \frac{1}{\sqrt{5}} = 20$$

SQ＝SRより線分SEとSFは3点PGSを通る平面に関して対称なのでFS＝ES

よって，$\overrightarrow{ES} \cdot \overrightarrow{ES} = |\overrightarrow{ES}|^2 = \overrightarrow{FS} \cdot \overrightarrow{FS} = |\overrightarrow{FS}|^2 = 20$
　　　　　　　　　　　　……（コ，サの答）

次に$\overrightarrow{ES} = \overrightarrow{OS} - \overrightarrow{OE} = (a-4, b-2, c)$

$$|\overrightarrow{ES}|^2 = (a-4)^2 + (b-2)^2 + c^2 = 20 \cdots\cdots③$$

$\overrightarrow{FS} = \overrightarrow{OS} - \overrightarrow{OF} = (a-6, b-2, c)$

$$(a-6)^2 + (b-2)^2 + c^2 = 20 \cdots\cdots④$$

③と④から　$a = 5$

$\overrightarrow{GS} = \overrightarrow{OS} - \overrightarrow{OG} = (a-5, b-5, c)$

$$|\overrightarrow{GS}|^2 = (a-5)^2 + (b-5)^2 + c^2 = 25 \cdots\cdots⑤$$

③と⑤と$a = 5$より　$b = \frac{5}{2}$, $c = \frac{5\sqrt{3}}{2}(>0)$

すると，$\overrightarrow{ES} = \left(1, \frac{1}{2}, \frac{5\sqrt{3}}{2}\right)$

$\overrightarrow{FS} = \left(-1, \frac{1}{2}, \frac{5\sqrt{3}}{2}\right)$, $\overrightarrow{GS} = \left(0, -\frac{5}{2}, \frac{5\sqrt{3}}{2}\right)$

$$\overrightarrow{ES} \cdot \overrightarrow{FS} = -1 + \frac{1}{4} + \frac{25 \times 3}{4} = 18 \cdots\cdots（シ，スの答）$$

$$\overrightarrow{FS} \cdot \overrightarrow{GS} = 0 - \frac{5}{4} + \frac{25 \times 3}{4} = \frac{35}{2} \cdots\cdots（セ，ソの答）$$

3 出題者が求めたポイント（数学Ⅲ・微分積分）

〔解答〕

$y' = 3x^2 - 18x + 24 = 3(x-2)(x-4)$

増減表

x		2		4	
y'	$+$	0	$-$	0	$+$
y		4		0	

よって, $x=2$ のとき

極大値 4……（タ, チの答）

$x=4$ のとき

極小値 0……（ツ, テの答）

求める体積をVとおく。

この関数は $(x-4)^2$ を因数にもつことから

$y = (x-1)(x-4)^2$

よって

$V = \pi \int_1^4 (x-1)^2 (x-4)^4 dx = \pi \int_1^4 (x-4+3)^2 (x-4)^4 dx$

$= \pi \int_1^4 \{(x-4)^6 + 6(x-4)^5 + 9(x-4)^4\} dx$

$= \pi \left[\frac{1}{7}((x-4)^7 + (x-4)^6 + \frac{9}{5}(x-4)^5 \right]_1^4$

$= \pi \times 3^6 \left(\frac{3}{7} - 1 + \frac{3}{5} \right) = \frac{729}{35}\pi$ ……（ト〜ネの答）

4 出題者が求めたポイント（数学Ⅱ・指数関数）

〔解答〕

条件式より $(2^x)^2 - \frac{1}{2^x} = 2$, ここで $2^x = t$ とおくと

$t^2 - \frac{1}{t} = 2$, $t^3 - 2t - 1 = 0$, $(t+1)(t^2 - t + 1) = 0$

$t = -1$ は $t = 2^x > 0$ に反する ∴ $t \neq -1$

$t^2 - t - 1 = 0$ より $t = \frac{1 \pm \sqrt{5}}{2}$, $t > 0$ より $t = \frac{\sqrt{5}+1}{2}$

よって

$2^x - 2^{-x} = \frac{\sqrt{5}+1}{2} - \frac{2}{\sqrt{5}+1}$

$= \frac{\sqrt{5}+1}{2} - \frac{\sqrt{5}-1}{2} = 1$ ……………………（ノの答）

$2^x + 2^{-x} = \frac{\sqrt{5}+1}{2} + \frac{2}{\sqrt{5}+1} = \frac{\sqrt{5}+1}{2} + \frac{\sqrt{5}-1}{2}$

$= \sqrt{5}$ …………（ハの答）

$(2^x - 2^{-x})^2 = 1$ より

$2^{2x} - 2 + 2^{-2x} = 1$, $4^x + 4^{-x} = 1 + 2 = 3$ ………（ヒの答）

$2^x - 4^{-x} = \frac{\sqrt{5}+1}{2} - \left(\frac{\sqrt{5}-1}{2}\right)^2 = \frac{\sqrt{5}+1}{2} - \frac{6-2\sqrt{5}}{4}$

$= \frac{4(\sqrt{5}-1)}{4} = \sqrt{5} - 1$ ……（フ, への答）

5 出題者が求めたポイント（数学Ⅰ・三角比, 数学A・三角形の辺の比）

〔解答〕

△ABCに正弦定理を使うと

$2R = \frac{a}{\sin A}$ より $\sin A = \frac{\sqrt{3}}{2 \times 1}$

$0 < \angle BAC < \frac{\pi}{2}$ より

$A = \angle BAC = \frac{\pi}{3}$

すると $\angle BOC = \frac{2}{3}\pi$

△OBCはOB＝OCの二等辺三角形だから

$\angle OBC = \frac{1}{2}\left(\pi - \frac{2}{3}\pi\right) = \frac{\pi}{6}$ ………………（ホの答）

$\angle ACB + \frac{\pi}{3} + \theta = \pi$ より

$0 < \theta < \frac{2}{3}\pi$ ………………（マ, ミの答）

また, $\frac{\pi}{6} \leq \theta \leq \frac{\pi}{2}$, $\theta + \angle C + \frac{\pi}{3} = \pi$ より

$\theta = \frac{2}{3}\pi - \angle C$, $\frac{\pi}{6} \leq \frac{2}{3}a - \angle C \leq \frac{\pi}{2}$ より

$\frac{\pi}{6} \leq \angle C \leq \frac{\pi}{2}$

△ABCに正弦定理を使って

$c = 2R\sin C = 2 \times \sin\left(\frac{2}{3}\pi - \theta\right) = -2\sin\left(\theta - \frac{2}{3}\pi\right)$

よって求める面積Sは

$S = \frac{1}{2} \times BC \times AB \times \sin\theta$

$= \frac{\sqrt{3}}{2}(-2)\sin\left(\theta - \frac{2}{3}\pi\right) \times \sin\theta$

$= -\sqrt{3}\left(-\frac{1}{2}\right)\left\{\cos\left(\theta - \frac{2}{3}\pi + \theta\right)\right.$

$\left. - \cos\left(\theta - \frac{2}{3}\pi - \theta\right)\right\}$

$= \frac{\sqrt{3}}{2}\left\{\cos\left(2\theta - \frac{2}{3}\pi\right) + \frac{1}{2}\right\}$

$= \frac{\sqrt{3}}{4} + \frac{\sqrt{3}}{2}\sin\left\{\frac{\pi}{2} - \left(2\theta - \frac{2}{3}\pi\right)\right\}$

$= \frac{\sqrt{3}}{4} + \frac{\sqrt{3}}{2}\sin\left(-2\theta + \frac{7}{6}\pi\right)$

$= \frac{\sqrt{3}}{4} + \frac{\sqrt{3}}{2}\sin\left\{\pi - \left(-2\theta + \frac{7}{6}\pi\right)\right\}$

$= \frac{\sqrt{3}}{4} + \frac{\sqrt{3}}{2}\sin\left(2\theta - \frac{\pi}{6}\right)$ ……………（ム〜モの答）

物 理

解答　25年度

1 出題者が求めたポイント

(1)

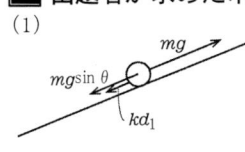

物体にはたらく力のつりあいより

$$mg = mg\sin\theta + kd_1$$

$$\therefore d_1 = \frac{mg}{k}(1-\sin\theta)$$

弾性エネルギー $= \frac{1}{2}kd_1^2$

1の答え…⑥、2の答え…⑤、3の答え…②

(2) AとBの運動方程式はそれぞれ

$$\begin{cases} ma = kd_2 + mg\sin\theta - T \\ ma = T - mg \end{cases}$$

2式より　$ma = kd_2 + mg\sin\theta - T = T - mg$

$$\therefore T = \frac{1}{2}kd_2 + \frac{1}{2}mg(1+\sin\theta)$$

4の答え…③、5の答え…①、6の答え…②

(3)

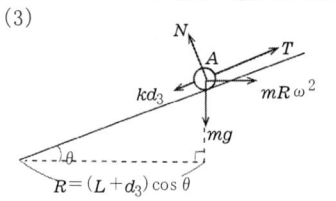

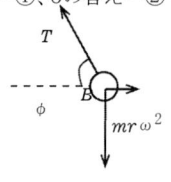

$$R = (L+d_3)\cos\theta$$

物体Aの回転半径 $= (L+d_3)\cos\theta$　だから、斜面方向の力のつりあいより

$$kd_3 + mg\sin\theta = T + m(L+d_3)\cos\theta \times \omega^2 \times \cos\theta \quad \cdots(A)$$

物体Bについて、張力と水平方向のなす角をϕとすると、水平、鉛直方向の力のつりあいより

$$T\cos\phi = mr\omega^2,\quad T\sin\phi = mg$$

$\cos^2\phi + \sin^2\phi = 1$　だから、$T^2 = m^2(r^2\omega^4 + g^2)$

$$\therefore T = m\sqrt{g^2 + r^2\omega^4}$$

上式を(A)式に代入

$$kd_3 + mg\sin\theta$$
$$= m\sqrt{g^2 + r^2\omega^4} + mL\omega^2\cos^2\theta + m\omega^2\cos^2\theta \times d_3$$

$$\therefore d_3 = \frac{m(L\omega^2\cos^2\theta - g\sin\theta) + \left\{\sqrt{g^2 + r^2\omega^4}\right\}}{k - m\omega^2\cos^2\theta}$$

7の答え…⑦、8の答え…⑥、9の答え…⑥

2

(1) 角周波数 $\omega = 2\pi f = 2\times 3.14\times 60 = 376.8$

抵抗の両端にかかる電圧の実効値

$$= I_e R = 0.20\times 50 = 10\,V$$

コイルの両端にかかる電圧の実効値

$$= I_e\times\omega L = 0.20\times 377\times 0.25 = 18.85$$

コンデンサーの両端にかかる電圧の実効値

$$= I_e\times\frac{1}{\omega c} = 0.20\times\frac{1}{377\times 40\times 10^{-6}} = 13.26$$

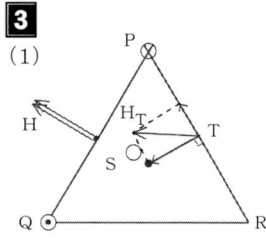

交流電圧の実効値

$$Ve = \sqrt{10^2 + (18.9-13.3)^2}$$
$$= \sqrt{131.36}$$
$$= 11.46$$

$$\tan\phi = \frac{18.9-13.3}{10} = \frac{5.6}{10} = 0.56$$

回路で消費される平均消費電力 $= I_e^2 R = 0.20^2\times 50 = 2.0$

10の答え…⑨、11の答え…②、12の答え…⑥、13の答え…④、14の答え…③、15の答え…⑥、16の答え…②

(2) インピーダンス $Z = \sqrt{R^2 + \left(\omega L - \frac{1}{\omega c}\right)^2}$ が最小のときだから、$\omega L - \frac{1}{\omega c} = 0$

$$\therefore \omega = \frac{1}{\sqrt{LC}} = \frac{1}{\sqrt{0.25\times 4.0\times 10^{-5}}} = 10^2\sqrt{10} = 316$$

$$\therefore f = \frac{\omega}{2\pi} = \frac{316}{2\times 3.14} = 50.3$$

回路に流れる電流の実効値 $= \frac{V_e}{R} = \frac{25}{50} = 0.50$

17の答え…③、18の答え…⑤

3

(1)

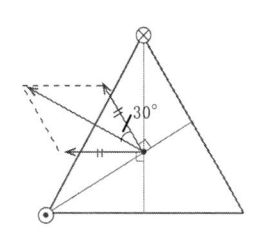

$PS = QS = 0.10\,m$

点Sにおける合成磁場

$$= \frac{2}{2\pi\times 0.1}\times 2 = 6.36$$

$PT = 0.10\,m,\quad QT = 0.1\sqrt{3}\,m$

点Tにおける合成磁場 H_T

$$= \sqrt{\left(\frac{2.0}{2\pi\times 0.1}\right)^2 + \left(\frac{2.0}{2\pi\times 0.1\sqrt{3}}\right)^2}$$

$$= \frac{2.0}{2\pi\times 0.1}\sqrt{1+\frac{1}{3}} = \frac{2}{2\pi\times 0.1}\times\frac{2}{\sqrt{3}}$$

$$= \frac{6.36}{\sqrt{3}} = 3.67$$

$PO = QO = 0.1\sqrt{3}\times\frac{2}{3}$

導線Pが点Oでつくる磁場の強さ

$$= \frac{2}{2\pi\times 0.1\sqrt{3}\times\frac{2}{3}}$$

$$= \frac{2}{2\pi\times 0.1}\times\frac{\sqrt{3}}{2}$$

点Oにおける合成磁場H_0

$$=\frac{2}{2\pi\times0.1}\times\frac{\sqrt{3}}{2}\times\frac{\sqrt{3}}{2}\times2=\frac{2}{2\pi\times0.1}\times\frac{3}{2}$$

$$=\frac{6.36}{2}\times\frac{3}{2}=4.77$$

19の答え…⑦, 20の答え…③, 21の答え…⑤

（2）
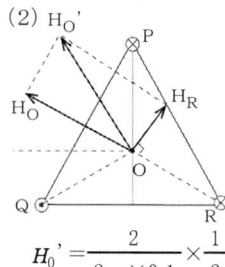

導線Rが点Oでつくる磁場の強さ

$$=\frac{2}{2\pi\times0.1}\times\frac{\sqrt{3}}{2}$$

したがって, 導線P, Q, Rが点O
でつくる合成磁場の強さH_0'は

$$H_0'=\frac{2}{2\pi\times0.1}\times\frac{1}{2}\sqrt{3}\times2=6.36\times\frac{1.73}{2}=5.50$$

22の答え…⑥

（3）
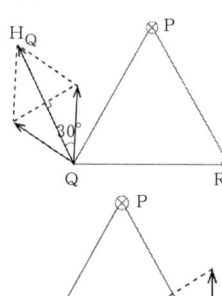

導線Pが点Qにつくる磁場の強さ

$$=\frac{2}{2\pi\times0.2}=1.59$$

したがって, 導線P, Rが点Qでつ
くる合成磁場の強さH_Qは

$$H_Q=1.59\times\sqrt{3}=2.75$$

導線Qの単位長さが受ける力

$$=\mu_0H_QI\times1$$
$$=4\pi\times10^{-7}\times2.75\times2$$
$$=6.9\times10^{-6}$$

導線P, Qが点Rでつくる合成磁
場の強さH_Rは

$$H_R=1.59$$

したがって, 導線Rの単位長さが受ける力

$$=\mu_0H_RI\times1=4.0\times10^{-6}$$

23の答え…⑧, 24の答え…④

4 出題者が求めたポイント

（1）$\triangle I=2nd\cos r$

屈折の法則より $1\times\sin i=n\sin r$

$$\therefore\cos r=\sqrt{1-\sin^2 r}=\sqrt{1-\left(\frac{\sin i}{n}\right)^2}$$

したがって,

$$\triangle I=2nd\times\sqrt{1-\left(\frac{\sin i}{n}\right)^2}=2d\sqrt{n^2-\sin^2 i}$$

（2）薄膜の上面で反射するとき, 位相がπずれるから

強めあう条件は, $\triangle I=\left(m+\frac{1}{2}\right)\lambda$

弱めあう条件は, $\triangle I=m\lambda$

（3）強めあう条件より $\lambda=\dfrac{2d\sqrt{n^2-\sin^2 i}}{\left(m+\frac{1}{2}\right)}$

可視光線の波長範囲を考慮して

$$4.0\times10^{-7}<\frac{2d\sqrt{n^2-\sin^2 i}}{m+\frac{1}{2}}<8.0\times10^{-7}$$

n, i, dに数値を代入すると

$$4.0\times10^{-7}<\frac{2\times1.1\times10^{-6}\sqrt{1.3^2-0.5^2}}{m+\frac{1}{2}}<8.0\times10^{-7}$$

$$4.0<\frac{2.2\times1.2\times10}{m+\frac{1}{2}}<8.0$$

この不等式を解いて,

$$2.8<m<6.1$$

mは整数だから, $m=3, 4, 5, 6$の4種類となる。

$m=3$のとき

$$\lambda=\frac{2.2\times1.2\times10^{-6}}{3+\frac{1}{2}}=7.5\times10^{-7}$$

$m=6$のとき

$$\lambda=\frac{2.2\times1.2\times10^{-6}}{6+\frac{1}{2}}=4.1\times10^{-7}$$

25の答え…②, 26の答え…④, 27の答え…⑤,
28の答え…②, 29の答え…④, 30の答え…①,
31の答え…⑦

化　学

解答

1 出題者が求めたポイント……原子の構造、第一イオン化エネルギー
b. 誤り　^1Hは中性子が0個である。
c. 誤り　原子番号は陽子の数で決まる。
d. 誤り　同一周期で比べると原子番号が大きくなる，つまり右に行くほど大きくなる傾向はあるが，原子番号順に大きくなるわけではない。
[解答]
②

2 出題者が求めたポイント……モル濃度
アンモニアの物質量は，
$$\frac{1.0}{22.4\times10^3}=4.46\times10^{-5}(\text{mol})$$
したがって，濃度は，
$$\frac{4.46\times10^{-5}}{1.0/1000}=4.46\times10^{-2}\fallingdotseq4.5\times10^{-2}(\text{mol/L})$$
[解答]
③

3 出題者が求めたポイント……中和滴定、pH
$HCl+NaOH\rightarrow NaCl+H_2O$
それぞれの物質量は，
$$HCl；0.02\times\frac{100}{1000}=2.00\times10^{-3}(\text{mol})$$
$$NaOH；0.02\times\frac{99.9}{1000}=1.998\times10^{-3}(\text{mol})$$
したがって，中和後に残っているHClは
$$2.000\times10^{-3}-1.998\times10^{-3}=0.002\times10^{-3}$$
$$=2.0\times10^{-6}(\text{mol})$$
この濃度は，
$$\frac{2.0\times10^{-6}}{(100+99.9)/1000}=1.00\times10^{-5}(\text{mol/L})$$
$$\therefore pH=-\log1.00\times10^{-5}=5$$
[解答]
⑤

4 出題者が求めたポイント……酸化還元反応
①$KMnO_4$は常に酸化剤として作用する。
$(COOH)_2\rightarrow2CO_2+2H^++2e^-$　として作用する。
②H_2Sは常に還元剤として作用する。
SO_2は通常還元剤として作用するが，ここでは酸化剤として働く。
③$KI\rightarrow K^++I^-$　このI^-が還元剤として働く。ここでH_2O_2は酸化剤として作用する。
$H_2O_2+2H^++2e^-\rightarrow2H_2O$
④Cl_2の方がBr_2より酸化力が強い。故に，
$Cl_2+2Br^-\rightarrow2Cl^-+Br_2$
⑤金属は常に還元剤として作用する。

[解答]
①，⑤

5 出題者が求めたポイント……蒸気圧降下、ヘンリーの法則、溶解熱、水の電離
a. この結果，沸点上昇が起こる。
b. ヘンリーの法則である。一定温度，一定量の溶媒で考えることが前提である。
c. 吸熱反応が多い。
d. $H_2O(液)=H^++OH^--Q$ kJ　電離は吸熱反応であるから，温度が高くなるほど電離が進む。その結果，K_W(水のイオン積)は大きくなる。
[解答]
②

6 出題者が求めたポイント……放射性同位体の半減期
木材の炭素原子中の^{14}Cの割合が，現生の木材の$\frac{1}{2}$であれば，6000年前埋ったことになる。
$32=2^5$　であるから，　$6000\times5=30000$年前
[解答]
6—③，7—⑩

7 出題者が求めたポイント……解離平衡，気体の状態方程式
はじめに存在したエタンの物質量をn(mol)とする。
$$1.00\times10^5\times10.0=n\times8.3\times10^3\times(273+20)$$
$$n=0.4112(\text{mol})$$
数値が有効数字3桁で示されているので，途中の計算を4桁にする。
エタンは，　$C_2H_6\rightleftharpoons C_2H_4+H_2$
と分解し，平衡状態になる。
エタンが　n(mol)分解したとすると，
$$3.74\times10^5\times10.0$$
$$=(0.4112+n)\times8.3\times10^3\times(273+627)$$
$$n=0.08946(\text{mol})$$
気体の全質量は，
$$30.0\times0.4112=12.336(\text{g})$$
C_2H_4 は，
$$28.0\times0.08946=2.5048\fallingdotseq2.505(\text{g})$$
$$\therefore\frac{2.505}{12.336}\times100=20.31\fallingdotseq20.3(\%)$$
[解答]
③

8 出題者が求めたポイント……科学史
ヒポクラテスは "医学の父" と呼ばれている。
紀元前460～375頃の人である。
①～⑩の人物は科学史上重要な役割を果たした。ある

程度の知識が必要である。

[解答]
⑥

⑨　出題者が求めたポイント……サリチル酸とその誘導体

A, B, C の構造式を示す。

A. サリチル酸 B. アセチルサリチル酸（アスピリン） C. サリチル酸メチル

[解答]
A：⑤　　B：⑨　　C：⑧

⑩　出題者が求めたポイント……サリチル酸メチルの合成

$$\text{COOH/OH} + CH_3OH \rightarrow \text{COOCH}_3/\text{OH} + H_2O$$

エステル化反応は触媒として濃硫酸を用いる。

[解答]
⑤, ⑧

⑪～⑬　出題者が求めたポイント……有機化合物の推定, 水への溶解性

(11)の文中に示された変化を整理する。

$A + H_2O \rightarrow B(アルコール) + C(カルボン酸)$

$B \xrightarrow{(O)} CH_3COCH_3$　これより B は, 2-プロパノール。

B の異性体 1-プロパノールを酸化すると, C になる。

$$CH_3CH_2CH_2OH \xrightarrow{(O)} CH_3CH_2COOH_{(C)}$$

$B \rightarrow D + H_2O$, D は $CH_3-CH=CH_2$（プロピレン）

$>C=C<$ があるので, $KMnO_4$ と反応し, 赤紫→無色になる。

$$C_6H_6 + CH_3-CH=CH_2 \rightarrow CH_3-\underset{\text{E(クメン)}}{CH}-CH_3$$

$$E \xrightarrow{(O)} \underset{(クメンヒドロペルオキシド)}{C_6H_5-\underset{CH_3}{\overset{CH_3}{C}}-COOH} \xrightarrow{H_2SO_4} \underset{F(フェノール)}{OH} + CH_3COCH_3$$

水によく溶ける物質は,

低級アルコールと低級脂肪酸, つまり炭素数の少ないアルコールとカルボン酸である。

脂肪酸は炭酸より強い酸であるから, $NaHCO_3$ と反応する。

$$CH_3CH_2COOH + NaHCO_3$$
$$\rightarrow CH_3CH_2COONa + H_2O + CO_2$$

フェノールは炭酸より弱い酸であるから次の反応が起こる。

$$\text{OH} + NaOH \rightarrow \text{ONa} + H_2O$$

$$\text{ONa} + H_2O + CO_2$$
$$\rightarrow \text{OH} + NaHCO_3（フェノールの遊離）$$

[解答]
(11)②,③　　(12)③　　(13)⑥

⑭, ⑮　出題者が求めたポイント……油脂, 元素分析

元素分析より, 組成式を求める。

$$C : H : O = \frac{79.5}{12} : \frac{9.9}{1.0} : \frac{100-(79.5+9.9)}{16}$$
$$= 6.63 : 9.9 : 0.663$$
$$= 10 : 15 : 1$$

組成式は, $C_{10}H_{15}O$

脂肪酸には1分子中2個の酸素を含まれるので,

分子式は, $C_{20}H_{30}O_2$

この脂肪酸の示性式は, $C_{19}H_{29}COOH$

飽和脂肪酸なら, $C_{19}H_{39}COOH$ となるので,

$39-29 = 10$　H が10個少ないので, $>C=C<$ は 5 個含まれている。

油脂の示性式は, $C_3H_5(OCOC_{19}H_{29})_3$

したがって, 1分子中に $>C=C<$ は, $5 \times 3 = 15$ 個含まれている。

油脂の物質量は, $C_3H_5(OCOC_{19}H_{29})_3 = 944$ として

$$\frac{1 (g)}{944 (g/mol)} = 1.06 \times 10^{-3} (mol)$$

$$>C=C< + I_2 \rightarrow -\underset{I}{\overset{}{C}}-\underset{I}{\overset{}{C}}-$$　と付加するので

$$1.06 \times 10^{-3} \times 15 \times 254 = 4.03 \fallingdotseq 4.0 (g)$$

[解答]
17—②, 18—⑩, 19—③, 20—⑩, 21—⑩, 22—②,
23—⑩, 24—⑤, 25—①, 26—⑤, 27—④, 28—⑩

⑯～⑱　出題者が求めたポイント……ペプチドの構造

加水分解したペプチドの物質量は,

$$\frac{988 \times 10^{-3} (g)}{247 (g/mol)} = 4.0 \times 10^{-3} (mol)$$

生じたアミノ酸は,

グリシン；$\dfrac{600 \times 10^{-3}}{75} = 8.0 \times 10^{-3} (mol)$

アスパラギン酸；$\dfrac{532 \times 10^{-3}}{133} = 4.0 \times 10^{-3} (mol)$

したがって,

Gly：Asp = 2：1（物質量比）

ペプチドに酵素を作用させて, アミノ酸1つを除去する変化は,

$$H_2N-CH_2-\underset{O}{\overset{}{C}}\underset{①}{\vdots}N-CH_2-\underset{O}{\overset{}{C}}\underset{②}{\vdots}N-CH-COOH$$

①で切れた後のジペプチドは, Gly-Asp, 分子量は190
②で切れた後のジペプチドは, Gly-Gly, 分子量は132

　条件と一致する。

(18)のペプチドは，

　　　Gly-Gly-Gly-Asp-Asp

　したがって，分子量は，

　　　$75 \times 3 + 133 \times 2 - 18 \times 4 = 419$

[解答]

29—②，30—①，31—③，32—④，33—①，34—⑨

生　物

解答　25年度

1　出題者が求めたポイント（ⅠⅡ小問集合）

(1) 植物細胞には細胞壁などがあるので動物細胞に比べて炭水化物の量も多い。

(2) 酸性条件で活性の高いタンパク質分解酵素。

(3) 相似器官は発生学的に由来が異なるが、機能的に似た器官である。サツマイモは根、ジャガイモは茎の発達した貯蔵器官である。

(4) 好気呼吸では、消費する酸素量と放出する二酸化炭素量は同量である。よって、アルコール発酵で放出された二酸化炭素は $40-20=20L$ である。

(5) マメ科植物など、胚乳が発達せず、種子の栄養分が子葉に蓄えられるものを無胚乳種子という。

(6) ヒトゲノム計画後に、ヒトの遺伝子数の推定値はより正確になってきている。

(7) ラクトース分解酵素の発現では、ラクトースが存在すると、発現を抑える調節タンパク質（リプレッサー）がオペレーターから離れて、RNAポリメラーゼが転写を行うようになる。

(8) 眼球の表面が角膜、光を受容する視細胞があるのが網膜である。

(9) チロキシンは甲状腺から分泌され、全身の細胞の代謝亢進を促す。パラトルモンは副甲状腺から分泌され、カルシウムイオンの代謝に関わる。

(10) $(7000 \times 0.3 \times 0.6) \div 60 = 21$

(11) ある条件を変化させたときに、光合成速度が変化する場合は、その条件が限定要因になっている。

(12) ①極性移動は重力によるものではない。②頂芽優勢はオーキシンによる側芽の成長抑制（サイトカイニンも関与する）である。③⑥オーキシンにはアブシシン酸による果実の成熟や落葉を抑制するはたらきがある。

(13) Bは同化器官が上層に多いので、広葉型と判断できる。Bは相対照度が19％で、同化器官があるので、この照度は補償点を越えていると考えられる。

(14) 生存曲線は、死亡率を反映しているので、幼齢期に親の保護を受けるかどうかはその形に影響する。

(15) シダ植物では、減数分裂によって胞子が発芽して形成される単相の配偶体（＝前葉体）に造卵器、造精器が形成される。

(16) 遺伝子Aが単独で働く場合にはがくに、遺伝子Cが単独で働く場合にはめしべになる。

(17) バージェス動物群はカンブリア紀の初めに出現した生物群の化石である。

〔解答〕

(1)①　(2)⑤　(3)③、④　(4)②⑩(20L)　(5)①、⑤
(6)②　(7)①、④　(8)⑥　(9)⑦　(10)②①
(11)③、④　(12)④、⑤　(13)③、⑥　(14)⑤
(15)問1.②　問2.②　(16)④　(17)①

2　出題者が求めたポイント（Ⅱ遺伝子頻度）

(1) 集団内の、ある対立遺伝子が占める比率を遺伝子頻度という。ハーディ・ワインベルグの法則とは、この遺伝子頻度が変化しないための条件を示したものである。逆に、集団の遺伝子頻度が変化する場合には、この法則の条件のいずれか（または、複数の条件）が成り立っていないことを意味する。

(2) 突然変異は、進化の要因のひとつで、集団の遺伝子頻度の変化につながる。

(3) それぞれの遺伝子型の占める割合は、$(p+q)$ で示される。展開すると、$p^2 + 2pq + q^2$

(4) 劣性形質の出現比は $q2$ で、$84：16$ から、$0.16 = 0.4^2$ となる。

〔解答〕

(1)⑥　(2)②　(3)④　(4)③

3　出題者が求めたポイント（Ⅰ発生）

(1) 実験【1】、【2】から「表層の回転」が起こらないと背腹軸が決まらないこと、紫外線照射によって「表層の回転」が起こらないこと、「表層の回転」後の背腹軸の形成には紫外線照射は影響しないことが読み取れる。

実験【3】からは、植物極側に背腹軸の決定に関わる部分があること、「表層の回転」によってこの部分が移動することで背腹軸が決定されることが示唆されている。

実験【4】からは、「表層の回転」によって移動して、背腹軸を決定する部分は図のイの位置にあることが示唆されている。

(3) 原口背唇部は外胚葉部分に働きかけて、神経管を誘導する形成体としての能力を持つ。この部分自身は、中胚葉性の組織である脊索やその周辺の体節に分化する。原口背唇の移植によって形成される二次胚の脊索と体節の一部を除いて移植を受けた宿主の細胞から形成されている。

〔解答〕

(1)①、⑦　(2)⑤　(3)⑥

平成24年度

問　題　と　解　答

平成24年度

英　語

問題　　　　　　　　　　　　24年度

1 次の英文の □1□ ～ □5□ に入る最も適切な語句を，それぞれ①〜⑤から 1 つ選びなさい。

(1) Ms. Hofmann □1□ it a rule to jog early in the morning every other day to maintain her health.

　　① makes　　　② takes　　　③ sets　　　④ gets　　　⑤ follows

(2) The teachers are really concerned about □2□ have been doing poorly in chemistry class.

　　① whom　　　② whomever　　　③ those who　　　④ anyone　　　⑤ what

(3) I remember □3□ the windows when I left my house this morning.

　　① to close　　　② closing　　　③ close　　　④ closed　　　⑤ to have closed

(4) □4□ a little more effort, he would have finished it by the due date.

　　① With　　　② In spite of　　　③ For　　　④ Of　　　⑤ Under

(5) The tour guide was □5□ of professional carelessness resulting in death.

　　① responded　　　② required　　　③ considered　　　④ noticed　　　⑤ accused

2 次の会話文の □6□ , □7□ に入る最も適切な英文を，それぞれ①〜④から 1 つ選びなさい。

(1) A:　Good morning, Mr. Brown. What seems to be the trouble today?
　　B:　Well, I have a terrible pain in my back.
　　A:　□6□

　　　　① Oh, really? It must have been quite difficult to do.
　　　　② Could you tell me when you first noticed it?
　　　　③ Have you already shown them to the doctor?
　　　　④ Is it possible to show you its front side?

(2) A:　I know you're busy, but I could use some help on this math assignment. It's just too hard for me.
　　B:　No problem.
　　A:　□7□

　　　　① I don't have a clue about what is going on out there.
　　　　② Thank you so much. I knew it would help them.
　　　　③ Great! You can always count on me, Bob.
　　　　④ How does after dinner Monday night sound?

3 次の英文を読み，問いに答えなさい。

　　It is well known throughout the medical community that if you treat a cold properly the symptoms will last a week —but if you leave the cold alone it will be gone in seven days!

　　Ah, the common cold....Throughout history scientists and physicians have □8□, without success, for a reliable method to prevent a cold or treat it after it has settled in. There have been numerous attempts: The ancient tribes in South America, for example, treated colds with a mixture of chili pepper, honey, and tobacco. Three thousand years ago the Chinese employed a tea made from the same plant that produces a chemical currently used in some forms for the treatment of colds. One Roman scientist apparently believed it was possible to stop coughing and sneezing* by kissing a mouse's nose. About 800 years ago the Jewish scholar Maimonides recommended treating colds with a "medical" drink known as chicken soup. American pioneers actually used some animal oil, often mixing it with sugar, to clear the stuffed nose, as well as chicken fat and soups.

　　The common cold was □9□ for the first time in print by the Greek physician Hippocrates in the fifth century B.C. 【　①　】 Hippocrates wrote that it was caused by a build up of "waste matter" in the brain. 【　②　】 Benjamin Franklin correctly thought that colds were caused by a substance passed through the air from one person's breath to be breathed in by another. 【　③　】 But it wasn't until the late nineteenth century that scientists proved a cold was an infectious disease. 【　④　】 The belief that it was caused by a bacteria—and therefore could be prevented by a vaccine* —persisted as late as the 1950s. 【　⑤　】 And it's during this same time period that products claiming to prevent or cure colds, or □10□ the symptoms, have become a multibillion dollar business. 【　⑥　】

　　Because colds are so common—we all get colds regularly—it would seem that conducting research would be easy. But in fact, finding subjects for research and testing programs is actually extremely difficult. Colds come and go quickly, although never quickly enough. Nobody knows when they are about to get a cold—so of □11□ most testing programs are based on laboratory-caused colds. For example, in an NIH*-supported study published in 2009 researchers at Pittsburgh's Carnegie Mellon University wondered if sleep patterns had any impact on either catching or resisting a cold. Because they couldn't simply wait for willing subjects to get a cold, they paid 153 volunteers $800 each to allow a virus to be sprayed up their nose, then stay in a hotel for five days to see if they caught a cold. The normal sleeping habits of each person had been recorded for two weeks 12 the day they were given the virus. Tests proved that 135 of the 153 people were infected, but only 54 of them eventually displayed at least some classic cold symptoms, among (ア)them a runny nose, fever, tiredness, and a headache. These symptoms are produced by the immune* system's attempt to battle the cold. Why did some infected subjects come down with a cold while others successfully fought it off? Sleep. The subjects who averaged less than seven hours sleep a night in the two weeks before being exposed to the virus were three times more likely to catch a cold than those people who averaged eight hours or more. One reason for this, researchers believe, is that sleep makes the immune system stronger.

注*: sneezing くしゃみ (をすること); vaccine ワクチン; NIH = National Institutes of Health; immune 免疫

(1) 文章中の 8 ～ 12 に入る最も適切な語句を，それぞれ①～⑩から１つ選びなさい。
ただし，同じ語句は２度使えません。

① increased ② prior to ③ described ④ violated ⑤ difference
⑥ reduce ⑦ searched ⑧ continue ⑨ necessity ⑩ advanced than

(2) 次の文が入る最も適切な箇所を，文章中の【 ① 】～【 ⑥ 】から１つ選びなさい。 13

It's only in the last half century that it has been proved that colds are caused by a virus.

(3) 下線部 (ア)them が指しているものを，①～⑤から１つ選びなさい。 14

① tests ② 135 people ③ 153 people ④ 54 people ⑤ symptoms

(4) 最も適切な答えを，それぞれ①～⑤から１つ選びなさい。

15 Which of the following was NOT mentioned as examples of things used for preventing or treating a cold in the past?

① chicken fat ② a tea made from a plant ③ animal oil ④ chemical waste matter ⑤ tobacco

16 Which of the following is the most appropriate title for the passage?

① The History of Cold Treatments in the U.S.
② Big Business: New and Innovative Medicine to Cure the Cold
③ Can You Prevent—or Cure—the Common Cold?
④ A Simple but Effective Medical Treatment for Colds
⑤ Battle Against Bacteria—Sleeping Patterns are the key

4 次の英文を読み，問いに答えなさい。

Ask teachers how long they want their students to remember what they were taught, and the answer is a clear, "forever!" However, that is not usually the case. Much of what is taught in school is forgotten over time, sometimes within a few days. Forgetting is often viewed as the enemy of learning. But, in fact, forgetting plays an important role in promoting learning and (ア)facilitating recall.

The human brain processes an enormous amount of incoming information every day. Much of that information remains in temporary memory sites and soon disappears. For example, the name of a person that one has just met may remain in memory for just a few minutes. Yet the name of one's best friend is turned into a long-term memory and lasts a lifetime. Why do we forget so much and preserve so little? Forgetting manifests itself in two major ways: the process of 19 newly acquired information, and the decay that occurs with memories already in long-term storage.

The first major studies on forgetting were conducted by Hermann Ebbinghaus (1850–1909), a German psychologist, whose work led to the development of a forgetting curve. The curve was a mathematical representation of how quickly new experiences were forgotten. Subsequent studies have somewhat modified his findings. When the brain is exposed to new information, 【 A 】, and continues rapidly throughout the first day. Items that do not make sense to the learner are usually forgotten first. On the contrary, shocking and clear experiences are rarely forgotten, 【 B 】. But for most information, forgetting slows down after two weeks when there is not much left to forget.

Forgetting new material can occur as a result of interference* from earlier learning. This is a component of a process called transfer. Even how one acquires new learning can affect forgetting. For most people, it is easier to forget what is heard than what is read. When listening to new information, unrelated sounds can redirect the brain's attention. But reading is 20 more focused activity, so the effect of distractions* is reduced. Stress and lack of sleep also (イ)contribute to forgetting.

Forgetting has some definite advantages. When the brain is presented with a large amount of information, forgetting prevents unrelated information from interfering with the acquiring, remembering, and recall of related information. By screening out the unimportant, the essential data and experiences have a chance to be fully combined into long-term memories. Forgetting may be bothering, but it is most likely a survival adjustment of memory. There is 21 value in remembering everything that has happened to us. Forgetting the trivial leaves room for the more important and meaningful experiences that shape who we are and establish our individuality.

Imagine if the brain remembered everything for a lifetime. Just trying to recall the name of a childhood friend would be a significant challenge. The brain would have to search through thousands of names scattered among the long-term memory sites. At best, the name would take a long time to find; at worst, the result could be confusion, resulting in the recall of the wrong name. By gradually forgetting the names that are not important, 【 C 】. Forgetting also helps to update old information. 《ウ》As one changes jobs and moves, for example, new data, such as addresses and telephone numbers, overwrite the old data. The old data may still stay in long-term memory, but if it is not recalled and practiced, it will eventually become less accessible.

Exactly what happens in the brain to old memories over time is still an open question. Some researchers suggest that memory loss of a specific experience can occur if the memory has not been recalled for a long time. They believe that this leads to the slow but steady separation of the network of brain cells that form the memory, 【　D　】. Eventually, the unity of the network fails and the memory is lost, perhaps forever. Such a process, the researchers say, frees up 《エ》【 _____ 24 _____ 25 _____ 】 information.

注＊: interference = a noun form of the verb 'interfere'; distractions = things that take your attention away from what you are doing or thinking about

(1) 文脈から下線部の語 (ア), (イ) に意味の上で最も近いと思われる語句を, それぞれ①～⑤から1つ選びなさい。

17 （ア）facilitating　　① assisting　② preserving　③ confusing　④ translating　⑤ delaying
18 （イ）contribute　　① give　② provide　③ present　④ lead　⑤ describe

(2) 文章中の 19 ～ 21 に入る最も適切な語句を, それぞれ①～⑤から1つ選びなさい。

19 ① taking off　② putting out　③ showing off　④ getting rid of　⑤ turning into
20 ① an above　② a very　③ many　④ further　⑤ a much
21 ① a few　② a little　③ little　④ none　⑤ not

(3) 「あ～え」はそれぞれ本文中の 【　A　】～【　D　】 に入る。最も適切な順番を, ①～⑩から1つ選びなさい。 22

あ．the recall process becomes more efficient
い．making getting back old memories increasingly difficult
う．although what we recall of them may change over time
え．the greatest amount of forgetting occurs shortly after the learning task is completed

①あ―う―い―え　　②あ―う―え―い　　③い―う―あ―え　　④い―あ―え―う
⑤い―え―あ―う　　⑥う―え―あ―い　　⑦う―あ―い―え　　⑧え―あ―う―い
⑨え―う―あ―い　　⑩え―い―あ―う

(4) 下線部《ウ》の主語を, ①～⑤から1つ選びなさい。 23

① one　　② jobs　　③ data　　④ addresses　　⑤ addresses and telephone numbers

(5) 《エ》の空欄に入る①～⑤の語句を並べかえて文を完成させ, 24 , 25 に入る語句を番号で答えなさい。

① available　② resources so　③ memory　④ for new　⑤ that they become

(6) 本文の内容と合う英文を, ①～⑦から2つ選びなさい。 26

① Much of the incoming information remains in temporary memory sites only for a short period of time.
② People often have difficulty remembering the names of their best friends.
③ Hermann Ebbinghaus was a German math teacher who invented a forgetting curve.
④ Shocking experiences tend to be forgotten first because people don't want to remember them.
⑤ It is generally more difficult to forget what is heard than what is read.
⑥ If we don't recall the old memory for a long time, it will become less reachable even if it is still in the brain.
⑦ The answer to exactly what happens to old memories in the brain over time has now been made clear to us.

5　次の英文を読み, 問いに答えなさい。

As a young girl in New York, Whitney Johnson volunteered to deliver foods and clothes to the homeless. While majoring in psychology at Colorado College, she 27 an English-language teaching program for immigrant children. No one was surprised, then, when she chose to volunteer in an orphanage* in Khayelitsha, one of South Africa's poorest areas, 28 her junior year abroad. "I knew at a young age that volunteering was something I was meant to do," says Johnson.

At the orphanage, Johnson discovered that most of the children had been infected with HIV* at birth. Many 《ア》【 _____ 31 _____ 32 _____ 】 them, or they were neglected by surviving relatives. Few were receiving the care they needed to stay healthy, 29 the government had made free drugs available. In fact, only about a quarter of the 330,000 children under 15 living with HIV in South Africa get the medicine they need. "The clinics are overcrowded and there is not enough money, staff and supplies," Johnson says. "I saw so many kids dying. When I left South Africa, all I wanted to do was go back and change what I had seen."

After （イ）graduating from college, Johnson began a fund-raising effort that eventually obtained enough money to 30 Ubuntu Africa (UBA), a nonprofit organization intended to provide services for HIV-positive children in Khayelitsha. In 2006, she opened her doors in a building across the street from a family-counseling center. It had grass growing through the floorboards, and it flooded on a regular basis, but it was a start.

Now the UBA center is housed in a church big enough for a few shared offices as well as the children. The staff includes counselors, a social worker, a nurse, a cook, and a handful of （ウ）volunteers, ensuring that each child has access to the proper medicine and treatment, a free healthy meal, and emotional support.

Knowledge, Johnson maintains, is extremely important to the kids' well-being too. Once a week, she makes sure the children receive age-appropriate lessons about AIDS. "When we first started, some of the kids didn't even know they had HIV," Johnson says. "They had been told they had asthma* and refused to receive treatments."

注＊: orphanage　孤児院；　HIV　ヒト免疫不全ウィルスの略；　asthma　喘息

(1) 文章中の 27 ～ 30 に入る最も適切な語句を，それぞれ①～⑤から１つ選びなさい。

27	① imposed	② required	③ obeyed	④ surrendered	⑤ launched
28	① with	② during	③ as for	④ over	⑤ as soon as
29	① even though	② as though	③ without	④ no matter	⑤ however
30	① found	② regard	③ display	④ consider	⑤ struggle

(2)《ア》の空欄に入る①～⑤の語句を並べかえて文を完成させ， 31 ， 32 に入る語句を番号で答えなさい。

① abandoned by　　② care for　　③ sick to　　④ parents too　　⑤ had been

(3) 下線部の語（イ),（ウ）と第一強勢のある母音の発音が同じ語を，それぞれ①～⑤から１つ選びなさい。

| 33 | （イ)graduating | ① capable | ② strategy | ③ literature | ④ endeavor | ⑤ communication |
| 34 | （ウ)volunteers | ① reduction | ② correspond | ③ pioneer | ④ nuclear | ⑤ employer |

(4) 次の問いに最も適切な答えを，①～⑥から１つ選びなさい。 35

Which one of the following was mentioned as what the staff of Ubuntu Africa do?

① Raise money to increase the number of nonprofit organizations in South Africa.
② Help HIV-positive children so that they can receive proper medical treatment.
③ Gather social workers from all over the world to help the poor in Africa.
④ Give counseling to the parents of HIV-positive children at the family-counseling center.
⑤ Provide a healthy meal that is inexpensive.
⑥ Receive age-appropriate lessons about AIDS once a week.

数　学

<h2>問題</h2>

24年度

1　原点Oを中心とする半径が$2\sqrt{2}$の円Sと点O'(2, −2)を中心とする半径が$2\sqrt{6}$の円Tがある。

この二つの円の交点を，x座標が小さいほうから順にA，Bとおく。このとき，三角形OO'Bにおいて$\angle OO'B = \dfrac{\boxed{ア}}{\boxed{イ}}\pi$である。また，三角形AO'Bにおいて$\angle AO'B = \dfrac{\boxed{ウ}}{\boxed{エ}}\pi$，三角形AOBにおいて$\angle AOB = \dfrac{\boxed{オ}}{\boxed{カ}}\pi$である。したがって，円Sの内側と円Tの外側との共通部分の面積は$\boxed{キ}\sqrt{\boxed{ク}} - \dfrac{\boxed{ケ}}{\boxed{コ}}\pi$となる。

2　二つの定数a, bに対して，xの関数$f(x) = x^3 + ax^2 + b$を考える。ただし，$a \neq 0, -\dfrac{3}{2}$である。この関数$f(x)$は$x = 0$，$x = -\dfrac{\boxed{サ}}{\boxed{シ}}a$のとき，それぞれ極値$b$，$\dfrac{\boxed{ス}}{\boxed{セソ}}a^3 + b$をとる。

また，二つの点$(0, b)$，$\left(-\dfrac{\boxed{サ}}{\boxed{シ}}a, \dfrac{\boxed{ス}}{\boxed{セソ}}a^3 + b\right)$を通る直線が$y = f(x)$のグラフと点$(1, 0)$で交わっているとき，$a = -\boxed{タ}$，$b = \boxed{チ}$となる。

3　$f(x) = \displaystyle\int_0^x (1 + 2\cos 5t)^2\,dt$とするとき，$\displaystyle\lim_{x \to 0} \dfrac{f(x)}{x} = \boxed{ツ}$であり，$\displaystyle\lim_{x \to \infty} \dfrac{f(x)}{x} = \boxed{テ}$である。

4　$x = \dfrac{3 + \sqrt{5}}{3 - \sqrt{5}}$に対して，$x^2$と$x^3$を$x$で表すと，

$$x^2 = \boxed{ト}\,x - \boxed{ナ}, \qquad x^3 = \boxed{ニヌ}\,x - \boxed{ネ}$$

となる。

いま，二つの数列$\{a_n\}$，$\{b_n\}$ ($n = 1, 2, 3, \cdots$)を$a_1 = 1$，$b_1 = 0$および$n \geqq 2$に対して，$x^n = a_n x - b_n$で決める。このとき，$n \geqq 1$に対して，

$$a_{n+1} = \boxed{ノ}\,a_n - b_n, \qquad b_{n+1} - a_n = \boxed{ハ}$$

である。

5　整数x, y, zが次の三つの等式を満たしているとする。

$$\begin{cases} x+y+2|z-x| = 13 & \cdots\cdots ① \\ x+2|y-z|+z = 20 & \cdots\cdots ② \\ 2|x-y|+y+z = 19 & \cdots\cdots ③ \end{cases}$$

　まず，① より x, y, z がすべて等しいことはない。つぎに，$y=z$ であるとすると，② から① を引いて $-2|z-x| = \boxed{ヒ}$ となるので，$y \neq z$ であることがわかる。同様に，$x=y$ とすると，② から③ を引いて $2|y-z| = \boxed{フ}$ となるので，$x \neq y$ であることがわかる。また，$x \neq z$ であることもわかる。そこで，x, y, z の大小関係を，たとえば $x>y>z$ のように表わすと，その仕方は全部で $\boxed{ヘ}$ 通りある。その各々の場合を調べると，結局上の三つの等式を満たす整数の組み (x,y,z) は 2 組あり，$\left(\boxed{ホ}, \ -2, \ \boxed{マ} \right)$ と $\left(-\boxed{ミ}, \ \boxed{ム}, \ -\boxed{メモ} \right)$ である。

物　理

問題　24年度

次の 1 ～ 4 の問題に答えなさい。設問の解答は解答群より1つ選びなさい。〔解答番号 1 ～ 32 〕

1 　水平面上の点Oを通る鉛直線上に設置した太さを無視できる細いガラス管に，伸び縮みしない細くて軽い糸を通し，その両端にそれぞれ質量Mの小球Aと質量mの小球Bを取り付ける。次に，小球Aを図のように水平面と平行な面内で等速円運動させたところ，小球Bは鉛直線上で静止した状態になった。ガラス管の上端をP，円運動の中心をQ，$AP = \ell$，$QO = h$，円運動の半径 $AQ = r$，重力加速度の大きさを g として，1 ～ 4 に入る最も適切な数式または数値を選びなさい。ただし，糸とガラス管との間の摩擦力や空気抵抗は無視できるものとする。

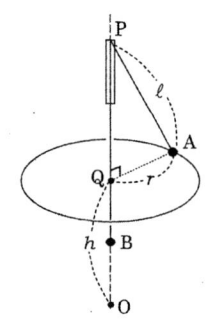

（1）小球Aの受ける円運動の向心力の大きさは，$Mg \times$ 1 である。

　　1 の解答群

① $\dfrac{\ell}{r}$ 　② $\dfrac{r}{\ell}$ 　③ $\dfrac{\sqrt{\ell^2 + r^2}}{\ell}$ 　④ $\dfrac{\sqrt{\ell^2 - r^2}}{\ell}$ 　⑤ $\dfrac{\sqrt{\ell^2 + r^2}}{r}$ 　⑥ $\dfrac{\sqrt{\ell^2 - r^2}}{r}$

⑦ $\dfrac{\ell}{\sqrt{\ell^2 + r^2}}$ 　⑧ $\dfrac{\ell}{\sqrt{\ell^2 - r^2}}$ 　⑨ $\dfrac{r}{\sqrt{\ell^2 + r^2}}$ 　⑩ $\dfrac{r}{\sqrt{\ell^2 - r^2}}$

（2）小球Aが30回転する時間を測定したら24.0秒で，このとき $\ell = 64$ cm であった。重力加速度の大きさを 9.8 m/s²，$\pi = 3.14$ とすると，小球Bと小球Aの質量比 $\dfrac{m}{M} =$ 2 となる。

　　2 の解答群

① 0.50 　② 0.74 　③ 1.1 　④ 1.6 　⑤ 2.1 　⑥ 2.7 　⑦ 3.2 　⑧ 3.7 　⑨ 4.0 　⑩ 4.8

（3）小球Aが速さ v で円運動を続けている最中に突然糸が切れて，小球AはOを含む水平面上に落下した。v および先に定義した ℓ，r，h，g のうち必要なものを用いて表すと，水平面上の落下地点とOの間の距離は 3 であり，水平面に達したときの小球Aの速さは 4 である。

　　3 の解答群

① $r + \sqrt{\dfrac{v^2 h}{g}}$ 　② $r + \sqrt{\dfrac{2v^2 h}{g}}$ 　③ $r + \sqrt{\dfrac{(vh)^2}{g(\ell^2 + r^2)}}$ 　④ $r + \sqrt{\dfrac{2(vh)^2}{g(\ell^2 + r^2)}}$

⑤ $\sqrt{r^2 + \dfrac{v^2 h}{g}}$ 　⑥ $\sqrt{r^2 + \dfrac{2v^2 h}{g}}$ 　⑦ $\sqrt{r^2 + \dfrac{(vh)^2}{g(\ell^2 + r^2)}}$ 　⑧ $\sqrt{r^2 + \dfrac{2(vh)^2}{g(\ell^2 + r^2)}}$

　　4 の解答群

① $\sqrt{gh}$ 　② $\sqrt{2gh}$ 　③ $2\sqrt{gh}$ 　④ $v + \sqrt{gh}$ 　⑤ $v + \sqrt{2gh}$

⑥ $v + 2\sqrt{gh}$ 　⑦ $\sqrt{v^2 + gh}$ 　⑧ $\sqrt{v^2 + 2gh}$ 　⑨ $\sqrt{v^2 + 4gh}$

2 　図1のグラフは豆電球PとQに加わる電圧と流れる電流の関係を示している。このグラフを用いて，5 ～ 12 に入る最も適切な数値を選びなさい。ただし，電池の内部抵抗は無視できるものとする。

（1）起電力 5.0 V の電池 E_1，抵抗値 10.0 Ω の抵抗 R_1 および1個のPを図2のようにつないだとき，Pを流れる電流は 5 A であり，R_1 における電圧降下は 6 V である。

（2）起電力 5.0 V の電池 E_2，抵抗値 10.0 Ω の抵抗 R_2 および2個のQを図3のようにつないだとき，Qを流れる電流は 7 A である。

（3）起電力 10.0 V の電池 E_3，抵抗値 30.0 Ω の抵抗 R_3，1個のPおよび1個のQを図4のようにつないだとき，Pを流れる電流は

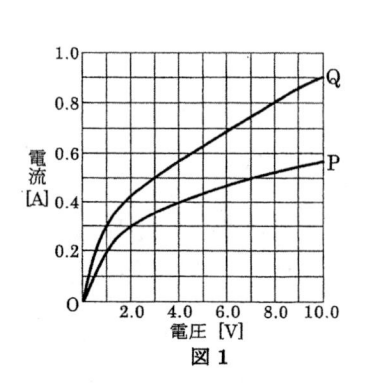

図1

[8] Aであり，Pの抵抗値は [9] Ωである。

（4）起電力 16.0 V の電池 E_4，抵抗値 20.0 Ω の 2 個の抵抗 R_4 と R_5 および 1 個の P を図 5 のようにつないだとき，P を流れる電流は [10] A であり，P の抵抗値は [11] Ω である。また，この とき，R_5 を流れる電流は [12] A である。

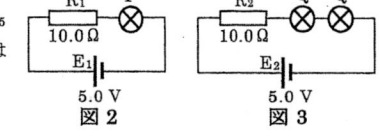

図 2   図 3

[5]，[7]，[8]，[10]，[12] の解答群

① 0.1   ② 0.2   ③ 0.3   ④ 0.4   ⑤ 0.5
⑥ 0.6   ⑦ 0.7   ⑧ 0.8   ⑨ 0.9   ⑩ 1.0

[6]，[9]，[11] の解答群

① 2.0   ② 3.0   ③ 4.0   ④ 5.0   ⑤ 6.0
⑥ 8.0   ⑦ 10.0   ⑧ 12.0   ⑨ 14.0   ⑩ 16.0

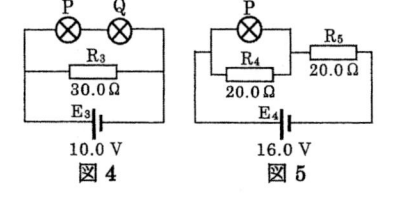

図 4   図 5

[3] なめらかな水平面上に静止している質量 m の小球 B に，質量 M の小球 A を 速さ U で弾性衝突させたところ，A は衝突前の運動方向から左へ 45°の向き に速さ V で進み，B は右へ 30°の向きに速さ v で進んだ。外力は一切作用せ ず，また小球は回転しないものとして，[13]〜[19] に入る最も適切な 数値を選びなさい。

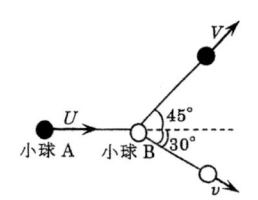

運動量保存の法則より，

$$2MU = [13]\ MV + [14]\ mv$$

$$0 = [15]\ MV - mv$$

弾性衝突なので，力学的エネルギーが保存され，次式が成り立つ。

$$\frac{1}{2}MU^2 = \frac{1}{2}MV^2 + \frac{1}{2}mv^2$$

以上の式より，

$$\frac{M}{m} = \frac{[16]}{[17]} \quad \text{であり，} \quad \frac{V}{v} = \frac{[18]}{[19]} \quad \text{である。}$$

[13]〜[19] の解答群

① 1   ② 2   ③ 3   ④ $\sqrt{2}$ ⑤ $\sqrt{3}$ ⑥ $(1+\sqrt{2})$ ⑦ $(1+2\sqrt{2})$ ⑧ $(1+\sqrt{3})$ ⑨ $(1+2\sqrt{3})$

[4] 真空中において，図のように，なめらかで水平な xy 平面上で電荷の 実験を行うものとする。次の [20]〜[32] に入る最も適切な式を 選びなさい。ただし，電場の向き（[21]，[23]，[28]，[30]）については右図の①〜⑧の中から正しい向きを選びなさい。 ①が y 軸の正の向きで，以下時計回りに 45°ごとに番号がつけてある。 クーロンの法則の比例定数を k とし，電位の基準点を無限遠とする。 また，$a>0$，$Q>0$，$q>0$ とする。

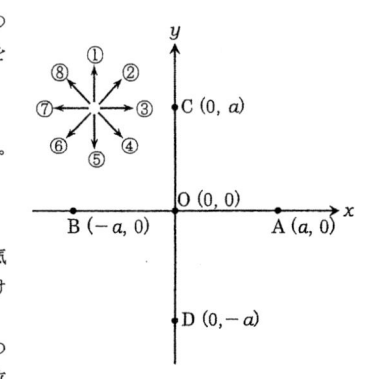

（1）x 軸上の点 A$(a,0)$ に電気量 Q の点電荷を，点 B$(-a,0)$ に電気 量 $-Q$ の点電荷を固定する。このとき，y 軸上の点 C$(0,a)$ におけ る電場の大きさは $kQ \times$ [20] で，その向きは [21] である。
    x 軸上の $x>a$ の領域では電場の大きさは $kQ \times$ [22] で，その 向きは [23] である。また，同じく x 軸上の $x>a$ の領域での電位 は $kQ \times$ [24] である。
    ここで，x 軸上の正方向の無限遠点に置かれた質量 m，電気量 q の点電荷 P を x 軸に沿って点$(2a,0)$まで 動かす。このとき，外力がする仕事は $kQq \times$ [25] である。次いで，点電荷 P を静かに放すと，P は x 軸 上を正の方向に動き出す。そして，無限遠での P の速さは $\sqrt{kQq \times [26]}$ となる。
    次に，点 A と点 B の点電荷はそのままにして点電荷 P だけを取り除き，点 C に電気量 $-2\sqrt{2}\ Q$ の点電荷 を固定すると，y 軸上の点 D$(0,-a)$ における電場の大きさは $kQ \times$ [27] で，その向きは [28] である。

（2）今度は，点Aと点Bの両方に電気量 Q の点電荷を固定する。このとき，点Cにおける電場の大きさは $kQ\times$ 29 で，その向きは 30 である。また，点Cにおける電位は $kQ\times$ 31 である。

ここで，質量 m，電気量 $-q$ の点電荷Rを点Cに置き，静かに放すと，Rは原点に向かって y 軸上を動き始め，原点での速さは $\sqrt{kQq\times}$ 32 となる。

20 , 27 , 29 , 31 の解答群

① $\dfrac{1}{a^2}$ ② $\dfrac{2}{a^2}$ ③ $\dfrac{\sqrt{2}}{a^2}$ ④ $\dfrac{\sqrt{2}}{2a^2}$ ⑤ $\dfrac{1}{2a^2}$ ⑥ $\dfrac{1}{a}$ ⑦ $\dfrac{2}{a}$ ⑧ $\dfrac{\sqrt{2}}{a}$ ⑨ $\dfrac{\sqrt{2}}{2a}$ ⑩ $\dfrac{1}{2a}$

22 , 24 の解答群

① $\dfrac{x^2}{x^2-a^2}$ ② $\dfrac{a^2}{x^2-a^2}$ ③ $\dfrac{2x}{x^2-a^2}$ ④ $\dfrac{2a}{x^2-a^2}$ ⑤ $\dfrac{1}{x^2-a^2}$

⑥ $\dfrac{2(x^2+a^2)}{(x-a)^2(x+a)^2}$ ⑦ $\dfrac{x^2}{(x-a)^2(x+a)^2}$ ⑧ $\dfrac{a^2}{(x-a)^2(x+a)^2}$ ⑨ $\dfrac{4ax}{(x-a)^2(x+a)^2}$ ⑩ $\dfrac{1}{(x-a)^2(x+a)^2}$

25 の解答群

① $\dfrac{1}{4a}$ ② $\dfrac{1}{3a}$ ③ $\dfrac{1}{2a}$ ④ $\dfrac{2}{3a}$ ⑤ $\dfrac{3}{4a}$ ⑥ $\dfrac{1}{a}$ ⑦ $\dfrac{4}{3a}$ ⑧ $\dfrac{3}{2a}$ ⑨ $\dfrac{2}{a}$ ⑩ $\dfrac{3}{a}$

26 の解答群

① $\dfrac{3ma}{2}$ ② $\dfrac{3ma}{4}$ ③ $\dfrac{2m}{3a}$ ④ $\dfrac{4m}{3a}$ ⑤ $\dfrac{3a}{2m}$ ⑥ $\dfrac{3a}{4m}$ ⑦ $\dfrac{2a}{3m}$ ⑧ $\dfrac{4a}{3m}$ ⑨ $\dfrac{2}{3ma}$ ⑩ $\dfrac{4}{3ma}$

32 の解答群

① $\dfrac{4-2\sqrt{2}}{ma}$ ② $\dfrac{ma}{4-2\sqrt{2}}$ ③ $\dfrac{(4-2\sqrt{2})m}{a}$ ④ $\dfrac{a}{(4-2\sqrt{2})m}$ ⑤ $\dfrac{(4-2\sqrt{2})a}{m}$

⑥ $\dfrac{2\sqrt{2}}{ma}$ ⑦ $\dfrac{ma}{2\sqrt{2}}$ ⑧ $\dfrac{2\sqrt{2}m}{a}$ ⑨ $\dfrac{a}{2\sqrt{2}m}$ ⑩ $\dfrac{2\sqrt{2}a}{m}$

化　学

問題　　　　　　　　　　　24年度

次の（1）～（20）の設問に答えなさい。設問に特別指示のないものについては，解答群の中から答えとして適したものを1つ選びなさい。指示のある設問については，それに従って答えなさい。［解答番号　1 ～ 34 ］

> 必要があれば次の値を用いなさい。
>
> 原子量　H：1　C：12　N：14　O：16　Na：23　P：31　Cl：35.5　Ni：59　Cu：64
>
> 気体定数　$R = 8.31 \times 10^3$ Pa・L／（K・mol）　　　ファラデー定数　$F = 9.65 \times 10^4$ C／mol
>
> アボガドロ定数　$N_A = 6.0 \times 10^{23}$ ／mol　　　　　$\log 2 = 0.30$　$\log 3 = 0.48$　$\log 5 = 0.70$
>
> 水のモル凝固点降下　1.85 K・kg／mol　　　　ベンゼンのモル凝固点降下　5.12 K・kg／mol

（1）a～eは，①～⑩のいずれかの元素またはその単体についての記述である。a～eには，ある元素についての記述が2つ含まれている。その元素はどれか。 1

  a　塩化ナトリウム水溶液の電気分解により得られる。
  b　3つの同素体が存在し金属銅と反応し黒色沈殿物をつくる。
  c　酸化数＋2の化合物をつくり，燃焼すると白色の酸化物を生じる。
  d　塩酸，水酸化ナトリウム水溶液のいずれにも，水素を発生して溶ける。
  e　水素化物は，還元性をもち水溶液は弱酸性を示す。

  ① Li　　② F　　③ Na　　④ Mg　　⑤ Al　　⑥ Si　　⑦ P　　⑧ S　　⑨ Cl　　⑩ Ar

（2）次の記述の中で，下線部の元素の酸化数が反応の前後で変化するものを<u>すべて</u>選びなさい。 2

  ① 二酸化窒素 $\underline{N}O_2$ を密閉容器に入れ，温度一定のまま圧力を加える。
  ② 塩素 $\underline{Cl}_2$ を水に溶かす。
  ③ ヨウ素ヨウ化カリウム水溶液に硫化水素 $H_2\underline{S}$ を通じる。
  ④ 酸化マンガン（IV）$\underline{Mn}O_2$ に過酸化水素を加える。
  ⑤ 硫酸銅（II）$Cu\underline{S}O_4$ 水溶液に鉄片を入れる。

（3）次の反応式の係数（ a, b, c, d, e, f の順）で正しいものはどれか。 3

  $\boxed{a}\,KMnO_4 + \boxed{b}\,HCl \rightarrow \boxed{c}\,MnCl_2 + \boxed{d}\,KCl + \boxed{e}\,H_2O + \boxed{f}\,Cl_2$

  ① 1, 1, 1, 1, 4, 1　　② 1, 2, 1, 1, 4, 1　　③ 1, 4, 1, 1, 2, 1　　④ 1, 4, 1, 1, 4, 1　　⑤ 2, 8, 2, 2, 4, 1
  ⑥ 2, 8, 2, 2, 4, 3　　⑦ 1, 16, 1, 1, 8, 5　　⑧ 2, 16, 2, 2, 8, 3　　⑨ 2, 16, 2, 2, 8, 5　　⑩ 2, 32, 2, 2, 16, 5

（4）濃硫酸に関するa～dの記述について，正誤の組合せ（a, b, c, dの順）として正しいものはどれか。 4

  a　高い粘性をもち，不揮発性である。
  b　加熱すると強い還元作用を示す。
  c　塩化ナトリウムに加え加熱すると塩素が発生する。
  d　ショ糖を炭化させる。

  ① 正, 正, 正, 正　　② 誤, 正, 正, 正　　③ 正, 誤, 正, 正　　④ 正, 誤, 正, 誤　　⑤ 正, 誤, 誤, 正
  ⑥ 誤, 正, 正, 誤　　⑦ 誤, 正, 誤, 正　　⑧ 誤, 誤, 誤, 正　　⑨ 正, 誤, 正, 誤　　⑩ 誤, 正, 誤, 誤

（5）フェノールに関するa～dの記述について，正誤の組合せ（a, b, c, dの順）として正しいものはどれか。 5

  a　無色で特有の臭いがあり，常温・常圧で液体である。
  b　炭酸水素ナトリウム水溶液によく溶ける。
  c　水溶液に臭素水を加えると白色沈殿を生じる。
  d　水溶液に塩化鉄（III）水溶液を加えると，黄色を呈する。

  ① 正, 正, 正, 誤　　② 正, 正, 誤, 正　　③ 正, 誤, 正, 正　　④ 正, 誤, 正, 誤　　⑤ 正, 誤, 誤, 正
  ⑥ 誤, 正, 正, 誤　　⑦ 誤, 正, 誤, 正　　⑧ 誤, 誤, 正, 正　　⑨ 誤, 誤, 誤, 正　　⑩ 誤, 誤, 正, 誤

（6）次の組合せで2種の物質を等量混合したとき，完全に溶け合わず2層の液体層を形成するものを<u>すべて</u>選びなさい。 6

  ①アセトンとメタノール　②エタノールと水　③グリセリンと水　④酢酸と水　⑤ジエチルエーテルと水
  ⑥ベンゼンとヘキサン　⑦1-ブタノールと水　⑧ベンゼンと水　⑨メタノールと水　⑩ホルムアルデヒドと水

（7）鎖式化合物Xは分子量100のカルボン酸であり，完全燃焼させると二酸化炭素と水が物質量比5：4で生成した。Xとして推定できる化合物はいくつあるか。ただし，幾何異性体，光学異性体は区別しなくてよい。 7

  ① 6　　② 7　　③ 8　　④ 9　　⑤ 10　　⑥ 11　　⑦ 12　　⑧ 13　　⑨ 14　　⑩ 15

（8）設問（7）の化合物Xの中で，幾何異性体または光学異性体をもつ化合物はいくつあるか。 8

① 1　　② 2　　③ 3　　④ 4　　⑤ 5　　⑥ 6　　⑦ 7　　⑧ 8　　⑨ 9　　⑩ 10

(9) 化合物 A, B は，いずれも分子式 $C_9H_{16}O_4$ で表される脂肪族ジエステルである。A, B いずれの化合物も，完全に加水分解すると2種のアルコールと分子式 $C_4H_6O_4$ のジカルボン酸が生成する。Aから得られる2種のアルコールのうち一方はメタノールであり，もう一方のアルコールは，炭素が枝分かれした構造をもち，これを酸化すると還元性を有する化合物が生成する。Aから得られるもう1つのアルコールはどれか。　$\boxed{9}$

① メタノール　　② 1-プロパノール　　③ 1-ブタノール　　④ 2-メチル-1-プロパノール
⑤ エタノール　　⑥ 2-プロパノール　　⑦ 2-ブタノール　　⑧ 2-メチル-2-プロパノール

(10) 設問 (9) において，B から得られる2種のアルコールは，いずれもアルカリ溶液中，ヨウ素と反応して特異なにおいをもつ黄色の沈殿を生成する。Bから得られる2種のアルコールを，設問 (9) の解答群から選びなさい。　$\boxed{10}$

(11) 炭素，水素，酸素からなる有機化合物 4.8 mg を CuO と O_2 存在下で十分加熱した。加熱後に生じた気体すべてを，塩化カルシウムが充てんされたガラス管，続いてソーダ石灰が充てんされたガラス管に通した。気体通過後，塩化カルシウム管の質量は 2.88 mg，ソーダ石灰管の質量は 7.04 mg 増加していた。また，この化合物 9.0 g を水 100 g に溶解した水溶液の凝固点は −0.925°C であった。この化合物の分子式を求めると，$C_{\boxed{11}\boxed{12}}H_{\boxed{13}\boxed{14}}O_{\boxed{15}\boxed{16}}$ である。

$\boxed{11}$ ～ $\boxed{16}$ に入る数字として適するものを選びなさい。なお，C_4 のような場合は，$\boxed{0}\boxed{4}$ と選択しなさい。

① 1　　② 2　　③ 3　　④ 4　　⑤ 5　　⑥ 6　　⑦ 7　　⑧ 8　　⑨ 9　　⑩ 0

(12) ヒトの血液の浸透圧は塩化ナトリウム 9.0 g を水に溶かして 1 L とした水溶液と等しい。ヒト血液と同温で同浸透圧のスクロース水溶液を 1 L つくるのに必要なスクロースは何 g か。最も近い値を選びなさい。　$\boxed{17}$

① 9　　② 18　　③ 25　　④ 28　　⑤ 50　　⑥ 53　　⑦ 55　　⑧ 105　　⑨ 110　　⑩ 180

(13) 文章中の下線部 ①～⑨ のうち，誤っている箇所をすべて選びなさい。　$\boxed{18}$

デンプンは，α-グルコースが①付加重合した②多糖類で，分子式③$(C_6H_{12}O_6)_n$ で表され，穀類やイモ類などに多く含まれる。食物中のデンプンは，だ液中の④アミラーゼで⑤加水分解され，デキストリンを経て⑥マルトースになる。さらに膵臓の消化液中の酵素によってグルコースまで分解される。グルコースは小腸から吸収され，一部は肝臓や筋肉で⑦アミロペクチンになり蓄えられる。他のグルコースは血液を通じて各組織の細胞に運ばれ，⑧酸化されて二酸化炭素と水になる。この過程で放出されるエネルギーが運動や体温の維持，物質の合成などに利用される。肝臓の⑦アミロペクチンは必要に応じて分解されて，血液中のグルコース濃度を一定（0.1%：質量パーセント濃度）に保つのに寄与している。血液中のグルコース濃度を一定に保つ機構に狂いが生じ，常に⑨低い状態になっているのが糖尿病である。

(14) 設問 (13) の二重下線部において，血液中のグルコースのモル濃度を求めると，

$\boxed{19}.\boxed{20} \times 10^{-\boxed{21}}$ mol / L となる。ただし，血液は完全な液体とし，密度は 1.02 g / cm³ とする。

$\boxed{19}$ ～ $\boxed{21}$ に入る数字として適するものを選びなさい。

① 1　　② 2　　③ 3　　④ 4　　⑤ 5　　⑥ 6　　⑦ 7　　⑧ 8　　⑨ 9　　⑩ 0

(15) 水溶液中のリン酸は次のように三段階で電離する。

（第一段階の電離）　$H_3PO_4 \rightleftharpoons H_2PO_4^- + H^+$　　$K_1 = 7.1 \times 10^{-3}$ mol / L
（第二段階の電離）　$H_2PO_4^- \rightleftharpoons HPO_4^{2-} + H^+$　　$K_2 = 6.3 \times 10^{-8}$ mol / L
（第三段階の電離）　$HPO_4^{2-} \rightleftharpoons PO_4^{3-} + H^+$　　$K_3 = 4.5 \times 10^{-13}$ mol / L

ここで，K_1, K_2, K_3 はリン酸の第一段階，第二段階および第三段階の電離定数とする。水溶液中の H_3PO_4, $H_2PO_4^-$, HPO_4^{2-} および PO_4^{3-} の存在比は，水溶液の pH によって異なる。

濃度 c mol / L のリン酸水溶液の pH を測定したところ，2.0 であった。このリン酸水溶液では，第二段階，第三段階の電離は無視でき，第一段階における電離平衡のみを考えればよいので，$[H^+] = [H_2PO_4^-]$ とみなせる。ただし，このときの電離度 α は 1 に対して無視できない。これらのことを考慮して，電離度 α を求めると，α は $0.\boxed{22}\boxed{23}$ となり，リン酸水溶液の濃度 c を求めると，c は $\boxed{24}.\boxed{25} \times 10^{-\boxed{26}}$ mol / L となる。

$\boxed{22}$ ～ $\boxed{26}$ に入る数字として適するものを選びなさい。

① 1　　② 2　　③ 3　　④ 4　　⑤ 5　　⑥ 6　　⑦ 7　　⑧ 8　　⑨ 9　　⑩ 0

(16) 次の物質の結晶のうち，分子結晶を3つ選びなさい。　$\boxed{27}$

① アルミニウム　　② カルシウム　　③ ベンゼン　　④ ヨウ素　　⑤ 塩化セシウム
⑥ 黒鉛　　⑦ 酸化マグネシウム　　⑧ 二酸化ケイ素　　⑨ 二酸化炭素　　⑩ 炭酸カルシウム

(17) 放射性同位体は不安定で，原子核が放射線（α線はヘリウム原子核，β線は電子）を放出して別の原子に変化する。放射性同位体 $^{235}_{92}U$ が α 線を放出して崩壊した場合，および $^{14}_{6}C$ が β 線を放出して崩壊した場合，それぞれに当てはまるものをすべて選びなさい。解答欄は $^{235}_{92}U$ については $\boxed{28}$，$^{14}_{6}C$ については $\boxed{29}$ を使用しなさい。

① 原子番号不変　　② 原子番号1増加　　③ 原子番号2増加　　④ 原子番号1減少　　⑤ 原子番号2減少
⑥ 質量数不変　　⑦ 質量数1減少　　⑧ 質量数2減少　　⑨ 質量数3減少　　⑩ 質量数4減少

(18) 過酸化水素水に塩化鉄(Ⅲ)を少量加えると, 分解反応が開始され酸素が発生した。分解反応開始後の過酸化水素量と発生した酸素量を図に表した。図中, ある時点 t での物質量 a と b の比 ($a:b$) について正しいのはどれか。 [30]

① 最初の過酸化水素濃度により変わる　② 加える塩化鉄の量により変わる
③ 1:1で一定
④ 2:1で一定
⑤ 3:1で一定
⑥ 4:1で一定
⑦ 反応開始当初は1:1だが徐々に2:1に近づく　⑧ 反応開始当初は2:1だが徐々に1:1に近づく
⑨ 反応開始当初は2:1だが徐々に b の比が大きくなる　⑩ 反応開始当初は2:1だが徐々に b の比が小さくなる

(19) 設問 (18) において, ある条件で分解反応を開始し, 時間ごとの過酸化水素濃度を実際に測定した結果を表に示した。

反応時間 [min]	0	1.0	2.0	3.0	4.0	5.0	6.0
H_2O_2 濃度 [$\times 10^{-2}$ mol/L]	2.57	2.44	2.33	2.23	2.15	2.08	2.02

このとき, 2.0 ～ 4.0 min の間の酸素の発生速度は [31].[32] $\times 10^{-[33]}$ mol / L・min である。

[31] ～ [33] に入る数字として適するものを選びなさい。

① 1　② 2　③ 3　④ 4　⑤ 5　⑥ 6　⑦ 7　⑧ 8　⑨ 9　⑩ 0

(20) 設問 (18) において, 塩化鉄(Ⅲ)より分解効果が大きい酸化マンガン(Ⅳ)を加えた場合, グラフはどうなるか。 [34]

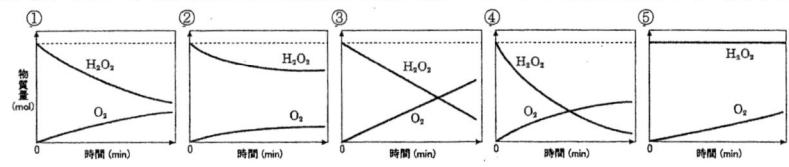

生　物

問題　　　　　　　24年度

次の（1）～（20）の設問に答えなさい。設問に特別指示のないものについては，解答群の中から答えとして適したものを1つ選びなさい。指示のある設問については，それに従って答えなさい。〔解答番号 [1] ～ [25]〕

（1）細胞の構成要素に関する記述として誤っているものをすべて選びなさい。[1]
　　① ミトコンドリアの内膜には多数のATP合成酵素が存在する。　　② リボソームはDNAの複製を行う装置である。
　　③ 核小体はリボソームRNA合成の場である。　　④ ゴルジ体は分泌が活発な細胞でよく発達する。
　　⑤ 核は二重の膜によって取り囲まれている。　　⑥ 動物の表皮細胞には細胞壁がある。
　　⑦ リソソームは加水分解酵素を含み，細胞内消化に関係する。　　⑧ 葉緑体の内膜とチラコイドは通常分離している。

（2）図1はゾウリムシの模式図である。問1，2に答えなさい。
　　問1　図中の（ア）は浸透圧の調節に関わる細胞小器官である。その名称として正しいものはどれか。[2]
　　　　① 大核　　② 小核　　③ 繊毛　　④ 食胞　　⑤ 収縮胞　　⑥ 細胞口　　⑦ 細胞肛門

　　問2　図中の（イ）のおもな働きとして最も適切なものを選びなさい。[3]
　　　　① 不消化物の体外への排出　　② 運動　　③ 細胞分裂　　④ エネルギーの生成
　　　　⑤ 栄養に関与　　⑥ 生殖に関与　　⑦ 食物の消化

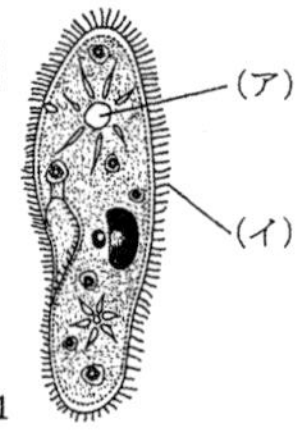

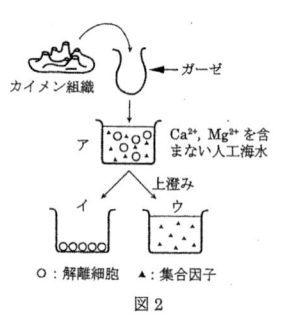
図1

（3）次の文章と図2は，細胞が集まり合う性質を調べるための実験について述べたものである。カイメンの組織をガーゼでこしたのち，Ca^{2+}, Mg^{2+} を含まない人工海水に入れておくと，細胞は完全に解離され，このままでは再集合しなかった（図中ア）。その後，解離細胞（図中イ）と，その上澄み（図中ウ）に分けた。この上澄みには解離細胞を再集合させる「集合因子」が含まれる。
　　実験1～5の結果に対する考察 a）～ d）について，適切なものを○，不適切なものを×として正しい組合せを選びなさい（a, b, c, dの順）。[4]

　　〔実験1〕図中イの解離細胞を，24℃の正常海水に戻すと再集合した。
　　〔実験2〕図中イの解離細胞を，5℃の正常海水に戻しても，再集合しなかった。
　　〔実験3〕A種とB種のカイメンを用いて，それぞれ図中イの解離細胞を得た。それらを24℃の正常海水に戻して混合すると，同種の細胞どうしで再集合し，両者が混じることはなかった。
　　〔実験4〕実験2の条件で再集合しなかった正常海水中のA種の解離細胞に，A種の細胞を解離させた処理海水（図中ウ）を添加すると，5℃でも解離細胞は再集合した。
　　〔実験5〕実験2の条件で再集合しなかった正常海水中のA種の解離細胞に，B種の細胞を解離させた処理海水（図中ウ）を添加しても，5℃で再集合しなかった。

カイメン組織 → ガーゼ
ア ○○○ Ca^{2+}, Mg^{2+} を含まない人工海水
イ　　上澄み　ウ
○：解離細胞　▲：集合因子
図2

　　〔考察〕
　　　a）カイメンの解離細胞は，「集合因子」の働きにより同種の細胞を識別し，再集合すると考えられる。
　　　b）カイメンの解離細胞の再集合には，Ca^{2+}, Mg^{2+} 以外に，正常海水にもともと含まれる「集合因子」が重要であると考えられる。
　　　c）カイメンの解離細胞の再集合には，24℃で細胞増殖が行われることが不可欠であると考えられる。
　　　d）カイメンの解離細胞は，24℃で「集合因子」の合成，あるいは分泌を行うと考えられる。

　　① ○，○，×，○　　② ○，○，○，×　　③ ○，×，×，×　　④ ○，×，○，○　　⑤ ○，×，×，○
　　⑥ ×，○，×，×　　⑦ ×，×，×，○　　⑧ ×，○，○，○　　⑨ ×，×，○，○　　⑩ ×，○，○，×

（4）被子植物のおしべの葯（やく）の中で，減数分裂が行われて最初に生じるものはどれか。[5]
　　① 胚のう細胞　② 雄原細胞　③ 花粉母細胞　④ 花粉管核　⑤ 精細胞　⑥ 助細胞　⑦ 反足細胞　⑧ 花粉四分子

（5）酵素の一般的特徴に関する記述として最も適切なものを選びなさい。[6]
　　① 酵素は触媒として働き，その際自らも分解される。　　② 酵素反応は基質と立体構造がよく似た物質によって促進される。
　　③ 酵素はミトコンドリアのみから生成される。　　④ 酵素の反応速度は水素イオン濃度の影響を受けない。
　　⑤ 酵素の活性には補酵素が不可欠である。　　⑥ 酵素は特定の物質としか反応せず，鍵と鍵穴の関係に例えられる。

（6）ヒトにおける栄養分の吸収と代謝に関する以下の文のうち，誤っているものはどれか。[7]
　　① 食物中の高分子化合物は消化によって低分子化合物になる。　　② 肝臓でつくられる胆汁に消化酵素は含まれない。
　　③ 消化された単糖類は小腸柔毛内の毛細血管に入る。　　④ 吸収された脂肪酸は脂肪粒となって毛細リンパ管に入る。
　　⑤ 大腸のおもな働きはアミノ酸の吸収である。　　⑥ 吸収された単糖類は肝門脈から肝臓に入る。

⑦ 蓄えられた脂肪は必要に応じて呼吸基質として使われる。

(7) 次の文の（ア）と（イ）に該当する語句として最も適切なものをそれぞれ選びなさい。

　　光合成は，緑葉の葉緑体で行われる。葉緑体の（　ア　）はクロロフィルなどの同化色素を含んでおり，光エネルギーを受け取ることができる。また，葉緑体の（　イ　）の部分では，二酸化炭素を固定する酵素による化学反応が行われる。

　　ア　8　　イ　9

　　① 葉緑体外膜　② チラコイド　③ ミトコンドリア　④ リソゾーム　⑤ 滑面小胞体　⑥ ゴルジ体　⑦ ストロマ

(8) イギリスのヒルは，光合成に関する次のような実験を行った。葉をすりつぶして葉緑体を含む水溶液をつくり，適当な容器に入れ空気を抜いて密閉した後，光をあてた。このとき，あらかじめシュウ酸鉄（Ⅲ）を加えてあれば O_2 が発生したが，加えていないと O_2 はほとんど発生しなかった。この実験結果の説明として適切なものを2つ選びなさい。　10

　　① 光エネルギーにより水が分解されて O_2 が発生した。　　② 光エネルギーにより CO_2 が分解されて O_2 が発生した。

　　③ 光エネルギーにより CO_2 が分解されて水素が発生した。　④ この反応には O_2 を受け取る酸化剤が必要である。

　　⑤ この反応には水素を受け取る酸化剤が必要である。　　　⑥ この反応には水素を受け取る還元剤が必要である。

(9) C_3，C_4 および CAM 植物の一般的特徴に関する記述として適切なものを3つ選びなさい。　11

　　① C_3 植物では，CO_2 の最初の固定と，カルビン・ベンソン回路の反応とは別の細胞で行われる。

　　② C_4 植物では，CO_2 の最初の固定と，カルビン・ベンソン回路の反応とは別の細胞で行われる。

　　③ CAM 植物では，CO_2 の最初の固定と，カルビン・ベンソン回路の反応とは別の細胞で行われる。

　　④ CAM 植物における CO_2 の最初の固定では，CO_2 は C_3 化合物として固定される。

　　⑤ C_4 植物は C_3 植物よりも高い光飽和点をもつ。

　　⑥ C_3 植物は，通常日中に気孔を閉じ，夜間に開く。

　　⑦ CAM 植物は，通常日中に気孔を閉じ，夜間に開く。

(10) 遺伝子発現における「転写」または「翻訳」に関する説明として適切なものを2つ選びなさい。　12

　　①「転写」では，RNA ポリメラーゼの働きにより，鋳型 DNA から 2 本鎖 RNA が合成される。

　　② 基本転写因子はプライマーと呼ばれる領域に結合して転写を開始する。

　　③「翻訳」とは，伝令 RNA の塩基配列からアミノ酸の配列に読み換えられることをいう。

　　④ 開始コドンに対応するアミノ酸はアラニンである。

　　⑤ 完成した伝令 RNA となる部分に対応する DNA の領域をイントロンという。

　　⑥「転写」は核内で，「翻訳」は細胞質で，それぞれ行われる。

(11) 次の DNA の塩基配列と相補的な RNA の塩基配列を示すものとして適切なものを選びなさい。　13

　　DNA 塩基配列：TCGGTACCCGGGAACCTCGGCGTCGACTAGCCGCGACGAC

　　　　　① UCGGUACCCGGGAACCUCGGCGUCGACUAGCCGCGACGAC

　　　　　② GTCGTCGCGGCTAGTCGACGCCGAGGTTCCCGGGTACCGA

　　　　　③ AGCCATGGGCCCTTGGAGCCGCAGCTGATCGGCGCTGCTG

　　　　　④ AGCCAUGGGCCCUUGGAGCCGCAGCUGAUCGGCGCUGCUG

(12) 設問 (11) の正答は，ある伝令 RNA の塩基配列であるとする。その中の開始コドンから翻訳が行われると，アミノ酸何個からなるポリペプチドが合成されるか。なお，終止コドンは UAA，UAG，UGA である。　14

　　① 4 個　　② 5 個　　③ 6 個　　④ 7 個　　⑤ 8 個　　⑥ 9 個　　⑦ 10 個　　⑧ 11 個　　⑨ 12 個

(13) ポリメラーゼ連鎖反応（PCR）に関する記述として最も適切なものを選びなさい。　15

　　① PCR では，DNA の特定領域が，理論上，一次関数的に増幅される。

　　② PCR では，増幅したい領域の端の部分と相補的な塩基配列を持つ短い 1 本鎖 DNA を用いる。この 1 本鎖 DNA をプロモーターとよぶ。

　　③ 実用的な PCR 法に用いる DNA ポリメラーゼは，耐熱性であることが重要である。

　　④ 2 本鎖 DNA を 1 本鎖にする際は，加水分解酵素が必要である。

　　⑤ DNA を複製するために，塩基がそれぞれ A, U, G, C である 4 種類のヌクレオチドを反応液に添加しておく。

(14) 次の文の（ア）と（イ）に該当する語句の組合わせとして最も適切なものを選びなさい。　16

　　（ア）という酵素は，（イ）により特定の塩基配列で切断された DNA 断片を再びつなぐ働きをもつ。

　　① ア：DNA ポリメラーゼ，イ：DNA リガーゼ　　　　② ア：DNA ポリメラーゼ，イ：制限酵素

　　③ ア：DNA リガーゼ，　　イ：DNA ポリメラーゼ　　　④ ア：DNA リガーゼ，　　イ：制限酵素

　　⑤ ア：制限酵素，　　　　イ：DNA ポリメラーゼ　　　⑥ ア：制限酵素，　　　　イ：DNA リガーゼ

(15) iPS 細胞に関する記述として適切なものを3つ選びなさい。　17

　　① 胚性幹細胞とよばれる。　　　　　　　　　　　　　② 胚盤胞の内部細胞塊を培養してつくられる。

③ ヒトの皮膚細胞などに遺伝子を導入してつくられる。　④ 数種類の限られた細胞にしか分化できない。
⑤ 日本人の研究者によって最初につくられた。
⑥ 将来一人の人間になり得る胚を犠牲にしてつくられるので，再生医療に応用しようとした場合，倫理的問題がともなう。
⑦ 患者自身の細胞が利用できるため，移植医療に応用しても拒絶反応は起こらないと期待される。

(16) イソギンチャクはクマノミに安全な生活場所を与え，クマノミはイソギンチャクの敵を追い払う。異種の生物どうしのこのような関係を何とよぶか。 18
① 競争　② 捕食−被食関係　③ 相利共生　④ 片利共生　⑤ 寄生　⑥ 中立　⑦ すみわけ　⑧ 食物連鎖

(17) 目のかん体細胞で働くロドプシンと最も関係が深いビタミンはどれか。 19
① ビタミンA　② ビタミンB₁　③ ビタミンB₂　④ ビタミンB₆　⑤ ニコチン酸　⑥ ビタミンE

(18) 血液にクエン酸ナトリウムを加えると血液凝固反応が阻害される。それはクエン酸ナトリウムによってどの物質が直接除かれるためか。 20
① Ca^{2+}　② Cl^-　③ K^+　④ フィブリン　⑤ トロンビン　⑥ プロトロンビン　⑦ フィブリノーゲン　⑧ 血小板

(19) ヒトにおける体温調節に関する記述として誤っているものをすべて選びなさい。 21
① 体温調節中枢は間脳の視床下部にある。
② 寒冷刺激があると，交感神経の働きにより立毛筋が収縮する。
③ 寒冷刺激があると，チロキシンなどの働きにより代謝が抑制される。
④ 暑熱刺激があると，交感神経の働きにより心臓の拍動が促進される。
⑤ 暑熱刺激があると，皮膚の血管が拡張して熱の放散量が増す。

(20) 恒常性の維持に関する以下の文章を読み，問1～4に答えなさい。

　　ヒトをはじめとする (ア) 脊つい動物の循環系には，血管系とリンパ系がある。ヒト血液の組成はほぼ一定に保たれており，恒常性と深い関係をもっている。血液は有形成分と液体成分の血しょうから成り，有形成分は，赤血球，白血球，血小板である。血液中の白血球の一種は病原体を (イ) 食作用によって取り込み，消化して，排除する。さらに，別の白血球は (ウ) 抗体と呼ばれる免疫グロブリンを産生し，病原体や毒素を排除，中和する。以上のように，我々のからだは微生物などの外敵から守られている。このことを免疫といい，これを利用した (エ) 血清療法などが行われている。

問1　下線部（ア）に関する記述として誤っているものを選びなさい。 22
① ヒトは，大部分の血液が血管中だけを流れる閉鎖血管系をもつ。
② 血液やリンパ液などの体液は，からだ全体を循環して，物質の運搬などを行う。
③ 哺乳類，鳥類，は虫類の心室には完全な隔壁があり，循環している動脈血と静脈血は混ざらない。
④ 魚類には，肺循環と体循環の区別がない。
⑤ ヒトでは，全身から心臓に戻る血液は，まず右心房に送られる。
⑥ リンパ節や胸腺はリンパ系に属する。

問2　下線部（イ）の作用をおもに担当する細胞の名称と，その細胞の他の機能として正しい語句との組合わせを選びなさい。 23
① マクロファージ−抗体産生　② マクロファージ−抗原提示　③ T細胞−抗体産生
④ T細胞−抗原提示　⑤ B細胞−抗体産生　⑥ B細胞−抗原提示

問3　下線部（ウ）が，抗原を認識する部位を図3から選び，その名称との組合わせとして正しいものを選びなさい。 24

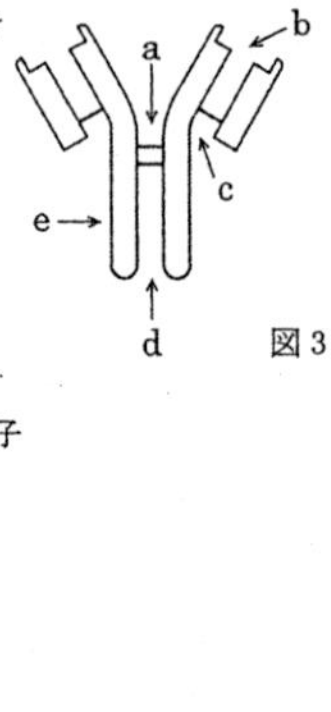

① a：定常部　② a：可変部　③ b：定常部　④ b：可変部　⑤ c：定常部
⑥ c：可変部　⑦ d：定常部　⑧ d：可変部　⑨ e：定常部　⑩ e：可変部

図3

問4　下線部（エ）に最も関連の深い語句を2つ選びなさい。 25
① 抗原抗体反応　② 赤血球凝集素　③ 細胞性免疫　④ 体液性免疫　⑤ キラーT細胞　⑥ 血液凝固因子

英　語

解答　24年度

■ 出題者が求めたポイント

[全訳と解法のヒント]

(1) ホフマンさんは健康を維持するために、一日おきに早朝ジョギングすることを習慣にしている。

make it a rule to do：「～することを習慣にする」

(2) 先生たちは、化学の授業で成績の悪かった者たちのことを、本当に心配している。

those who ～：「～する人々」

(3) 私は今朝家を出るときに窓を閉めたことを覚えている。

remember ～ing：「～したことを覚えている」

(4) もう少し努力していれば、彼は期限までにそれを終えたのに。

[with ～]は仮定法のif節の代わりで、「もし～があったら」の意味

(5) そのツアーガイドは、専門家として注意が足りなかったことから死を招いたとして、訴えられた。

be accused of ～：「～で訴えられる」

[解答]

①① ②③ ③② ④① ⑤⑤

② 出題者が求めたポイント

[全訳]

(1) A：おはようございます、ブラウンさん。今日はどうされましたか。

B：あのう、背中がひどく痛いんです。

A：⑥

①そうなんですか。そうするのはとても難しかったでしょう。

②最初に気づいたのはいつか教えてください。

③もう医者に見せましたか。

④あなたにその前面を見せることは可能ですか。

(2) A：お忙しいと思いますが、この数学の宿題を手伝ってもらえませんか。私には難しすぎるんです。

B：かまいませんよ。

A：⑦

①外がどうなっているのか見当つかないんです。

②ありがとうございます。それが彼らの助けになるだろうと知っていました。

③すばらしい。いつでも私を頼っていいですよ、ボブ。

④月曜日の夕食後はどうですか。

[解答]

⑥② ⑦④

③ 出題者が求めたポイント

[全訳]

医者仲間でよく知られていることがある。それは、風邪を適切に治療すれば症状は1週間続くだろう、しかし風邪を放っておいたら7日間で治るだろうというものだ。

ああ、それにしても、普通の風邪…歴史を通じて科学者や医者たちは、風邪を予防する、あるいは罹った後に治療するための、信頼できる方法を⑧探してきたが、成功はしなかった。数知れない試みがあった。たとえば南アメリカの古代の部族は、チリペッパー、ハチミツ、タバコを混ぜたもので風邪を治療した。3000年前の中国人は、今日でも何らかの形で風邪の治療に使われている化学薬品を作りだすのと同じ植物から作られた茶を使用した。あるローマの科学者は、どうやら、ネズミの鼻にキスすることで咳やくしゃみを止められると信じていたようだ。およそ800年前、ユダヤ人の学者マイモニデスは、チキンスープとして知られている「医療」ドリンクで風邪を治療することを勧めた。アメリカの開拓者たちは実際に、鼻づまりを治すのに、チキンの脂肪やスープと共になにかの動物のオイルも、しばしば砂糖と混ぜて使っていた。

普通の風邪は、BC5世紀に、ギリシャの医者ヒポクラテスによる本の中に最初に⑨記述された。【①】ヒポクラテスは、風邪は脳の中の「老廃物」の堆積によって引き起こされると書いた。【②】ベンジャミン・フランクリンは、空気を通じて人の息からそれを吸い込む別の人に移される、ある物質によって引き起こされると、正しく考えていた。【③】だが、19世紀末になってやっと科学者たちは、風邪が伝染性の病気であることを証明したのだった。【④】風邪は細菌によって起こされる―だからワクチンによって防げる―という考えは、1950年代になっても続いた。【⑤】そして、風邪を予防したり治したり、あるいは症状を⑩軽減したりするという触れ込みの製品が、数十億ドルというビジネスになったのも、この同じ時代のことであった。【⑥】

風邪は非常にありふれている―私たちみんな定期的に風邪を引く―ので、風邪の研究をするのは簡単だと見られるかも知れない。しかし実は、研究主題を見つけることや実験プログラムは、実際には極めて難しい。風邪は来てすばやく去る。十分すばやいと思うことは決してないけれども。いつ風邪に罹りそうだとは誰にもわからない。だから⑪必然的に、ほとんどの実験プログラムは実験室製の風邪に基づいている。たとえば、2009年に発表されたNIH援助の研究の中で、ピッツバーグのカーネギーメロン大学の研究者たちは、睡眠のパターンが、風邪に罹るあるいは風邪に抵抗力があることに、影響するのではないかと考えた。彼らは、協力してくれる被験者が風邪に罹るのを、ただ単に待っていることができなかったので、153人のボランティアにひとり800ドルずつ払って鼻の先でヴィールスを撒かせてもらい、5日間ホテルに泊まらせて、風邪に罹ったかどうか確かめた。それぞれの人の通常の睡眠習慣は、

ヴィールスをうつされる日に⓵先立つ2週間記録された。検査によって153人中135人が感染したことがわかったが、最終的に、鼻水、熱、脱力感、頭痛などの少なくともいくつかの古典的な風邪の症状を見せたのは、感染者の内の54人しかいなかった。これらの症状は、免疫システムが風邪と戦おうとすることによって起こされるものだ。感染した被験者で、風邪に倒れた者もいれば、それと戦ってうまく勝った者もいるのはなぜだろうか。睡眠である。ヴィールスにさらされる前2週間の夜の睡眠が、平均して7時間以下の被験者は、8時間以上の被験者よりも3倍風邪に罹りやすかった。これのひとつの理由は、研究者たちの考えでは、睡眠は免疫システムを強力にするからだろうというものだ。

[選択肢の意味]
(2)風邪はヴィールスによって引き起こされると証明されたのは、やっと世紀の後半になってからであった。
(4)
⓵過去における風邪の予防あるいは治療に使われたものの例として挙げられなかったのは、次のどれか。
　①チキンの脂肪　　②植物から作られた茶　　③動物のオイル　④化学的老廃物　⑤タバコ
⓵この英文のタイトルとして最も適切なのは次のどれか。
　①アメリカにおける風邪治療の歴史
　②大きなビジネス－風邪を治すための新しい革新的な医療
　③あなたは普通の風邪を予防あるいは治療できるか。
　④風邪のための簡単ではあるが効果的な医学的治療
　⑤細菌との戦い－睡眠のパターンが鍵

[解答]
⑧⑦　⑨③　⑩⑥　⑪⑨　⑫②　⑬⑤　⑭⑤
⑮④　⑯③

④　出題者が求めたポイント
[全訳]
　教えたことを生徒たちにどれくらい長く覚えておいてもらいたいかと、先生に尋ねてみると、答えは明らかだ。「永遠にずっと！」。だが、普通はそうはいかない。学校で教えられたことのほとんどは、時が経てば、時には数日以内に忘れられる。忘れることはよく学習の敵と見なされる。しかし、実は、忘れることは、学習を促進し思い出しを(ア)容易にすることに重要な役割を果たしているのである。
　人間の脳は、毎日膨大な量の入ってくる情報を処理している。この情報の多くは、短期記憶のサイトに残り、まもなく消え去る。たとえば、ちょっと会っただけの人の名前はほんの数分だけ記憶に残るだろう。しかし、親友の名前は長期記憶に変わり、生涯続く。なぜ私たちはそれほどたくさん忘れ、それほど少ししか保存しないのだろうか。忘れることはふたつの大きな現れ方をする。新しく獲得した情報を⓵除去する過程と、すでに長期の蓄積の中にある記憶に起こる崩壊である。
　忘れることに関する最初の大きな研究は、ドイツの

心理学者ヘルマン・エビングハウス(1850－1909)によって行われたが、彼の業績は忘却曲線の開発につながった。この曲線は新しい経験がいかに速やかに忘れられるかを、数学的に表したものである。これに続く研究は、彼の発見にいくぶん修正を加えた。脳が新しい情報にさらされると、【A】学習課題が達成されたすぐ後に最も大量の忘れが起こり、これが最初の日の間中高速で続く。学習者にとって大事でない項目がたいてい最初に忘れられる。逆に、衝撃的で鮮明な経験は、【B】時が経てば思い出す内容が変化することはあるけれども、忘れられることは稀である。しかし、ほとんどの情報にとって忘れるべきことがあまり残っていない2週間後には、忘れる速度が落ちる。
　新しいことを忘れるのが、以前の学習から干渉された結果起こることがある。これが変形と呼ばれる過程の要素のひとつである。新しい知識をどのような方法で得たかも、忘れることに影響する。ほとんどの人にとって、目で見たものより耳で聞いたことの方が忘れやすい。新しい情報を聞いている時、関係のない音が脳の注意を逸らすことがある。だが、読むことはそれより⓵はるかに集中する活動なので、気を逸らす効果が減る。ストレスと睡眠不足も、忘れることに(イ)貢献している。
　忘れることにはいくつかのはっきりした利点がある。脳が多量の情報を渡される時には、忘れることによって、無関係な情報が関係のある情報の獲得、記憶、呼び起こしに干渉してくるのを避けられる。重要でないものを選別することによって、重要な情報や経験が完全に結合して長期記憶になることができる。忘れることは厄介だが、それはおそらく記憶の生き残りのための適応なのだろう。私たちに起こったすべてを記憶することには、⓵ほとんど価値はない。ささいなことを忘れることで、私たちの人となりを形作り、私たちの個性を作り上げる、もっと重要で意味のある経験のための場所ができる。
　脳が一生の間すべてのことを記憶するとどうなるか、想像してみよう。幼なじみの名前を思い出そうとするだけでも、大変な仕事になる。脳は長期記憶のサイトのあちこちに散らばった数千もの名前を検索しなければならない。最良の場合でも、名前は見つけ出すのに長い時間がかかるだろう。最悪の場合、結果は混乱していて、間違った名前を思い出す羽目になるかも知れない。重要でない名前を次第に忘れていくことによって、【C】思い出しの過程は効率的になる。忘れることはまた、古い情報を更新する助けにもなる。《ウ》たとえば人が仕事を変えたり引っ越したりした時には、住所や電話番号などの新しいデータが古いデータの上書きをする。古いデータはまだ長期記憶に残るかも知れないが、思い出されなくなり使われなくなると、ついに入手しにくくなる。
　時間が経って脳の中で古い記憶に正確に何が起こるのかは、いまだ未解決の問題である。記憶が長い間思い出されないでいると、特定の経験についての記憶の喪失が起こるかもしれないと言う研究者もいる。これ

が、記憶を形成する脳細胞のネットワークの、ゆっくりとしてはいるが確実な分離となり、【D】<u>古い記憶を取り戻すのを次第に困難にする</u>。ついにはネットワークのつながりは崩れ、記憶はたぶん永久に失われる。研究者たちが言うには、このような過程が、メモリーリソースを、新しい情報のために使えるものになるように空にするのである。

[解法のヒント]
(3) 選択肢の意味
　あ．思い出しの過程は効率的になる。
　い．古い記憶を取り戻すのを次第に困難にする。
　う．時が経てば思い出す内容が変化することはあるけれども
　え．学習課題が達成されたすぐ後に、最も大量の忘れが起こり
(5) 完成した英文
　memory resources so that they become available for new
(6) 選択肢の意味
　①入ってくる情報の多くは、ほんの短い時間だけ一時的記憶サイトに残る。
　②人々はしばしば、親友の名前を思い出すのに困難を感じる。
　③Hermann Ebbinghaus は忘却曲線を考え出した数学の教師であった。
　④衝撃的な経験は、人々が思い出したくないので、まず最初に忘れられる傾向にある。
　⑤一般的には、読むものより耳で聞くことのほうが記憶するのが難しい。
　⑥もし私たちが古い記憶を長い間思い起こさなかったら、それは、まだ脳の中にあるとしても、次第に近づきにくくなる。
　⑦時間が経って脳の中の古い記憶に正確に何が起こったのかに対する答えは、今は私たちに明らかになっている。

[解答]
⟨17⟩① ⟨18⟩④ ⟨19⟩④ ⟨20⟩⑤ ⟨21⟩③ ⟨22⟩⑨ ⟨23⟩③
⟨24⟩② ⟨25⟩① ⟨26⟩①と⑥

5　出題者が求めたポイント
[全訳]
　ニューヨークに住む若い女性だったホイットニー・ジョンソンは、食料や衣服をホームレスの人たちに配るボランティアをしていた。彼女はコロラド大学で心理学を専攻するかたわら、移民の子どもたちのための英語教育プログラムを⟨27⟩立ち上げた。だから、彼女が3年生で外国に行っている⟨28⟩間に、南アフリカの最も貧しい地域のひとつである Khayelitsha の孤児院でボランティアすることを選んだ時には、誰も驚かなかった。「私は小さい頃から、ボランティアすることが私の運命だとわかっていました。」と、ジョンソンは言う。
　ジョンソンは孤児院で、子どもたちのほとんどが出生時に HIV に感染していたことを知った。多くは、

《ア》【病気で子どもの世話ができない親に捨てられるか】、生き残っている親類に放っておかれていた。政府が無料の薬が手に入るようにして⟨29⟩いても、元気いるために必要とされる世話を受けている者はほとんどいなかった。実のところ、南アフリカで HIV 感染している15歳以下の33万の子どもたちの内、およそ4分の1しか必要な医療を受けていない。「病院は患者であふれていて、お金もスタッフも物も十分ではありません。」と、ジョンソンは言う。「私はとてもたくさんの子どもたちが死んでいくのを見ました。南アフリカを離れた時、私がしたいと思ったことはただ、戻って、自分が目にしたものを変えたいということだけでした。」
　大学を卒業した後、ジョンソンは資金集めの努力を開始し、ついに、ウブントゥアフリカ Ubuntu Africa (UBA)という、カエリチャにある HIV 感染の子どもたちのためにサービスを提供するために作られた、非営利団体を設立するのに十分なお金を得た。2006年に、彼女はファミリーカウンセリングセンターと通りを隔てたあるビルの中に組織を開設した。床板の間からは草が伸び、定期的に洪水にみまわれたが、それがスタートだった。
　今では UBA センターは、子どもたちだけでなくいくつかの共有のオフィスも入るくらいの大きさの教会の中に置かれている。スタッフの中には、カウンセラー、ソーシャルワーカー、看護師、コック、そして一握りのボランティアがいて、ひとりひとりの子どもたちが適切な医療と治療、無料で体にいい食事、心のケアを受けられるように保証している。
　ジョンソンが強く主張しているのは、子どもたちの福祉には知識もまた極めて重要だということである。彼女は月に1度必ず、子どもたちが年齢にふさわしい AIDS の授業を受けるということをやっている。「最初に私たちが始めた時、子どもたちは自分が HIV に感染していることさえ知りませんでした。」とジョンソンは言う。「彼らは喘息だと言われてきていて、治療を拒んでいたのです。」

[設問と選択肢の意味]
問(4) ウブントゥアフリカのスタッフがすることとして書いてあるのは次のどれか。
　①南アフリカの非営利団体の数を増やすためにお金を集めること。
　②HIV 感染の子どもたちが適切な医療を受けられるように助けること。
　③アフリカの貧しい人たちを助けるために世界中からソーシャルワーカーを集めること。
　④ファミリーカウンセリングセンターで、HIV 感染の子どもを持つ親たちにカウンセリングをすること。
　⑤安価な健康によい食事を提供すること。
　⑥年齢にふさわしい AIDS についての授業を週に1回受けること。

[解答]
⟨27⟩⑤ ⟨28⟩② ⟨29⟩① ⟨30⟩① ⟨31⟩① ⟨32⟩③ ⟨33⟩②
⟨34⟩③ ⟨35⟩②

数　学

解答

24年度

1 出題者が求めたポイント
(数学Ⅰ・三角比, 数学Ⅱ・三角関数)

〔解答〕

$\angle OO'B = \theta$ とおき

$\triangle OO'B$ に余弦定理を使うと

$OB^2 = OO'^2 + O'B^2$
$\quad -2 \times OO' \times O'B \times \cos\theta$

$\left(2\sqrt{2}\right)^2 = \left(2\sqrt{2}\right)^2 + \left(2\sqrt{6}\right)^2$
$\quad -2 \times 2\sqrt{2} \times 2\sqrt{6} \times \cos\theta$

$\cos\theta = \dfrac{\sqrt{3}}{2}$

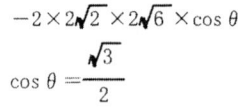

$\therefore \theta = \dfrac{\pi}{6} \cdots$(ア, イの答)

また, $\angle AO'B = 2\angle OO'B$

$\qquad\qquad = \dfrac{\pi}{3}$ ……………………(ウ, エの答)

中心角と円周角の関係から

$\angle AOB = 2\angle AO'B = \dfrac{2}{3}\pi$ ……………(オ, カの答)

次に, 扇形 O'AB の面積を S_1 とおくと

$S_1 = \pi\left(2\sqrt{6}\right)^2 \times \dfrac{1}{6} = 4\pi$

AO'を弦とする月形の面積を S_2 とおくと

$S_2 = \pi\left(2\sqrt{2}\right)^2 \times \dfrac{1}{3} - 2\sqrt{3} = \dfrac{8}{3}\pi - 2\sqrt{3}$

よって求める面積を S とすると

$S = \pi\left(2\sqrt{2}\right)^2 - S_1 - 2S_2$

$\quad = 8\pi - 4\pi - 2\left(\dfrac{8}{3}\pi - 2\sqrt{3}\right) = 4\sqrt{3} - \dfrac{4}{3}\pi$

…………(キ～コの答)

2 出題者が求めたポイント
(数学Ⅱ・微分積分)

〔解答〕

$f(x) = x^3 + ax^2 + b$, $f'(x) = 3x^2 + 2bx = x(3x+2b)$

よって, $x = 0$, $x = -\dfrac{2}{3}a$ ………………(サ, シの答)

のときそれぞれ極値 b, $f\left(-\dfrac{2}{3}a\right) = \dfrac{4}{27}a^3 + b$

…………(ス～ソの答)

をとる。

また, 2点 $(0, b)$, $\left(-\dfrac{2}{3}a, \dfrac{4}{27}a^3 + b\right)$ を通る直線の傾きを m とすると

$m = \dfrac{\left(\dfrac{4}{27}a^3 + b\right) - b}{-\dfrac{2}{3}a - 0} = -\dfrac{2}{9}a^2$

よって, この直線の方程式は

$y - b = -\dfrac{2}{9}a^2(x-0) \quad \therefore y = -\dfrac{2}{9}a^2 x + b$

この直線は $(1, 0)$ を通るから $0 = -\dfrac{2}{9}a^2 + b$ ………①

また, $y = f(x)$ も点 $(1, 0)$ を通るから

$0 = 1 + a + b$ …………②

②より $b = -a - 1$ を①へ代入して整理すると

$(a+3)(2a+3) = 0$

条件より $a \neq \dfrac{3}{2}$ $\therefore a = -3$, $b = 2$ …………(タ, チの答)

3 出題者が求めたポイント
(数学Ⅲ・微分積分)

〔解答〕

$f(0) = 0$ より

$\displaystyle\lim_{x\to 0} \dfrac{f(x) - f(0)}{x-0} = f'(0)$

ここで, $f'(x) = (1 + 2\cos x)^2$

$f'(0) = (1 + 2 \times 1)^2 = 9$

よって, $\displaystyle\lim_{x\to 0} \dfrac{f(x)}{x} = 9$ ………………(ツの答)

次の不定積分を求める。

$\displaystyle\int \cos^2 5t\, dt = \int \dfrac{1 + \cos 10t}{2}\, dt$

$\quad = \dfrac{1}{2}\left(t + \dfrac{1}{10}\sin 10t\right) + c = \dfrac{1}{2}t + \dfrac{1}{20}\sin 10t + c$

すると, $f(x) = \displaystyle\int_0^x (1 + 2\cos 5t)^2\, dt$

$\quad = \displaystyle\int_0^x (1 + 4\cos 5t + 4\cos^2 5t)\, dt$

$\quad = \left[t + 4 \times \dfrac{1}{5}\sin 5t + 4\left(\dfrac{1}{2}t + \dfrac{1}{20}\sin 10t\right)\right]_0^x$

$\quad = 3x + \dfrac{4}{5}\sin 5x + \dfrac{1}{5}\sin 10x$

よって,

$\displaystyle\lim_{x\to\infty} \dfrac{f(x)}{x} = \lim_{x\to\infty}\left(3 + \dfrac{4\sin 5x}{5x} + \dfrac{\sin 10x}{5x}\right)$

$\qquad\qquad = 3 + 0 + 0 = 3$ ………………(テの答)

4 出題者が求めたポイント
（数学 I・数と式, 数学B・数列）

〔解答〕

条件式より $x = \dfrac{1 \pm 3\sqrt{5}}{2}$, $2x - 7 = \pm 3\sqrt{5}$

両辺を2乗する $(2x-7)^2 = \left(3\sqrt{5}\right)^2$

展開して整理すると $x^2 = 7x - 1$ ……………（ト, ナの答）

次に, 両辺に x をかけると

$x^3 = 7x^2 - x = 7(7x-1) - x = 48x - 7$ …（ニ〜ヌの答）

また, $n \geqq 2$ のとき $x^n = a_n x - b_n$ の両辺に x をかける

$x^{n+1} = a_n x^2 - b_n x = a_n(7x-1) - b_n x$

$\qquad = (7a_n - b_n)x - a_n$

$x^{n+1} = a_{n+1}x - b_{n+1}$

各係数を比べて

$a_{n+1} = 7a_n - b_n$ ………………………（ノの答）

$b_{n+1} - a_n = 0$ ………………………（ハの答）

このとき $a_2 = 7a_1 - b_1 = 7$, $b_2 = a_1 = 1$ となり

$n = 1$ のときも成り立つ

5 出題者が求めたポイント（数学 I・数と式）

〔解答〕

(ア) $x = y = z$ と仮定し, ①へ代入する

$x + x + 0 = 13$, $2x = 13$

x は整数なのでこの仮定は偽

よって, x, y, z が全て等しいことはない

(イ) $y = z$ と仮定する

①より, $x + z + 2|z - x| = 13$ …………④

②より, $x + z + 2|z - z| = 20$ …………⑤

⑤ − ④ より $-2|z - x| = 7$ ………………（ヒの答）

これは x, y が整数との条件に反する。よって, $y \neq z$

(ウ) $x = y$ と仮定すると

②より, $y + z + 2|y - z| = 20$ …………⑥

③より, $y + z + 2|y - y| = 19$ …………⑦

⑥ − ⑦ より $2|y - z| = 1$ （フの答）

これは, y, z が整数との条件に反する。よって, $x \neq y$

(エ) $x = z$ と仮定する

①より, $z + y + 2|z - z| = 13$ …………⑧

③より, $y + z + 2|z - y| = 19$ …………⑨

⑨ − ⑧ より $2|z - y| = 6$, $|z - y| = 3$

このとき ②へ代入すると

$x(=z) + 2|y - z| + z = 20$

$2z + 2 \times 3 = 20$ ∴ $z = 7 (= x)$

①へ代入する

$7 + y + 2|7 - 7| = 13$ ∴ $y = 6$

③へ代入する

$217 - 61 + 6 + 7 = 19$ $15 = 19$（矛盾）

よって, $x \neq z$

すると, x, y, z の大小関係は次の6通りの場合しかない。

各々の場合について, ①, ②, ③の連立方程式を解く。

(a) $x > y > z$ のとき, $x = 9$, $y = 12$, $z = 13$ となり条件に反する

(b) $x > z > y$ のとき $(x, y, z) = (7, -2, 3)$

(c) $y > x > z$ のとき $(x, y, z) = (-9, 6, -17)$

(d) $y > z > x$ のとき $5y = 46$ となり不適

(e) $z > x > y$ のとき $5x = 43$ となり不適

(f) $z > y > x$ のとき $(x, y, z) = (45, 32, 13)$ となり条件に反する

上記, $a \sim f$ より 不等号の表わし方は6通り……（への答）

整数の組は $(7, -2, 3)(-9, 6, -17)$……（ホ〜モの答）

物　理

解答　24 年度

1 出題者が求めたポイント…円すい振り子, 水平投射

(1) 小球Aの受ける向心力の大きさ $F=S\cos\theta$, 鉛直方向の力のつりあいより, $S\sin\theta=Mg$ …(ア)

2 式よりSを消去して

$$F=\frac{Mg}{\sin\theta}\times\cos\theta=\frac{Mg}{\tan\theta}$$
$$=\frac{r}{\sqrt{l^2-r^2}}\times Mg$$

(2) 周期 $T=\frac{24}{30}=0.80s$

向心力 $F=Mr\omega^2=\frac{r}{\sqrt{l^2-r^2}}\times Mg$ より $\sqrt{l^2-r^2}=\frac{g}{\omega^2}$

(ア)より $S=mg=\frac{Mg}{\sin\theta}$

$$\therefore \frac{m}{M}=\frac{1}{\sin\theta}=\frac{l}{\sqrt{l^2-r^2}}=\frac{l\omega^2}{g}$$

$$\frac{m}{M}=\frac{l}{g}\left(\frac{2\pi}{T}\right)^2=\frac{0.64\times4\times3.14^2}{9.8\times0.8^2}=4.0$$

(3) 小球Aは水平投射運動をする。水平方向の距離を x とすると,

$x=vt,\ h=\frac{1}{2}gt^2$ より $x=v\times\sqrt{\frac{2h}{g}}$

Oからの距離 $=\sqrt{r^2+x^2}$
$$=\sqrt{r^2+\frac{2v^2h}{g}}$$

力学的エネルギー保存則より

$$\frac{1}{2}Mv^2+Mgh=\frac{1}{2}MV^2$$
$$\therefore V=\sqrt{v^2+2gh}$$

(答) 1 ⑩ 2 ⑨ 3 ⑥ 4 ⑧

2 出題者が求めたポイント…非線形抵抗

(1) Pを流れる電流を I_p, Pの電圧を V_p とすると
$5=10I_p+V_p$
グラフとの交点の座標を求める。$V_p=2V$, $I_p=0.3A$
R_1 における電圧降下 $=5-V_p=3.0V$

(2) $5=10I_Q+2V_Q$ より, $V_Q=1.0V$, $I_Q=0.3A$

(3) PとQには同じ大きさの電流が流れ, $V_p+V_Q=10$ である。
グラフより, $I=0.5A$ のとき $3+7=10V$ になる。
Pの抵抗値 $=\frac{7V}{0.5}=14(\Omega)$

(4) R_4 に流れる電流 $=\frac{V_p}{20}$ だから $V_p+20\left(\frac{V_p}{20}+I_p\right)=16$
$2V_p+20I_p=16$ $\therefore V_p+10I_p=8$
Pのグラフとの交点は $V_p=4.0V$, $I_p=0.4A$
Pの抵抗値 $=\frac{4}{0.4}=10\Omega$,
R_5 を流れる電流 $=\frac{16-4}{20}=0.6A$

(答) 5 ③ 6 ② 7 ③ 8 ⑤ 9 ⑨ 10 ④ 11 ⑦ 12 ⑥

3 出題者が求めたポイント…平面内の衝突

運動量保存則より

$$MU=MV\times\frac{\sqrt{2}}{2}+mv\times\frac{\sqrt{3}}{2}$$
$$\therefore 2MU=\sqrt{2}MV+\sqrt{3}mv \quad\cdots(ア)$$

$$0=MV\times\frac{\sqrt{2}}{2}-mv\times\frac{1}{2}$$
$$\therefore 0=\sqrt{2}MV-mv \quad\cdots(イ)$$

(ア),(イ)より mv を消去する。
$2MU=\sqrt{2}MV+\sqrt{3}\times\sqrt{2}MV=(\sqrt{2}+\sqrt{6})MV$
$$\therefore V=\frac{2U}{\sqrt{2}+\sqrt{6}} \quad\cdots(ウ)$$

$$\frac{1}{2}mv^2=\frac{1}{2m}(mv)^2=\frac{1}{2}m\times2(MV)^2$$
$$=\frac{M^2}{m}\times\left(\frac{2U}{\sqrt{2}+\sqrt{6}}\right)^2$$

力学的エネルギー保存則より

$$\frac{1}{2}MU^2=\frac{1}{2}M\left(\frac{2U}{\sqrt{2}+\sqrt{6}}\right)^2+\frac{M^2}{m}\times\frac{4U^2}{(\sqrt{2}+\sqrt{6})^2}$$

$$\therefore 1=\frac{4}{(\sqrt{2}+\sqrt{6})^2}+\frac{8M}{m(\sqrt{2}+\sqrt{6})^2} \quad\therefore \frac{M}{m}=\frac{1+\sqrt{3}}{2}$$

(イ)より $\frac{V}{v}=\frac{m}{\sqrt{2}M}=\frac{1}{\sqrt{2}}\times\left(\frac{2}{1+\sqrt{3}}\right)=\frac{\sqrt{2}}{1+\sqrt{3}}$

(答) 13 ④ 14 ⑤ 15 ④ 16 ⑧ 17 ② 18 ④ 19 ⑧

4 出題者が求めたポイント…電場の合成, 電位の合成

(1) Qが点Cでつくる電場の大きさ
$$=k\frac{Q}{(\sqrt{2}a)^2}=\frac{kQ}{2a^2}$$

点Cにおける電場の大きさ

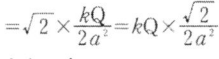

$$=\sqrt{2}\times\frac{kQ}{2a^2}=kQ\times\frac{\sqrt{2}}{2a^2}$$

向きは左

● $x>a$ の領域での電場の大きさ

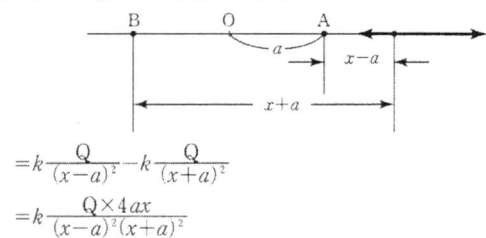

$$=k\frac{Q}{(x-a)^2}-k\frac{Q}{(x+a)^2}$$
$$=k\frac{Q\times4ax}{(x-a)^2(x+a)^2}$$

向きは右

● $V=\frac{kQ}{x-a}+k\frac{(-Q)}{x+a}=kQ\times\frac{2a}{x^2-a^2}$

● $(2a,0)$ の電位 $=kQ\times\frac{2a}{(2a)^2-a^2}=\frac{2kQ}{3a}$ であるから

外力がする仕事 $=q\times\frac{2kQ}{3a}=kQq\times\frac{2}{3a}$

● エネルギー保存則より

$$\frac{1}{2}mv^2 = \frac{2kQq}{3a} \quad \therefore \quad v = \sqrt{kQq \times \frac{4}{3ma}}$$

● $\boxed{20}\boxed{21}$ の答えより

点AとBにおいた点電荷が
つくる電場の向きは⑦

大きさ $= kQ \times \dfrac{\sqrt{2}}{2a^2}$

点Cにおいた点電荷がつ
くる電場の向きは①

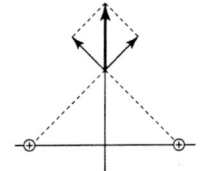

電場の大きさ $= k\dfrac{2\sqrt{2}\,Q}{(2a)^2}$

$$= kQ \times \frac{\sqrt{2}}{2a^2}$$

したがって，点Dにおける電場の大きさ

$$= kQ \times \frac{\sqrt{2}}{2a^2} \times \sqrt{2} = kQ \times \frac{1}{a^2}$$

向きは⑧

(2) 電場の大きさはAにおいた電
荷がつくる電場の大きさの $\sqrt{2}$ 倍
だから

$$\frac{kQ}{2a^2} \times \sqrt{2}$$

向きは①

● 点Cの電位 $= k\dfrac{Q}{\sqrt{2}\,a} + k\dfrac{Q}{\sqrt{2}\,a}$

$$= kQ \times \frac{\sqrt{2}}{a}$$

● 原点の電位 $= k\dfrac{Q}{a} + k\dfrac{Q}{a} = \dfrac{2kQ}{a}$

力学的エネルギー保存則より

$$(-q) \times \frac{\sqrt{2}\,kQ}{a} = (-q) \times \frac{2kQ}{a} + \frac{1}{2}mv^2$$

$$\therefore \quad v = \sqrt{kQq \times \frac{4-2\sqrt{2}}{ma}}$$

（答）　20 ④　21 ⑦　22 ⑨　23 ③　24 ④　25 ④

26 ⑩　27 ①　28 ⑧　29 ④　30 ①　31 ⑧　32 ①

化　学

解答　24 年度

1 出題者が求めたポイント……元素・単体の推定
a. $2NaCl + 2H_2O \rightarrow 2NaOH + H_2 + Cl_2$
b. 同素体は，斜方硫黄，単斜硫黄，ゴム状硫黄
　　黒色沈殿物は CuS である。
c. $2Mg + O_2 \rightarrow 2MgO$
d. Al は両性元素
e. $H_2S \rightarrow 2H^+ + S + 2e^-$, $H_2S \rightleftarrows H^+ + HS^-$
　　以上から，b と e は S についての記述である。
[解答]
⑧

2 出題者が求めたポイント……酸化数
a. $2NO_2 \rightleftarrows N_2O_4$　圧力を加えると右向きに平衡移動する
　　が，酸化数は変化しない。
b. $Cl_2 + H_2O \rightarrow HCl + HClO$　一部が水と反応する。
　　酸化数は，$0 \rightarrow -1$ と $+1$　のように変化している。
c. $H_2S + I_2 \rightarrow 2HI + S$
　　S は，$-2 \rightarrow 0$　と変化している。
d. $2H_2O_2 \rightarrow 2H_2O + O_2$　の分解反応を促進する触媒で，
　　自分自身は変化しない。
e. $CuSO_4 + Fe \rightarrow FeSO_4 + Cu$
　　SO_4^{2-} は変化していないので，S の酸化数も変化して
　　いない。
　　酸化数が変化する反応は，酸化還元反応である。
[解答]
②, ③

3 出題者が求めたポイント……化学反応式
　　二つの半反応式から作る。
　　　$MnO_4^- + 8H^+ + 5e^- \rightarrow Mn^{2+} + 4H_2O$　……①
　　　$2Cl^- \rightarrow Cl_2 + 2e^-$　……②
　　[①×2＋②×5]を計算すると，
　　　$2MnO_4^- + 16H^+ + 10Cl^- \rightarrow 2Mn^{2+} + 5Cl_2 + 8H_2O$
　　$2K^+$, $6Cl^-$ を両辺に加えて整理すると，
　　　$2KMnO_4 + 16HCl \rightarrow 2MnCl_2 + 2KCl + 8H_2O + 5Cl_2$
[解答]
⑨

4 出題者が求めたポイント……濃硫酸の性質
a. 正　　b. 誤(強い酸化作用をする)
c. 誤(HCl が発生する)
d. 正($C_{12}H_{22}O_{11} \rightarrow 12C + 11H_2O$ のように脱水)
[解答]
⑤

5 出題者が求めたポイント……フェノールの性質
a. 誤(常温・常圧で固体。融点41℃)
b. 誤(酸性が極めて弱く，反応しない)

c. 正(2, 4, 6-トリブロモフェノールを生成する)
d. 誤(呈色は紫色)
[解答]
⑩

6 出題者が求めたポイント……有機化合物の溶解性
　　一般に有機化合物どうしは溶け合い，均一になる。
水に対する溶解性は，物質の構造により異なる。
⑦1-ブタノールは水にある程度溶けるが，等量混合した
　　場合は2層に分離する。
⑩ホルムアルデヒドは気体なので，等量混合するという
　　操作ができない。しかし，ホルマリン液(40% の水溶
　　液)を考えるとよく溶けることがわかる。
[解答]
⑤, ⑦, ⑧

7 出題者が求めたポイント……元素分析，化合物の推定
　　X を完全燃焼させると，
　　　CO_2 : $H_2O = 5 : 4$(物質量比)
　　であるから，C と H の原子数比は，
　　　C : H = 5 : 8
　　X の組成式を $C_5H_8O_x$　とすると，この式量は，
　　　$12 \times 5 + 1 \times 8 + 16 \times x = 68 + 16x$
　　分子量が100であるから，$x = 2$　となる。
　　このカルボン酸の示性式は，C_4H_7COOH
　　考えられる異性体は，
　　　$CH_2=CH-CH_2-CH_2-COOH$,
　　　$CH_2=CH-CH(CH_3)-COOH$
　　　$CH_2=C(CH_3)-CH_2-COOH$
　　　$CH_2=C(C_2H_5)COOH$
　　　$CH_3-CH=CH-CH_2-COOH$
　　　$CH_3-CH=C(CH_3)-COOH$
　　　$(CH_3)_2-C=CH-COOH$
　　　$CH_3-CH_2-CH=CH-COOH$
　　以上の8種類である。
[解答]
③

8 出題者が求めたポイント……異性体
　　幾何異性体をもつ化合物は，
　　　$CH_3-CH=CH-CH_2-COOH$
　　　$CH_3-CH=C(CH_3)-COOH$
　　　$CH_3-CH_2-CH=CH-COOH$
　　光学異性体をもつ化合物は，
　　　$CH_2=CH-C^*H(CH_3)-COOH$ (* をつけた炭素が不
　　斉炭素原子)
　　以上から4つある。
[解答]
④

9 出題者が求めたポイント……脂肪族ジエステルを構成するアルコールの推定

分子式が $C_4H_6O_4$ のジカルボン酸は,

HOOC-CH$_2$-CH$_2$-COOH　コハク酸である。

ジエステルの一方のアルコールがメタノールであるから

CH$_3$-OOC-CH$_2$-CH$_2$-COOR

化合物 A の分子式が $C_9H_{16}O_4$ であるから R=$C_4H_9^-$ となる。条件に合うアルコールは,

$$\begin{array}{c} CH_3 \\ CH_3-CH-CH_2-OH \end{array} (第一級アルコール)$$

酸化するとアルデヒドになる。

[解答]
④

10 出題者が求めたポイント……脂肪族ジエステルを構成するアルコールの推定

これらのアルコールはいずれもヨードホルム反応が陽性である。考えられるアルコールは,

C_2H_5OH,　$CH_3CH(OH)CH_3$,　$CH_3CH(OH)CH_2CH_3$

などであるが, アルコール中の炭素数の合計が, 5 であるから, エタノールと 2-プロパノールが該当する。

[解答]
⑤と⑥

11 出題者が求めたポイント……元素分析, 分子式の決定

試料 4.8 mg 中の C, H, O の質量は,

C；$7.04 \times \dfrac{12}{44} = 1.92$ mg

H；$2.88 \times \dfrac{1 \times 2}{18} = 0.32$ mg

O；$4.8 - (1.92 + 0.32) = 2.56$ mg

原子数比は,

C：H：O $= \dfrac{1.92}{12} : \dfrac{0.32}{1} : \dfrac{2.56}{16}$

$= 0.16 : 0.32 : 0.16 = 1 : 2 : 1$

故に, 組成式は, CH_2O

この物質の分子量を M とすると, 質量モル濃度は,

$\dfrac{90}{M}$ (mol/kg)

モル凝固点降下が 1.85 であるから,

$\dfrac{90}{M} \times 1.85 = 0.925$, $M = 180$

以上から, $(CH_2O) \times n = 180$, $n = 6$

よって, 分子式は, $C_6H_{12}O_6$ となる。

[解答]
11, 12—⑩, ⑥　　13, 14—①, ②
15, 16—⑩, ⑥

12 出題者が求めたポイント……浸透圧, モル濃度

塩化ナトリウム水溶液のモル濃度は,

$\dfrac{9.0}{58.5} = 0.154$ (mol/L)

塩化ナトリウムは完全に電離していると考えられるので

$0.154 \times 2 = 0.308$ (mol/L)

に相当する。したがって, 必要なスクロース $(C_{12}H_{22}O_{11})$ は

$0.308 \times 342 = 105$ (g)

[解答]
⑧

13 出題者が求めたポイント……糖類, 酵素, 糖尿病

誤っている箇所を正しく直すと次のようになる。

①縮合重合　③$(C_6H_{10}O_5)n$　⑦グリコーゲン　⑨高い

[解答]
①, ③, ⑦, ⑨

14 出題者が求めたポイント……モル濃度

血液 1L を考える。

この中のグルコースは,

$1000(cm^3) \times 1.02(g/cm^3) \times \dfrac{0.1}{100} = 1.02$ g

$\dfrac{1.02 (g)}{180(g/mol)} = 0.00566 = 5.7 \times 10^{-3}$ mol

したがって, モル濃度は, 5.7×10^{-3} mol/L

[解答]
19—⑤,　　20—⑦,　　21—③

15 出題者が求めたポイント……pH, 電離平衡

$K_1 = \dfrac{[H_2PO_4^-][H^+]}{[H_3PO_4]} = \dfrac{C\alpha \cdot C\alpha}{C(1-\alpha)} = \dfrac{C\alpha^2}{1-\alpha}$

ここで,

$[H_2PO_4^-] = [H^+] = 1.0 \times 10^{-2}$ mol/L

$K_1 = 7.1 \times 10^{-3}$　　　　　　であるから

$\dfrac{1.0 \times 10^{-2} \times \alpha}{1-\alpha} = 7.1 \times 10^{-3}$

これより, $\alpha = 0.415 \fallingdotseq 0.42$

$C\alpha = 1.0 \times 10^{-2}$ であるから,

$C = \dfrac{1.0 \times 10^{-2}}{0.415} = 2.40 \times 10^{-2}$ mol/L

[解答]
22—④,　　23—②,　24—②,　　25—④, 26—②

16 出題者が求めたポイント……分子結晶

③C_6H_6　④I_2　⑨CO_2　が該当する。

①, ②は金属結晶, ⑤, ⑦, ⑩はイオン結晶, ⑥, ⑧—共有結合結晶

[解答]
③, ④, ⑨

17 出題者が求めたポイント……放射性同位体の崩壊

α 線は, He^{2+} であるから, 陽子 2 個, 中性子 2 個が減少

することになる。したがって，質量数4減少，原子番号2減少となる。

　β線は，e^-である。これは，${}^1_0 n \to {}^1_1 H + e^-$，つまり中性子が陽子に変化することにより生じる。したがって，原子番号1増加，質量数不変となる。

[解答]

28—⑤，⑩　　29—②，⑥

18，19，20　出題者が求めたポイント……化学変化に伴う物質量の変化，反応速度，触媒の働き

(18)の図は，$2H_2O_2 \to 2H_2O + O_2$　から，$H_2O_2\ 2\,mol$分解すると$O_2\ 1\,mol$　を生じることがわかるから，

　$a : b = 2 : 1$　で一定

(19)測定結果から，

$$v = -\frac{\Delta C}{\Delta t} = -\frac{2.15 \times 10^{-2} - 2.33 \times 10^{-2}}{2.0}$$
$$= 4.5 \times 10^{-4}\,mol/(L \cdot min)$$

(20)触媒効果が大きいのでH_2O_2　の減少の仕方が大きい。

　①は$FeCl_3$を用いたときなので，④が該当する。

[解答]

30—④，31—④，32—⑤，33—④，34—④

生　物

解答　24年度

１　出題者が求めたポイント

(1)②リボソームはmRNAの塩基配列を元にして，タンパク質が合成される場所である。

⑥動物細胞には細胞壁はない。粘膜や，角質化した細胞で表皮が覆われる。

(2) 問1．収縮胞は細胞内に浸透してきた水の排出器官として働いている。

問2.(イ)は細胞表面の繊毛で，ゾウリムシの遊泳運動に関わっている。

(3)実験結果から，細胞の集合には以下のような条件が必要であることがわかる。

・Ca^{2+}，Mg^{2+}イオンが必要である。

・細胞が作る特異的な「集合因子」が必要である。

・「集合因子」の合成または分泌の条件として一定の温度（ここでは24℃）が必要である。

(4)薬で減数分裂を起こす細胞は，花粉母細胞である。

(5)酵素の基質特異性は，基質と酵素の特異的な結合によって生じる性質である。

(6)大腸の主なはたらきは，水分の吸収である。胆汁は脂肪の乳化に働くが，消化酵素としての働きはない。

(7)葉緑体のチラコイド（膜）には光化学反応系の酵素の複合体がある。ストロマではカルビン・ベンソン回路の反応によって二酸化炭素の固定が行われる。

(8)クロロフィルで吸収された光エネルギーによって水の分解が起こる。この反応は生じる水素を受け取る水素受容体が必要である。

(9)C4植物では吸収された二酸化炭素は葉肉細胞で固定され，リンゴ酸として維管束鞘細胞でのカルビン・ベンソン回路反応で利用される。二酸化炭素の供給が確保されるので，光合成速度が高くなる。

CAM植物では，吸収された二酸化炭素はオキサロ酢酸(C4)になる。サボテンなど乾燥地の植物などで，夜間に二酸化炭素を吸収し，日中に気孔を閉じて水分を保持する。

(10)DNAから転写によって作られるRNAは1本鎖である。

プライマーはDNAの複製の開始部分に結合するものである。

開始コドンに対応するアミノ酸はメチオニンである。

転写後に行われるスプライシングで除かれる部分をイントロンと呼ぶ。

(11)RNAの塩基にはT（チミン）ではなくU（ウラシル）が使われる。UはA（アデニン）に対して相補的な関係となる。

(12)開始コドンはAUGである。5番目の塩基から読み始めると，26番目の塩基から終止コドンとなる。アミノ酸数は7個となる。

(13)DNAの増加は二次関数的である。

複製のきっかけとなる相補的塩基配列を持つ短い

DNAはプライマーと呼ばれる。複製領域を特定するのに使われる。

DNAの2本鎖を離すために高温条件とする。この条件でDNAの複製を行うためには耐熱性の酵素が必要になる。

DNAの塩基は，A，T，G，Cで，Uは使われない。

(14)特定の塩基配列でDNAを切断する酵素は制限酵素である。DNAリガーゼは切断されたDNA鎖を結合する酵素である。DNAポリメラーゼはDNAの複製を行う酵素である。

(15)①、②、⑥は胚性幹細胞（ES細胞）についての記述で、ES細胞もiPS細胞も幹細胞として多様な分化能を持っている

(16)相互に利益を得ていると考えられる共生は相利共生である。

(17)ロドプシンは桿体細胞で光の受容にはたらく視物質で、ビタミンAはロドプシンの生成に使われる。

(18)血液にクエン酸ナトリウムを加えると、血しょう中のカルシウムイオンと反応しクエン酸カルシウムとなって沈殿する。この反応によって血しょう中からカルシウムイオンが除かれるために血液凝固反応が起こらなくなる。

(19)チロキシンは代謝を促進するはたらきを持つ。

暑熱刺激に対しては、汗腺を刺激する交感神経のはたらきにより発汗が促進される。

(20)問1.は虫類の心臓は2心房1心室で静脈血と動脈血の混合が起こる。④については，魚類には「肺」がないので、記述自体に間違いがある。

問2.マクロファージ（正確には樹状細胞）は異物を食作用によって取り込み、その一部を抗原として提示するはたらきを持つ。

問3.抗体分子が抗原と結合する部位は可変部で、この部分の特異性が、免疫反応にとって重要になる。

問4.血清療法とは、あらかじめウマやウサギなどに抗原を投与して体液性免疫のはたらきによって作られる抗体を利用するものである。この抗体を含む血清を投与して、体内に侵入した病原体や毒素の抗原との抗原抗体反応を利用して治療するものである。

〔解答〕

(1)②，⑥　(2)問1.⑤　問2.②　(3)⑤　(4)⑧　(5)⑥

(6)⑤　(7)(ア)②　(イ)⑦　(8)①，⑤　(9)②，⑤，⑦

(10)③，⑥　(11)④　(12)④　(13)③　(14)④

(15)③、⑤、⑦　(16)③　(17)①　(18)①　(19)③、④

(20)問1.③　問2.②　問3.④　問4.①、④

平成23年度

問 題 と 解 答

英 語

問題

23年度

1 第一強勢のある母音の発音が冒頭の語と同じ語を，それぞれ①～⑤から1つ選びなさい。

| 1 | investigate | ① adjective | ② ingredient | ③ inevitable | ④ phenomenon | ⑤ industry |
| 2 | acquaintance | ① vague | ② gradual | ③ accurate | ④ superior | ⑤ inquire |

2 次の会話文の 3 , 4 に入る最も適切な英文を，それぞれ①～④から1つ選びなさい。

(1) Jane: Hi Katy. I'm really sorry but I have to call off our meeting.
　 Katy: What do you mean?
　 Jane: 3
　 Katy: You'd better start figuring out how to manage your schedule more efficiently.

　　 ① I don't really know why. Would you mind telling me the reason?
　　 ② That's exactly what I've been trying to show you.
　　 ③ I have to hand in my report tomorrow and I haven't started it yet.
　　 ④ Mr. Lee visited us yesterday to help us solve that problem.

(2) Greg: Mr. Smith was supposed to call me at three and now it's almost four!
　 Dave: If you were expecting a call, you should have told me.
　 Greg: 4
　 Dave: Well, I'm sorry, but please tell me the next time you're expecting a call.

　　 ① I had no idea you'd be on the phone so long.
　　 ② Didn't you say you were going to take a look at it?
　　 ③ Right. He just left to get a new telephone.
　　 ④ That's a good idea! Let's give him a call.

3 次の英文の 5 ～ 8 に入る最も適切な語句を，それぞれ①～⑤から1つ選びなさい。

(1) A number of new, innovative theories 5 proposed at this conference.

　 ① have　　　② has　　　③ have been　　　④ has been　　　⑤ was

(2) A: The biology professor told us to bring thick gloves when we come to the lab today.
　 B: Oh, no.... Didn't she 6 all the snakes last month?

　 ① run away　② run out with　③ ran out of　④ get rid of　⑤ get out of

(3) The doctor recommended that he 7 anything heavy until the back pain goes away.

　 ① lifts not　② not lift　③ won't lift　④ not lifting　⑤ wasn't lifting

(4) A: Are you doing anything this weekend?
　 B: Not really. I was going to visit my cousin in Nara, but had second 8 because I realized I had an important meeting early Monday morning.

　 ① ideas　　② calls　　③ thoughts　　④ opinions　　⑤ decisions

4 次の英文を読み，問いに答えなさい。

　　Some time in the next few days you are going to pick up your newspaper and see a headline like "Major Advance in Stem Cells Reported" or "New Theory of Global Warming Proposed." The stories following these headlines will be important. (ア)They will deal with issues that directly affect your life—issues about which you, as a citizen, will have to form an opinion about if you are to take part in your country's political discussions. More than ever before, scientific and technological issues (A)dominate, from global climate change, to the teaching of evolution, to the perceived gradual decline of competitiveness of your own country. Being able to understand these debates is becoming as important to you as being able to read. You must be scientifically literate*.

In spite of decades of well-meaning efforts, scientists and educators have failed to provide many people with the (B)fundamental background knowledge we all need to cope with the complex scientific and technological world of today and tomorrow. The aim of this book is to allow you to acquire that background—to fill in whatever blanks may have been left by your formal education. Our aim is to give you the information you need to become scientifically literate.

What is scientific literacy? For us, scientific literacy constitutes the knowledge you need to understand public issues. It is a mix of facts, vocabulary, concepts, history, and philosophy. It is not the specialized stuff of the experts, but the more general, less (C)precise knowledge used in political discussion. If you understand the news of the day as (イ)it relates to science, if you can take articles with headlines about stem cell research and the greenhouse effect and put them in a meaningful context—in short, if you can treat news about science in the same way that you treat everything else that comes over your horizon, then as far as we are concerned you are scientifically literate.

This definition of scientific literacy is going to seem rather minimal, perhaps even totally inadequate*, to some scholars. We feel very strongly (ウ)that those who insist that everyone must understand science at a deep level are confusing two important but separate aspects of scientific knowledge. The fact of the matter is that *doing* science is clearly distinct from *using* science; scientific literacy concerns only the latter.

There is no need for the average citizen to be able to do what scientists do. You don't have to know how to design a microchip or sequence a section of DNA to understand the daily news, any more than you have to be able to design an airplane in order to understand how it can fly.

But the fact that you don't have to know how to design an airplane doesn't change the fact that you live in a world where airplanes exist, and your world is different because of them. In the same way, advances in fields like nanotechnology and bioengineering will affect your life in many ways, and you need to have enough background knowledge to understand how these changes are likely to occur and what their consequences are likely to be for you and your children. You must be able to put new advances into a context that will allow you to take part in the national debate about them.

注： literate = (well) educated, well informed or knowledgeable; inadequate = not enough, not good enough

(1) 下線部 (A) ～ (C) に意味の上で最も近い語句を，それぞれ①～⑤から１つ選びなさい。

9	(A) ① prevail	② consult	③ become difficult	④ turn over	⑤ turn out
10	(B) ① specific	② financial	③ core	④ psychological	⑤ very interesting
11	(C) ① precious	② collective	③ dismissed	④ progressive	⑤ exact

(2) 下線部 (ア)，(イ) が指している語句を，それぞれ①～⑤から１つ選びなさい。

12	(ア) ① newspapers	② stem cells	③ theories	④ stories	⑤ headlines
13	(イ) ① stuff	② knowledge	③ discussion	④ news	⑤ day

(3) 下線部 (ウ) の that 節の中の主語に対応する動詞を①～⑤から選びなさい。 14

① insist ② must understand ③ are confusing ④ separate ⑤ aspects

(4) 本文の内容と合う英文を①～⑧から2つ選びなさい。 15

① Only scientists should understand things like evolution and global warming.
② Scientific literacy is connected with *using* science, not *doing* science.
③ To be scientifically literate is not as important as some scholars in the past used to think.
④ Non-scientific people mustn't try to understand how to design an airplane because it could be dangerous to know how it flies.
⑤ This passage was probably written to directly warn people of the dangers of future natural disasters.
⑥ Facts, vocabulary, concepts and history are often all mixed together and are very confusing.
⑦ To be able to put new advances in context, we need to have some background knowledge about them.
⑧ Existing school education has been quite sufficient in helping us build our own opinions on current scientific issues.

5 次の英文を読み，問いに答えなさい。

Although summary writing may be the simplest response to reading, preparing a good summary is not always as easy as it sounds. Since summarizing requires condensing a work into a briefer restatement of the main points, there is always the risk, if we do not read carefully, 16 we will overlook some main ideas and give too much attention to a minor point or example. Most students will have occasion to write summaries in at least one of the following situations:

1. To demonstrate that assigned material has been read and understood (A).
2. To complete a test question (B).
3. To have a record of 〔17〕 you have read for future study or research, or to prepare for class discussion.
4. To reproduce the main ideas of a work that you will also examine in some other way, such as in a book review.

For 〔18〕 of these purposes, you need a *summary, a brief statement that accurately reproduces, in your own words, the main points of a work, a statement that does not misrepresent or change the writer's ideas in any way.* If you are summarizing a writer's ideas in an argument, before proceeding to challenge them, fairness requires that you first represent the writer's position accurately. If your instructor assigns a summary of course readings, not an evaluation*, then 〔19〕 sure to watch your word choice as you restate each author's ideas (C). A good summary is a mark of your grip on the main ideas. To prepare good summaries, follow these guidelines:

Guidelines for Writing Summaries

i) Write in a direct, objective style using your own words. Use few, if any, direct quotations*, probably none in a one-paragraph summary.
ii) Begin with the writer's thesis and then provide other key points. Show the reader 〔20〕 the main ideas connect and relate to one another.
iii) Do not include specific examples, illustrations, 〔21〕 background sections.
iv) Combine main ideas into fewer sentences than were used in the original.
v) Select precise, accurate verbs to show the author's relationship to ideas (D). Do not use vague verbs that provide only a list of ideas.
vi) Do not make any judgments about the writer's style or ideas. Do not comment on your personal reaction to the piece you are summarizing.

注：　evaluation 評価；　quotation 引用

(1) 文章中の 〔16〕 ～ 〔21〕 に入る最も適切な語を，それぞれ①～⑩から１つ選びなさい。ただし，同じ語は２度使えません。

① be	② which	③ nor	④ what	⑤ each
⑥ both	⑦ or	⑧ one	⑨ how	⑩ that

(2) 文章中の空欄（ A ）～（ D ）にはア～エの文が入る。最も適切な順番を，①～⑥から１つ選びなさい。 〔22〕

ア．For example, avoid such judging words as "Jones then proceeds to develop the silly idea that..."
イ．"List the four chief causes of the Civil War" requires a summary of a textbook chapter or lecture notes
ウ．Korda asserts, Korda argues, Korda believes
エ．"Prepare and hand in a 100-word summary of each article on the reading list"

① アーウーイーエ	② イーエーアーウ	③ ウーアーエーイ
④ イーエーウーア	⑤ エーイーウーア	⑥ エーイーアーウ

(3) Complete the following sentence by choosing the most appropriate ending from ①～⑥. 〔23〕

If you are writing a summary whose length is just one paragraph,
　① you are most likely writing it for class discussion.
　② the risk of missing the main points drastically increases.
　③ you shouldn't use any direct quotations in it.
　④ be sure to include at least one specific example.
　⑤ do not hesitate to add a personal opinion at the end.
　⑥ make sure to include all the original sentences that describe the main ideas.

6 次の英文を読み，問いに答えなさい。

From birth, children are exposed to a variety of noises in their environment. Before they can begin to acquire language, they must first separate non-speech noises 〔24〕 speech sounds. The basics of this ability seem to be present at birth, since even newborns respond differently to human voices than to other sounds. Within two months of birth, infants can even recognize their mother's voice.

From about one month, children exhibit the ability to distinguish among certain speech sounds. In one experiment, infants were presented with a series of identical syllables* consisting of the string [ba]. These were followed by an incident of the syllable [pa]. A change in the children's sucking* rate (the normal reaction to a new stimulus*) indicated that they 〔25〕 the difference between the two syllables and, therefore, were able to distinguish between [p] and [b].

26 this early sensitivity to distinctions among speech sounds, the ability to distinguish between meaningful words is not yet present. The appearance of this ability has been examined in a task in which children are presented with two toy animals named *bok* and *pok* and are asked to respond to sentences such as *Show me pok*. To respond correctly, children must not only hear the difference between [p] and [b] but also recognize that this difference is significant—that it is used to distinguish between words in their language. Children under eighteen months have 27 success in this type of task.

Even before children master the sound contrasts of their language, they begin to develop the movements of their speech organs such as tongue and lips that are needed to produce these distinctions in speech. The appearance of pronunciation skills begins around three or four months of age, when children start to produce babbling* sounds. （ア）【There are ＿＿＿ 28 ＿＿＿ 29 ＿＿＿ ＿＿＿ language communities.】 Such characteristics across different languages suggest that early babbling is independent of the particular language to which children are exposed. In fact, even deaf children babble, although their sound production activity is somewhat less varied than that of hearing children. Moreover, it is known that children who for medical reasons are unable to babble can later develop normal pronunciation. （イ）【All this ＿＿＿ 30 ＿＿＿ 31 ＿＿＿ ＿＿＿ acquisition process.】

注： syllable(s) 音節 ；　suck(ing)（指などを）しゃぶる，吸う ；　stimulus 刺激 ；　babbling（特に幼児の）片言（の）

(1) 文章中の 24 ～ 27 に入る最も適切な語句を，それぞれ①～⑤から１つ選びなさい。

24	① with	② from	③ off	④ over	⑤ than
25	① perceived	② overlooked	③ declared	④ achieved	⑤ conducted
26	① In spite	② Although	③ Unless	④ On the contrary	⑤ Despite
27	① little	② a little	③ few	④ a few	⑤ much

(2)（ア）の文の空欄に入る①～⑥の語句を並べかえて文を完成させ， 28 , 29 に入る語句を番号で答えなさい。

① different　　② children　　③ similar characteristics　　④ from　　⑤ produced by　　⑥ in the babbling

(3)（イ）の文の空欄に入る①～⑥の語句を並べかえて文を完成させ， 30 , 31 に入る語句を番号で答えなさい。

① not actually　　② the language　　③ precedes but is　　④ suggests that　　⑤ babbling　　⑥ part of

(4) 本文の内容と合わない英文を①～⑦から１つ選びなさい。 32

① We humans are born with some ability to distinguish sounds.
② The results of one experiment suggested that even infants were able to distinguish between [p] and [b].
③ When babies are 8 weeks old, they can recognize their mother's voice.
④ Small children mustn't try to hear the difference between [p] and [b] if they can't respond well.
⑤ The organs necessary for producing the distinctions in speech are developed before the babies become able to hear the difference between sounds.
⑥ Babies start producing babbling sounds when they are about 100 days old.
⑦ Babbling at a young age seems to be independent of the particular language to which children are exposed.

7　次の英文を読み，問いに答えなさい。

Cancer is relatively rare in children. Most cancers (98%) develop in adults, especially in people past middle age. About one out of every six adults will develop cancer during his or her lifetime, while about one out of every 330 children under age 20 will develop cancer. (①)

Cancer begins when cells in the body become abnormal* and grow uncontrollably. (②) In leukemia*, a cancer of the blood and blood-forming organs that starts in the bone marrow*, these abnormal cells rarely form a solid tumor, but instead crowd other types of cells in the bone marrow. (③) This prevents the production of normal red blood cells, white blood cells, and platelets*. (④)

Cancer in children most often forms in the parts of their bodies that are still growing and changing, such as their blood system, brain, and kidneys. (⑤) In general, cancers that occur in children behave differently than cancers in adults. Childhood cancer is a general term used to describe a range of cancer types found in children. (⑥)

In most cases, teenagers and young adults who have cancer should be treated at a center that specializes in childhood cancer, so they have access to the latest treatments and receive coordinated care by a team of doctors. This is especially true for teenagers who have leukemia and bone tumors. The few exceptions are teenagers with adult cancers. In these situations, it is appropriate for teenagers to receive treatments that are similar to adults, but also be given access to age-appropriate support programs for their social and emotional needs.

Most children and teens diagnosed* with cancer can be treated successfully. In 2008, an （ア）estimated 10,730 children (younger than 14) were diagnosed with cancer in the United States. Since 1975, the number of deaths from childhood cancer has decreased by almost 50%.

注：　abnormal = not normal;　leukemia 白血病 ;　bone marrow 骨髄 ;　platelets 血小板 ;　diagnose 診断する

(1) 次の文が入る最も適切な箇所を，文章中の（①）～（⑥）から 1 つ選びなさい。　　33

　　In most types of cancer, these abnormal cells form a solid growth of tissue, called a tumor.

(2) 次の問いに最も適切な答えを，それぞれ①～⑤から 1 つ選びなさい。

34　　Where should teenagers and young adults go to receive treatments for their cancer?

　① They should go to large, general hospitals with good facilities.
　② They are considered children, so they should be treated at local children's hospital.
　③ If they are over 15, they should all be treated like adults.
　④ The hospitals that specialize in childhood cancer are the only place they can go.
　⑤ It depends on the types of cancer they have developed.

35　　The word (ア)estimated is closest in meaning to which of the following?

　① expected exactly
　② cost properly
　③ calculated roughly
　④ appreciated
　⑤ experienced

36　　Which of the following is NOT stated in the passage?

　① Childhood cancer can be cured, but the treatments often take a long time and can also be dangerous.
　② The number of children who die from cancer has dropped to almost half of what it used to be.
　③ Older people develop cancer much more often than small children do.
　④ Children's cancer tends to occur in their blood system, brain, and kidneys.
　⑤ To describe various cancer types found in children, the general word *childhood cancer* is used.

数　学

問題　　　　23 年度

1　(1)　$\angle A = \dfrac{\pi}{2}$ である三角形 ABC において，AB, AC, BC がこの順に等比数列をなしているとき，

$$\frac{BC}{AB} = \frac{1 + \sqrt{\boxed{\text{ア}}}}{\boxed{\text{イ}}}$$

が成立している。

(2)　原点を O とする座標平面上の点 P が方程式 $x + 2y = 1$ の表す直線 ℓ 上を動くとき，点 Q を $\overrightarrow{\mathrm{OP}} \cdot \overrightarrow{\mathrm{OQ}} = 4$ を満たすように，直線 OP 上にとる。点 P, Q の座標をそれぞれ (x, y), (a, b) とおくとき，

$$(x^2 + y^2)(a^2 + b^2) = \boxed{\text{ウエ}} \quad , \quad xa + yb = \boxed{\text{オ}}$$

が成り立つ。そして，$xb - ya = \boxed{\text{カ}}$ となるので，x, y を a, b で表した式を直線 ℓ の方程式に代入すると，a, b は等式

$$\left(a - \boxed{\text{キ}}\right)^2 + \left(b - \boxed{\text{ク}}\right)^2 = \boxed{\text{ケコ}}$$

を満たしている。

(3)　極方程式 $r\cos\left(\theta - \dfrac{\pi}{2}\right) = 6, r\cos\left(\theta - \dfrac{\pi}{6}\right) = 3$ で表される二直線の交点の座標を極座標で表すと，$r = \boxed{\text{サ}}$，$\theta = \dfrac{\pi}{\boxed{\text{シ}}}$ である。

(4)　一辺の長さが 6 の正四面体 ABCD がある。いま，4 つの辺 AB, CD, AD, BC の中点をそれぞれ K, L, M, N とする。このとき，KL の長さは $\boxed{\text{ス}}\sqrt{\boxed{\text{セ}}}$ であり，ベクトル $\overrightarrow{\mathrm{KL}}$ と $\overrightarrow{\mathrm{NM}}$ のなす角度は $\boxed{\text{ソタ}}°$ である。また，点 A, C からこの正四面体の面 BCD, ABD に垂線を引き，面との交点をそれぞれ H, I とする。このとき，2 つのベクトル $\overrightarrow{\mathrm{AH}}$ と $\overrightarrow{\mathrm{CI}}$ の内積の値は $-\boxed{\text{チ}}$ である。

$\boxed{2}$ (1) 方程式 $y = x^2 - 2x + 2$ の表す放物線 C の上に，2 点 A(0, 2), B(2, 2) と，それ以外の点 P(a, $a^2 - 2a + 2$) をとる。ただし，$0 < a < 2$ とする。直線 AP を表す方程式は $y = \left(a - \boxed{ツ}\right)x + \boxed{テ}$ であり，直線 BP を表す方程式は $y = a\left(x - \boxed{ト}\right) + \boxed{ナ}$ である。したがって，C と直線 AP で囲まれた図形の面積と，C と直線 BP で囲まれた図形の面積の合計 S は $a^2 - \boxed{ニ}\,a + \dfrac{4}{3}$ であるから，$a = \boxed{ヌ}$ のとき，S は最小値 $\dfrac{\boxed{ネ}}{\boxed{ノ}}$ をとる。

(2) 曲線 $y = x^3 - 2x^2 + x$ と原点を通る直線が原点以外に 2 つの異なる交点 A, B を持つとする。A, B の x 座標をそれぞれ $a, b\,(0 < a < b)$ とすれば，$a + b = \boxed{ハ}$ である。さらに，$b = 2a$ であれば，この曲線と直線で囲まれた 2 つの図形の面積は等しく，その値は $\dfrac{\boxed{ヒ}}{\boxed{フヘ}}$ である。

(3) 放物線 $y = 4 - x^2$ と円 $x^2 + y^2 = 1$ がある。a, b が正の実数で 直線 $y = ax - b$ がこの円に接している。この直線と放物線で囲まれた図形の面積が 36 になる a, b の値を求めると，$a = \boxed{ホ}\sqrt{\boxed{マ}}$，$b = \boxed{ミ}$ である。

(4) 正の定数 a に対して関数 $y = x^3 - 3\log_e(ax)$ が極小値 $\dfrac{1}{5}$ をとるとき，$\log_e a$ の値は $\dfrac{\boxed{ム}}{\boxed{メモ}}$ である。

物 理

問題 23年度

次の 1 ～ 4 の設問に答えなさい。解答はそれぞれにつき解答群より1つ選びなさい。〔 解答番号 1 ～ 28 〕

1 　図のように，水平面上の点 O から距離 L だけ離れた位置に点 Q があり，点 Q の真上の高さ L の位置に点 P がある。点 O から点 P に向かって質量 $2m$ の物体 A をある初速度で投げ出すと同時に，点 P から質量 m の物体 B を自由落下させたところ，A と B は点 Q の真上の，高さ $\frac{2}{3}L$ の所で衝突した。衝突後，A と B は合体し，1つの物体として運動した。重力加速度の大きさを g とし，運動は点 O，点 P，点 Q を含む鉛直面内のみで起こり，また，空気抵抗は無視できるものとする。さらに，衝突の直前と直後において運動量は保存されるものとして， 1 ～ 9 に入る最も適切な数値を選びなさい。

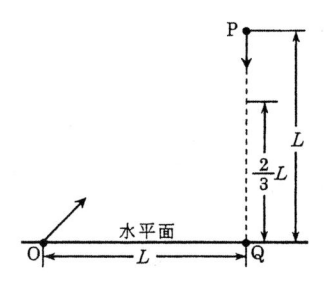

（1）A が投げ出されてから B に衝突するまでの時間は $\sqrt{\boxed{1} \times \dfrac{L}{g}}$ であり，点 O から投げ出された A の初速度の大きさは $\sqrt{\boxed{2} \times gL}$ である。

（2）衝突直前の A の速さは $\sqrt{\boxed{3} \times gL}$ であり，B の速さは $\sqrt{\boxed{4} \times gL}$ である。

（3）A が投げ出されてから衝突直前までの，B から見た A の相対速度の大きさは $\sqrt{\boxed{5} \times gL}$ である。

（4）衝突直後の合体した物体の速さは $\sqrt{\boxed{6} \times gL}$ である。

（5）この衝突で失われた力学的エネルギーは $\boxed{7} \times mgL$ である。

（6）衝突後に合体した物体は点 Q から $\sqrt{\dfrac{\boxed{8}}{\boxed{9}} \times L}$ 離れた地点に落下する。

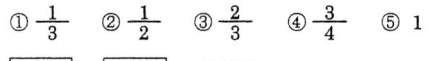 ～ 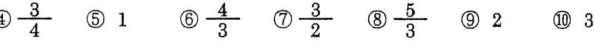 の解答群

① $\dfrac{1}{3}$　② $\dfrac{1}{2}$　③ $\dfrac{2}{3}$　④ $\dfrac{3}{4}$　⑤ 1　⑥ $\dfrac{4}{3}$　⑦ $\dfrac{3}{2}$　⑧ $\dfrac{5}{3}$　⑨ 2　⑩ 3

8 , 9 の解答群

① 1　② 2　③ 3　④ 4　⑤ 5　⑥ 6　⑦ 7　⑧ 8　⑨ 9

2 　1 モルの単原子分子の理想気体をなめらかなピストンを備えたシリンダーに入れ，その状態を図のように A→B→C→D→A の順にゆっくりと変化させた。状態 A での圧力は $2P$ [Pa]，体積は V [m³]，状態 B での圧力は $4P$ [Pa]，状態 C での体積は $3V$ [m³] である。 10 ～ 13 に入る最も適切な数値を選びなさい。

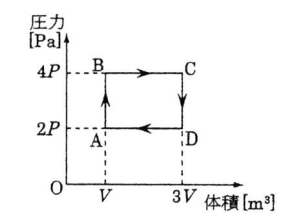

（1）A→B の状態変化における気体の内部エネルギーの増加は $\boxed{10} \times PV$ [J] である。

（2）B→C の状態変化で，気体が外部にした仕事は $\boxed{11} \times PV$ [J] である。

（3）A→B→C の状態変化で，気体が吸収する熱量の合計は $\boxed{12} \times PV$ [J] である。

（4）A→B→C→D→A の1サイクルを熱機関とみなしたときの熱効率は，約 13 ％である。

10 , 11 の解答群

① 1　② 2　③ 3　④ 4　⑤ 5　⑥ 6　⑦ 7　⑧ 8　⑨ 9　⑩ 0

12 の解答群

① 11　② 13　③ 15　④ 17　⑤ 19　⑥ 21　⑦ 23　⑧ 25　⑨ 27　⑩ 29

13 の解答群

① 11　② 14　③ 17　④ 20　⑤ 23　⑥ 26　⑦ 29　⑧ 32　⑨ 35　⑩ 38

3 図のように内部抵抗の無視できる起電力 E [V]の電池 E，容量が
それぞれ C [F]，C [F]，$2C$ [F]，$4C$ [F]であるコンデンサーC_1，C_2，
C_3，C_4，抵抗値がそれぞれ R [Ω]，R [Ω]，$2R$ [Ω]，$4R$ [Ω]である
抵抗 R_1，R_2，R_3，R_4，およびスイッチ S_1，S_2，S_3 よりなる電気回
路がある。最初はすべてのスイッチが開かれており，また，どのコ
ンデンサーにも電荷は蓄えられていなかったものとして，$\boxed{14}$ ～
$\boxed{23}$ に入る最も適切な数値を選びなさい。

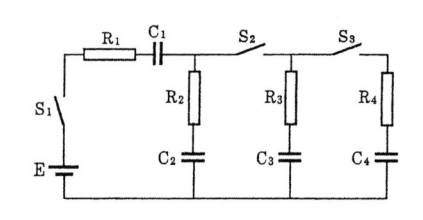

（1）まず S_2 を閉じる。次に S_1 を閉じた直後，S_1 を流れる電流は $\boxed{14}$ $\times \dfrac{E}{R}$ [A]である。十分に時間が経過
した後，C_2 の極板間電圧は $\boxed{15}$ $\times E$ [V]であり，C_3 に蓄えられている電気量は $\boxed{16}$ $\times CE$ [C]である。
またこのとき，C_3 に蓄えられている静電エネルギーは $\boxed{17}$ $\times CE^2$ [J]である。

（2）次に S_1 と S_2 を同時に開き，その後，S_3 を閉じる。十分に時間が経過した後，C_3 の極板間電圧は $\boxed{18}$ $\times$
E [V]であり，C_4 に蓄えられている電気量は $\boxed{19}$ $\times CE$ [C]である。このとき，C_3 と C_4 に蓄えられてい
る静電エネルギーの合計は $\boxed{20}$ $\times CE^2$ [J]なので，S_3 を閉じてから十分に時間が経つまでに失われた静
電エネルギーがすべて抵抗で消費されたとすると，R_4 における発熱量は $\boxed{21}$ $\times CE^2$ [J]である。

（3）次に S_3 を開き，その後，S_1 と S_2 を同時に閉じる。十分に時間が経過した後，C_2 の極板間電圧は $\boxed{22}$ $\times$
E [V]であり，C_2 と C_3 に蓄えられている電気量の和は $\boxed{23}$ $\times CE$ [C]である。

$\boxed{14}$ の解答群

① $\dfrac{5}{2}$ 　② 2 　③ $\dfrac{3}{2}$ 　④ $\dfrac{3}{4}$ 　⑤ $\dfrac{2}{3}$ 　⑥ $\dfrac{3}{5}$ 　⑦ $\dfrac{1}{2}$ 　⑧ $\dfrac{2}{5}$ 　⑨ $\dfrac{1}{3}$ 　⑩ $\dfrac{1}{4}$

$\boxed{15}$，$\boxed{18}$，$\boxed{22}$ の解答群

① $\dfrac{1}{2}$ 　② $\dfrac{1}{4}$ 　③ $\dfrac{1}{6}$ 　④ $\dfrac{1}{8}$ 　⑤ $\dfrac{1}{10}$ 　⑥ $\dfrac{1}{12}$ 　⑦ $\dfrac{1}{14}$ 　⑧ $\dfrac{1}{16}$ 　⑨ $\dfrac{1}{18}$ 　⑩ $\dfrac{1}{20}$

$\boxed{16}$，$\boxed{19}$，$\boxed{23}$ の解答群

① 1 　② $\dfrac{4}{5}$ 　③ $\dfrac{3}{4}$ 　④ $\dfrac{2}{3}$ 　⑤ $\dfrac{3}{5}$ 　⑥ $\dfrac{1}{2}$ 　⑦ $\dfrac{2}{5}$ 　⑧ $\dfrac{1}{3}$ 　⑨ $\dfrac{1}{4}$ 　⑩ $\dfrac{1}{5}$

$\boxed{17}$，$\boxed{20}$，$\boxed{21}$ の解答群

① $\dfrac{1}{4}$ 　② $\dfrac{1}{8}$ 　③ $\dfrac{1}{12}$ 　④ $\dfrac{1}{16}$ 　⑤ $\dfrac{1}{24}$ 　⑥ $\dfrac{1}{36}$ 　⑦ $\dfrac{1}{48}$ 　⑧ $\dfrac{1}{60}$ 　⑨ $\dfrac{1}{72}$ 　⑩ $\dfrac{1}{96}$

4 図のように，音源 S が振動数 f_0 の音波を出しながら x 軸の
正の向きに一定の速さ v で運動しており，観測者は x 軸から
ある距離だけ離れた点 P で静止している。いま，音源 S が x
軸上の点 A で音波の一つの山を出し，点 B で 1 周期後の次の
山を出したとする。このとき，点 P で観測される音波の振動
数について考えよう。音の伝わる速さを V（$V > v$ とする），
音源 S の進行方向と PA とのなす角を θ とし，PA 上に PB ＝
PC となる点 C をとり，PB ＝ PC ＝ a，CA ＝ d と置く。PA は
AB に比べて十分に大きいものとして，$\boxed{24}$ ～ $\boxed{28}$ に入る最も適切な式を選びなさい。

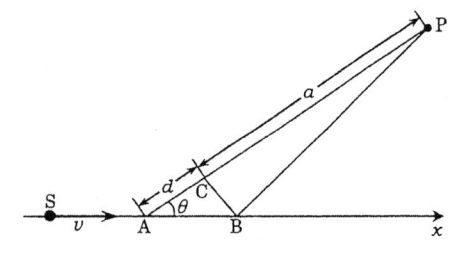

（1）AB 間の距離は $\boxed{24}$ である。

（2）音源 S が点 A で山を出した瞬間の時刻を t＝0 としたとき，その山が点 P に達した時刻は $\boxed{25}$ であり，
点 B で出された次の山が点 P に達した時刻は $\dfrac{\boxed{26}}{Vf_0}$ である。この両者の時間差は $\dfrac{\boxed{27}}{Vf_0}$ となり，これが
すなわち点 P で観測される音波の周期である。

（3）以上の結果から，点 P で観測される音波の振動数は $\boxed{28}$ $\times f_0$ である。

24 の解答群

① vf_0　② Vf_0　③ $\dfrac{1}{f_0}$　④ $\dfrac{1}{v}$　⑤ $\dfrac{1}{V}$　⑥ $\dfrac{V}{v}$　⑦ $\dfrac{f_0}{v}$　⑧ $\dfrac{v}{f_0}$　⑨ $\dfrac{f_0}{V}$　⑩ $\dfrac{V}{f_0}$

25 の解答群

① $v(a+d)$　② $V(a+d)$　③ $\dfrac{v}{a+d}$　④ $\dfrac{V}{a+d}$　⑤ $\dfrac{a+d}{v}$　⑥ $\dfrac{a+d}{V}$　⑦ $\dfrac{V}{v}(a+d)$　⑧ $\dfrac{v}{V}(a+d)$

26 , 27 の解答群

① $V - af_0$　　② $v - af_0$　　③ $1 - af_0$　　④ $V + af_0$　　⑤ $v + af_0$

⑥ $V - df_0$　　⑦ $v - df_0$　　⑧ $1 - df_0$　　⑨ $V + df_0$　　⑩ $v + df_0$

28 の解答群

① $\dfrac{V\sin\theta}{V+v}$　　② $\dfrac{V\cos\theta}{V+v\sin\theta}$　　③ $\dfrac{V}{V+v\sin\theta}$　　④ $\dfrac{V\sin\theta}{V+v\cos\theta}$　　⑤ $\dfrac{V}{V+v\cos\theta}$

⑥ $\dfrac{V\cos\theta}{V-v}$　　⑦ $\dfrac{V\cos\theta}{V-v\sin\theta}$　　⑧ $\dfrac{V}{V-v\sin\theta}$　　⑨ $\dfrac{V\sin\theta}{V-v\cos\theta}$　　⑩ $\dfrac{V}{V-v\cos\theta}$

化 学

問題

23年度

次の（1）～（19）の設問に答えなさい。設問に特別指示のないものについては，解答群の中から答えとして適したものを1つ選びなさい。指示のある設問については，それに従って答えなさい。〔解答番号 [1] ～ [30] 〕

> 必要があれば次の値を用いなさい。
> 原子量 H：1 C：12 N：14 O：16 Na：23 P：31 S：32 Ca：40 Cu：64 Br：80
> 気体定数 $R = 8.3 \times 10^3 \, Pa \cdot \ell / (K \cdot mol)$ ファラデー定数 $F = 9.65 \times 10^4 \, C / mol$
> アボガドロ定数 $N_A = 6.0 \times 10^{23} / mol$ log 2 = 0.30, log 3 = 0.48, log 4 = 0.60, log 5 = 0.70

（1）a～cの記述について，正誤の組合せ（a, b, cの順）として正しいものはどれか。 [1]

   a 電子の質量と中性子の質量は，ほぼ等しい。
   b 元素の原子番号は，原子核に含まれる陽子の数に等しい。
   c 周期表は，元素が原子量の順に並べられている。

   ① 正，正，正　　　② 正，正，誤　　　③ 正，誤，正　　　④ 誤，正，正
   ⑤ 正，誤，誤　　　⑥ 誤，正，誤　　　⑦ 誤，誤，正　　　⑧ 誤，誤，誤

（2）硫酸銅（Ⅱ）五水和物 5 g を用いて 0.05 mol／ℓ の硫酸銅（Ⅱ）水溶液を作りたい。溶液の体積を何 mℓ にすればよいか。
   [2]

   ① 0.4　　② 2　　③ 4　　④ 10　　⑤ 20　　⑥ 40　　⑦ 100　　⑧ 200　　⑨ 400　　⑩ 1000

（3）化合物Aは，$RCH(NH_2)COOH$（ただしRはアルキル基）で表される。化合物A 46.8 mg を完全に分解し，すべての窒素分をアンモニアに変化させ，生じたアンモニアを 0.05 mol／ℓ の硫酸 30.0 mℓ に吸収させた。この溶液を 0.1 mol／ℓ の水酸化ナトリウム水溶液で滴定したところ，中和するのに 26.0 mℓ が必要であった。化合物Aの分子量はどれか。 [3]

   ① 75　　② 89　　③ 103　　④ 117　　⑤ 131　　⑥ 145　　⑦ 159　　⑧ 173　　⑨ 187　　⑩ 201

（4）リン酸型の水素-酸素燃料電池は，$(-) Pt, H_2 \mid H_3PO_4 \, aq \mid O_2, Pt (+)$ と表される。正極において，177℃，$8.3 \times 10^5 \, Pa$ の条件下で，酸素が毎秒 $9.0 \times 10^{-4} \, mℓ$ の速さで反応したとすると，このとき流れる電流は何Aか。最も近い値を選びなさい。ただし，酸素は理想気体とする。 [4]

   ① 0.019　　　② 0.029　　　③ 0.039　　　④ 0.048　　　⑤ 0.058
   ⑥ 0.068　　　⑦ 0.077　　　⑧ 0.087　　　⑨ 0.097　　　⑩ 0.106

（5）a～cの反応で，（ ）内に示す元素は酸化されるか，還元されるか。酸化，還元の組合せ（a, b, cの順）として正しいものはどれか。 [5]

   a 希硫酸に過マンガン酸カリウムを溶かし，さらに過酸化水素水を加えると，水溶液の赤紫色が消えるとともに気体が発生した。(Mn)
   b ヨウ化カリウムの水溶液に過酸化水素水を加えると，ヨウ素が生成した。(O)
   c 銅に濃硫酸を加えて加熱すると，二酸化イオウが発生した。(Cu)

   ① 酸化，酸化，酸化　　② 酸化，酸化，還元　　③ 酸化，還元，酸化　　④ 還元，酸化，酸化
   ⑤ 酸化，還元，還元　　⑥ 還元，酸化，還元　　⑦ 還元，還元，酸化　　⑧ 還元，還元，還元

（6）a～dの記述について，正誤の組合せ（a, b, c, dの順）として正しいものはどれか。 [6]

   a 塩化カルシウムは，塩素ガスを乾燥するのに用いられる。
   b ソーダ石灰は，塩化水素ガスを乾燥するのに用いられる。
   c ニトロベンゼンを含むベンゼン溶液からニトロベンゼンを除くには，ろ過をするとよい。
   d ヨウ素と塩化ナトリウムの混合物からヨウ素を生成するには，昇華法が適している。

   ① 正，正，正，誤　② 正，正，誤，正　③ 正，誤，正，正　④ 正，誤，正，誤　⑤ 正，誤，誤，正
   ⑥ 誤，正，正，誤　⑦ 誤，正，誤，正　⑧ 誤，誤，正，正　⑨ 誤，誤，誤，正　⑩ 誤，誤，正，誤

(7) 黒鉛の結晶は，炭素原子が正六角形の各頂点に位置しながら，網目状に結合してできた平面層が平行に積み重なった構造をしている。a～cの記述について，正誤の組合せ（a，b，cの順）として正しいものはどれか。　　7

　　a　層と層はファンデルワールス力で結ばれている。
　　b　層に平行の電気伝導度は，垂直方向の電気伝導度より大きい。
　　c　層内の炭素原子間の結合距離は，ダイヤモンドの炭素原子間の結合距離より長い。

　　① 正, 正, 正　　　　② 正, 正, 誤　　　　③ 正, 誤, 正　　　　④ 誤, 正, 正
　　⑤ 正, 誤, 誤　　　　⑥ 誤, 正, 誤　　　　⑦ 誤, 誤, 正　　　　⑧ 誤, 誤, 誤

(8) 沸騰水に塩化鉄（Ⅲ）の飽和水溶液をかき混ぜながら滴下していくと，正に帯電した水酸化鉄（Ⅲ）のコロイド溶液が得られる。このコロイド溶液から，透析膜を通過するイオンを除いた後に，水酸化鉄（Ⅲ）のコロイドを凝析させるとき，最も効果の大きい電解質はどれか。　　8

　　① $AlCl_3$　　　② $MgCl_2$　　　③ $NaNO_3$　　　④ K_2SO_4　　　⑤ Na_3PO_4　　　⑥ K_2CrO_4

(9) 組成式が CH で表される芳香族化合物 X がある。X はベンゼン環を含む化合物で，1 mol の X に臭素が 1 mol 付加すると化合物 Y になる。X と Y の分子量の比は 13：33 である。X に触媒を用いて水素を付加させたら，臭素の場合と同じ物質量の比で付加し化合物 Z になった。Z の異性体のうちベンゼン環を有するものは，Z を含めていくつあるか。　　9

　　① 1　　② 2　　③ 3　　④ 4　　⑤ 5　　⑥ 6　　⑦ 7　　⑧ 8　　⑨ 9　　⑩ 10

(10) ベンゼンの2つの水素が置換されていて，分子式 $C_9H_{10}O_2$ の化合物 A がある。（ア），（イ）の記述を読み，化合物 A の置換基を2つ選びなさい。　　10

　　（ア）A に水酸化ナトリウム水溶液を加えて加熱し加水分解したのち，塩酸により酸性にした。反応液をエーテルとともに振り混ぜたところ，分子式 $C_8H_8O_2$ の化合物 B が抽出された。
　　（イ）B は炭酸水素ナトリウム水溶液に気体を発生しながら溶解した。また，B を過マンガン酸カリウムで酸化したところ，ポリエチレンテレフタラートの原料となる分子式 $C_8H_6O_4$ の化合物が生成した。

　　① -CH_3　　　　② -CH_2CH_3　　　③ -CH_2OH　　　④ -CHO　　　　⑤ -COOH
　　⑥ -OCH_3　　　⑦ -$COCH_3$　　　⑧ -$COOCH_3$　　⑨ -$OCOCH_3$　　⑩ -$CH(OH)CH_3$

(11) ある油脂 2.00 g をとり，0.1 mol／ℓ の水酸化ナトリウム水溶液 100 mℓ を加えて完全にけん化した。残った水酸化ナトリウムを 0.1 mol／ℓ の塩酸で中和したところ 32.1 mℓ を要した。この油脂の分子量に最も近い値はどれか。　　11

　　① 800　　② 824　　③ 846　　④ 866　　⑤ 884　　⑥ 908　　⑦ 926　　⑧ 950　　⑨ 968　　⑩ 972

(12) 設問（11）の油脂が，1種類の不飽和脂肪酸から構成されているとすると，けん化で生じた脂肪酸ナトリウムの分子量に最も近い値はどれか。　　12

　　① 226　　② 230　　③ 240　　④ 254　　⑤ 265　　⑥ 282　　⑦ 288　　⑧ 296　　⑨ 304　　⑩ 310

(13) ニトロベンゼン，サリチル酸，安息香酸エチル，フェノールがジエチルエーテルに溶けている混合溶液を用い，（ア）～（エ）の操作を行なった。水層 A，D とエーテル層 B，C，E それぞれに存在する化合物は何か。
　　解答欄は A：　13　，B：　14　，C：　15　，D：　16　，E：　17　を使用しなさい。

　　（ア）水酸化ナトリウム水溶液を加えて振り混ぜ，水層とエーテル層とに分けた。
　　（イ）操作（ア）の水層に充分な量の二酸化炭素を通じ，さらにエーテルを加えて振り混ぜ，水層 A とエーテル層 B とに分けた。
　　（ウ）操作（ア）のエーテル層よりエーテルを留去し，残った油状物に水酸化ナトリウム水溶液を加えて加熱し，冷却後エーテルを加えて振り混ぜ，水層とエーテル層 C とに分けた。
　　（エ）操作（ウ）の水層を塩酸酸性とし，エーテルを加えて振り混ぜ，水層 D とエーテル層 E とに分けた。

　　① ニトロベンゼン　② サリチル酸　③ 安息香酸エチル　④ フェノール　⑤ サリチル酸ナトリウム
　　⑥ エタノール　⑦ 安息香酸　⑧ サリチル酸エチル　⑨ 安息香酸ナトリウム　⑩ ナトリウムフェノキシド

(14) 0.80 mg のメタンに含まれる電子の数は　18　.　19　×10^{　20　　21　} 個である。
　　　18　～　21　に入る数字として適するものを選びなさい。なお，10^5 のような場合は，10^{　0　　5　} と選択しなさい。

　　① 1　　② 2　　③ 3　　④ 4　　⑤ 5　　⑥ 6　　⑦ 7　　⑧ 8　　⑨ 9　　⑩ 0

(15) ある密閉容器に，標準状態で $11.2\ \ell$ を占める空気と $4.48\ \ell$ を占める水素を入れた。27℃で，この混合気体に点火したところ，水素が燃焼して水蒸気となり，発生した熱により気体の温度は2727℃まで上昇した。空気は体積比で1：4の酸素と窒素からなるとし，窒素は反応しないものと考える。また，反応は完全に進み，気体はすべて理想気体としてふるまうものとする。反応後の気体の物質量（mol）を求めなさい。 22

① 0.10 ② 0.20 ③ 0.30 ④ 0.40 ⑤ 0.50 ⑥ 0.60 ⑦ 0.70 ⑧ 0.80 ⑨ 0.90 ⑩ 1.0

(16) 設問 (15) の反応後に容器の中にある気体 1 mol を，容積を一定に保って1℃上昇させるには30.0 Jを必要とする。水蒸気の生成熱を算出すると 23 24 25 kJ である。

23 ～ 25 に入る数字として適するものを選びなさい。

① 1 ② 2 ③ 3 ④ 4 ⑤ 5 ⑥ 6 ⑦ 7 ⑧ 8 ⑨ 9 ⑩ 0

(17) $0.2\ mol/\ell$ の酢酸水溶液 $100\ m\ell$ と $0.2\ mol/\ell$ の酢酸ナトリウム水溶液 $100\ m\ell$ を混合した溶液の pH は，以下のように算出される。

酢酸は $CH_3COOH \rightleftharpoons CH_3COO^- + H^+$ のように電離するが，電離度 α は1に比べ非常に小さく無視できるので，この混合溶液の CH_3COOH 濃度は $0.1\ mol/\ell$ としてよい。また，酢酸ナトリウムは，ほぼ100%電離するので，混合溶液の CH_3COO^- 濃度は $0.1\ mol/\ell$ としてよい。酢酸の電離定数（$K_a = \dfrac{[CH_3COO^-]\,[H^+]}{[CH_3COOH]}$）を $2 \times 10^{-5}\ mol/\ell$ とすると，混合溶液の水素イオン濃度 $[H^+]$ は，以下のように求められる。

$$[H^+] = K_a \times \frac{[CH_3COOH]}{[CH_3COO^-]} = 2 \times 10^{-5} \times \frac{0.1}{0.1} = 2 \times 10^{-5}\ mol/\ell$$

したがって，この混合溶液の pH は，4.70 と算出できる。

また，$100\ m\ell$ の水に $2\ mol/\ell$ の塩酸を $1\ m\ell$ 加えたとき，加えた塩酸の容量を無視すると，この溶液の水素イオン濃度は $2 \times 10^{-2}\ mol/\ell$ となり，pH は，1.70 と算出できる。

上記の酢酸−酢酸ナトリウム混合溶液 $100\ m\ell$ に $2\ mol/\ell$ の塩酸を $1\ m\ell$ 加えたとき，加えた塩酸の容量を無視すると，pH は 26 . 27 28 と算出される。

26 ～ 28 に入る数字として適するものを選びなさい。

① 1 ② 2 ③ 3 ④ 4 ⑤ 5 ⑥ 6 ⑦ 7 ⑧ 8 ⑨ 9 ⑩ 0

(18) 設問 (17) において，酢酸−酢酸ナトリウム混合溶液が示した性質を持つ溶液のことを何と呼ぶか。最も適切なものを選びなさい。 29

① コロイド溶液 ② 懸濁液 ③ 平衡溶液 ④ イオン溶液 ⑤ 飽和溶液
⑥ 希薄塩溶液 ⑦ 緩衝溶液 ⑧ 電解質溶液 ⑨ 融解液 ⑩ 乳濁液

(19) 設問 (17) において，酢酸−酢酸ナトリウム混合溶液が示したのと同様の性質を持つものをすべて選びなさい。 30

① 血液 ② 蒸留水 ③ 水道水 ④ 食塩水 ⑤ エタノール
⑥ セッケン水 ⑦ デンプン水溶液 ⑧ グルコース水溶液
⑨ 硫酸と硫酸ナトリウムの混合水溶液 ⑩ アンモニアと塩化アンモニウムの混合水溶液

生 物

問 題

23年度

次の（1）～（26）の設問に答えなさい。設問に特別指示のないものについては，解答群の中から答えとして適したものを1つ選びなさい。指示のある設問については，それに従って答えなさい。〔解答番号 [1] ～ [27] 〕

（1）細胞小器官などの説明文として誤っているものはどれか。 [1]
① 核は細胞の物質代謝や遺伝を支配する。　　② 細胞壁の主成分はセルロースである。
③ ゴルジ体は動物細胞に特有の細胞小器官である。　④ リボソームはタンパク質とRNAからなる小粒子である。
⑤ ミトコンドリアの内膜はひだ状に内部に伸び出ている。　⑥ 葉緑体の内部にはチラコイドとよばれる膜構造が存在する。
⑦ 中心体は動物細胞の分裂の際，星状体形成の中心となる。

（2）植物細胞の液胞に関する記述として正しいものを2つ選びなさい。 [2]
① 膨圧を発生させ，植物体を強化する。　　② デンプンを生産し貯蔵する。
③ 若い細胞で特によく発達する。　　　　　④ 内外2枚の膜に包まれている。
⑤ すべての液胞は無色透明である。　　　　⑥ 細胞内で生じた不要物の貯蔵や分解を行う。

（3）結合組織に属さないものはどれか。 [3]
① 血液　　② 汗腺　　③ 真皮　　④ 腱（けん）組織　　⑤ 脂肪組織　　⑥ 軟骨組織　　⑦ 骨組織

（4）散在神経系を持つ動物を3つ選びなさい。 [4]
① ハマグリ　② バッタ　③ クラゲ　④ イソギンチャク　⑤ プラナリア　⑥ ヒル　⑦ ヒドラ　⑧ ミミズ

（5）ヒトの骨格筋に関する記述として正しいものを4つ選びなさい。 [5]
① 筋細胞の中にはたくさんの筋繊維が認められる。
② クレアチンリン酸が分解されて生じるエネルギーは，ATPを介して筋収縮に使われる。
③ ミオシン分子にはATP分解酵素としての働きがある。
④ 暗帯は収縮時もその長さは変化しない。
⑤ 筋収縮時に増加したCa^{2+}が，筋小胞体に吸収されると筋弛緩が起こる。
⑥ 筋収縮時にはアクチンフィラメントが縮む。
⑦ 筋収縮時にはミオシンフィラメントが縮む。

（6）動物の発生に関する記述として正しいものを3つ選びなさい。 [6]
① 極体が放出される側の極を一般に動物極という。　② ウニでは，精子が卵に侵入すると受精膜ができる。
③ 卵黄は卵割を容易にする。　　　　　　　　　　④ ウニ胚の原腸先端部から細胞が遊離して一次間充織となる。
⑤ カエルの胞胚壁は複数の細胞層からなる。　　　⑥ カエルの第2卵割は不等割である。

（7）局所生体染色法により，イモリ胚の原基分布図を作成したことで知られるのは誰か。 [7]
① シュペーマン　② ルー　③ ドリーシュ　④ フォークト　⑤ モーガン　⑥ サットン　⑦ ガードン

（8）動物の発生のしくみに関する記述として正しいものを3つ選びなさい。 [8]
① カエルの桑実胚では，動物極側の細胞が植物極側の細胞へ働きかけて中胚葉を誘導する。
② イモリの原腸胚では，形成体の細胞が外胚葉に働きかけて神経を誘導する。
③ ニワトリ胚の皮膚では，表皮が真皮に働きかけて羽毛やうろこを誘導する。
④ ニワトリ胚の消化管では，間充織が上皮に働きかけて，消化管の各領域に特徴的な上皮を誘導する。
⑤ イモリ初期原腸胚の原口背唇部を別の初期原腸胚の胞胚腔に移植したところ，二次胚が形成された。この二次胚の脊索は移植片に由来する。
⑥ 8細胞期のウニ胚を赤道面で動物極側，植物極側の2つに分離して発生させると，それぞれが完全な幼生となる。

（9）種子や球根の発芽を抑制する植物ホルモンはどれか。 [9]
① アブシシン酸　② エチレン　③ オーキシン　④ 花成ホルモン　⑤ サイトカイニン　⑥ ジベレリン

(10) すい臓のランゲルハンス島より分泌されて，血糖量を増加させるホルモンはどれか。　[10]
　　① インスリン　② アドレナリン　③ 鉱質コルチコイド　④ 糖質コルチコイド　⑤ 成長ホルモン　⑥ グルカゴン

(11) ホルモンの働きに関する記述として正しいものを<u>すべて</u>選びなさい。　[11]
　　① 鉱質コルチコイドなどのステロイドホルモンは，脂質に溶けやすい。
　　② インスリンなどのペプチドホルモンは，細胞膜を通過できる。
　　③ インスリンなどのペプチドホルモンは細胞膜を通過した後，細胞内で受容体と結合する。
　　④ 鉱質コルチコイドなどのステロイドホルモンは，細胞膜上の受容体と結合する。
　　⑤ ホルモンは通常ごく微量で強い作用をもつ。

(12) 酵素の性質や働きに関する記述として<u>誤っている</u>ものはどれか。　[12]
　　① 酵素の主成分はタンパク質である。　　　　　② 酵素は反応の前後でそれ自身の構造を変化させる。
　　③ 酵素が作用できる相手の物質を基質という。　④ 酵素にはそれぞれ特有の立体構造をした活性部位がある。
　　⑤ 酵素反応には補助因子が必要な場合がある。　⑥ 各酵素には反応が最もよく進む最適の pH がある。
　　⑦ 基質とよく似た化学構造をもつ物質が基質と共存すると，酵素反応は阻害されることがある。

(13) ある植物では赤花と白花の品種があり，赤花が優性であることが知られている。いま，純系の赤花と純系の白花の個体から雑種第一代 F_1 をつくり，さらにこの F_1 と純系の白花の個体とを交配し，二代目を得た。この二代目の全個体を自家受粉させて得られる三代目の，赤花と白花の割合はどのようになるか。　　　　赤花：白花 ＝　[13]
　　① 1：3　② 3：1　③ 3：5　④ 5：3　⑤ 5：13　⑥ 9：1　⑦ 9：5　⑧ 13：5

(14) DNA とともに真核細胞のヌクレオソームを構成するタンパク質はどれか。　[14]
　　① アクチビン　② アミラーゼ　③ インターフェロン　④ グロブリン
　　⑤ ヒスチジン　⑥ ヒストン　　⑦ フィブリン　　　⑧ ミオシン

(15) 大腸菌のトリプトファンオペロンに関する記述として正しいものを<u>2つ</u>選びなさい。　[15]
　　① 培地にトリプトファンがない場合，RNA ポリメラーゼがプロモーターに結合する。
　　② 培地にトリプトファンがない場合，調節タンパク質（リプレッサー）はオペレーターに結合する。
　　③ 培地にトリプトファンがある場合，調節タンパク質（リプレッサー）はオペレーターに結合する。
　　④ 培地にトリプトファンがある場合，トリプトファン合成酵素遺伝子群の転写は促進される。
　　⑤ 調節タンパク質（リプレッサー）はトリプトファンと結合して DNA に結合できなくなる。

(16) 下記のような塩基配列をもつ mRNA から，メチオニンで始まるアミノ酸 6 個のポリペプチドが合成されたと仮定すると，その際の開始コドンはどこにあるか。その開始コドンの最初の塩基番号を **1 ～ 10** のうちから選び，<u>同じ数字</u>をマークしなさい。なお，終止コドンは，UAA，UAG，UGA である。　[16]

　　塩基番号　**1 2 3 4 5 6 7 8 9 10**
　　　　　　　｜｜｜｜｜｜｜｜｜｜
　　　　　　　C A U G U A U G C A U G C U U C U A G G C G G A C U A U G A C U U A G U U G C

(17) メセルソンとスタールは DNA の複製機構を調べるために，大腸菌を，窒素源として $^{15}NH_4Cl$ のみを含む培地で何代も培養した後，窒素源として $^{14}NH_4Cl$ のみを含む培地に移し，合成される DNA の密度の変化を追った。この実験に関する記述として正しいものを<u>2つ</u>選びなさい。　[17]
　　① $^{14}NH_4Cl$ 培地に移して 1 回分裂した直後は，高密度の DNA と中間の密度の DNA が 1：1 の割合で存在する。
　　② $^{14}NH_4Cl$ 培地に移して 1 回分裂した直後は，すべて中間の密度の DNA である。
　　③ $^{14}NH_4Cl$ 培地に移して 2 回分裂した直後は，すべて中間の密度の DNA である。
　　④ $^{14}NH_4Cl$ 培地に移して 2 回分裂した直後は，高密度の DNA と中間の密度の DNA が 1：1 の割合で存在する。
　　⑤ $^{14}NH_4Cl$ 培地に移して 3 回分裂した直後は，高密度の DNA と中間の密度の DNA が 3：1 の割合で存在する。
　　⑥ $^{14}NH_4Cl$ 培地に移して 3 回分裂した直後は，低密度の DNA と中間の密度の DNA が 3：1 の割合で存在する。

(18) ある DNA 断片の全塩基配列と，制限酵素（*Bam*HI，*Eco*RI）による切断部位を下図に示す。この DNA 断片を *Bam*HI と *Eco*RI により完全に切断した後，95℃に加熱し 1 本鎖 DNA にした。このとき得られる最長と最短の 1 本鎖 DNA の塩基数を答えなさい。　最長：　[18]　　最短：　[19]
　　① 3　② 4　③ 5　④ 6　⑤ 7
　　⑥ 8　⑦ 9　⑧ 10　⑨ 11　⑩ 12

　　　　　　　　　　　　　　　　　　*Bam*HI　　　　　　　*Eco*RI
　　　　　　　　　　　　　　　T G C G|G A T C C C C A C G C G|A A T T C A C T G G
　　　　　　　　　　　　　　　A C G C C T A G|G G G T G C G C T T A A|G T G A C C

(19) コムギの発芽種子の呼吸商を求めるために，図に示す A, B 二つの装置を用意し，各装置にそろって発芽した種子を同量入れた。
A の副室には水を，B の副室には KOH 溶液を入れ，一定時間後における気体の体積の減少量を，着色液の動きにより測定した。
この実験に関する記述として正しいものを<u>すべて</u>選びなさい。 　20

① B の気体の減少量は，吸収 O_2 の体積を示す。
② B の気体の減少量は，吸収 CO_2 の体積を示す。
③ A の気体の減少量は，吸収 O_2 の体積から放出 CO_2 の体積を差し引いた量を示す。
④ A の気体の減少量が 2 mℓ，B の気体の減少量が 100 mℓ であったとすると，呼吸商は 1.02 である。
⑤ A の気体の減少量が 3 mℓ，B の気体の減少量が 99 mℓ であったとすると，吸収 O_2 の体積は 96 mℓ である。

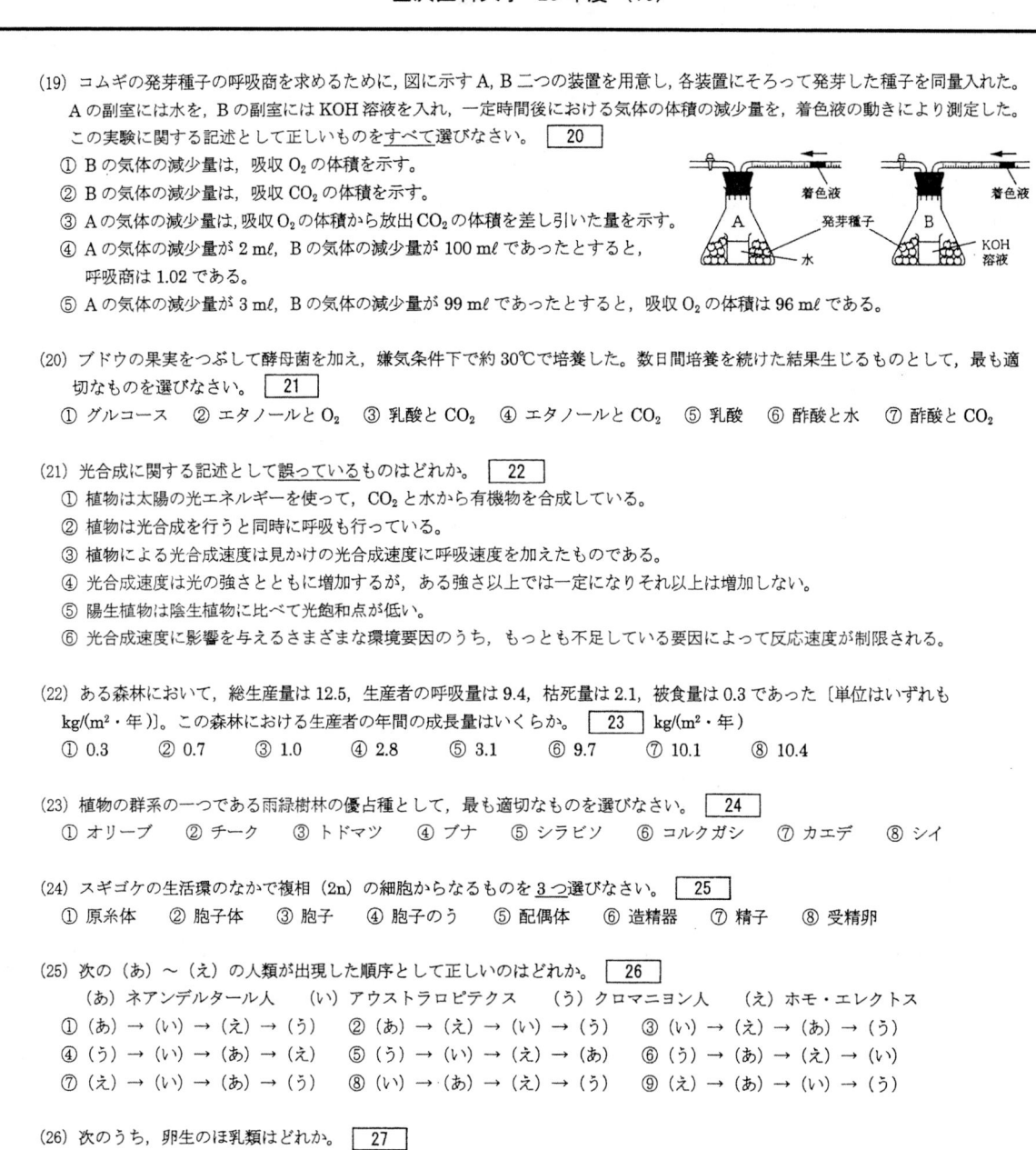

(20) ブドウの果実をつぶして酵母菌を加え，嫌気条件下で約 30℃ で培養した。数日間培養を続けた結果生じるものとして，最も適切なものを選びなさい。 　21
① グルコース　② エタノールと O_2　③ 乳酸と CO_2　④ エタノールと CO_2　⑤ 乳酸　⑥ 酢酸と水　⑦ 酢酸と CO_2

(21) 光合成に関する記述として<u>誤っている</u>ものはどれか。 　22
① 植物は太陽の光エネルギーを使って，CO_2 と水から有機物を合成している。
② 植物は光合成を行うと同時に呼吸も行っている。
③ 植物による光合成速度は見かけの光合成速度に呼吸速度を加えたものである。
④ 光合成速度は光の強さとともに増加するが，ある強さ以上では一定になりそれ以上は増加しない。
⑤ 陽生植物は陰生植物に比べて光飽和点が低い。
⑥ 光合成速度に影響を与えるさまざまな環境要因のうち，もっとも不足している要因によって反応速度が制限される。

(22) ある森林において，総生産量は 12.5，生産者の呼吸量は 9.4，枯死量は 2.1，被食量は 0.3 であった〔単位はいずれも kg/(m²・年)〕。この森林における生産者の年間の成長量はいくらか。 　23　kg/(m²・年)
① 0.3　② 0.7　③ 1.0　④ 2.8　⑤ 3.1　⑥ 9.7　⑦ 10.1　⑧ 10.4

(23) 植物の群系の一つである雨緑樹林の優占種として，最も適切なものを選びなさい。 　24
① オリーブ　② チーク　③ トドマツ　④ ブナ　⑤ シラビソ　⑥ コルクガシ　⑦ カエデ　⑧ シイ

(24) スギゴケの生活環のなかで複相（2n）の細胞からなるものを<u>3つ</u>選びなさい。 　25
① 原糸体　② 胞子体　③ 胞子　④ 胞子のう　⑤ 配偶体　⑥ 造精器　⑦ 精子　⑧ 受精卵

(25) 次の（あ）〜（え）の人類が出現した順序として正しいのはどれか。 　26
（あ）ネアンデルタール人　（い）アウストラロピテクス　（う）クロマニョン人　（え）ホモ・エレクトス
① （あ）→（い）→（え）→（う）　② （あ）→（え）→（い）→（う）　③ （い）→（え）→（あ）→（う）
④ （う）→（い）→（あ）→（え）　⑤ （う）→（い）→（え）→（あ）　⑥ （う）→（あ）→（え）→（い）
⑦ （え）→（い）→（あ）→（う）　⑧ （い）→（あ）→（え）→（う）　⑨ （え）→（あ）→（い）→（う）

(26) 次のうち，卵生のほ乳類はどれか。 　27
① モモンガ　② カンガルー　③ ムササビ　④ カモノハシ　⑤コウモリ　⑥ ペンギン　⑦ ハリネズミ　⑧ クジラ

英　語

解答　23年度

1 出題者が求めたポイント
[解答]
(1)③　(2)①

2 出題者が求めたポイント
[全訳]
(1)ジェイン：ハーイ、ケイティ。本当に申し訳ないけど会うをやめなきゃいけなくなった。

ケイティ：どういう意味？

ジェイン：（3）

①本当に理由がわからないわ。理由を話してくれない？

②それがまさに、私があなたに見せようと思っていたことよ。

③レポートを明日出さなきゃいけないのに、まだ始めてもいないの。

④私たちがその問題を解くのを助けるために昨日リーさんが訪ねて来たわ。

ケイティ：スケジュールをもっと効率よく管理するやり方がわかるようになった方がいいわよ。

(2)グレッグ：スミスさんが3時に電話かけてくることになっていたんだけど、今はもう4時近くだ。

デイヴ：待っている電話があるんだったら、言えばよかったのに。

グレッグ：（4）

テイヴ：ああ、ごめん。でもこれからは電話を待ってるって言ってよ。

①きみがそんなに長く電話するなんて思わなかったんだ。

②きみはそれを見てみるって言わなかったっけ？

③そうだよ。彼はちょうど新しい電話を買うために出かけた。

④いい考えだね！彼に電話しよう。

[解答]
(3)③　(4)①

3 出題者が求めたポイント
[正しい選択肢を入れた英文の意味]
(1)たくさんの新しい革新的な理論がこの会議で提案された。

　　動詞は受動態の形、さらに主語の a number of ～ は複数扱いなので have been を選ぶ。

(2)A：生物学の教授が、今日実験室に来る時に厚い手袋を持ってくるようにと言ってた。

　　B：えー、そんな。ヘビは先月みんな処分したんじゃなかったの？

(3)医師が彼に、背中の痛みが消えるまで、重いものはなにも持ち上げない方がいいと言った。

　　主節の動詞が recommend のときは that 節の中の動詞は原形。ここではさらに否定形。

(4)A：今度の週末なにか予定ありますか？

　　B：いいえ、実はないんです。奈良のいとこを訪ねようと思っていたんですが、月曜日の朝に大事な会議があるのに気づいて、考え直したんです。

[解答]
(5)③　(6)④　(7)②　(8)③

4 出題者が求めたポイント
[全訳]
　数日中のいつか、あなたは新聞を取り上げて、「幹細胞に大きな進歩」とか「地球温暖化の新理論提案さる」とかいう見出しを目にするだろう。これらの見出しに続く話は重要であろう。それらはあなたの生活に直接影響する話題を扱っている。あなたが国の政治的な議論に加わろうとすれば、1市民としての意見を持たなければならなくなる話題である。

　以前にも増して、地球的な気候変動から進化論の教育、次第に低下していくことが認められる自国の競争力にいたるまで、科学技術の話題はよく取り上げられている。これらの議論を理解できることは、読み解く力としてあなたにとって大事なものになってきている。あなたは科学的リテラシーを持たなければならない。

　科学者や教育者は、わかりやすく説く努力を何十年と続けてきても、今日そして明日の複雑な科学技術世界に対処していくために私たちみんなが必要としている基本的な背景の知識を、多くの人々に与えることに失敗している。この本の目的はあなたがそのような背景知識を獲得できるようにすること、あなたが受けた公教育で取りこぼされてきた空白が何であれ、それを埋めることである。私たちの目的は、あなたが科学的リテラシーを持つのに必要な情報を与えることである。

　科学的リテラシーとは何か。私たちにとって科学的リテラシーとは、今広く問題になっていることを理解するのに必要な知識から成り立っている。それは事実、語彙、概念、歴史、哲学の混ぜ合わさったものである。それは専門家の特殊化されたものではなく、政治的な議論の中で使われるもっと一般的な、もっと精度の低い知識である。もしあなたがその日のニュースを科学に関係のあるものと理解すれば、もしあなたが幹細胞研究や温室効果に関する見出しのついた記事を取り上げて、意味を成す文脈の中に置くことができれば、要するに、あなたが科学に関するニュースを、あなたの視野に届く他のすべてものと同等に扱えれば、そのときには、私たちに言わせれば、あなたは科学的リテラシーを持っていると言える。

　科学的リテラシーのこの定義はかなり最小限に近く思われ、学者によっては全く不適切だと見なすことさえあるだろう。私たちが非常に強く思うのは、⒞すべての者が深いレベルまで科学を理解しなければならないと主張する人たちは、科学的知識の重要ではあるが

別々の2つの側面を、混同しているのではないかということだ。実は、科学を「行う」ことは明らかに、科学を「使う」こととは違うということである。科学的リテラシーは後者にのみ関係がある。

平均的な市民にとって、科学者たちがやることをできる必要は何もない。毎日のニュースを理解するためにはマイクロチップの設計の仕方やDNA片を配列する仕方を知る必要はないが、これは、飛行機がいかにして飛ぶことができるのかを理解するために飛行機の設計ができる必要はないのと同じである。

しかし、飛行機の設計の仕方を知る必要はないからといって、あなたが飛行機の存在する世界に生きていて、あなたの世界が飛行機によって違ってくるという事実に変わりはない。同じように、ナノテクノロジーや遺伝子工学のような分野の発展が多くの点であなたに影響を与えるので、あなたは、この変化がどのように起こるだろうか、またその結果があなたと子どもたちにとってどのようなものになるだろうかを理解するのに、十分な背景知識を持つ必要がある。あなたは、新しい発展についての国家的な議論に参加することができるようになるための背景知識を、持たなければならない。

[解法のヒント]
(4)の選択肢の意味
①進化や地球温暖化のようなことを理解すべきなのは科学者だけである。
②科学的リテラシーは、科学をすることではなく科学を使うことに関係している。
③科学的リテラシーを持つことは、過去の学者が考えていたほど重要ではない。
④非科学的な人々は飛行機の設計の仕方を理解しようとしてはならない。どのように飛ぶのかを知ることは危険な場合もあるからである。
⑤この英文はおそらく、未来の自然災害の危険性を人々に直接警告するために書かれた。
⑥事実、語彙、概念、歴史はしばしばすべてまぜこぜになって、非常に混乱している。
⑦新しい発展の状況を正しく理解できるためには、私たちはそれの背景知識を持つことが必要である。
⑧いまある学校教育は、現代の科学の話題について自分の意見を構築する助けとなるのにきわめて十分である。

[解答]
(9)①　(10)③　(11)⑤　(12)④　(13)④　(14)③
(15)②⑦

5　出題者が求めたポイント
要約を書くことは、読んだことの反応としてはもっとも簡単なのかも知れないが、優れた要約を書くことは必ずしも見かけほど簡単ではない。要約するには作品を凝縮して主要ポイントを簡潔に述べ直すことが必要とされるので、気をつけて読まなければいくつか主要な考えを見過ごしたり、あまり大事でないポイント

や例のほうに注目しすぎたりというリスクが常にある。ほとんどの学生は、下記の状況の少なくともひとつにおいて、要約を書く機会を持つ。
1. 宿題で出されたものを読んで理解したことを示すため。(A)「読むべきリストにある論文それぞれについて、100語の要約を書いて提出せよ。」
2. テスト問題に答えるため。(B)「南北戦争の主な原因を4つ挙げよ。」は教科書のある章や講義ノートの要約を必要とする。
3. 将来の勉強や研究のために読んだものの記録をとるため。あるいはクラス討論に備えるため。
4. たとえば書評のように、他の方法でも検討することになる著作の主要テーマを再現するため。
これらの目的のそれぞれのために、あなたは「要約」を必要とする。「これはあなたの言葉で著作の主要ポイントを正確に再現した簡潔な叙述であり、どんな点でも筆者の考えを表現しそこなったり変えたりしていない叙述である。」あなたが論争のために著者の考えを要約しようとするなら、そこに進む前にまずは筆者の立場を正確に把握しておくということが、公平性のためには必要である。もし指導教官が、授業の本の評価ではなく要約を、宿題として課したならば、著者の考えを述べ直すときに必ず語の選択に気をつけなさい。(C)たとえば、「そこでジョーンズは次のような愚かな考えの展開へと向かう…」のような評価の言葉は避けなければならない。優れた要約はあなたが主要テーマを把握していることの証である。良い要約を書くためには次のガイドラインに従うこと。
要約を書くためのガイドライン
i) 自分の言葉を使って直接的かつ客観的な方法で書く。そのままの引用はたとえあるとしても少なくすること。パラグラフひとつの要約には引用は使わないほうが良い。
ii) まず筆者の論点から始め、それから他のキーポイントを出すこと。主要テーマがどのように互いに結びつき、関係しているかを、読者に示しなさい。
iii) 特殊な例や絵や背景の部分を含めてはいけない。
iv) 主要テーマを、元の本に使われているセンテンス数より少ないセンテンスにまとめなさい。
v) テーマに対する著者の関係を示すために正確で適切な動詞を選びなさい。(D)コルダは主張する、コルダは反論する、コルダは信じている。主題の一覧しか提供しないようなあいまいな動詞を使わない。
vi) 著者の文体や考えに判断を加えてはならない。要約しようとしている文に対するあなたの個人的な反応を論じてはいけない。

[解法のヒント]
問題(3)の訳
あなたがパラグラフひとつ分の長さしかない要約を書いているなら、
①クラス討論のために書いている可能性が高い。
②主要ポイントを落とすリスクは飛躍的に高まる。
③中に直接の引用を書くべきではない。

④必ず少なくともひとつの特殊例を含めること。

⑤最後に個人的意見を書き加えるのをためらってはいけない。

⑥主要テーマを表している元の文を必ずすべて含めなさい。

[解答]

(16)⑩　(17)④　(18)⑤　(19)①　(20)⑨　(21)⑦

(22)⑥　(23)③

6　出題者が求めたポイント

生まれてから子どもたちは環境の中でさまざまな音にさらされる。言語を獲得するようになる前に、子どもたちはまず、話し言葉の音から言葉でない音を区別しなければならない。この能力の基礎は出生時に存在しているように思われる。新生児でさえ他の音に対してより、人間の声には異なる反応をするからである。子どもは出生後2か月以内に母親の声を認識することさえできる。

およそ1か月から、子どもたちは一定の話し言葉の音どうしを識別する能力を見せる。ある実験で子どもたちは一連の[ba]で構成される全く同じ音節を与えられた。これらの後に続いて[pa]という音節を与えられた。子どものおしゃぶりの回数の変化(新しい刺激に対する通常の反応)が、彼らが2つの音節の違いを認識したこと、よって[p]と[b]を識別できたことを表していた。

このような話し言葉の音どうしの違いを区別する感受性は早い時期からあるけれども、意味のある言葉どうしを区別する能力はまだ認められない。この能力の出現は、子どもたちがbokとpokという名の2つのおもちゃの動物を見せられ、pokを見せてちょうだいというような文に反応することを求められるという実験の中で調べられる。正しく反応するためには、子どもたちは[p]と[b]の違いを聞き分けるだけでなく、この違いが意味のあることだと、つまり言語の中で単語どうしを識別するのに使われるのだと認識しなければならない。18か月以下の子どもたちでは、この種の課題に成功することはほとんどない。

子どもたちが母語の音の対比を習得する前であっても、彼らは、舌や唇など話し言葉の中で区別を生み出すのに必要な発声器官の動きを発達させ始める。発音技術が現れ始めるのは月齢およそ3、4か月であるが、この頃子どもはバブバブという音を出し始める。

(ア)【異なる言語コミュニティー出身の子どもたちによって発せられるバブバブ音には、似たような特徴がある。】言語の違いを超えるこのような特徴から、早い時期のバブバブ音は、その子どもが向き合っている特定の言語とは無関係であることがわかる。事実、耳の聞こえない子どもたちでさえ、発語活動が健聴の子どもたちのそれよりいくぶん多様性に乏しいにもかかわらず、バブバブを言う。さらに言えば、医療的理由でバブバブを言えない子どもたちも、後に正常な発音を発達させることができることが知られているのである。

(イ)【このすべてが示唆しているのは、バブバブは、言

語獲得過程に先立つものではあるが、実はそれの一部ではないということである。】

[解法のヒント]

問題(2)でできた英文は

There are <u>similar characteristics in the babbling produced by children from different</u> language communities.

問題(3)でできた英文は

All this <u>suggests that babbling procedes but is not actually part of the language</u> acquisition process.

問題(4)の訳

①私たち人間は音を識別する能力を生まれながらに持っている。

②ある実験の結果が、子どもたちでさえ[p]と[b]を区別することができることを示していた。

③月齢8週間になると、赤ん坊は母親の声を認識できるようになる。

④小さい子どもは、うまく受け答えができないとすれば、[p]と[b]の違いを聞こうとしているはずがない。

⑤話し言葉において区別を生み出すのに必要な器官は、赤ん坊が音どうしの違いを聞き分けられるようになる前に発達する。

⑥赤ん坊は生後およそ100日でバブバブ音を出し始める。

⑦小さい時のバブバブは、子どもたちがさらされている特定の言語とは関係ないようだ。

[解答]

(24)②　(25)①　(26)⑤　(27)①

(28)⑥　(29)②　(30)⑤　(31)①　(32)④

7　出題者が求めたポイント

[全訳]

癌は子どもたちでは比較的まれである。ほとんどの癌(98％)は成人、特に中年すぎの人々がかかる。成人のおよそ6人に1人が一生のうちのどこかで癌にかかるが、20歳以下の子どもたちでは、330人に1人である。(①)

癌は、体の細胞が異常になり抑制が効かないほどに成長する時に始まる。(②)<u>ほとんどのタイプの癌で、この異常細胞は、組織が固くなった腫瘍と呼ばれるものを形成する。</u>骨髄で始まる血液および造血器官の癌である白血病では、これらの異常細胞が固い腫瘍を作ることはあまりなく、骨髄を他のタイプの細胞でいっぱいにする。(③)これが正常な赤血球、白血球、血小板の生成を妨げる。(④)

子どもの癌が一番できやすいのはまだ成長し変化している体の器官であり、それはたとえば血液系、脳、腎臓などである。(⑤)一般に、子どもに起こる癌は成人の癌とは違う経過をたどる。小児がんは、子どもたちに見られる広いタイプの癌を言い表すのに使われる総称である。(⑥)

ほとんどの場合、癌になったティーンエイジャーや

若年の成人は、最新の治療にふれ医療チームによる総合的なケアを受けるために、小児がん専門の機関で治療されなければならない。白血病と骨肉腫のティーンエイジャーは特にそうである。数少ない例外が、成人の癌にかかったティーンエイジャーである。その場合には、成人と同じような治療を受け、その上で、社会的心理的必要に応じて、年に見合った援助プログラムを受けられるようにするのが適切である。

　癌と診断されたほとんどの子どもたちとティーンエイジャーは治療に成功している。2008年にはアメリカでおおよそ10,730人の子どもたち(14歳未満)が癌と診断された。1975年以降小児がんで死亡した数はほぼ50％減少している。

[解法のヒント]
(1)these abnormal cells がつなぎの言葉になっている。
(2)の質問と選択肢の意味は

(34)「ティーンエイジャーと若年成人は癌の治療を受けるためにどこへ行くべきか。」
　①設備の良い大きな総合病院に行くべきだ。
　②彼らは子どもと考えられるので、地域の子ども病院で治療されるべきだ。
　③彼らが15歳を越えているなら、すべて成人のように治療されるべきだ。
　④小児がんを専門とする病院が、彼らの行ける唯一の場所である。
　⑤彼らがかかった癌のタイプによる。

(35)㋐の estimated の意味は下の内のどれと近いか。
　①正確に予想された
　②適切な費用の
　③ざっと計算された
　④感謝された
　⑤経験された

(36)英文に書かれていないのは次のどれか。
　①小児がんは治せるが、治療にはしばしば長い時間がかかり、また危険でもある。
　②癌で亡くなる子どもの数は、かつてのおよそ半分に落ちている。
　③年輩の人々の方が小さい子どもたちよりずっと多く癌にかかる。
　④子どもの癌は血液系や脳や腎臓に起こることが多い。
　⑤子どもたちに見られるさまざまなタイプの癌を表現するために、小児がんという総称が使われる。

[解答]
(33)②　(34)⑤　(35)③　(36)①

数　　学

解答

23年度

1  出題者が求めたポイント（(数学Ⅰ・数と式, 数学 B・ベクトル, 数学C・2次曲線)

〔解答〕

(1) 条件より次の2つの
等式が成り立つ。

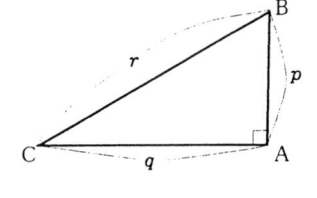

$$\begin{cases} q^2 = pr & \cdots\cdots① \\ p^2 + q^2 = r^2 & \cdots\cdots② \end{cases}$$

①を②に代入して整理
すると

$$r^2 - pr - p^2 = 0$$

rの2次方程式と見て解くと　$p>0$より

$$r = \frac{p \pm \sqrt{p^2 + 4p^2}}{2 \times 1} = \frac{1 \pm \sqrt{5}}{2}p$$

$r>0$より$r = \dfrac{1+\sqrt{5}}{2}p$　$\therefore \dfrac{r}{p} = \dfrac{BC}{AB} = \dfrac{1+\sqrt{5}}{2}$

$\cdots\cdots$(ア, イの答)

(2) 条件より
$\overrightarrow{OP} = (x, y)$,
$\overrightarrow{OQ} = (a, b)$
すると

$$4 = \overrightarrow{OP} \cdot \overrightarrow{OQ}$$
$$= |\overrightarrow{OP}| \cdot |\overrightarrow{OQ}| \cos 0°$$
$$= \sqrt{x^2 + y^2}\sqrt{a^2 + b^2}$$

$\therefore (x^2 + y^2)(a^2 + b^2) = 16 \cdots\cdots$(ウ, エの答)

また, $\overrightarrow{OP} \cdot \overrightarrow{OQ} = xa + yb = 4 \cdots\cdots$(オの答)

点Qは直線OP上にあり, $\overrightarrow{OP} \cdot \overrightarrow{OQ} \neq 0$より$a \neq 0, b \neq 0$
すると, 線分OPとOQの傾きは一致するので

$$\frac{b}{a} = \frac{y}{x} \quad \therefore xb - ya = 0 \cdots\cdots$$(カの答)

オの式$\times a$　　$xa^2 + yab = 4a$

カの式$\times b$　　$xb^2 - yab = 0$

よって, $x = \dfrac{4a}{a^2 + b^2}$

$$y = \frac{b}{a}x = \frac{b}{a} \times \frac{4a}{a^2 + b^2} = \frac{4b}{a^2 + b^2}$$

これらを$x + 2y = 1$に代入すると

$$\frac{4a}{a^2 + b^2} + 2 \times \frac{4b}{a^2 + b^2} = 1$$

$4a + 8b = a^2 + b^2, \quad a^2 - 4a + b^2 - 8b = 0$

$\therefore (a-2)^2 + (b-4)^2 = 20 \cdots\cdots$(キ〜コの答)

(3) $6 = r\cos\left(\theta - \dfrac{\pi}{2}\right) = r\sin\theta$

$r\cos\left(\theta - \dfrac{\pi}{6}\right) = r\left(\cos\theta\cos\dfrac{\pi}{6} + \sin\theta\sin\dfrac{\pi}{6}\right) = 3$

$r \times \dfrac{\sqrt{3}}{2}\cos\theta + r\sin\theta \times \dfrac{1}{2} = 3$

$\dfrac{3}{2}r\cos\theta + 6 \times \dfrac{1}{2} = 3$　　　　$\therefore r\cos\theta = 0$

$r \neq 0, 0 \leq \theta < 2\pi$　より　$\theta = \dfrac{\pi}{2}, \dfrac{3}{2}\pi$

● $\theta = \dfrac{\pi}{2}$のとき条件式に代入すると

$$r\cos\left(\frac{\pi}{2} - \frac{\pi}{2}\right) = 6 \quad より \quad r = 6$$

$$r\cos\left(\frac{\pi}{2} - \frac{\pi}{6}\right) = 3 \quad より \quad r = 6$$

よって, $r = 6$

● $\theta = \dfrac{3}{2}\pi$のとき, 条件式に代入すると

$$r\cos\left(\frac{3}{2}\pi - \frac{\pi}{2}\right) = 6 \quad より \quad r = -6(不適)$$

$$r\cos\left(\frac{3}{2}\pi - \frac{\pi}{6}\right) = 3 \quad より \quad r = -6(不適)$$

以上から, $r = 6$, $\theta = \dfrac{\pi}{2}$ $\cdots\cdots\cdots\cdots\cdots\cdots$(サ, シの答)

(4) △ABLはAL=BL
の二等辺三角形なので

$$KL^2 = BL^2 - BK^2$$
$$= \left(3\sqrt{3}\right)^2 - 3^2 = 18$$

$KL > 0$より
$KL = 3\sqrt{2} \cdots\cdots$(ス, セの答)

$\overrightarrow{AB} = \vec{b}, \overrightarrow{AC} = \vec{c}, \overrightarrow{AD} = \vec{d}$
とおくと

$$\overrightarrow{KL} = \overrightarrow{KA} + \frac{1}{2}(\overrightarrow{AC} + \overrightarrow{AD}) = \frac{1}{2}\vec{b} + \frac{1}{2}(\vec{c} + \vec{d})$$

$$= \frac{1}{2}(-\vec{b} + \vec{c} + \vec{d})$$

$$\overrightarrow{NM} = \overrightarrow{NA} + \frac{1}{2}\overrightarrow{AD} = -\frac{1}{2}(\vec{b} + \vec{c}) + \frac{1}{2}\vec{d}$$

$$= \frac{1}{2}(-\vec{b} - \vec{c} + \vec{d})$$

また, $|\vec{b}|^2 = |\vec{c}|^2 = |\vec{d}|^2 = 36$

$\vec{b} \cdot \vec{c} = \vec{c} \cdot \vec{d} = \vec{d} \cdot \vec{d} = 6 \times 6 \times \cos 60° = 18$
よって

$$\overrightarrow{KL} \cdot \overrightarrow{NM} = \frac{1}{4}(-\vec{b} + \vec{c} + \vec{d})(-\vec{b} - \vec{c} + \vec{d})$$

$$= \frac{1}{4}(|\vec{b}|^2 + \vec{b}\cdot\vec{c} - \vec{b}\cdot\vec{d} - \vec{b}\cdot\vec{c} - |\vec{c}|^2 + \vec{c}\cdot\vec{d}$$
$$- \vec{b}\cdot\vec{d} - \vec{c}\cdot\vec{d} + |\vec{d}|^2)$$

$$= \frac{1}{4}(36 + 18 - 18 - 18 - 36 + 18 - 18 - 18 + 36) = 0$$

$\overrightarrow{KL}$と$\overrightarrow{NM}$のなす角は90° $\cdots\cdots$(ソ, タの答)

次に, HとIはそれぞれ△BCD, △ABDの重心となるから

$$\overrightarrow{AH} = \frac{1}{3}(\vec{b} + \vec{c} + \vec{d})$$

$$\overrightarrow{CI} = \frac{1}{3}(\overrightarrow{CA} + \overrightarrow{CB} + \overrightarrow{CD}) = \frac{1}{3}(-\vec{c} + \vec{b} - \vec{c} + \vec{d} - \vec{c})$$

$$= \frac{1}{3}(\vec{b} - 3\vec{c} + \vec{d})$$

これより内積を求める。

$$\overrightarrow{AH} \cdot \overrightarrow{CI} = \frac{1}{9}(\vec{b}+\vec{c}+\vec{d})(\vec{b}-3\vec{c}+\vec{d})$$

$$= \frac{1}{9}(|\vec{b}|^2 - 3\vec{b}\cdot\vec{c} + \vec{b}\cdot\vec{d} + \vec{b}\cdot\vec{c} - 3|\vec{c}|^2 + \vec{c}\cdot\vec{d}$$
$$\qquad + \vec{b}\cdot\vec{d} - 3\vec{c}\cdot\vec{d} + |\vec{d}|^2)$$

$$= \frac{1}{9}(36 - 3\times18 + 18 + 18 - 3\times36 + 18 + 18 - 3$$
$$\qquad \times 18 + 36)$$

$$= -\frac{72}{9} = -8 \quad \cdots\cdots\cdots\cdots\cdots\cdots\text{(チの答)}$$

2 出題者が求めたポイント(数学Ⅱ・図形と方程式, 指数対数, 微分積分, 数学Ⅲ・微分積分)

〔解答〕

(1) $y = x^2 - 2x + 2$
$\qquad = (x-1)^2 + 1$

直線APの方程式は

$$y - 2 = \frac{a^2 - 2a + 2 - 2}{a - 0}(x - 0)$$

$$\therefore y = (a-2)x + 2 \cdots\cdots\text{(ツ, テの答)}$$

直線BPの方程式

$$y - 2 = \frac{a^2 - 2a + 2 - 2}{a - 2}(x - 2)$$

$$\therefore y = a(x-2) + 2 \cdots\cdots\cdots\cdots\cdots\text{(ト, ナの答)}$$

Cと直線AP, Cと直線BPで囲まれた部分の面積をそれぞれ S_1, S_2 とおくと

$$S_1 = \int_0^a \{(a-2)x + 2 - (x^2 - 2x + 2)\}dx$$

$$= -\int_0^a x(x-a)dx = \frac{1}{6}(a-0)^3 = \frac{1}{6}a^3$$

$$S_2 = \int_a^2 \{(x-2) + 2 - (x^2 - 2x + 2)\}dx$$

$$= -\int_a^2 (x-2)(x-a)dx = \frac{1}{6}(2-a)^3$$

よって,

$$S = S_1 + S_2 = \frac{1}{6}a^3 + \frac{1}{6}(2-a)^3 = a^3 - 2a + \frac{4}{3} \cdots\cdots\text{(ニの答)}$$

また,

$$S = (a-1)^2 + \frac{1}{3} \quad \text{より } a=1 \text{ のとき最小値} \frac{1}{3} \cdots\text{(ヌ～ノの答)}$$

(2) $y = x^3 - 2x^2 + x$
$\qquad = x(x-1)^2$

と $y = mx$ との交点の x 座標
が $x = a, b$ となるから

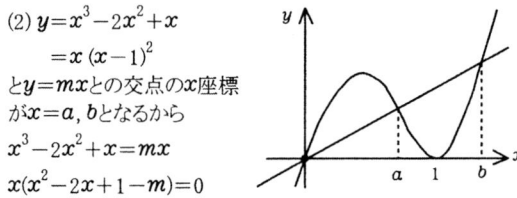

$$x^3 - 2x^2 + x = mx$$

$$x(x^2 - 2x + 1 - m) = 0$$

$x^2 - 2x + 1 - m = 0$ の解が $x = a, b$ となるから, 解と係数の
関係より $\quad a + b = 2 \cdots\cdots\cdots\cdots\cdots\cdots\text{(ハの答)}$

$ab = 1 - m$

$b = 2a$ のとき $\quad a + 2a = 2 \quad \therefore a = \frac{2}{3}, b = \frac{4}{3}$

$$m = 1 - ab = 1 - \frac{8}{9} = \frac{1}{9}$$

このとき線分OAと曲線で囲まれた部分の面積S_1は

$$S_1 = \int_0^{\frac{2}{3}} \left(x^3 - 2x^2 + x - \frac{1}{9}x \right)dx$$

$$= \left[\frac{1}{4}x^4 - \frac{2}{3}x^3 + \frac{4}{9}x^2 \right]_0^{\frac{2}{3}} = \frac{4}{81} \cdots\cdots\cdots\text{(ヒ～ヘの答)}$$

検算のため線分ABと曲線で囲まれた部分の面積S_2を求める
と

$$S_2 = \int_{\frac{2}{3}}^{\frac{4}{3}} \left\{ \frac{1}{9}x - (x^3 - 2x^2 + x) \right\}dx$$

$$= \left[-\frac{1}{4}x^4 + \frac{2}{3}x^3 - \frac{4}{9}x^2 \right]_{\frac{2}{3}}^{\frac{4}{3}} = \frac{4}{81}$$

(3) 円 $x^2 + y^2 = 1$ と直線
$y = ax - b$ が接することから
$x^2 + (ax-b)^2 = 1$
$(a^2+1)x^2 - 2abx + b^2 - 1 = 0$
判別式をDとすると
$D/4 = (ab)^2 - (a^2+1)(b^2-1) = 0$
$\therefore b^2 = a^2 + 1 \cdots\cdots①$

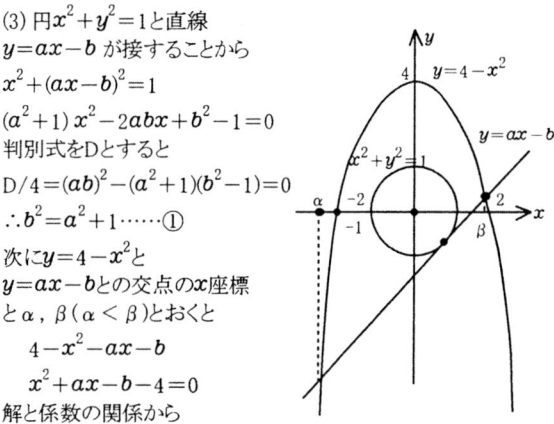

次に $y = 4 - x^2$ と
$y = ax - b$ との交点の x 座標
と $\alpha, \beta (\alpha < \beta)$ とおくと

$$4 - x^2 = ax - b$$
$$x^2 + ax - b - 4 = 0$$

解と係数の関係から
$\alpha + \beta = -a, \quad \alpha\beta = -b-4 \cdots\cdots②$

また, 曲線と直線 $y = ax - b$ で囲まれた部分の面積をSとお
くと

$$S = \int_\alpha^\beta \{4 - x^2 - (ax-b)\}dx = -\int_\alpha^\beta (x^2 + ax - b - 4)dx$$

$$= \frac{1}{6}(\beta - \alpha)^3 = 36$$

$$\therefore \beta - \alpha = 6 \cdots\cdots\cdots\cdots\cdots\cdots③$$

③より $(\beta + \alpha)^2 - 4\alpha\beta = 36$
②を代入すると

$$a^2 - 4(-b-4) = 36$$

①を代入して整理すると

$$b^2 + 4b - 21 = 0 \quad (b-3)(b+7) = 0$$

$b > 0$ より $\quad b = 3 \cdots\cdots\cdots\cdots\cdots\cdots\text{(ミの答)}$

①と $a > 0$ より $\quad a = 2\sqrt{2} \cdots\cdots\cdots\cdots\text{(ホ, マの答)}$

(4) $f'(x) = 3x^2 - 3\times\frac{1}{ax}\times a = \frac{3(x-1)(x^2+x+1)}{x}$

増減表は

x	0		1	
$f'(x)$		$-$	0	$+$
$f(x)$		↘	$\frac{1}{5}$	↗

$$f(1) = 1 - 3\log_e a = \frac{1}{5} \quad \text{より}$$

$$\log_e a = \frac{4}{15} \cdots\cdots\cdots\cdots\cdots\cdots\text{(ム～モの答)}$$

物　理

解答　23年度

1　出題者が求めたポイント…斜方投射、自由落下、水平投射、運動量保存則

(1) 物体 B の落下距離 $=\dfrac{1}{3}L$ であるから、$\dfrac{1}{3}L=\dfrac{1}{2}gt^2$

より、$t=\sqrt{\dfrac{2L}{3g}}$　　　　　　1の答③

求める初速度を v_0 とすると、水平方向には

$v_0\cos45°=\dfrac{v_0}{\sqrt{2}}$　の等速運動をするから、

$\dfrac{v_0}{\sqrt{2}}\times t=v_0\times\sqrt{\dfrac{2L}{3g}}=L$　より、$v_0=\sqrt{3gL}$

2の答⑩

(2) 力学的エネルギー保存則より、

$\dfrac{1}{2}\times2mv_0{}^2=\dfrac{1}{2}\times2mv_A{}^2+2mg\times\dfrac{2L}{3}$

$\therefore v_A=\sqrt{\dfrac{5gL}{3}}$　　　　　3の答⑧

B の速さ v_B は、

$v_B=gt=g\times\sqrt{\dfrac{2L}{3g}}=\sqrt{\dfrac{2gL}{3}}$　　　4の答③

(3) $\vec{v_{BA}}=-\vec{v_B}+\vec{v_A}$, $\vec{v_A}=\left(\dfrac{v_0}{\sqrt{2}},\ \dfrac{v_0}{\sqrt{2}}-gt\right)$,

$\vec{v_B}=(0,\ -gt)$ だから、　$\vec{v_{BA}}=\left(\dfrac{v_0}{\sqrt{2}},\ \dfrac{v_0}{\sqrt{2}}\right)$

$\therefore |\vec{v_{BA}}|=v_0=\sqrt{3gL}$　　　5の答⑩

(4) 運動量保存則より、

$2m\times\dfrac{v_0}{\sqrt{2}}+0=3mV_x,\ 2m\times\left(\dfrac{v_0}{\sqrt{2}}-gt\right)-mgt=3mV_y$

$\therefore V_x=\dfrac{2}{3}\times\dfrac{v_0}{\sqrt{2}}=\dfrac{\sqrt{2}\,v_0}{3}=\sqrt{\dfrac{2gL}{3}}$

$V_y=\dfrac{2V_0}{3\sqrt{2}}-gt=\dfrac{2}{3\sqrt{2}}\times\sqrt{3gL}-\sqrt{\dfrac{2gL}{3}}=0$

$V=\sqrt{V_x{}^2+V_y{}^2}=\sqrt{\dfrac{2gL}{3}}$　6の答え③

(5) $\Delta E=\dfrac{1}{2}\times2mv_A{}^2+\dfrac{1}{2}mv_B{}^2-\dfrac{1}{2}\times3mV^2=mgL$

7の答⑤

(6) 高さ $\dfrac{2L}{3}$ からの初速度 $\sqrt{\dfrac{2gL}{3}}$ の水平投射である。

$\dfrac{2L}{3}=\dfrac{1}{2}gT^2,\ \sqrt{\dfrac{2gL}{3}}\times T=X$

2式より T を消去して、

$X=\sqrt{\dfrac{2gL}{3}}\times\sqrt{\dfrac{4L}{3g}}=\sqrt{\dfrac{8}{9}}L$

8の答⑧、9の答⑨

2　出題者が求めたポイント…気体の状態変化、$P-V$ 図、定圧変化、定積変化、熱効率

(1) 状態 A、B、C、D の温度を T_A、T_B、T_C、T_D とす

る。状態方程式より、

$2PV=RT_A,\ 4PV=RT_B,\ 12PV=RT_C,\ 6PV=RT_D$

$\Delta U_{A\to B}=\dfrac{3R}{2}(T_B-T_A)=\dfrac{3}{2}(4PV-2PV)=3PV$

10の答③

(2) $W_{B\to C}=4P(3V-V)=8PV$　　　11の答⑧

(3) $Q_{A\to B}+Q_{B\to C}=\Delta U_{A\to B}+\dfrac{5R}{2}(T_C-T_B)$

$=3PV+\dfrac{5}{2}(12PV-4PV)=23PV$　　12の答⑦

(4) $W_{A\to B\to C\to D}=(4P-2P)\times(4V-2V)=4PV$

熱効率 $=\dfrac{4PV}{23PV}\times100=17.3\%$　　13の答③

3　出題者が求めたポイント…コンデンサー回路におけるスイッチの切り替えに伴う電荷の変化、エネルギーの変化

(1) $C_1\sim C_3$ のコンデンサーの両端の電圧 $=0$ であるから、コンデンサーを導線と見なして考える。

電池から見た合成抵抗 $=R_1+\dfrac{R_2R_3}{R_2+R_3}=\dfrac{5R}{3}$

したがって、求める電流 $=\dfrac{E}{\left(\dfrac{5R}{3}\right)}=\dfrac{3}{5}\times\dfrac{E}{R}$

14の答⑥

十分に時間が経過した後は電流は流れないので、各抵抗の両端の電圧 $=0$ になる。

各コンデンサーに蓄えられる電気量を Q_1、Q_2、Q_3 とすると、電荷保存則より

$-Q_1+Q_2+Q_3=0\cdots$(ア)

電圧の関係より、

$\dfrac{Q_2}{C}=\dfrac{Q_3}{2C}=V\cdots$(イ)、　$\dfrac{Q_1}{C}+\dfrac{Q_2}{C}=E\cdots$(ウ)

(ア)、(イ)、(ウ) より、$Q_1=\dfrac{3CE}{4}$、$Q_2=\dfrac{CE}{4}$、$Q_3=\dfrac{CE}{2}$

したがって、

$V=\dfrac{Q_2}{C}=\dfrac{E}{4}$、$U_3=\dfrac{1}{2}Q_3V=\dfrac{1}{16}CE^2$

15の答②、16の答⑥、17の答④

(2) R_3、R_4 の電圧は 0 である。

電荷保存則より、$Q_3=\dfrac{1}{2}CE=Q_3'+Q_4'$　$\cdots$(エ)

電圧の関係より、$V_3=\dfrac{Q_3'}{2C}=\dfrac{Q_4'}{4C}$　$\cdots$(オ)

これより、

$Q_3'=\dfrac{CE}{6}$、$Q_4'=\dfrac{CE}{3}$、$V_3=\dfrac{Q_3'}{2C}=\dfrac{E}{12}$

$U_{34}=\dfrac{1}{2}\times\dfrac{Q_3'^2}{2C}+\dfrac{1}{2}\times\dfrac{Q_4'^2}{4C}=\dfrac{CE^2}{48}$

失われた静電エネルギー ΔU は

$\Delta U=U_3-U_{34}=\dfrac{1}{16}CE^2-\dfrac{1}{48}CE^2=\dfrac{1}{24}CE^2$

S_3 を閉じた後、R_3 と R_4 には同じ大きさの電流が流れるので、発熱量は抵抗に比例する。

$$R_4 における発熱量 = \frac{4R}{4R+2R} \times \frac{CE^2}{24} = \frac{CE^2}{36}$$

18の答⑥、19の答⑧、20の答⑦、21の答⑥

(3) 電荷保存則より、

$$-Q_1'' + Q_2'' + Q_3'' = -\frac{3CE}{4} + \frac{CE}{4} + \frac{CE}{6} = -\frac{CE}{3} \quad \cdots(カ)$$

電圧の関係より、

$$V_2' = \frac{Q_2''}{C} = \frac{Q_3''}{2C} \cdots(キ)、\quad \frac{Q_1''}{C} + \frac{Q_2''}{C} = E \cdots(ク)$$

これより、

$$Q_1'' = \frac{5CE}{6}、\quad Q_2'' = \frac{CE}{6}、\quad Q_3'' = \frac{CE}{3}$$

$$\therefore V_2' = \frac{Q_2''}{C} = \frac{E}{6}、\quad Q_2'' + Q_3'' = \frac{CE}{2}$$

22の答③、23の答⑥

4 出題者が求めたポイント…波の基本式、斜めのドップラー効果

(1) $vT = v \times \dfrac{1}{f_0} = \dfrac{v}{f_0}$ 　　　　　24の答⑧

(2) 点 A で出された山が点 P に達する時刻 $= \dfrac{a+d}{V}$

点 B で出された山が点 P に達する時刻

$$= T + \frac{a}{V} = \frac{1}{f_0} + \frac{a}{V} = \frac{af_0 + V}{Vf_0}$$

時間差 $T' = \dfrac{af_0 + V}{Vf_0} - \dfrac{a+d}{V} = \dfrac{V - df_0}{Vf_0}$

25の答⑥、26の答④、27の答⑥

(3) $f = \dfrac{1}{T'}$、$d = AB\cos\theta = \dfrac{v\cos\theta}{f_0}$ だから、

$$f = \frac{Vf_0}{V - \dfrac{v\cos\theta}{f_0} \times f_0} = \frac{V}{V - v\cos\theta} f_0$$

28の答⑩

化　学

解答　23 年度

■　出題者が求めたポイント……集合問題

(1)原子の構造と周期表についての問いである。
　a.電子の質量は，中性子の質量のほぼ1/1840である。
　b.正しい。元素を特徴づける数である。
　c.周期表は，原子番号順に並べ，縦に性質の類似したものが並ぶようにした表である。

(2)$CuSO_4 \cdot 5H_2O = 250$ として，

$$\frac{5.0}{250} = 0.020 \text{ (mol)}$$

溶液の体積をV(ml)とすると，

$$0.05 \times \frac{V}{1000} = 0.020, \quad V = 400 \text{ (ml)}$$

(3)NH_3と反応したH_2SO_4は，

$$0.05 \times \frac{30.0}{1000} - 0.1 \times \frac{26.0}{1000} \times \frac{1}{2} = 2 \times 10^{-4} \text{ (mol)}$$

したがって，発生したNH_3は，

$$2 \times 10^{-4} \times 2 = 4 \times 10^{-4} \text{ (mol)}$$

化合物Aの分子量をMとすると，

$$\frac{46.8 \times 10^{-3}}{M} = 4.0 \times 10^{-4}, \quad M = 117$$

(4)この燃料電池の各極における変化は，
　負極；$H_2 \to 2H^+ + 2e^-$　…………①
　正極；$O_2 + 4H^+ + 4e^- \to 2H_2O$　…………②
　[①×2＋②]より　　$2H_2 + O_2 \to 2H_2O$
　1秒間に反応したO_2
$$8.3 \times 10^5 \times 9.0 \times 10^{-4} \times 10^{-3}$$
$$= n \times 8.3 \times 10^3 \times (273 + 177)$$
　∴　$n = 2.0 \times 10^{-5} \text{ (mol)}$
　②式からわかるように，このとき流れた電子は，
$$2.0 \times 10^{-7} \times 4 = 8.0 \times 10^{-7} \text{ (mol)}$$
　流れる電流をi(A)とすると，
$$\frac{i \times 1.0}{9.65 \times 10^4} = 8.0 \times 10^{-7}$$
　∴　$i = 7.72 \times 10^{-2} \fallingdotseq 0.077$ (A)

(5)a～cの反応を化学反応式で示す。
　a.　$2KMnO_4 + 3H_2SO_4 + 5H_2O_2$
　　　　　$\to K_2SO_4 + 2MnSO_4 + 8H_2O + 5O_2$
　　Mn；＋7→＋2　　酸化剤は還元される
　b.　$2KI + H_2O_2 \to 2KOH + I_2$
　　O；－1→－2　　酸化剤は還元される
　c.　$Cu + 2H_2SO_4 \to CuSO_4 + 2H_2O + SO_2$
　　Cu；0→＋2　　還元剤は酸化される

(6)a.正しい。
　b.ソーダ石灰は，塩基性物質でHClと反応。
　c.分離できない。
　d.正しい。I_2は昇華性が大きい。

(7)a.正しい。
　b.正しい。
　c.黒鉛の炭素原子間の結合距離は，C-C(単結合)とC=C(二重結合)の中間にある。

(8)加水分解によりコロイド溶液になる。
　　$FeCl_3 + 3H_2O \to Fe(OH)_3 + 3HCl$
　透析により，$HCl(H^+ + Cl^-)$が除かれる。
　このコロイド粒子は正に帯電しているので，イオン価の大きい負イオンが最も有効である。
　⑤　$Na_3PO_4 \to 3Na^+ + PO_4^{3-}$
　　3価の陰イオンが最大である。

(9)Xの分子式を$(CH)_n$と表わす。条件より，
　　$13n : (13n + 160) = 13 : 33$
　　∴　$n = 8$
　分子式は，C_8H_8である。
　これに水素が付加すると，C_8H_{10}になる。
　Zの異性体は，

　以上の4種類

(10)(ア)$C_9H_{10}O_2 + H_2O \to \underset{(B)}{C_8H_8O_2} + CH_3OH$

　(イ)Bは-COOHをもつので，
　　$CH_3\text{-}C_6H_4\text{-}COOH$の構造をもつ。
　　酸化するとテレフタル酸になるので，Bの構造は，
　　$CH_3\text{-}\bigcirc\text{-}COOH$　　となる。
　　以上からAは，$CH_3\text{-}\bigcirc\text{-}COOCH_3$　となる。

(11)油脂と反応したNaOHの物質量は，
$$0.1 \times \frac{100}{1000} - 0.1 \times \frac{32.1}{1000} = 6.79 \times 10^{-3} \text{ (mol)}$$
　油脂の分子量をMとすると，
　　$M : 2.00 = 3 : 6.79 \times 10^{-3}$
　　∴　$M = 883.6 \fallingdotseq 884$

(12)油脂の示性式を$C_3H_5(OCOR)_3$と表わすと，
　　RCOO = 281と求まるので，ナトリウム塩は，
　281 + 23 = 304となる。

(13)(ア)水層へ移るのは，サリチル酸とフェノール。
　(イ)(ア)の水層にCO_2を通じると，フェノールが遊離。水層Aには，サリチル酸ナトリウムが溶けている。エーテル層Bには，フェノールが溶けている。
　(ウ)油状物に水酸化ナトリウム水溶液を加えて加熱すると，安息香酸エチルが加水分解され，水層に移る。エーテル層Cにはニトロベンゼンが溶けている。
　(エ)水層を塩酸酸性にすると，安息香酸が遊離する。水層Dには，エタノールが溶けている。エーテル層Eには安息香酸が溶けている。

(14)メタンの物質量は，
$$\frac{0.80 \times 10^{-3} \text{(g)}}{16 \text{(g/mol)}} = 5.0 \times 10^{-5} \text{ (mol)}$$
　CH_4 1個に含まれる電子は，
　　6 + 1 × 4 = 10個
　したがって，$5.0 \times 10^{-5} \times 10 \times 6.0 \times 10^{23} = 3.0 \times 10^{20}$
　　　　　　　　　　　　　　　　　　　　　　　(個)

(15) 水素の物質量は，

$$\frac{4.48\,(l)}{22.4\,(l/mol)} = 0.20\,(mol)$$

空気中の酸素は，

$$\frac{11.2 \times \frac{1}{5}\,(l)}{22.4\,(l/mol)} = 0.10\,(mol)$$

この混合気体に点火すると，

$$2H_2 + O_2 \rightarrow 2H_2O$$

の反応で，H_2 と O_2 は過不足なく反応し，0.20 mol の水を生じる。

反応後の気体の物質量は，

H_2O : 0.20 mol

$$N_2 : 0.40\,mol \left(\frac{11.2}{22.4} \times \frac{4}{5} = 0.40\right)$$

合計　0.20 + 0.40 = 0.60 (mol)

(16) この反応で生じた熱量は，

0.60 (mol) × 30.0 (J/℃·mol) × (2727 − 27)(℃)

= 48600 (J) = 48.6 (kJ)

H_2 1 mol 当たりでは，

$$\frac{48.6}{0.20} = 243\,(kJ)$$

この燃焼熱は，水蒸気の生成熱と一致する。

(17) 混合水溶液 100 ml 中の，

CH_3COOH；　0.10 × 100/1000 = 0.010 (mol)

CH_3COONa；　0.10 × 100/1000 = 0.010 (mol)

この混合液に 2 mol/l − HCl を 1 ml 加えると

$$2 \times \frac{1}{1000} = 2 \times 10^{-3}\,(mol)$$

の HCl が入ったことになる。

この結果，

$$CH_3COO^- + H^+ \rightarrow CH_3COOH$$

の反応により，CH_3COONa が 2×10^{-3} (mol) 減少し，CH_3COOH が 2×10^{-3} (mol) 増える。

したがって，

$$[H^+] = Ka \times \frac{[CH_3COOH]}{[CH_3COO^-]} = 2 \times 10^{-5} \times \frac{0.01 + 0.002}{0.01 - 0.002}$$

$$= 3 \times 10^{-5}\,(mol/l)$$

$$\therefore \quad pH = -\log 3 \times 10^{-5} = 5 - \log 3 = 5 - 0.48$$

$$= 4.52$$

(18) (17) の結果が示すように，酢酸－酢酸ナトリウム混合溶液は，塩酸を加えたとき pH の変化がわずかである。このような働きを緩衝作用という。

(19) ①血液の他に⑩がある。これは，弱塩基と弱塩基の塩の混合水溶液である。

[解答]

(1)⑥　(2)⑨　(3)④　(4)⑦　(5)⑦　(6)⑤　(7)②

(8)⑤　(9)④　(10)①と⑧　(11)⑤　(12)⑨

(13) A：⑤　B：④　C：①　D：⑥　E：⑦

(14) 18：③　19：⑩　20：②　21：⑩

(15)⑥　(16) 23：②　24：④　25：③

(17) 26：④　27：⑤　28：②

(18)⑦　(19)①と⑩

生　物

解答
23年度

1 　出題者が求めたポイント

(1)②植物の細胞壁はセルロースが主体だが、菌や細菌の細胞壁の成分は異なる。③分泌や細胞内での貯蔵に関わるゴルジ体は、動物細胞で発達するが植物細胞にも存在する。

(2)①液胞が能動的に膨圧を生ずることはないが、細胞の浸透現象で膨圧に関わる。②デンプンは葉緑体で作られる。③液胞は細胞内で時間とともに発達する。④二重膜を持つのは、葉緑体とミトコンドリア。⑤液胞の色素が花弁の色などになる。

(3)動物の組織は、上皮組織、結合組織、筋組織、神経組織の4つに大別される。汗腺は上皮組織の1つである。

(4)散在神経系は中枢神経系を持たないとされる。腔腸動物や刺胞動物の神経系である。

(5)骨格筋の「筋繊維」は「筋細胞」のことである。筋収縮ではアクチンとミオシンの位置関係が変わる(滑り込み)ので、それぞれのフィラメントが収縮するわけではない。

(6)③卵黄が多いと細胞分裂(卵割)は阻害される。④原腸先端部から遊離する細胞は二次間充織とよばれる。

(7)シュペーマンは予定神経域と表皮域の交換移植実験や原口背唇の移植実験を行った。

(8)①両生類では内胚葉性の細胞が形成体としてはたらき中胚葉が誘導されて分化する、③ニワトリの表皮が羽毛になるかウロコになるかは、真皮の誘導によって決まる。⑥ウニの8細胞期に分割する場合に、極を通る面で分割して動物半球と植物半球の割球が含まれる場合には正常に発生する。

(9)休眠にはたらく植物ホルモンはアブシシン酸である。

(10)すい臓のランゲルハンス島にあるA(α)細胞からはグルカゴン(血糖量増加のはたらき)が分泌され、B(β)細胞からはインスリン(血糖量減少のはたらき)が分泌される。

(11)一般的に、ペプチドホルモンは標的細胞の細胞膜のレセプターに結合することで作用する。ステロイドホルモンは細胞膜などを通過し、細胞内でそのはたらきを現す。

(12)酵素は反応の前後で化学的には変化しないので、繰り返しはたらく。

(13)単純な一遺伝子雑種として考える。純系の赤花の遺伝子型をAA、白花の遺伝子型をaaとする。F1の遺伝子型はAa。二代目は、赤花Aa：白花aa＝1：1。赤花から生じる三代目は、赤花：白花＝3：1。白花から生じる三代目は、赤花：白花＝0：4。よって、3：5

(14)染色体を構成する主な成分はDNAとタンパク質であるヒストンである。

(15)トリプトファンオペロンは、トリプトファン合成酵素の調節にはたらいているので、トリプトファンがない場合に転写促進にはたらく。つまり、トリプトファンがない場合に、RNAポリメラーゼがプロモーターに結合できる。また、トリプトファンがある場合には、リプレッサーがオペレーターに結合し、RNAポリメラーゼによる転写を阻害する。

(16)開始コドンはAUGである。候補は2番目、6番目、10番目であるが、6個のアミノ酸を経て終止コドンが現れるのは10番目のAである。

(17)DNAの二重鎖の密度(重さ)を考えたとき、分裂前のDNAは「高密度のDNA」である。1回分裂した直後のDNAは元の鋳型鎖(^{15}N)と複製された鎖(^{14}N)の二重鎖になるので「中間の密度のDNA」となる。それ以降は、「中間の密度のDNA」と「低密度のDNA」となるが、「低密度のDNA」の割合が増えていく。

(18)最長のDNA鎖は図上下中央の12塩基の断片。最短のDNA鎖は図左上の4塩基の断片(TGCG)。

(19)Aは呼吸によって吸収される酸素量と、呼吸によって放出される二酸化炭素量の差し引きが体積変化となる。Bでは、KOHによって二酸化炭素が吸収されるので、吸収された酸素の量が体積変化となる。④吸収酸素量(B)は100 ml、放出二酸化炭素量98 mlなので呼吸商は98/100＝0.98

(20)酵母菌のアルコール発酵では、グルコースからエタノールと二酸化炭素が生じる。

(21)一般的に陽生植物の光飽和点は陰生植物の光飽和点よりも高い。

(22)総生産量−呼吸量＝純生産量　　純生産量−枯死量−被食量＝成長量

(23)雨緑樹林は高温で雨季と乾季がある地域に発達する。オリーブ、コルクガシは硬葉樹林、トドマツ、シラビソは針葉樹林、ブナ、カエデは夏緑樹林、シイは照葉樹林の樹木である。

(24)コケ植物は単相(n)世代である配偶体が発達する。受精卵から減数分裂によって胞子ができるまでが複相世代(2n)である。

(25)アウストラロピテクス(猿人)→ホモ・エレクトス(原人)→ネアンデルタール(旧人)→クロマニヨン(新人)

(26)オーストラリアに生息するカモノハシは、卵生でほ乳をする原始的なほ乳類である。

〔解答〕

(1)③　(2)①・⑥　(3)②　(4)③・④・⑦
(5)②・③・④・⑤　(6)①・②・⑤　(7)④
(8)②・④・⑤　(9)①　(10)⑥　(11)①・⑤
(12)②　(13)③　(14)⑥　(15)①・③　(16)⑩
(17)②・⑥　(18)最長⑩，最短②　(19)①・③
(20)④　(21)⑤　(22)②　(23)②
(24)②・④・⑧　(25)③　(26)④

平成22年度

問題と解答

英　語

問題　22 年度

1 次の 1 , 2 の単語①〜⑤から，第一強勢のある母音の発音がほかの 4 つと異なる語を，それぞれ 1 つ選びなさい。

1 　① hospital　② psychology　③ operator　④ opportunity　⑤ honorable

2 　① prejudice　② adventure　③ previous　④ eventually　⑤ penalty

2 次の会話 (1), (2) の 3 , 4 に入る最も適切なものを，それぞれ①〜④から 1 つ選びなさい。

(1) Dr. Lee:　Now you can get up and put your shoes back on.
　　Mellissa:　OK, doctor.
　　Dr. Lee:　Get up slowly. You might feel weak for a while.
　　Mellissa:　3

　　　① Should I check back with you about the results of my tests?
　　　② Well, actually I'm afraid it will take at least a few weeks to finish it.
　　　③ Oh, are you suggesting I might not feel good about it?
　　　④ Do I have to? It's impossible to wake up so early.

(2) John:　Hi Beth. Where are you heading to?
　　Beth:　Oh, hi John. 4
　　John:　But you're so early. It's not due till next Friday, right?
　　Beth:　I know but I wanted to get it turned in as soon as possible.

　　　① Right, the library building is just around the corner.
　　　② Make sure to go to the second room on the left, OK?
　　　③ I already took the exam last week.
　　　④ I'm going to submit this report to Dr. Uchida.

3 次の英文 (1) 〜 (5) の 5 〜 10 に入る最も適切な語句を，それぞれ①〜⑤から 1 つ選びなさい。

(1) Mary:　Do you know what COPD 5 ?
　　Kate:　Well, I think it's a name of a disease, but I don't really know.
　　　① stands out　② stands with　③ stands by　④ stands for　⑤ stands up

(2) For an unknown reason, the birth rate in that particular region was very low, as 6 the one in the region right next to it, which was quite high.

　　　① opposed to　② comparison　③ in contrast　④ opposite of　⑤ associated with

(3) Unfortunately, the result of their experiments turned out to be 7 being what you would call a great success.

　　　① almost next to　② despite　③ far from　④ nothing but　⑤ a little smaller than

(4) It'll probably take another hour or so for us to get there, so by the time we 8 , I'm afraid the meeting will have already started!

　　　① will arrive　② arrive　③ would arrive　④ are arriving　⑤ will be arriving

(5) Each year, more than one million women discover that they have breast cancer. 9 breast cancer is usually diagnosed in women in their 50s or 60s, some women develop breast cancer much earlier. Cancer in younger women tends to be more likely to recur or spread, and young women with breast cancer have a lower overall survival rate than older women with cancer. It would therefore be 10 useful to be able to identify those young women who are specifically at the greatest risk of cancer recurrence, so that they could be offered intensive observation.

9 　① When　② As long as　③ Although　④ In spite of　⑤ Because of

10 　① rarely　② particularly　③ necessarily　④ appropriately　⑤ finally

4 次の文章を読み，内容に基づいて下の問い (1) ～ (4) に答えなさい。

All behavior, from blinking an eye to playing basketball, depends on the integration of many different processes within the body. This integration is provided by the nervous system, with help from the endocrine* system.

Consider, for example, all the processes that 11 to enable you to stop your car at a red light. (①) First you must see the light. (②) This means that the light must register on a set of sensory organs—in this case, your eyes. (③) Neural* impulses from your eyes are relayed to your brain, where the stimulus is analyzed and compared with information about past events that is stored in your memory. (④)

The process of moving your foot to the brake pedal and pressing it is started by the motor areas of the brain that control the muscles of your leg and foot. In order to send the proper signals to these muscles, the brain must know where your foot is as well as 12 .

The brain maintains a register of the position of all the parts of your body relative to one another, which (ア)it uses to direct the movements of those parts. You do not stop the car with one sudden movement of your leg, however. A specialized part of your brain receives continuous feedback from your leg and foot muscles so that you are aware of how much pressure is being used and can alter your movements accordingly.

注： *endocrine 内分泌 ; *Neural = connected with a nerve

(1) 文章中の 11 , 12 に入る最も適切な語句を，それぞれ①～⑤から 1 つ選びなさい。

11　① mustn't coordinate　② must be coordinated　③ don't have to be coordinated
　　④ coordinates　⑤ is coordinating

12　① where do they want to go　② where does it want you to go　③ where the foot wants it to go
　　④ where do you want to go　⑤ where it wants the foot to go

(2) 次の文章を入れるのに最も適切な箇所を，文章中の (①) ～ (④) から 1 つ選びなさい。 13

This process enables you to recognize that a red light in this context means "stop."

(3) 下線部 (ア) が指しているのは次のどれか。最も適切なものを 1 つ選びなさい。 14

① brain　② register　③ position　④ body

(4) 次の問いに最も適切な答えを 1 つ選びなさい。 15

Which of the following is NOT true about what happens when you try to stop a car at a red light?

① You first see the red light with your eyes and recognize it.
② Your brain receives signals from your sensory organs.
③ The brain is well aware of the position of your leg and foot.
④ The movements of your leg and foot are controlled and directed by the brain.
⑤ There is no feedback to your brain from the muscles of your leg and foot.

5 次の文章を読み，下の問い (1) ～ (5) に答えなさい。

Do you eat food from a grocery store? If so, you have almost certainly consumed genetically modified (GM) products. About 40 different GM crops have been approved for commercial use in the U.S. Indeed, it is (A)estimated that 70-75 % of all processed foods in American supermarkets contain GM ingredients. (ア)This holds true in many other nations as well. In Canada, roughly 60% of all processed foods contain GM ingredients. In Australia, many processed foods contain GM ingredients even though the GM plants themselves have not been approved to be commercially grown in Australia. That is because the processed foods are made with imported GM ingredients. This is also the case in Japan.

A GM food comes from a plant or other food source that has been altered by introducing a gene from another source. For instance, scientists might insert a gene that (B)enhances the plant's resistance to insects, freezing, or damage. Such ability to genetically alter plants has tremendous commercial appeal. Farmers have been selectively breeding crops for thousands of years to (C)obtain desired characteristics, so DNA modification could be considered a modern, practical version of this ancient practice.

20

However, we must balance potential benefits against unknown risks. Because GM plants contain genes from bacteria, other plants, or even animals, these GM plants are the same as experiments never tried in nature before. Many people think GM plants are so radically different that they should undergo strict safety testing.

(1) 下線部 (A) 〜 (C) に意味の上で最も近い語句を，それぞれ下の①〜④から1つずつ選びなさい。

| 16 | (A) | ① considered | ② terminated | ③ attained | ④ recovered |

| 17 | (B) | ① traps | ② improves | ③ qualifies | ④ connects |

| 18 | (C) | ① interrupt | ② treat | ③ swallow | ④ get |

(2) 下線部 (ア) の指す内容として最も適切なものを1つ選びなさい。 | 19 |

　　　① アメリカでは全国的に GM 穀物が出回っていること。
　　　② スーパーマーケットの食物全体の 40 % が GM 食品であるのはどこの国でも同じだということ。
　　　③ 認可の有無に関わらず、輸入製品の多くに GM 食品が混在していること。
　　　④ 食料品店にある加工食品の中に GM 製品が多く含まれているのはアメリカだけではないということ。
　　　⑤ GM 製品は政府に認可されていないが、実際には加工食品に含まれていること。

(3) 文章中の | 20 | に入る3つの英文が，下の A から C に順不同で示されている。論理的な文章にするために最も適切な配列を，下の①〜⑥から1つ選びなさい。

A. For example, researchers in India inserted a gene from a special plant into potato plants to produce potatoes with larger-than-normal amounts of protein and the essential amino acids.
B. In addition to commercial advantages, GM crops may offer sympathetic benefits.
C. The goal is to reduce inadequate diet by increasing the nutritive and healthful value of this inexpensive, easy-to-grow product.

　　　① A—B—C　　② B—A—C　　③ C—A—B
　　　④ A—C—B　　⑤ B—C—A　　⑥ C—B—A

(4) 本文の内容と合わないものはどれか。1つ選びなさい。 | 21 |

　　　① Not all foods in American supermarkets contain GM ingredients.
　　　② In Japan, GM plants are not approved to be grown.
　　　③ Farmers have been destroying DNA to create GM plants for many centuries.
　　　④ Both merits and risks about GM products need to be considered.

(5) 次の英文に続くものとして最も適切なものを1つ選びなさい。 | 22 |

In order to find out whether or not it is safe for humans to consume GM foods,

　　　① supermarkets should use TV commercials to sell more GM foods.
　　　② researchers must design a test to see how much GM food is contained in processed foods.
　　　③ careful and strict testing should be carried out.
　　　④ scientists should stop developing the GM technology for a while.

6 次の文章を読み，下の問い (1) 〜 (4) に答えなさい。

　　To most people, August 27 is a day just like any other. But to Karen Dyer, the day is much more than that. August 27, 1994, marked her difficult transition from typical teen to cancer patient. That was the day doctors removed what they thought was a harmless tumor* above her left hip. Then 15, Dyer learned that her life had changed forever. "It's funny," she says, "My main worry then was losing my hair, or looking different from everyone else. I never thought about dying. It really didn't occur to me that that was even a possibility."

　　It may have sounded too innocent then, but Dyer was on the right track. Along with some 300,000 other young adults in the U.S., she belongs to the first group of childhood-cancer survivors to benefit from several decades' worth of research in treating cancer in the young. Now a graduate student at the University of South Florida, Dyer is different from young cancer patients many years before her. Dyer will probably reach her goals in life—university graduation, first job, marriage, etc. Young cancer patients before her might never have reached any of these goals—goals, that people without cancer think are normal.

　　Today's young adults with cancer are doing much more than merely surviving. (ア)Their 【　　　】 —not just the initial dangers of the disease but also the late-stage complications* of the surgery, therapy using strong anticancer medicines and radiation that saved those young lives. "We know we will see more and more long-term survivors," says Dr. Melissa Hudson of St. Jude Children's Hospital in Memphis, Tennessee. "Now we need to monitor (イ)them as they age, to understand how we can best help them to preserve and maintain their health."

　　It is a good challenge to face. Until recently doctors did not pay much attention to the long-term complications that might arise from the powerful but harmful treatments young cancer patients were given. In the early days, doctors didn't need to pay attention; at best, only half of early cancer children were expected to live in to their teens. But today, 1 in 1,000 young adults in the U.S. is a childhood-cancer survivor. Since the 1970s, the chance that a child would live for five years after a diagnosis of cancer such as leukemia*, the most common childhood cancers, has risen steadily, from an average of 25% to 80% today, going beyond recovery rates for most adult cancers.

注：　*tumor　腫瘍；　*complications　合併症；　*leukemia　白血病

(1) 下線部（ア）の空欄【　　】に入る①～⑦の語句を並べかえて文を完成させ，23，24 に入る語句を番号で答えなさい。

【 _____ 23 _____ _____ _____ 24 _____ _____ _____ 】

① overcome cancer　　② textbooks for teaching　　③ medical histories　　④ future patients about
⑤ are rich　　⑥ how to　　⑦ doctors and

(2) 下線部（イ）が指しているのは次のどれか。最も適切なものを 1 つ選びなさい。25

① anticancer medicines
② anticancer medicines and radiation
③ St. Jude Children's Hospital
④ diseases such as cancer
⑤ long-term survivors

(3) 次の問いに最も適切な答えを 1 つ選びなさい。

What happened when Karen Dyer found out that she had cancer?　26

① She was so afraid of dying that she cried all night.
② She realized that her life had changed drastically.
③ The doctors told her that there was nothing to be worried about.
④ She kept thinking that she was going to lose her friends.

(4) 次のうち，本文の内容と合っているものを 1 つ選びなさい。27

① Karen Dyer had a cancer operation when she was only five years old.
② Among the 300,000 young cancer patients, Karen Dyer was one of the very few survivors.
③ In the past doctors didn't use to pay much attention to the long-term complications.
④ The average recovery rate for adult cancer patients is about 55% higher than that for children.

数　学

問題　22年度

1 (1) 座標空間の原点を中心とする半径 1 の球がある。この球を点 $\left(\frac{1}{2}, 0, 0\right)$ を通り，x 軸に垂直な平面で 2 つに分ける。このとき，2 つの部分の体積を簡単な整数の比で表せば，$\boxed{\text{アイ}} : \boxed{\text{ウ}}$ となる。

(2) 半径が 1 で中心が $(2, 1)$ の円 C と原点を通る直線 ℓ がある。ℓ が C に接するとき，その接点の x 座標は 2 または $\dfrac{\boxed{\text{エ}}}{\boxed{\text{オ}}}$ である。ℓ が C と 2 点で交わるとき，その交点を原点から近い順に A，B とする。このとき，線分 OA の長さの取り得る範囲は $\sqrt{\boxed{\text{カ}} - \boxed{\text{キ}}} \leqq \text{OA} < \boxed{\text{ク}}$ である。そして，$\text{OA} = \sqrt{\boxed{\text{カ}}} - \dfrac{1}{2}$ のとき，$\text{OB} = \dfrac{\boxed{\text{ケ}}}{\boxed{\text{コ}}\sqrt{\boxed{\text{カ}}} - 1}$ となる。

(3) 正の数 k に対して，放物線 $y = -kx^2 + 2$ と $y = -k(x-2)^2 + 2$ がある。いま，定数 b, c に対する放物線 $y = k(x-b)^2 + c$ がこの 2 つの放物線と接するとき，$b = \boxed{\text{サ}}$，$c = \boxed{\text{シ}} - \dfrac{k}{\boxed{\text{ス}}}$ である。このとき，これら 3 つの放物線で囲まれる領域の面積を k で表せば，$\dfrac{k}{\boxed{\text{セ}}}$ となる。

(4) 原点 O を中心とする半径 4 の円周上に 2 点 P と Q があり，$\overrightarrow{\text{OP}} + \overrightarrow{\text{OQ}} = \overrightarrow{\text{OR}}$ により，点 R を決める。$\angle \text{POQ} = \dfrac{\pi}{3}$ を保ったまま 2 点 P と Q が動くとき，R の描く軌跡は半径 $\boxed{\text{ソ}}\sqrt{\boxed{\text{タ}}}$ の円である。また，$\angle \text{POQ}$ を一定値 α に保ったまま P, Q が動くとき，R の描く軌跡が半径 $4 + 2\sqrt{2}$ の円になれば，$\cos \alpha = \dfrac{-1 + 2\sqrt{\boxed{\text{チ}}}}{\boxed{\text{ツ}}}$ である。

2 (1) 関数 $y = |x-1| + |2x-7|$ が描くグラフの上に点 $P(x, y)$ を取る。このとき，点 $A(2, 1)$ に対して，点 $T(s, t)$ を線分 PT の中点が A になるように取れば，s と t の満たす式は $t = 2 - \left(\left| s - \boxed{\text{テ}} \right| + \left| 2s - \boxed{\text{ト}} \right| \right)$ となる。

(2) 原点を中心とした半径 1 の円周上の点 $P(x, y)$, $Q(x, -y)$ $(y > 0)$ と，点 $A(2, 0)$ の 3 点を通る円があり，その半径を r とする。このとき，r を x で表すと，

$$r = \frac{\boxed{ナ}\,x - \boxed{ニ}}{2x - \boxed{ヌ}}$$

となる。したがって，$\displaystyle\lim_{x \to 1} r = \dfrac{\boxed{ネ}}{\boxed{ノ}}$ である。

(3)　A, B, C, D, E, F, G, H の 8 人の中から 2 人を選ぶ方法は全部で $\boxed{ハヒ}$ 通りある。これらのペアを $\boxed{ハヒ}$ 枚のカードに次のような仕方で書き込む。

- どのカードにも 1 つのペアだけが書いてある。

- 2 枚のカードを任意にとるとき，書かれてあるペアは異なる。

こうして得られたカードから 3 枚を取り出して，そこに書かれている人をすべて委員に選ぶことにする。すると，選ばれる委員の数は $\boxed{フ}$ 人から $\boxed{ヘ}$ 人までの範囲にある。このとき，選ばれる委員が $\boxed{フ}$ 人である確率は $\dfrac{\boxed{ホ}}{\boxed{マミム}}$ である。また，選ばれる委員が $\boxed{ヘ}$ 人である確率は $\dfrac{\boxed{メ}}{\boxed{モヤ}}$ である。

物　理

問題　22 年度

次の $\boxed{1}$ ～ $\boxed{4}$ の設問に答えなさい。解答はそれぞれにつき解答群より 1 つ選びなさい。〔 解答番号 $\boxed{1}$ ～ $\boxed{29}$ 〕

$\boxed{1}$ 真空中で行われた次の 2 つの実験 [A] と [B] につき，以下の問いに答えなさい。ただし，電子は紙面内で運動し，重力や地球磁場の影響は無視できるものとする。

[A] 図のような装置 D（破線で囲まれた部分）で，陰極から初速度 0 [m/s]で出た質量 m [kg]，電荷 $-e$ [C]の電子が電圧 V_0 [V]で加速された後，スリット S_1 を通り，紙面に垂直に裏から表へ向かう（記号⊙で示す）磁束密度 B [Wb/m²]の一様な磁場（灰色部分）に垂直に入射する。その後，磁場中で半円の軌道を描き，スリット S_2 から出てきた。

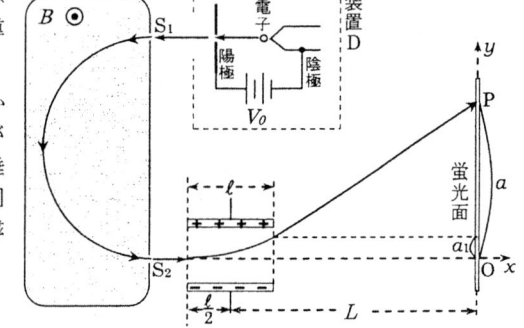

（1）スリット S_1 を通る直前の電子の速さはいくらか。
$\boxed{1}$ [m/s]

① $\sqrt{\dfrac{eV_0}{m}}$ 　② $\dfrac{eV_0}{m}$ 　③ $\sqrt{\dfrac{m}{eV_0}}$ 　④ $\dfrac{m}{eV_0}$ 　⑤ $\sqrt{\dfrac{2eV_0}{m}}$ 　⑥ $\dfrac{2eV_0}{m}$ 　⑦ $\sqrt{\dfrac{m}{2eV_0}}$ 　⑧ $\dfrac{m}{2eV_0}$

（2）磁場の中を運動する電子の半円軌道の半径はいくらか。 $\boxed{2}$ [m]

① $\sqrt{\dfrac{eB^2}{2mV_0}}$ 　② $\dfrac{eB^2}{2mV_0}$ 　③ $\sqrt{\dfrac{2mV_0}{eB^2}}$ 　④ $\dfrac{2mV_0}{eB^2}$ 　⑤ $\sqrt{\dfrac{eB}{2mV_0}}$ 　⑥ $\dfrac{eB}{2mV_0}$ 　⑦ $\sqrt{\dfrac{2mV_0}{eB}}$ 　⑧ $\dfrac{2mV_0}{eB}$

（3）電子が S_1 から S_2 まで進むのに要する時間はいくらか。 $\boxed{3}$ [s]

① $\sqrt{\dfrac{mV_0}{\pi eB}}$ 　② $\dfrac{mV_0}{\pi eB}$ 　③ $\sqrt{\dfrac{2mV_0}{\pi eB}}$ 　④ $\dfrac{2mV_0}{\pi eB}$ 　⑤ $\sqrt{\dfrac{\pi mV_0}{eB^2}}$ 　⑥ $\dfrac{\pi mV_0}{eB^2}$ 　⑦ $\sqrt{\dfrac{\pi m}{eB}}$ 　⑧ $\dfrac{\pi m}{eB}$

[B] スリット S_2 を出た電子（速さを v [m/s]とする）は長さ ℓ [m]の平行板電極の間を通り，入射方向（x 軸方向）に垂直に置かれた蛍光面に当たる。平行板電極によって作られる電場の強さは E [V/m]，その向きは電子の入射方向に垂直で下向きとする。蛍光面上で電場の向きに平行に y 軸をとる。電子が電場からの静電気力を受けずに直進した場合に到達する蛍光面上の点を O，静電気力を受けた場合の到達点を P とし，OP 間の距離を a [m]とする。また，平行板電極中央と蛍光面との距離を L [m]とする。

（1）平行板電極の間を通過中の電子の y 軸方向の加速度の大きさはいくらか。 $\boxed{4}$ [m/s²]

① $\dfrac{eE}{m}$ 　② $\dfrac{E}{me}$ 　③ $\dfrac{mE}{e}$ 　④ $\dfrac{E}{e}$ 　⑤ meE 　⑥ eE 　⑦ me^2E 　⑧ e^2E

（2）平行板電極を出る瞬間の電子の y 軸方向の変位（図の a_1）はいくらか。 $\boxed{5}$ [m]

① $\dfrac{me\ell^2E}{2v^2}$ 　② $\dfrac{me\ell E}{2v^2}$ 　③ $\dfrac{m\ell E}{2v^2}$ 　④ $\dfrac{e\ell^2E}{2mv^2}$ 　⑤ $\dfrac{e\ell E}{2mv}$ 　⑥ $\dfrac{\ell^2E}{2mev}$ 　⑦ $\dfrac{m\ell E}{2ev}$ 　⑧ $\dfrac{m\ell^2E}{2ev^2}$

（3）このときの電子の速度の y 軸方向の成分はいくらか。 $\boxed{6}$ [m/s]

① $\dfrac{m\ell E}{ev}$ 　② $\dfrac{m\ell^2E}{e}$ 　③ $\dfrac{\ell E}{mev}$ 　④ $\dfrac{\ell E}{me}$ 　⑤ $\dfrac{e\ell E}{mv}$ 　⑥ $\dfrac{e\ell E}{m}$ 　⑦ $\dfrac{e\ell^2E}{mv}$ 　⑧ $\dfrac{e\ell^2E}{m}$

（4）OP 間の距離 a はいくらか。 $\boxed{7}$ [m]

① $\dfrac{e\ell^2LE}{mv}$ 　② $\dfrac{e\ell^2LE}{mv^2}$ 　③ $\dfrac{e\ell LE}{mv}$ 　④ $\dfrac{e\ell LE}{mv^2}$ 　⑤ $\dfrac{\ell LE}{mev}$ 　⑥ $\dfrac{\ell LE}{mev^2}$ 　⑦ $\dfrac{m\ell^2LE}{ev}$ 　⑧ $\dfrac{m\ell LE}{ev^2}$

（5）$\ell = 0.020$ m，$L = 0.30$ m，$E = 1.2 \times 10^4$ V/m，$v = 8.0 \times 10^6$ m/s の条件で実験を行ったところ，$a = 0.25$ m が得られた。これらの数値から電子の比電荷の値を求めなさい。 $\boxed{8}$ $\times 10^{\boxed{9}}$ C/kg

$\boxed{8}$ の解答群

① 1.0 　② 1.4 　③ 1.8 　④ 2.2 　⑤ 2.6 　⑥ 3.0 　⑦ 3.4 　⑧ 3.8 　⑨ 4.2 　⑩ 4.6

$\boxed{9}$ の解答群

① 5 　② 6 　③ 7 　④ 8 　⑤ 9 　⑥ 10 　⑦ 11 　⑧ 12 　⑨ 13 　⑩ 14

2　以下の問いに答えなさい。必要ならば $\pi = 3.14$, $\sqrt{2} = 1.41$, $\sqrt{3} = 1.73$ を使いなさい。

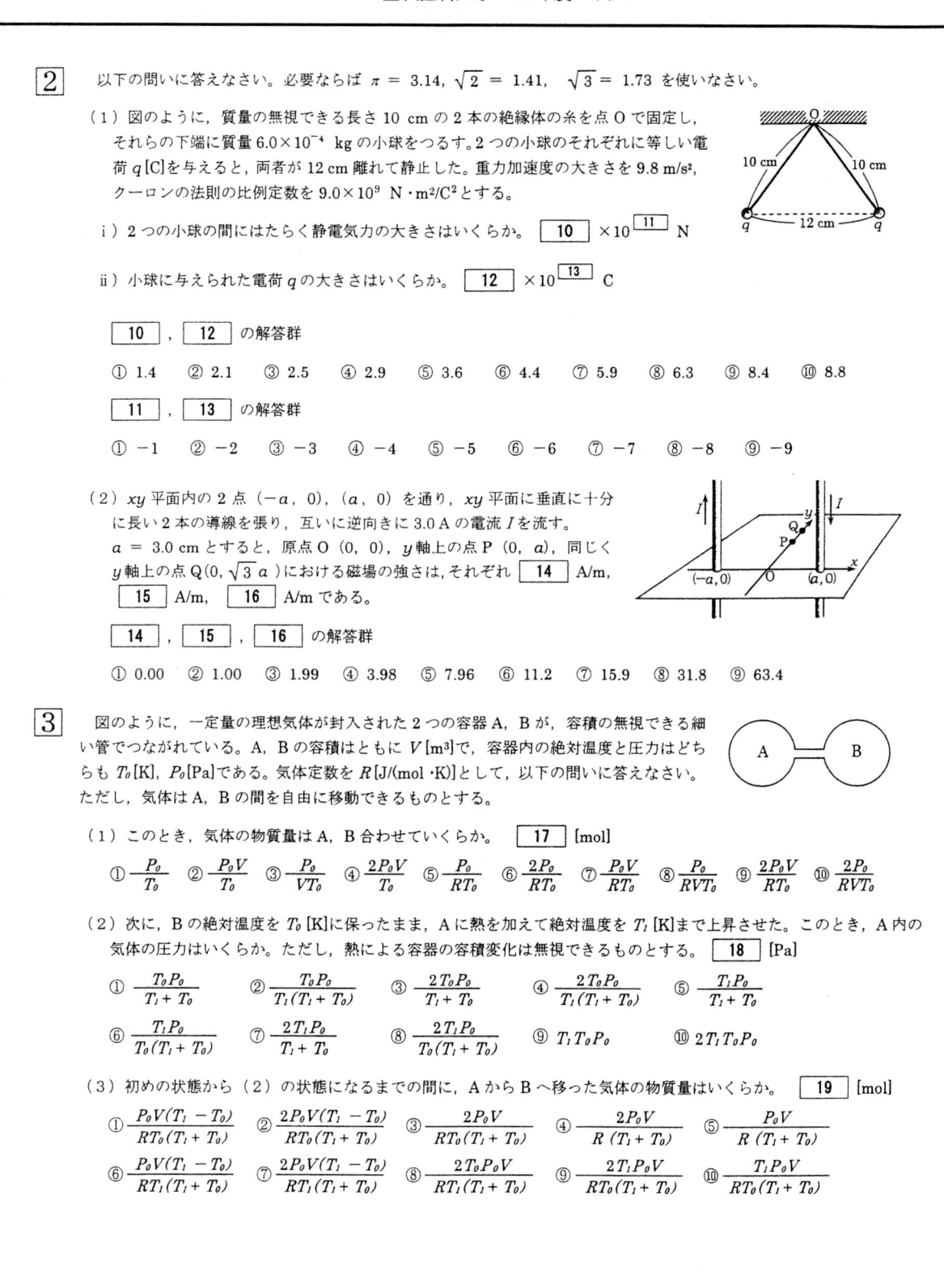

（1）図のように，質量の無視できる長さ 10 cm の 2 本の絶縁体の糸を点 O で固定し，それらの下端に質量 6.0×10^{-4} kg の小球をつるす。2 つの小球のそれぞれに等しい電荷 q [C] を与えると，両者が 12 cm 離れて静止した。重力加速度の大きさを 9.8 m/s^2，クーロンの法則の比例定数を 9.0×10^9 N·m^2/C^2 とする。

ⅰ）2 つの小球の間にはたらく静電気力の大きさはいくらか。　10 ×10 11 N

ⅱ）小球に与えられた電荷 q の大きさはいくらか。　12 ×10 13 C

10 ， 12 の解答群

① 1.4　② 2.1　③ 2.5　④ 2.9　⑤ 3.6　⑥ 4.4　⑦ 5.9　⑧ 6.3　⑨ 8.4　⑩ 8.8

11 ， 13 の解答群

① −1　② −2　③ −3　④ −4　⑤ −5　⑥ −6　⑦ −7　⑧ −8　⑨ −9

（2）xy 平面内の 2 点 $(-a, 0)$, $(a, 0)$ を通り，xy 平面に垂直に十分に長い 2 本の導線を張り，互いに逆向きに 3.0 A の電流 I を流す。$a = 3.0$ cm とすると，原点 O $(0, 0)$，y 軸上の点 P $(0, a)$，同じく y 軸上の点 Q$(0, \sqrt{3}\,a)$ における磁場の強さは，それぞれ 14 A/m，15 A/m， 16 A/m である。

14 ， 15 ， 16 の解答群

① 0.00　② 1.00　③ 1.99　④ 3.98　⑤ 7.96　⑥ 11.2　⑦ 15.9　⑧ 31.8　⑨ 63.4

3　図のように，一定量の理想気体が封入された 2 つの容器 A，B が，容積の無視できる細い管でつながれている。A，B の容積はともに V [m^3]で，容器内の絶対温度と圧力はどちらも T_0[K]，P_0[Pa]である。気体定数を R [J/(mol·K)] として，以下の問いに答えなさい。ただし，気体は A，B の間を自由に移動できるものとする。

（1）このとき，気体の物質量は A，B 合わせていくらか。　17 [mol]

① $\dfrac{P_0}{T_0}$　② $\dfrac{P_0 V}{T_0}$　③ $\dfrac{P_0}{V T_0}$　④ $\dfrac{2P_0 V}{T_0}$　⑤ $\dfrac{P_0}{R T_0}$　⑥ $\dfrac{2P_0}{R T_0}$　⑦ $\dfrac{P_0 V}{R T_0}$　⑧ $\dfrac{P_0}{R V T_0}$　⑨ $\dfrac{2P_0 V}{R T_0}$　⑩ $\dfrac{2P_0}{R V T_0}$

（2）次に，B の絶対温度を T_0 [K]に保ったまま，A に熱を加えて絶対温度を T_1 [K]まで上昇させた。このとき，A 内の気体の圧力はいくらか。ただし，熱による容器の容積変化は無視できるものとする。　18 [Pa]

① $\dfrac{T_0 P_0}{T_1 + T_0}$　② $\dfrac{T_0 P_0}{T_1(T_1 + T_0)}$　③ $\dfrac{2T_0 P_0}{T_1 + T_0}$　④ $\dfrac{2T_0 P_0}{T_1(T_1 + T_0)}$　⑤ $\dfrac{T_1 P_0}{T_1 + T_0}$

⑥ $\dfrac{T_1 P_0}{T_0(T_1 + T_0)}$　⑦ $\dfrac{2T_1 P_0}{T_1 + T_0}$　⑧ $\dfrac{2T_1 P_0}{T_0(T_1 + T_0)}$　⑨ $T_1 T_0 P_0$　⑩ $2T_1 T_0 P_0$

（3）初めの状態から（2）の状態になるまでの間に，A から B へ移った気体の物質量はいくらか。　19 [mol]

① $\dfrac{P_0 V(T_1 - T_0)}{R T_0(T_1 + T_0)}$　② $\dfrac{2P_0 V(T_1 - T_0)}{R T_0(T_1 + T_0)}$　③ $\dfrac{2P_0 V}{R T_0(T_1 + T_0)}$　④ $\dfrac{2P_0 V}{R(T_1 + T_0)}$　⑤ $\dfrac{P_0 V}{R(T_1 + T_0)}$

⑥ $\dfrac{P_0 V(T_1 - T_0)}{R T_1(T_1 + T_0)}$　⑦ $\dfrac{2P_0 V(T_1 - T_0)}{R T_1(T_1 + T_0)}$　⑧ $\dfrac{2T_0 P_0 V}{R T_1(T_1 + T_0)}$　⑨ $\dfrac{2T_1 P_0 V}{R T_0(T_1 + T_0)}$　⑩ $\dfrac{T_1 P_0 V}{R T_0(T_1 + T_0)}$

4　　図のように，水平と 30° の角をなす粗い斜面 XB となめらかな水平面 BC を持つ台が，水平でなめらかな床 YZ に固定されている。水平面の端，C 点から床に下ろした垂線の足を D 点とする。斜面上の A 点で，大きさの無視できる質量 m [kg] の小物体 M を静かに放したところ，M は斜面上を進んで B 点に達した後，水平面を進み， C 点に置かれていた大きさの無視できる質量 m [kg] の小球 R に弾性衝突をした。そこで R は水平方向に飛び出し，0.40 秒後に E 点で床と衝突した。その後，R は E 点から 0.60 m 離れた F 点で床と 2 回目の衝突をした。R と床とのはねかえり係数（反発係数）を 0.60，斜面と M との間の動摩擦係数を $\frac{\sqrt{3}}{5}$，重力加速度の大きさを g [m/s²] として，以下の問いに答えなさい。ただし，運動はすべて同一鉛直面内で起こり，また，R が床と衝突するとき，水平方向の速度は衝突の前後で変わらないものとする。必要ならば $\sqrt{3}$ = 1.73 を使いなさい。

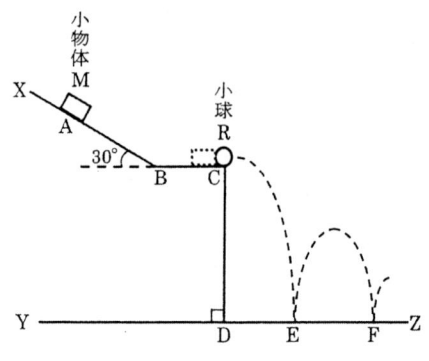

（1）斜面上を運動中の小物体 M の加速度の大きさはいくらか。　 20 　$\times g$ [m/s²]

　　① 0.1　　② 0.2　　③ 0.3　　④ 0.4　　⑤ 0.5　　⑥ 0.6　　⑦ 0.7　　⑧ 0.8　　⑨ 0.9

（2）小球 R が E 点で床と衝突し，はねかえった瞬間の鉛直方向の速さはいくらか。　 21 　$\times g$ [m/s]

　　① 0.12　　② 0.16　　③ 0.24　　④ 0.28　　⑤ 0.32　　⑥ 0.36　　⑦ 0.40　　⑧ 0.48　　⑨ 0.56　　⑩ 0.64

（3）小球 R が E 点を離れてから，F 点で再び床に衝突するまでの時間はいくらか。　 22 　[s]

　　① 0.12　　② 0.16　　③ 0.24　　④ 0.28　　⑤ 0.32　　⑥ 0.36　　⑦ 0.40　　⑧ 0.48　　⑨ 0.56　　⑩ 0.64

（4）E 点と F 点の間で，小球 R が最高点に達したときの床からの高さはいくらか。　 23 　$\times g$ [m]

　　① 0.0090　　② 0.012　　③ 0.014　　④ 0.018　　⑤ 0.024　　⑥ 0.029　　⑦ 0.036　　⑧ 0.048　　⑨ 0.058

（5）小球 R と床との最初の衝突（E 点）で，小球 R が失う力学的エネルギーはいくらか。　 24 　$\times mg^2$ [J]

　　① 0.029　　② 0.042　　③ 0.051　　④ 0.060　　⑤ 0.072　　⑥ 0.084　　⑦ 0.096　　⑧ 0.10　　⑨ 0.13

（6）小球 R が C 点を離れるときの速さはいくらか。　 25 　[m/s]

　　① 0.50　　② 0.75　　③ 1.00　　④ 1.25　　⑤ 1.50　　⑥ 1.75　　⑦ 2.00　　⑧ 2.25　　⑨ 2.50　　⑩ 2.75

（7）DE 間の距離はいくらか。　 26 　[m]

　　① 0.36　　② 0.42　　③ 0.50　　④ 0.72　　⑤ 0.83　　⑥ 1.0　　⑦ 1.4　　⑧ 1.7　　⑨ 2.0　　⑩ 2.9

（8）AB 間の距離はいくらか。　 $\frac{27}{g}$ 　[m]

　　① 1.7　　② 2.4　　③ 3.1　　④ 3.9　　⑤ 4.7　　⑥ 5.6　　⑦ 6.3　　⑧ 7.8　　⑨ 8.6　　⑩ 9.4

（9）小物体 M が A 点から B 点まで進む間に失った力学的エネルギーはいくらか。　 28 　$\times m$ [J]

　　① 0.29　　② 0.81　　③ 1.2　　④ 2.6　　⑤ 3.2　　⑥ 4.7　　⑦ 6.5　　⑧ 7.3　　⑨ 9.4　　⑩ 13

（10）次に，斜面上で小物体 M を放す位置を変えてみたところ，M はやはり C 点で小球 R と弾性衝突をし，R は C 点から水平方向に飛び出した後，D 点から 1.752 m 離れた地点で床と 3 回目の衝突をした。M を放した位置と B 点との距離はいくらであったか。　 $\frac{29}{g}$ 　[m]

　　① 1.4　　② 2.4　　③ 2.8　　④ 3.9　　⑤ 4.7　　⑥ 5.6　　⑦ 6.3　　⑧ 7.8　　⑨ 8.6　　⑩ 9.4

化　学

問題　　　　　　　　　　22 年度

次の（1）〜（19）の設問に答えなさい。設問に特別指示のないものについては，解答群の中から答えとして適したものを
1つ選びなさい。指示のある設問については，それに従って答えなさい。［解答番号　1 〜 28 ］

必要があれば次の値を用いなさい。
　原子量　H：1　C：12　N：14　O：16　Na：23　P：31　Cl：35.5　Ca：40　Cu：64　Zn：65　Ag：108
　気体定数　$R = 8.31 \times 10^3$ Pa・ℓ/（K・mol）　　ファラデー定数　$F = 9.65 \times 10^4$ C/mol

（1）第一イオン化エネルギーが最小の原子はどれか。　1

　① B　② N　③ O　④ F　⑤ Na　⑥ S　⑦ Cl　⑧ Ar　⑨ K　⑩ Ca

（2）原子またはイオンに関する記述 a 〜 c について，正誤の組合せ（a, b, c の順）として正しいものはどれか。　2

　a　原子が電子を1個取り入れて，1価の陰イオンになるときに吸収するエネルギーを電子親和力という。
　b　ナトリウム，アルゴンおよびケイ素について，その価電子の数を比べると，Ar ＞ Na ＞ Si の順になる。
　c　塩素とカルシウムがそれぞれ最も安定なイオンをつくったとき，そのイオンの電子配置は等しい。

　① 正, 正, 正　　② 正, 正, 誤　　③ 正, 誤, 正　　④ 正, 誤, 誤
　⑤ 誤, 正, 正　　⑥ 誤, 正, 誤　　⑦ 誤, 誤, 正　　⑧ 誤, 誤, 誤

（3）0.05 mol/ℓ の希塩酸 100 mℓ に，0.1 mol/ℓ の水酸化ナトリウム水溶液を加えて pH を4にする場合，何 mℓ の水酸化ナトリウム水溶液が必要か。最も近い値を選びなさい。　3

　① 33.2　② 36.0　③ 38.7　④ 41.5　⑤ 44.3　⑥ 47.1　⑦ 49.9　⑧ 52.6　⑨ 55.4　⑩ 58.2

（4）白金電極を用いて硝酸銀水溶液の電気分解を行ったところ，陰極に 4.32×10^{-2} g の金属が析出した。このとき，陽極で発生する気体の体積（ℓ）に最も近い値はどれか。ただし，気体は標準状態にあるとする。　4

　① 5.60×10^{-4}　② 1.12×10^{-3}　③ 2.24×10^{-3}　④ 4.48×10^{-3}
　⑤ 8.96×10^{-3}　⑥ 1.79×10^{-2}　⑦ 3.58×10^{-2}　⑧ 7.17×10^{-2}

（5）実験に関する a 〜 d の操作について，正誤の組合せ（a, b, c, d の順）として正しいものはどれか。　5

　a　黄リンは自然発火するので水中で保管する。
　b　希硫酸を調製するため，濃硫酸に水を加える。
　c　炭化カルシウム（カーバイト）と水が反応して生成する気体を水上置換で捕集する。
　d　ジアゾニウム塩を得るため，アニリンの希塩酸溶液に亜硝酸ナトリウムを加えて加熱する。

　① 正, 正, 正, 誤　② 正, 正, 誤, 正　③ 正, 誤, 正, 誤　④ 正, 誤, 誤, 正　⑤ 正, 誤, 正, 正
　⑥ 誤, 正, 正, 誤　⑦ 誤, 正, 誤, 正　⑧ 誤, 誤, 正, 正　⑨ 誤, 誤, 誤, 正　⑩ 誤, 誤, 正, 誤

（6）ヨウ化ナトリウムの硫酸酸性水溶液に過酸化水素水を加えると，次のような反応が起こる。
　$2NaI + H_2O_2 + H_2SO_4 \longrightarrow I_2 + 2H_2O + Na_2SO_4$
　この反応で遊離したヨウ素は，次の反応で示すように，チオ硫酸ナトリウム $Na_2S_2O_3$ で定量できる。
　$I_2 + 2Na_2S_2O_3 \longrightarrow 2NaI + Na_2S_4O_6$
　濃度不明の過酸化水素水 20.0 mℓ をとり，過剰のヨウ化ナトリウム水溶液を加えて，遊離したヨウ素を 0.10 mol/ℓ のチオ硫酸ナトリウム液で滴定したところ 50.0 mℓ を要した。過酸化水素水の濃度は何 mol/ℓ か。　6

　① 1.25×10^{-2}　② 2.50×10^{-2}　③ 5.00×10^{-2}　④ 7.50×10^{-2}
　⑤ 1.25×10^{-1}　⑥ 2.50×10^{-1}　⑦ 5.00×10^{-1}　⑧ 7.50×10^{-1}

（7）工業用エタノールにはメタノールが混合されている。ある工業用エタノールを完全燃焼したところ，二酸化炭素 9.46 g と水 5.85 g が生成した。この工業用エタノール中のメタノールの含有率（質量%）に，最も近い値はどれか。　7

　① 0.4　② 0.8　③ 1.2　④ 1.6　⑤ 2.0　⑥ 2.4　⑦ 2.8　⑧ 3.2　⑨ 3.6　⑩ 4.0

（8）分子式が $C_{36}H_{62}$ で示される化合物で，三重結合を持たない鎖状不飽和炭化水素の二重結合の数はいくつか。　8

① 3　　② 6　　③ 9　　④ 12　　⑤ 15　　⑥ 18

（9）分子量134で，不斉炭素原子にヒドロキシ基とカルボキシル基が結合している化合物Aがある。Aの分子内から水1分子がとれる反応により，互いに異性体の関係にある2種の化合物B，Cが得られた。B，Cに水素を付加すると，どちらからも炭素，水素および酸素からなる分子量118の化合物Dが得られた。D 25.6 mgを燃焼すると水 11.7 mgと二酸化炭素 38.2 mgが生じ，また，1分子のDは2分子のアルコールと反応してエステルを生成した。化合物A～Dに関する記述 a～dについて，正誤の組合せ（a，b，c，dの順）として正しいものはどれか。　9

a　Aはメチル基をもつ。

b　B，Cは互いに光学異性体の関係にある。

c　Dは飽和脂肪酸に分類される。

d　A，B，C，Dにはいずれもカルボキシル基が2つある。

① 正，正，正，誤　② 正，正，誤，正　③ 正，誤，正，誤　④ 正，誤，誤，正　⑤ 正，誤，正，正

⑥ 誤，正，正，誤　⑦ 誤，正，誤，正　⑧ 誤，誤，正，正　⑨ 誤，誤，誤，正　⑩ 誤，誤，正，誤

（10）次の記述中の化合物X，Y，Zはアセチレン，プロピレンおよびトルエンのいずれかである。記述に当てはまる化合物の組合せ（X，Y，Zの順）として正しいものはどれか。　10

　Xに触媒として酢酸亜鉛を用いて酢酸を反応させると，［ア］が生成する。［ア］を重合させた生成物［イ］はビニロンの原料になる。

　Yを過マンガン酸カリウム水溶液で酸化した後，酸を加えて遊離させると［ウ］が得られる。［ウ］を水酸化ナトリウム水溶液と反応させて生じた［エ］は食品の防腐剤として用いられる。

　Zとベンゼンを酸の存在下で反応させると，［オ］が生成する。［オ］を酸化して得た生成物を硫酸で分解すると，アセトンと［カ］が生成する。［カ］はプラスチックのほか，医薬品や染料の原料になる。

① アセチレン，プロピレン，トルエン　　　② アセチレン，トルエン，プロピレン

③ プロピレン，アセチレン，トルエン　　　④ プロピレン，トルエン，アセチレン

⑤ トルエン，プロピレン，アセチレン　　　⑥ トルエン，アセチレン，プロピレン

（11）（10）の記述中のア～カの化合物のうち，その水溶液が酸性を示すものをすべて選びなさい。　11

① ア　　② イ　　③ ウ　　④ エ　　⑤ オ　　⑥ カ

（12）（10）の記述中のア～カの化合物のうち，その水溶液が塩基性を示すものはどれか。　12

① ア　　② イ　　③ ウ　　④ エ　　⑤ オ　　⑥ カ

（13）次の記述の中で，正しいものはどれか。　13

① 直径が 10^{-5} m程度の粒子が他の物質中に分散している状態をコロイドという。

② コロイド粒子が沈殿しにくいのは，分散媒分子との反発力が原因である。

③ コロイド粒子のブラウン運動は激しく熱運動をしている水分子のために起こる。

④ チンダル現象はコロイド粒子が光を吸収するために起こる。

⑤ 炭素数16個程度のセッケン分子はコロイドをつくらない。

（14）下図に示す3種のアミノ酸a，b，cを含む水溶液がある。この水溶液のpHを，これらのアミノ酸の等電点より低いpH 2にあわせ，陽イオン交換樹脂に通し吸着させた。次に，吸着したアミノ酸を流出させるために，pHを少しずつ上げながら緩衝液を流した。陽イオン交換樹脂から流出してくる順番（早い順）で正しいのはどれか。　14

a　H-CH-COOH　　　b　CH₂-CH₂-CH-COOH　　　c　CH₂-CH₂-CH₂-CH₂-CH-COOH
　　　　NH₂　　　　　　　　COOH　　NH₂　　　　　　　NH₂　　　　　　　　　NH₂

① a, b, c　　② a, c, b　　③ b, a, c　　④ b, c, a　　⑤ c, a, b　　⑥ c, b, a

(15) a ～ d の記述について，正誤の組合せ（a, b, c, d の順）として正しいものはどれか。　15

   a　デンプンは，細胞壁の主成分である。
   b　グリコーゲンを加水分解すると，スクロースが得られる。
   c　グリシンには，一対の光学異性体が存在する。
   d　油脂を加水分解すると，脂肪酸とグリセリンが得られる。

   ① 正, 正, 正, 誤　② 正, 正, 誤, 誤　③ 正, 誤, 正, 誤　④ 正, 誤, 誤, 正　⑤ 正, 誤, 正, 正
   ⑥ 誤, 誤, 誤, 正　⑦ 誤, 誤, 正, 正　⑧ 誤, 正, 誤, 正　⑨ 誤, 正, 正, 誤　⑩ 誤, 正, 誤, 誤

(16) 実験報告書に関する a ～ e の記述について，正誤の組合せ（a, b, c, d, e の順）として正しいものはどれか。　16

   a　仮説は「実験結果」の項に記載する。
   b　データ処理のための計算方法の記載は省略してよい。
   c　定量的な結果は，できるだけグラフや表にまとめる。
   d　実験や考察にあたって参考にした文献は記載する。
   e　実験報告書をみて，他の人が追実験をしてはいけない。

   ① 正, 誤, 正, 誤, 正　② 誤, 正, 誤, 正, 正　③ 正, 正, 正, 誤, 誤　④ 誤, 正, 誤, 誤, 正
   ⑤ 誤, 誤, 正, 正, 誤　⑥ 正, 誤, 誤, 正, 誤　⑦ 正, 誤, 正, 誤, 誤　⑧ 正, 正, 誤, 誤, 正
   ⑨ 誤, 誤, 正, 誤, 正　⑩ 誤, 正, 誤, 正, 誤

(17) 化合物 A ～ F は①～⑧の化合物のいずれかである。それらの水溶液を用いて a ～ f の実験を行なった。化合物 A ～ F は
それぞれ何か。解答欄は A：17，B：18，C：19，D：20，E：21，F：22 を使用しなさい。

   a　A ～ F の水溶液のそれぞれに金属亜鉛を加えると，A，B，C および D の水溶液からは金属が析出したが，E と F の
     水溶液からは金属の析出が認められなかった。
   b　A，B および D の硝酸酸性水溶液のそれぞれに硫化水素ガスを通じると，いずれの水溶液からも黒色沈殿が生じた。
   c　C および F の水溶液に A の水溶液を加えると，いずれも白色沈殿が生じ，これらの沈殿はアンモニア水に溶けた。
   d　B および E の水溶液に F の水溶液を加えると，いずれも白色沈殿が生じ，これらの沈殿はアンモニア水に溶けなかった。
   e　B および C の水溶液に水酸化ナトリウム水溶液を加えると，それぞれ青白色および赤褐色の沈殿が生じた。
   f　D および E の水溶液に水酸化ナトリウム水溶液を加えると，いずれも白色沈殿が生じ，過剰に加えると沈殿は溶けた。

   ① $CuSO_4$　② $Al_2(SO_4)_3$　③ $BaCl_2$　④ K_2CrO_4　⑤ $FeCl_3$　⑥ $AgNO_3$　⑦ $NaCl$　⑧ $Pb(NO_3)_2$

(18) 0.10 mol/ℓ の 1 価の酸の水溶液 100.0 mℓ に，pH が 3.0 になるまで 0.10 mol/ℓ の水酸化ナトリウム水溶液を加えたところ
50.0 mℓ を要し，溶液の体積は 150.0 mℓ となった。

   このとき解離していない酸のモル濃度は 23 . 24 × $10^{-\boxed{25}}$ mol/ℓ である。

   23 ～ 25 に入る数字として適するものを選びなさい。

   ① 1　② 2　③ 3　④ 4　⑤ 5　⑥ 6　⑦ 7　⑧ 8　⑨ 9　⑩ 0

(19) 常温では液体の揮発性物質（分子量 86.0）を内容積が 500 mℓ の丸底フラスコに入れ，針穴を開けたアルミホイルでふた
をした。このフラスコを沸騰水中（100℃）に浸し内部の液体を蒸発させた。内部の液体が見えなくなった時点で，すぐ
にフラスコを常温まで冷やしたところ，再びフラスコの底に液体が溜まった。

   大気圧を 1.01 × 10^5 Pa とすると，このとき溜まった液体の質量は 26 . 27 28 g である。

   26 ～ 28 に入る数字として適するものを選びなさい。

   ① 1　② 2　③ 3　④ 4　⑤ 5　⑥ 6　⑦ 7　⑧ 8　⑨ 9　⑩ 0

生　物

問　題　　　　　　　22年度

次の（1）～（28）の設問に答えなさい。設問に特別指示のないものについては，解答群の中から答えとして適したものを
1つ選びなさい。指示のある設問については，それに従って答えなさい。〔解答番号　1 ～ 29 〕

（1）真核細胞の遺伝子発現において，RNA のスプライシングはどこで行われるか。 1
　　① ゴルジ体　② 細胞質　③ 粗面小胞体　④ リボソーム　⑤ 核　⑥ 中心体　⑦ 滑面小胞体　⑧ リソソーム

（2）次の塩基配列は，ある mRNA の一部である。

塩基番号　　　1　　　10　　　20　　　　30　　　　40　　　50　54
　　　　　　　|　　　|　　　|　　　　|　　　　|　　　|　|

塩基配列　UGCAGGAACA UGGCGGGGUC GGUGGCCGAC AGCGACGCCG UGGUGAAACU UGAU

　　塩基番号 10 番から 54 番までが翻訳されると，次のようなアミノ酸配列のポリペプチドが合成される。
【 メチオニン - アラニン - グリシン - セリン - バリン - アラニン - アスパラギン酸 - セリン -
アスパラギン酸 - アラニン - バリン - バリン - リシン - ロイシン - アスパラギン酸 】
　　では，塩基番号 16 番の塩基が一つ欠失した状態で，同じ開始コドンから翻訳が行われたと仮定すると，そのポリペプチ
ドの 8 番目のアミノ酸は何になるか。 2
　　① メチオニン　② アラニン　③ グリシン　④ バリン　⑤ アスパラギン酸　⑥ セリン　⑦ リシン　⑧ ロイシン

（3）性染色体が ZW 型で雌ヘテロ型の生物はどれか。 3
　　① ハツカネズミ　② トンボ　③ ニワトリ　④ ヤマノイモ　⑤ ミノガ　⑥ トノサマバッタ

（4）制限酵素の作用に関する説明として正しいものはどれか。 4
　　① DNA 断片をつなぐ活性をもつ。　② DNA をその塩基配列と関係無く分解する。　③ PCR 法を行う際に DNA を増幅する。
　　④ DNA を大腸菌に導入する。　⑤ DNA の特定の塩基配列を認識してそこで切断する。　⑥ 大腸菌の中で DNA を合成する。

（5）環形動物に分類されるのはどれか。 5
　　① ナマコ　② ワムシ　③ ヒドラ　④ プラナリア　⑤ ゴカイ　⑥ カイメン

（6）免疫グロブリンに関する説明として正しいものはどれか。 6
　　① H 鎖のみに存在する定常部と抗原が結合する。　　　　② L 鎖のみに存在する定常部と抗原が結合する。
　　③ H 鎖と L 鎖の両方に存在する定常部と抗原が結合する。　④ H 鎖のみに存在する可変部と抗原が結合する。
　　⑤ L 鎖のみに存在する可変部と抗原が結合する。　　　　⑥ H 鎖と L 鎖の両方に存在する可変部と抗原が結合する。

（7）減数分裂では認められるが，体細胞分裂では認められないものはどれか。 7
　　① 二価染色体　② 染色分体　③ 紡錘体　④ 相同染色体　⑤ 動原体　⑥ 赤道面

（8）下の表はヒト血液中の 6 つの成分（A～F）の血しょう，原尿および尿中におけるそれぞれの濃度（mg/mℓ）を示したもの
である。腎小体においてろ過されて，最も再吸収されにくいのはどの成分か。①～⑥から選びなさい。 8

	成分	血しょう	原尿	尿		成分	血しょう	原尿	尿
①	A	3.2	3.2	3.5	④	D	70 − 90	0	0
②	B	0.3	0.3	20	⑤	E	0.2	0.2	1.5
③	C	1.0	1.0	0	⑥	F	0.08	0.08	0.15

（9）カエル受精卵の灰色三日月環の細胞質を含む部域は，胚の何側になるか。最も適切なものを選びなさい。 9
　　① 右側　② 左側　③ 頭側　④ 尾側　⑤ 背側　⑥ 腹側

（10）生物の分類階級について，左から順に上位から下位へ正しく並んでいるものはどれか。 10
　　① 界・門・目・綱・科・属・種　　② 界・門・綱・目・科・属・種　　③ 界・門・綱・科・目・属・種
　　④ 界・門・科・綱・目・属・種　　⑤ 界・目・綱・門・科・属・種　　⑥ 界・目・属・門・科・綱・種

（11）次の文章はしつがい腱反射に関する記述である。（ア）に入る句として正しいものはどれか。 11
　　「筋紡錘で受容された刺激が，（　ア　）を介して運動神経に伝えられる。」
　　① 脊髄内の 1 つのシナプス　② 延髄内の 1 つのシナプス　③ 中脳内の 1 つのシナプス
　　④ 脊髄内の 1 つの介在神経　⑤ 延髄内の 1 つの介在神経　⑥ 中脳内の 1 つの介在神経

(12) 光合成に関する記述として適切なものを<u>2つ</u>選びなさい。　12

① 葉緑体で光エネルギーを利用して ATP を合成する反応過程を，酸化的リン酸化と呼ぶ。
② ストロマにある光化学系 I および II に光が当たると，クロロフィルが活性化して電子が放出される。
③ カルビン・ベンソン回路では，チラコイドでつくられた ATP や還元型補酵素を利用して炭水化物を合成する。
④ カルビン・ベンソン回路の反応は，光を必要とせず温度に左右される。
⑤ 光合成全体の反応は，次の化学反応式で表される。　$12H_2O + 6CO_2 + 光エネルギー \rightarrow (C_6H_{12}O_6) + 6O_2$
⑥ 二酸化炭素の吸収速度で表される「見かけの光合成速度」がゼロとなる光の強さを光飽和点と呼ぶ。

(13) 次の文章は，暗黒中でマカラスムギの芽生えを水平においたときに，茎と根が示す重力屈性に関する記述である。（ア）〜（オ）に入る語の組合せとして最も適切なものはどれか。　13

「茎でも根でも，重力刺激によりオーキシン濃度は（　ア　）が高くなる。これにより，茎では（　イ　）の成長が（　ウ　）され，根では（　エ　）の成長が（　オ　）されると考えられている。」

① （ア）下側，　（イ）下側，　（ウ）促進，　（エ）下側，　（オ）抑制
② （ア）下側，　（イ）下側，　（ウ）抑制，　（エ）下側，　（オ）促進
③ （ア）下側，　（イ）上側，　（ウ）促進，　（エ）上側，　（オ）抑制
④ （ア）上側，　（イ）下側，　（ウ）促進，　（エ）下側，　（オ）抑制
⑤ （ア）上側，　（イ）下側，　（ウ）抑制，　（エ）下側，　（オ）促進
⑥ （ア）上側，　（イ）上側，　（ウ）促進，　（エ）上側，　（オ）抑制

(14) 次の文章は，ヒトの耳における音の伝わり方を説明したものである。（ア）〜（ウ）に入る語の組合せとして正しいものはどれか。　14

「耳殻で集められた音は，外耳道を通って鼓膜を振動させる。鼓膜の振動は中耳の（　ア　）で増幅され，内耳の（　イ　）に伝えられる。この振動は（　イ　）内の（　ウ　）にある聴細胞を興奮させ，さらにその興奮が聴神経を経て大脳に伝わり，聴覚が生じる。」

① （ア）耳小骨，（イ）うずまき管，（ウ）コルチ器　　　② （ア）うずまき管，（イ）半規管，　（ウ）コルチ器
③ （ア）耳小骨，（イ）半規管，　（ウ）うずまき管　　　④ （ア）うずまき管，（イ）コルチ器，（ウ）半規管
⑤ （ア）前庭，　（イ）うずまき管，（ウ）半規管　　　⑥ （ア）前庭，　（イ）コルチ器，（ウ）うずまき管

(15) 窒素固定を行う生物を<u>2つ</u>選びなさい。　15

① アゾトバクター　　② クロストリジウム　　③ アオミドロ　　④ クロレラ　　⑤ 酵母菌

(16) 食物の異化過程に関する記述として正しいものを<u>2つ</u>選びなさい。　16

① 解糖系では ATP は合成されない。
② 解糖系ではグルコース1分子が2分子のピルビン酸に分解される。
③ クエン酸回路では CO_2 と水が生じる。
④ クエン酸回路では O_2 が消費される。
⑤ 電子伝達系の反応はミトコンドリアの内膜で行われる。
⑥ ピルビン酸はミトコンドリアの内膜を通ることはできない。

(17) RNA に関する次の記述のうち，<u>誤っている</u>ものはどれか。　17

① mRNA 前駆体は遺伝子 DNA の塩基配列が転写されてつくられる。
② mRNA はタンパク質合成のときに，配列するアミノ酸の種類と数，順序などを指定する。
③ tRNA はアミノ酸を結合し，そのアミノ酸をリボソームまで運ぶ。
④ tRNA は1つのアミノ酸に対して1種類ずつ存在する。
⑤ rRNA は核小体でつくられる。
⑥ rRNA はタンパク質とともにリボソームをつくる。

(18) 単細胞生物であるゾウリムシ，アメーバ，ミドリムシに共通して認められるものを<u>2つ</u>選びなさい。　18

① 小核　　② 細胞膜　　③ 細胞口　　④ 繊毛　　⑤ べん毛　　⑥ 収縮胞　　⑦ 眼点　　⑧ 仮足

(19) <u>むかご</u>によって栄養生殖を行う生物はどれか。　19

① ジャガイモ　　　② タマネギ　　　③ サフラン　　　④ ワラビ
⑤ オランダイチゴ　⑥ スギナ　　　　⑦ コモチシダ　　⑧ オニユリ

(20) 細胞の構造とそのはたらきに関する記述として，<u>誤っている</u>ものを<u>2つ</u>選びなさい。　20

① 植物細胞の液胞は，通常，細胞液で満たされている。
② 葉緑体にもミトコンドリアにもクリステが発達する。
③ ゴルジ体は動物細胞に固有の細胞小器官である。
④ 動物細胞の中心体は細胞分裂のとき，核分裂の進行を助ける。
⑤ 細胞膜を構成する脂質は二重層として存在する。

(21) 小腸に分布する乳び管内の液が，乳白色になっているのはどの栄養成分を含むためか。　21

① アミノ酸　　② デンプン　　③ 脂肪　　④ フルクトース　　⑤ グルコース　　⑥ タンパク質

(22) ㋑，㊀，㋩ 3羽のニワトリを1つの囲いの中に入れておくと，はじめは互いにつつき合いをしているが，そのうち ㋑は ㊀ と ㋩ をつつき，㊀ は ㋩ をつつくという状態になる。このような相互関係を表わす最も適切な語句を選びなさい。　22

① 順位制　　② すみわけ　　③ 家族制　　④ 縄張り　　⑤ 天敵　　⑥ リーダー制　　⑦ 共生

(23) 細胞分画法の説明として正しいものはどれか。　23

① 光学顕微鏡で細胞を観察し，その大きさによって細胞を識別する方法。
② 電子顕微鏡で細胞を観察し，その構造によって細胞を識別する方法。
③ 細胞をすりつぶして遠心分離機にかけ，細胞小器官ごとに集める方法。
④ 異なる種類の動植物の組織から，同じはたらきをもつ細胞を選別する方法。
⑤ ばらばらにした細胞を培養し，増殖させる方法。

(24) 植物の気孔とそのはたらきに関する記述として，誤っているものはどれか。　24

① 陸上の植物では，蒸散作用はほとんど気孔で行われる。
② 気孔は CO_2 や O_2 などのガス交換のための通路としてもはたらいている。
③ 植物の表皮細胞のうち，葉緑体をもっているのは孔辺細胞だけである。
④ 孔辺細胞では，気孔側の細胞壁が薄くなっている。
⑤ 気孔の開閉は，膨圧の変化によって孔辺細胞が変形することで起こる。
⑥ 気孔の開閉の調節には植物ホルモンが関係している。
⑦ 蒸散量は光や風，湿度などの環境の変化を受けて変化する。

(25) 次の①～⑤は生物の進化に関する学説である。問1，2に答えなさい。

① 隔離説　　② 突然変異説　　③ 用不用説　　④ 自然選択説　　⑤ 中立説

問1 「生物には変異があり，生まれてくる子にはさまざまな形質の差異がみられる。これらの個体間では生存競争が起こり，より環境に適応した形質をもつ個体が生き残って子孫を増やす。形質は次の世代へ伝えられるので，しだいに形質が変化して進化が起こる。」と述べた学説はどれか。　25

問2 ラマルク（フランス）が唱えた学説はどれか。　26

(26) 過酸化水素水にブタの肝臓片を入れたところ，さかんに酸素が発生した。この反応を触媒する酵素はどれか。　27

① マルターゼ　　② トリプシン　　③ ペプシン　　④ アミラーゼ　　⑤ カタラーゼ　　⑥ ラクターゼ　　⑦ リパーゼ

(27) ユスリカなどの幼虫のだ液腺染色体の特徴として誤っているものはどれか。　28

① 間期核にみられる。
② 大きさが，だ液腺以外の細胞の染色体の 100～200 倍にもなる。
③ 相同染色体どうしが対合することはない。
④ 塩基性色素で染色され，特有の横しまがみられる。
⑤ パフの部分では活発に mRNA が合成されている。

(28) 動物細胞の体細胞分裂の過程に関する以下の記述のうち，誤っているものはどれか。　29

① 間期：DNA の複製はこの時期に起こる。
② 前期：核膜と核小体が消失し，染色体があらわれる。
③ 中期：染色体は細胞の赤道面に並び，紡錘体が完成する。
④ 後期：各染色体は2つに分かれ，それぞれ紡錘糸に引かれるように両極に移動する。
⑤ 終期：両極に移動した染色体は糸状に戻り，娘核の間に細胞板が形成される。

英　語

解答 　　　　22年度

1 出題者が求めたポイント
[解答]
(1)④　　(2)③

2 出題者が求めたポイント
[全訳]
(1)
ドクター・リー：もう起き上がって靴をはいてもいい
　　　　　　　　ですよ。
メリッサ：はい、先生。
ドクター・リー：ゆっくり起きてください。しばらく
　　　　　　　　は力が入らないかもしれません。
メリッサ：まあ、先生は、良くなった感じがしないだ
　　　　　　ろうとおっしゃっているのですか？
(2)
ジョン：ハーイ、ベス。どこに行っているの？
ベス：ハーイ、ジョン。内田先生にこのレポートを提
　　　出するところなの。
ジョン：でも、早いよね。次の金曜日がしめきりでしょ？
ベス：わかっているけど、できるだけ早く出したかっ
　　　たの。
[解答]
(3)③　　(4)④

3 出題者が求めたポイント
[全訳]
(1)
メアリー：COPDが何の略か知ってる？
ケイト：そうね、病気の名前だと思うけど、はっきり
　　　　　はわからないわ。
(2)理由はわからないが、その特定の地域の出生率は非
　　常に低かった。すぐ隣りの地域の出生率が極めて高
　　いのとは反対であった。
(3)不幸なことに彼らの実験の結果は、あなたが大成功
　　と呼ぶものとは程遠いものだとわかった。
(4)おそらく私たちがそこに着くにはもう1時間かそこ
　　らかかるでしょう。だから、私たちが着く頃には、
　　会議はもう始まっていると思います。
(5)毎年、100万人以上の女性が乳がんを発見されてい
　　る。乳がんは通常50代や60代の女性で診断されるが、
　　中にはそれよりずっと早く乳がんになる女性もいる。
　　若い女性のがんは再発したり広がったりしやすいの
　　で、乳がんの若い女性の完全治癒率は、年上の乳が
　　ん女性の治癒率よりも低い。よって、集中的に観察
　　を続けられるようにするためには、とりわけどのよ
　　うな女性ががん再発の危険性が最も高いかが、わか
　　るようになるのは特に有益である。
[解答]
(5)④　(6)①　(7)③　(8)②　(9)③　(10)②

4 出題者が求めたポイント
[全訳]
　瞬きをすることから野球をすることにいたるまで、
すべての行動は、体の内部の多くのさまざまな過程の
統合によって成り立っている。この統合は神経系によ
ってなされ、内分泌系がそれを助ける。
　たとえば、あなたが赤信号で車を止めるとき、これ
を可能にするために(11)統合されなければならないすべ
ての過程を考えてみよう。最初にあなたは信号を見な
ければならない。これは、信号がひとまとまりの感覚
器官、この場合はあなたの目に、登録されなければな
らないという意味である。あなたの目からの神経のイ
ンパルスはあなたの脳にリレーされ、そこで刺激は分
析され、あなたの記憶に蓄積されている過去の出来事
に関しての情報と比較される。この過程によってあな
たは、この文脈での赤の信号は「止まれ」の意味であ
ると認識できるのである。
　あなたの足をブレーキペダルへと動かし、ペダルを
押すという過程は、あなたの脚と足の筋肉をコントロ
ールする脳の運動野によって開始される。これらの筋
肉に適切な信号を送るためには、脳は、足をどこに行
かせたいかと共に、足がどこにあるかを知っていなけ
ればならない。
　脳は、お互いに関連し合っている体の各部すべての
位置の登録簿を持っていて、それを、各部の動きを指
令するのに使う。しかし、あなたは脚のひとつの急な
動きで車を止めることはない。あなたがどれくらいの
圧力が使われているかに気づき、それに従って動きを
変化させることができるように、あなたの脳の特殊な
部分は、あなたの脚と足の筋肉からのフィードバック
を絶えず受け続ける。
[問(4)の設問と選択肢の意味]
問題：あなたが赤信号で車を止めようとするときに起
　　　こることについて、当てはまらないものは次の内の
　　　どれか。
①最初に目で赤信号を見て、それを認識する。
②あなたの脳は感覚器官からの信号を受け取る。
③脳はあなたの脚と足の位置がよくわかっている。
④あなたの脚と足の動きは脳によってコントロールさ
　れ指令される
⑤あなたの脚と足の筋肉からの、脳に対するフィード
　バックはない。
[解答]
(11)②　(12)⑤　(13)④　(14)①　(15)⑤

5 出題者が求めたポイント
[全訳]
　あなたは食料品店から買った食料を食べていますか。
もしそうなら、あなたはほとんど確実に遺伝子組換え
(GM)食品を食べたことがあるのです。アメリカ合衆国

では約40種のGM作物が商品として認められています。実はアメリカのスーパーにある全加工食品の70～75%が、GMの材料を含んでいると考えられています。これは他の多くの国においても同様です。カナダではすべての加工食品のおよそ60%がGMの材料を含んでいます。オーストラリアでは、GM植物自体は商業的な栽培が認められていないにもかかわらず、多くの加工食品がGM材料を含んでいるのです。その理由は、加工食品は輸入されたGM材料で作られるからです。これは日本にも当てはまります。

　GM食品は、他の物から遺伝子を組み入れることで変化した、植物その他の食品材料から作られます。たとえば、科学者は、虫や低温や損傷に対する植物の抵抗力を高める遺伝子を入れ込むかもしれません。このような遺伝子的に変化した植物の能力は、商業的にとてつもない魅力を持ちます。農民は数千年間、望ましい性質を持つよう、選択的に作物を育ててきました。ですから、DNAの変形は、この古代の実践の、現代版、実用版と考えていいかもしれません。

　[20](B)商業的な利益に加えて、GM作物は思いやりがからむ利益をもたらすかもしれません。(A)たとえば、インドの研究者たちは、普通以上の量のタンパク質と必須アミノ酸を持つジャガイモを生産するために、ジャガイモに特別な植物の遺伝子を組み込みました。(C)その目的は、この安価で栽培しやすい産物の栄養的、健康的価値を高めることによって、不適切な食事を減らすことです。

　しかし私たちは、利益となるかもしれない可能性と、知られざる危険性との、バランスを取らなければなりません。GM植物はバクテリアからの遺伝子、他の植物からの遺伝子、あるいは動物からの遺伝子さえ含んでいるのですから、このような植物は、自然界では今まで決して試みられたことのなかった実験と同じなのです。GM植物は根本から違っているので、厳しい安全試験を経なければならないと、多くの人々は考えています。

[選択肢の意味]
(4)
①アメリカのスーパーにあるすべての食品がDMの材料を含んでいるわけではない。
②日本ではGM植物は栽培を認められていない。
③農民は何世紀にもわたって、GM植物を創り出すためにDNAを破壊してきた。
④GM製品については利益と危険性の両方を考える必要がある。
(5) GM食品を使うことが人間にとって安全かどうかを調べるためには、
①スーパーマーケットはもっと多くのGM食品を売るためにテレビコマーシャルを使うべきだ。
②研究者たちは、どれくらいのGM食品が加工食品に含まれるかを調べるテストをするべきだ。
③慎重で厳しいテストが行われるべきだ。
④科学者たちはしばらくGM技術の開発をやめるべきだ。

[解答]
(16)①　(17)②　(18)④　(19)④　(20)②　(21)③
(22)③

6　出題者が求めたポイント
[全訳]
　ほとんどの人たちにとって、8月27日は他と少しも変わらない日だ。しかしカレン・ダイアーにとっては、はるかにそれ以上の日である。1994年8月27日は彼女に、典型的なティーンエイジャーからがん患者へという難しい転換を刻みつけた。この日は、彼女の左の腰の上の、医者が良性腫瘍だと思ったものを、取り除いた日であった。その時15歳だったダイアーは、人生が永遠に変わってしまったのを知った。「おかしいの。」と彼女は言う。「そのときの私の一番の心配は髪の毛を失うこと、他のみんなと違って見えることだったの。死ぬことについては全然考えなかった。可能性としても、本当に全然思い浮かばなかった。」

　その時にはあまりに無邪気に聞こえたかもしれないが、ダイアーは正しい道筋の上にいた。アメリカの30万くらいの他の若者たちと同じく、彼女も、若者のがん治療の数十年分の研究から利益を受けている、小児がん生存者の最初のグループに属している。今、南フロリダ大学の大学院生であるダイアーは、彼女より何年も前の若いがん患者とは異なっている。おそらく彼女は、大学卒業、就職、結婚などの人生の目標に到達するだろう。彼女以前の若いがん患者なら、これらの目標、がんではない人々が普通だと考えるようなこれらの目標のいずれにも、決してたどり着くことはなかっただろう。

　今日の若いがん患者は、単に生き残るよりはるかにたくさんのことをやっている。彼らの(ア)治療履歴は、医者や将来の患者にどうやってがんを克服するかを教えるための豊かなテキストである。この病気の最初の危険性だけではなく、後の段階での手術の合併症、それらの若い命を救った強い抗がん剤や放射線を使う治療法などを教えてくれるのだ。「私たちは、長く生きる生存者が次第に増えていくのを見ることになるでしょう。」と、テネシー州メンフィスにあるセントジュード子ども病院のメリッサ・ハドソン博士は言う。「今私たちは年を重ねていく彼らを観察して、どうやったらいちばん、彼らが健康を維持する助けとなるのかを理解する必要があります。」

　これは直面するに足る課題である。若いがん患者が受ける強力だが害も多い治療から引き起こされる長期の合併症に、医者は最近まであまり注意を払っていなかった。初めの頃は注意を払う必要はなかったのだ。せいぜいよくても、その頃のがんの子どもたちの半分しか、十代まで生きると予想されていなかったのだから。しかし今日では、アメリカの若者たちの1000人に1人が、子どものがんからの生存者である。1970年代以降、ある子どもが、たとえば子どもにもっともよくあるがんである白血病と診断された後で、5年生きる可能

性は、平均25％から80％へと着実に上がっている。これは大人のほとんどのがんの治癒率を越えるものである。

[解法のヒント]

(1)下線部(ア)に入る英文は

Their【medical histories/are rich/textbooks for teaching/doctors and/future patients about/how to/overcome cancer.】

(2) 選択肢の意味は

①抗がん剤

②抗がん剤と放射線

③セントジュード子ども病院

④がんのような病気

⑤長く生きる生存者

(3)カレン・ダイアーががんだとわかったとき、どういうことが起こったか。

①彼女は死ぬことが恐くて一晩中泣いた。

②彼女は人生がすっかり変わってしまったとわかった。

③医者たちは彼女に、何も心配することはないと言った。

④彼女は友だちをなくすだろうと考え続けた。

(4)選択肢の意味は(下線部が文意に合っていない箇所)

①カレン・ダイアーはわずか5歳のときにがんの手術を受けた。

②30万の若いがん患者のうち、カラン・ダイアーはごくわずかな生存者の1人であった。

③過去のおいて医者たちは、長期の合併症にあまり注意を払わなかった。

④大人のがん患者の平均治癒率は、子どもたちのより約55％高い。

[解答]

(23)⑤　(24)④　(25)⑤　(26)②　(27)③

数　学

解答　　　　　　22年度

1 出題者が求めたポイント（数学Ⅰ・2次関数, 数学Ⅱ・図形と方程式, 微分積分, 数学Ⅲ・微分積分, 数学A・平面図形, 数学B・ベクトル）

〔解答〕
半径1の球の体積Vは

$$V = \frac{4}{3}\pi$$

求める2つの体積のうち小さい方をV_1, 大きい方をV_2とおく。
するとV_1は右図の斜線の部分をx軸を中心に1回転した立体の体積なので

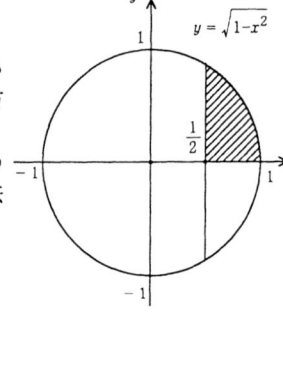

$$V_1 = \pi \int_{\frac{1}{2}}^{1} y^2 dx$$

$$= \pi \int_{\frac{1}{2}}^{1}(1-x^2)dx$$

$$= \pi\left[x-\frac{1}{3}x^3\right]_{\frac{1}{2}}^{1} = \frac{5}{24}\pi$$

すると $V_2 = V - V_1 = \frac{4}{3}\pi - \frac{5}{24}\pi = \frac{27}{24}\pi$

よって, $V_2 : V_1 = \frac{27}{24}\pi : \frac{5}{24}\pi = 27 : 5$ ・（ア～ウの答）

(2) 直線$l : y = mx$が円Cに接するとき,
円の中心（2, 1）と直線$mx - y = 0$との距離が1となるから

$$\frac{|2m-1|}{\sqrt{m^2+1}} = 1$$
$$(2m-1)^2 = m^2 + 1$$
$$3m^2 - 4m = 0, \ m(3m-4) = 0$$
$$\therefore m = 0, \ \frac{4}{3}$$

$m = \frac{4}{3}$ のとき次の直線と円との接点のx座標を求める。

$$\begin{cases} y = \frac{4}{3}x \cdots\cdots\cdots\cdots\cdots\cdots ① \\ (x-2)^2 + (y-1)^2 = 1 \cdots\cdots\cdots\cdots ② \end{cases}$$

①を②へ代入して整理すると

$$(x-2)^2 + \left(\frac{4}{3}x-1\right)^2 = 1 \qquad 25x^2 - 60x + 36 = 0$$

$$(5x-6)^2 = 0 \qquad \therefore x = \frac{6}{5}$$

よって, 求める接点のx座標は $\dfrac{6}{5}$ ・・・・（エ, オの答）

次に直線lが円の中心D(2, 1)を通るとき, 円との交点を, 原点Oに近い方からE, Fとおく。
このときOAは最小となる。

$OD = \sqrt{2^2+1} = \sqrt{5}$, $DE = 1$ より

$OE = OD - DE = \sqrt{5} - 1$

また, 直線lと円Cが接するときがOAの最長となる。
異なる2点で交わることから OA < 2
よって $\sqrt{5}-1 \leqq OA < 2$ ・・・・・・・・（カ～クの答）

次にOA $= \sqrt{5} - \dfrac{1}{2}$ のとき, 方べきの定理から

$$OA \times OB = 2^2$$

$$OB = 4\frac{1}{\sqrt{5}-\frac{1}{2}} = \frac{8}{2\sqrt{5}-1}$$ ・・・・・・・・（ケ, コの答）

(3) $$\begin{cases} y = -kx^2 + 2 \cdots\cdots\cdots① \\ y = -k(x-2)^2+2 \cdots\cdots② \\ y = k(x-b)^2 + c \cdots\cdots③ \end{cases}$$

①と②は直線$x = 1$に関して対称な放物線となる。
よって, ③は$b = 1$ ・・・（サの答）
次に下記の2つの放物線が接する場合を考える。

$$\begin{cases} y = -kx^2 + 2 \cdots\cdots\cdots\cdots\cdots① \\ y = k(x-1)^2 + c \cdots\cdots\cdots\cdots② \end{cases}$$

①を②へ代入して整理すると

$$2kx^2 - 2kx + k + c - 2 = 0$$

判別式をDとおくと

$$\frac{D}{4} = k^2 - 2k \times (k+c-2) = -k(k+2c-4)$$

D $= 0$のとき $k \neq 0$より, $c = 2 - \dfrac{1}{2}k$ ・・・・・・（シ, スの答）

次に①と③の接点のx座標を求める。

$$\begin{cases} y = -kx^2 + 2 \cdots\cdots\cdots\cdots\cdots① \\ y = k(x-1)^2 + 2 - \frac{1}{2}k \cdots\cdots③ \end{cases}$$

①を③へ代入して整理すると

$$k(x-1)^2 + 2 - \frac{1}{2}k = -kx^2 + 2$$

$$k(4x^2-4x+1) = 0 \quad k(2x-1)^2 = 0 \qquad \therefore x = \frac{1}{2}$$

よって求める面積Sは

$$S = 2\int_{\frac{1}{2}}^{1}\left\{k(x-1)^2+2-\frac{1}{2}k-(-kx^2+2)\right\}dx$$

$$= 2\int_{\frac{1}{2}}^{1}\left(2kx^2-2kx+\frac{1}{2}k\right)dx = \frac{1}{6}k$$ ・・・・・・・（セの答）

(4) 1辺の長さが4の正三角形の高さhは

$$h = \frac{\sqrt{3}}{2} \times 4 = 2\sqrt{3}$$

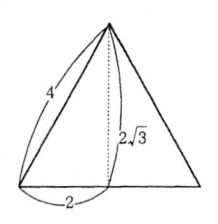

よって求める奇跡の半径は

$$2 \times 2\sqrt{3} = 4\sqrt{3}$$

・・・・・・・・・・・・・・・（ソ, タの答）

右図のような三角形を考える。
すると, 半角公式より

$$\begin{cases} \cos^2\dfrac{\alpha}{2} = \dfrac{1+\cos\alpha}{2} \cdots\cdots ① \\ \cos\dfrac{\alpha}{2} = \dfrac{2+\sqrt{2}}{4} \cdots\cdots\cdots ② \end{cases}$$

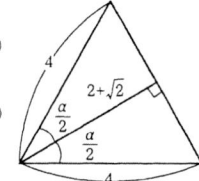

②を①へ代入すると

$$\left(\dfrac{2+\sqrt{2}}{4}\right)^2 = \dfrac{1}{2}(1+\cos\alpha)$$

$$\cos\alpha = \dfrac{-1+2\sqrt{2}}{4} \cdots\cdots\cdots (チ, ツの答)$$

2 出題者が求めたポイント (数学 I ・数と式, 数学
II ・図形と方程式, 数学 A ・確率)

〔解答〕

(1) 2点 $P(x, |x-1| + |2x-7|)$, $T(s, t)$ の中点が
$A(2, 1)$ となるから

$$\begin{cases} x + s = 2 \times 2 \cdots\cdots\cdots\cdots\cdots\cdots ① \\ t + |x-1| + |2x-7| = 2 \times 1 \cdots\cdots\cdots ② \end{cases}$$

①より $x = 4 - s$ を②へ代入して整理すると

$$t = 2 - \left\{|3-s| + |1-2s|\right\}$$
$$= 2 - \left\{|s-3| + |2s-1|\right\} \cdots\cdots\cdots (テ, トの答)$$

(2) 半径 r の円の中心を $D(t, 0)$
2つの円の交点 $P'(a, b)$ とおく
と次の3つの等式が成り立つ。

$$\begin{cases} x^2 + y^2 = 1 \cdots\cdots\cdots\cdots ① \\ (x-t)^2 + (y-0)^2 = r^2 \cdots ② \\ r + t = 2 \cdots\cdots\cdots\cdots\cdots ③ \end{cases}$$

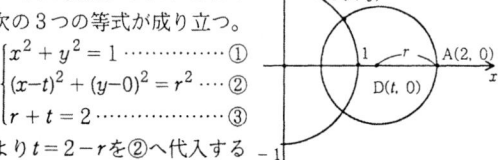

③より $t = 2 - r$ を②へ代入する
と

$$(x-2+r)^2 + y^2 = 1$$
$$x^2 + 2(r-2)x + (r-2)^2 + y^2 = 1$$

これに①を代入すると

$$2(r-2)x + 5 - 4x = 0$$
$$2r(x-2) = 4x - 5 \qquad \therefore r = \dfrac{4x-5}{2x-4} \cdots (ナ〜ヌの答)$$

したがって, $\displaystyle\lim_{x\to 1} r = \lim_{x\to 1}\dfrac{4x-5}{2x-4} = \dfrac{1}{2} \cdots\cdots\cdots (ネ, ノの答)$

(3) 8人から2人を選ぶのは

$${}_8C_2 = \dfrac{8\times 7}{2\times 1} = 28\,通り \cdots\cdots\cdots\cdots (ハ, ヒの答)$$

委員の数が
3人のとき　列 AB, BC, CA
4人のとき　列 AB, BC, CD
5人のとき　列 AB, CD, EA
6人のとき　列 AB, CD, EF
よって, 3人から6人 $\cdots\cdots\cdots\cdots\cdots$ (フ, への答)
また, 委員が3人である確率は
カードの選びかたの総数は

$${}_{28}C_3 = \dfrac{28\times 27\times 26}{3\times 2\times 1} = 14\times 9\times 26$$

A, B, C の3人を選ぶときのカードは AB, BC, CA の1通
り。

3人の選び方は　$\quad {}_8C_3 = \dfrac{8\times 7\times 6}{3\times 2\times 1} = 56$

よって, 求める確率 P は

$$P = \dfrac{8\times 7}{14\times 9\times 26} = \dfrac{2}{117} \cdots\cdots\cdots (ホ〜ムの答)$$

また, 選ばれる委員が6人である確率は

まず, 8人から6人を選ぶ　${}_8C_6 = {}_8C_2 = \dfrac{8\times 7}{2\times 1} = 4\times 7\,通り$

次に, A, B, C, D, E, F の6人を選ぶ。カードの選び方は
この6人を2人ずつ3組に分ける, 分け方と一致する。

$${}_6C_2 \times {}_4C_2 \div 3! = \dfrac{6\times 4}{2\times 1} \times \dfrac{4\times 3}{2\times 1} \times \dfrac{1}{3\times 2\times 1} = 15\,通り$$

よって, 委員が6人となるカードの選び方は
$\quad 4\times 7\times 15\,通り$
すると, 求める確率 P は

$$P = \dfrac{4\times 7\times 15}{14\times 9\times 26} = \dfrac{5}{39} \cdots\cdots\cdots\cdots (メ〜ヤの答)$$

物　理

解答

22年度

1 出題者が求めたポイント…磁場, 電場中の電子の運動

[A](1) $eV_0 = \frac{1}{2}mv^2$ より, $v = \sqrt{\frac{2eV_0}{m}}$

(2) $m\frac{v^2}{r} = evB$ より, $r = \frac{mv}{eB} = \frac{m}{eB}\sqrt{\frac{2eV_0}{m}} = \sqrt{\frac{2mV_0}{eB^2}}$

(3) $T = \frac{\pi r}{v} = \frac{\pi m}{eB}$

[B](1) y軸方向の加速度を α とすると, $eE = m\alpha$ より,

$$\alpha = \frac{eE}{m}$$

(2) x軸方向には等速運動, y軸方向には $\alpha = \frac{eE}{m}$ の等加速度運動である。したがって, 平行板電極を出るのに要する時間をtとすれば,

$l = vt$, $a_1 = \frac{1}{2}\alpha t^2$ が成り立つ。2式よりtを消

去して, $a_1 = \frac{1}{2} \times \frac{eE}{m} \times \left(\frac{l}{v}\right)^2 = \frac{eEl^2}{2mv^2}$

(3) $v_y = \alpha t$ より, $v_y = \frac{eE}{m} \times \frac{l}{v} = \frac{eEl}{mv}$

(4) 電極板を出た後は等速直線運動をする。

$v_x : v_y = \left(L - \frac{l}{2}\right) : (a - a_1)$ より,

$a = a_1 + \frac{v_y}{v_x}\left(L - \frac{l}{2}\right)$

$= \frac{eEl^2}{2mv^2} + \frac{1}{v} \times \frac{eEl}{mv} \times \left(L - \frac{l}{2}\right) = \frac{eELl}{mv^2}$

(5) (4) の答えより,

$\frac{e}{m} = a \times \frac{v^2}{ELl} = \frac{0.25 \times (8.0 \times 10^6)^2}{1.2 \times 10^4 \times 0.3 \times 0.020} = 2.2 \times 10^{11}$

[解答]

(1) ⑤　(2) ③　(3) ⑧　(4) ①　(5) ④　(6) ⑤　(7) ④
(8) ④　(9) ⑦

2 出題者が求めたポイント…クーロンの法則, 平行電流の作る合成磁場

(1)(ⅰ) 張力T, 静電気力F, 重力mgの3力のつり合いより, $F : mg = 6 : 8$

$\therefore F = \frac{6}{8}mg = \frac{6 \times 6.0 \times 10^{-4} \times 9.8}{8} = 4.41 \times 10^{-3}$

(ⅱ) クーロンの法則 $F = k_0\frac{q_1 q_2}{r^2}$ より,

$q = \sqrt{\frac{Fr^2}{k_0}} = \sqrt{\frac{4.41 \times 10^{-3} \times (1.2 \times 10^{-1})^2}{9.0 \times 10^9}}$

$= 8.4 \times 10^{-8}$ $(\because 2.1^2 = 4.41)$

(2) $(-a, 0)$ を通る電流がO, P, Qで作る磁場の強さはそれぞれ,

$H_1 = \frac{I}{2\pi a}$, $H_2 = \frac{I}{2\pi\sqrt{2}a}$, $H_3 = \frac{1}{2\pi \times 2a}$ である。

合成磁場は, $H_0 = 2 \times \frac{I}{2\pi a} = \frac{3.0}{3.14 \times 3.0 \times 10^{-2}} = 31.8$,

$H_P = \sqrt{2} \times H_2 = 15.9$, $H_Q = H_3 = 7.96$

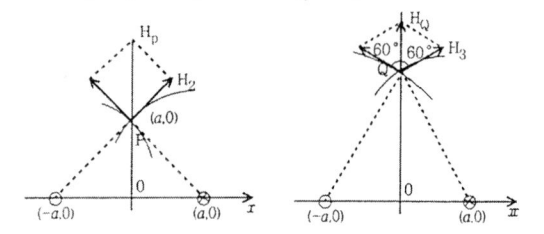

[解答]
(10) ⑥　(11) ③　(12) ⑨　(13) ⑧　(14) ⑧　(15) ⑦
(16) ⑤

3 出題者が求めたポイント…気体の状態方程式

(1) あわせて体積 = $2V$ だから, 状態方程式より,

$P_0 \times 2V = nRT_0$ 　　$\therefore n = \frac{2P_0V}{RT_0}$

(2)A, B内の気体の圧力Pは等しく, 気体の物質量はあわせて $n = \frac{2P_0V}{RT_0}$ である。

$n = \frac{2P_0V}{RT_0} = \frac{PV}{RT_1} + \frac{PV}{RT_0}$ が成り立つ。$\therefore P = \frac{2P_0T_1}{T_0 + T_0}$

(3) 状態変化後のA内の物質量 $= \frac{PV}{RT_1}$

$= \frac{2P_0T_1}{T_1 + T_0} \times \frac{V}{RT_1} = \frac{2P_0V}{R(T_1 + T_0)}$

求める物質量 $= \frac{1}{2} \times \frac{2P_0V}{RT_0} - \frac{2P_0V}{R(T_1 + T_0)}$

$= \frac{P_0V(T_1 - T_0)}{RT_0(T_1 + T_0)}$

[解答]
(17) ⑨　(18) ⑦　(19) ①

4 出題者が求めたポイント…摩擦のある斜面での運動, 水平投射, 弾性衝突, 斜め衝突における反発係数, 力学的エネルギー保存

(1) 小物体Mに対する運動方程式

$ma = mg\sin 30° - \mu' mg\cos 30°$ より,

$a = g\left(\frac{1}{2} - \frac{\sqrt{3}}{5} \times \frac{\sqrt{3}}{2}\right) = \frac{1}{5}g$

(2) 鉛直方向の運動は自由落下運動に等しいので, 求める速さ $v_y = e \times gt = 0.60 \times 0.40g = 0.24g$

(3) E点で衝突後の鉛直方向の速さ$v'_y = ev_y$

$= 0.60 \times v_y = 0.24g$, したがって,

$0 = v'_y t - \frac{1}{2}gt^2 = t\left(v'_y - \frac{1}{2}gt\right)$

$t \neq 0$ だから, $t = \frac{2v'_y}{g} = 0.48$

(4) 最高点の高さ $= v'_y \times \left(\dfrac{0.48}{2}\right) - \dfrac{1}{2} g \left(\dfrac{0.48}{2}\right)^2 = 0.0288g$

(5) (6) 小球 R は水平方向には等速運動だから.

速さ $v_x = \dfrac{0.60}{0.48} = \dfrac{5}{4}$

失う力学的エネルギー $\Delta E =$

$\dfrac{1}{2} m \left(v_x^{\,2} + v_y^{\,2} \right) - \dfrac{1}{2} m \left(v_x^{\,2} + v_y'^{\,2} \right) = \dfrac{1}{2} m \left(v_y^{\,2} - v_y'^{\,2} \right)$

$= 0.0512mg^2$

(7) $DE = \dfrac{5}{4} \times 0.40 = 0.50$

(8) 質量が等しい物体が弾性衝突をする場合運動が入れ替わるから, 小物体 M が B 点を通過する速さ $= 1.25$ [m/s] である.

等加速度運動の公式 $v^2 - v_0^{\,2} = 2ax$ より,

$x = \dfrac{1.25^2 - 0}{2 \times 0.2g} = \dfrac{3.90}{g}$

(9) $\Delta E = mg \times AB \sin 30° - \dfrac{1}{2} m v_x^{\,2}$

$= mg \times \dfrac{3.90}{g} \times \dfrac{1}{2} - \dfrac{m}{2} \times \left(\dfrac{5}{4}\right)^2 = 1.16m$

(10) 小球 R の水平方向の速さが変わっても鉛直方向の運動は変わらない。

2〜3 回目の衝突にかかる時間 $= \dfrac{2}{g} \times v_y'' = \dfrac{2e^2 v_y}{g}$

$= 0.288$ だから, C 点での速さを v' とすれば,

$T = (0.40 + 0.48 + 0.288) = 1.168$

$\therefore v_x' = \dfrac{1.752}{T} = 1.5$

(8) と同様に, $x' = \dfrac{v'^2 - 0}{2a} = \dfrac{1.5^2}{2 \times \dfrac{1}{5} g} = \dfrac{5.625}{g}$

〔解答〕

(20) ②　(21) ③　(22) ⑧　(23) ⑥　(24) ③　(25) ④

(26) ③　(27) ④　(28) ③　(29) ⑥

化　学

解答

22 年度

■　出題者が求めたポイント
　すべて小問である。(10)〜(12)以外は問題の関連性はない。

[解説]

(1) 周期表の左下ほど陽イオンになりやすいといえる。また，同周期では，希ガスが最もイオン化エネルギーが大きい。

(2) 希ガスの価電子はゼロである。cではどちらもアルゴンと同じ電子配置になる。

(3) 水酸化ナトリウム水溶液中を x L とする。

$(0.05 \times 0.1 - 0.1x)/(0.1 + x) = 10^{-4}$

式を展開整理すると，$10^{-1}x + 10^{-4}x \fallingdotseq 10^{-1}x$ として

$10^{-1}x + 10^{-4}x = 5.0 \times 10^{-3} - 10^{-5}$

$\therefore x \fallingdotseq 0.0499\,(\text{L}) = 49.9\,(\text{mL})$

(4) 陰極：$Ag^+ + e^- \rightarrow Ag$

陽極：$2H_2O \rightarrow O_2 + 4H^+ + 4e^-$

$22.4 \times (4.32 \times 10^{-2}/108)/4 = 2.24 \times 10^{-3}$

(5) bは逆，dは冷却する

(6) 遊離したヨウ素は，$0.10 \times 50.0/2 = 2.5$ (mmol)

$2.5/20.0 = 0.125\,(\text{mol/L})$

(7) $9.46/CO_2 = 0.125$，$5.85/H_2O = 0.325$

メタノール x mol，エタノール y mol とする。

$CO_2 : x + 2y = 0.215$　　$H_2O : 2x + 3y = 0.325$

$\therefore x = 0.005$ (mol)　$y = 0.105$ (mol)

$0.005 \times 2/(0.105 \times 46 + 0.005 \times 32) \fallingdotseq 0.032$

(8) C_nH_{2n+2} が飽和であるから，$(36 \times 2 + 2 - 62)/2 = 6$

(9) $11.7 \times 2/H_2O = 1.30$(mmol)　$38.2/CO_2 = 0.86$(mmol)

$(25.6 - 1 \times 1.30 - 12 \times 0.868)/16 \fallingdotseq 0.868$ (mmol)

C : H : O = 59，$118/59 = 2$

$\therefore C_4H_6O_4$ ……Dの分子式

ここでは，メチル基の存在は考えられず，化合物Aは光学異性体の片方のみと考えるのが妥当である。化合物Dにカルボキシル基が2個あると考えられるので，水素を付加したときにヒドロキシ基が転移すると考えるのが妥当であろう(高校生には厳しい?)。

化合物A
```
     OH
     |
H-C-COOH
     |
H-C-COOH
     |
     H
```

化合物D
```
     H
     |
H-C-COOH
     |
H-C-COOH
     |
     H
```

(10) アセチレン(X)に酢酸(ア)を作用させた生成物は酢酸ビニル(イ)であり，ビニロンの原料である。

　トルエン(Y)を強く酸化させ酸で処理すると安息香酸(ウ)が生成する。安息香酸ナトリウム(エ)は食品の防腐剤として用いられる。

　プロピレン(Z)はベンゼンとクメン(オ)を生成する。クメンの酸化生成物からは，アセトンとフェノール(カ)が生成する。

(11) 酢酸とフェノールが酸性を示す。

(12) 安息香酸ナトリウムは，水溶液中では加水分解によ

り塩基性を示す。

(13) 解答がひとつというのが原則であるので，自信がなければ消去法で可能である。①$10^{-9} \sim 10^{-7}$m 程度である。④散乱により起こる。

(14) 等電点は，a：グリシン(5.97)，b：グルタミン酸(酸性アミノ酸，3.22)，c：リシン(塩基性アミノ酸，9.74)

(15) a.セルロースが主成分である。b.グルコースが得られる。c.グリシンには不斉炭素原子が存在しない。

(16) 仮説は「考察」欄に記載する。

(17) 以下を整理していけばよい。

a. イオン化傾向を考えれば，A〜Dは①⑤⑥⑧のどれかである。

b. ABDは①⑥⑧である。

c. CFは③⑤⑦である

d. ③をFと考えれば，Bは①，eは②となる。⑦をFとすることは出来ない。

e. 最初に考えて良いかもしれない。Bは①，Cは⑤

f. DEは②⑧である。

(18) 未反応の酸の濃度は

$(0.10 \times 100.0 - 0.10 \times 50.0)/150 = 1/30\,(\text{mol/L})$

pH $= 3$ であるから，$[H^+] = 10^{-3}$

$(1/30) - 10^3 \fallingdotseq 3.2 \times 10^{-2}$

(19) 気体の状態方程式を使えば

$n = PV/RT = (1.01 \times 10^5 \times 0.500)/(8.31 \times 10^3 \times 373)$

$\fallingdotseq 1.63 \times 10^{-2}\,(\text{mol})$

$1.63 \times 10^{-2} \times 86.0 \fallingdotseq 1.40\,(\text{g})$

[解答]

(1)⑨　(2)⑦　(3)⑦　(4)③　(5)③　(6)⑤

(7)⑧　(8)②　(9)⑨　(10)②　(11)③⑥(12)④

(13)③　(14)③　(15)⑥　(16)⑤　(17)⑥　(18)①

(19)⑤　(20)⑧　(21)②　(22)③　(23)⑨　(24)②

(25)②　(26)①　(27)④　(28)⑩

生　物

解　答　22年度

■　出題者が求めたポイント

小問題が28問出題されているが、全て選択式である。生物ⅠとⅡよりまんべんなく出題されている。

(2)16番目の塩基が欠失すると、3番目から8番目のアミノ酸を指定するコドンは次のようになる。

CGG, UGG, CCG, ACA, GCG

GCGは2番目のアミノ酸と同じコドンとなるので、8番目のアミノ酸はアラニンとなる。

(3) ZW型の代表的な生物として、ニワトリ、カイコガが知られる。③ミノガはZO型、その他の生物は雄ヘテロ型(XY型)の生物である。

(5)①ナマコは棘皮動物、②ワムシは輪形動物、③ヒドラは刺胞動物、④プラナリアは扁形動物、そして⑥カイメンは海綿動物である。

(6)抗体の抗原結合部位は、H鎖とL鎖の可変部からなる。可変部のアミノ酸配列が違うことで、多様な抗原への対応を可能にしている。

(8)再吸収しにくい物質ほど濃縮率が高くなる。濃縮率は、尿濃度/血しょう濃度で求められる。②の濃縮率が66.7%と最も高く、最も再吸収されにくい物質と判断できる。

(9)受精後、卵表面の細胞層が約30°回転して灰色三日月環と呼ばれる部分が現れるが、この部分は将来胚の背側になる。

(11)膝蓋腱反射は、脊髄反射の1つである。同じ脊髄反射である屈筋反射は介在神経を挟むのに対して、膝蓋腱反射は運動神経と感覚神経が介在神経を挟まずに、1つのシナプスでつながる。

(12)①酸化的リン酸化→光リン酸化、②ストロマ→チラコイド、⑤左辺に$6H_2O$が抜けている。⑥光飽和点→補償点。

(13)オーキシンは細胞伸長を促進するが、器官による最適濃度が異なっている。重力によって下側のオーキシン濃度が高濃度になり、茎では伸長が促進され、根では抑制される。

(15)窒素固定を行う生物は、アゾトバクターやクロストリジウムなどの細菌の他に、ネンジュモ、アナベナなどのラン藻などが知られる。

(16)③クエン酸回路では脱炭酸反応と脱水素反応が起こる。

④解糖系とクエン酸回路で生じた水素は、NADに受容され電子伝達系に送られる、最終的に酸素に受容され水を生じる。

⑥細胞質基質で行われる解糖系で生じたピルビン酸は、ミトコンドリアの外膜と内膜を通りマトリックスに送られる。

(17)タンパク質を構成するアミノ酸は20種類存在し、アミノ酸1種類には1〜6通りのコドンが存在する。

(18)淡水にすむ原生生物は、浸透圧の関係で常に細胞内に水が浸透してくる。このため、余計な水を排出し、浸透圧を一定範囲に維持するために収縮胞が発達している。

(19)ヤマトイモの腋芽の茎が肥大した肉芽や、オニユリの茎の周囲の鱗片葉が肥大した鱗芽をまとめて「むかご」と呼び、栄養生殖に利用される。

(20)②葉緑体にはチラコイドが層状に重なったグラナという構造が観察される。クリステはミトコンドリアに発達する構造である。③ゴルジ体は植物細胞にも見られる。分泌細胞によく発達している。

(21)小腸で吸収された脂肪は、乳び管に入り、乳化脂肪となる。乳び管内の乳化脂肪を含むリンパは白濁して乳びと呼ばれている。

(24)孔辺細胞は、気孔側の細胞壁が厚くなっている。このため膨圧の上昇に伴って、細胞が湾曲して気孔が開く。

(25)問1.この説明はダーウィンの自然選択説の説明である。問2.ラマルクが唱えた学説は用不用説であるが、獲得形質は遺伝しない点など、この説は現在では完全に否定されている。

(27)双翅目のだ腺染色体は、体細胞の染色体ではあるが、相同染色体どうしが対合して二価染色体の状態をとる。

(28)⑤細胞板が形成されるのは植物細胞の場合である。動物細胞の場合、細胞質が外側からくびれることにより二分される。

〔解答〕

(1)⑤	(2)②	(3)③	(4)⑤	(5)⑤	(6)⑥
(7)①	(8)②	(9)⑤	(10)②	(11)①	(12)③④
(13)①	(14)①	(15)①②	(16)②⑤	(17)④	(18)②⑥
(19)⑧	(20)②③	(21)③	(22)①	(23)③	(24)④
(25)④	(26)③	(27)⑤	(28)③	(29)⑤	

平成21年度

問 題 と 解 答

英　語

問題　　　　　　　　　　　21 年度

1　次の会話 (1), (2) の ☐1☐, ☐2☐ に入れるのに最も適切な文を，それぞれ①〜④から 1 つ選びなさい。

(1) Bob: Good morning, Liz. What's the matter? Are you worried about something?
　Liz: Hi, Bob. It's about John. How come he looks so angry this morning?
　Bob: Well, he's not angry; he's just hungry. ☐1☐
　Liz: Oh, to buy the car he was mentioning? But it's not good for his health!

　　① He didn't eat breakfast because he was sick.
　　② He's been skipping meals to save money.
　　③ He went to the store to look for it.
　　④ He couldn't eat because he had a big quarrel with his professor about the report.

(2) Mary:　Hello, Professor Jordan.
　Jordan: Hi Mary. How is your project going?
　Mary:　Pretty good. May I move on to the experimental stage now?
　Jordan: ☐2☐
　Mary:　Oh, really? Could you please explain why not?

　　① I'm afraid you'll have to wait a few more days.
　　② Not really. It doesn't move like that.
　　③ Sure, but the stage shouldn't be put together.
　　④ I'm not sure about that. It may be too small for us.

2　次の英文 (1) 〜 (5) の ☐3☐ 〜 ☐10☐ に入れるのに最も適切な語句を，それぞれ①〜⑤から 1 つ選びなさい。

(1) The agreement for the merger, which was finally signed by the two companies, is expected to take ☐3☐ on July 14th.

　　① places　　　② turns　　　③ action　　　④ effect　　　⑤ course

(2) I wonder what the result of his physical examination was. It ☐4☐ very serious because he looks less concerned now than before.

　　① doesn't have to be　　② might be　　　③ may have been
　　④ had better be　　　　　⑤ couldn't have been

(3) Dr. Brown: Well, what about other diseases such as lung cancer?
　Dr. Wong:　The incidence of lung cancer is also increasing dramatically, ☐5☐ this graph.

　　① described clearly　　② to describe in　　③ as shown in　　④ as seeing　　⑤ as clear as

(4) All the decisions made by the committee seem to have in some way ☐6☐ by the policies the board had established.

　　① influence　　② were influenced　　③ influential　　④ to influence　　⑤ been influenced

(5) Lifestyle related disease is ☐7☐ just an adult problem. Like their parents, children are also eating too much, moving too little, and getting fatter. Alarmingly, several long-running studies of children's health ☐8☐ that the first symptoms of heart disease can now be found in children still in elementary school. If we don't start now to reverse unhealthy behaviors, children will suffer ☐9☐ life-threatening heart problems at earlier ages than either their parents or grand parents. The situation is already serious and something needs ☐10☐ immediately.

☐7☐	① yet to be	② no less than	③ much less	④ another	⑤ no longer
☐8☐	① has found	② have found	③ were found	④ was finding	⑤ had been found

| 9 | ① of | ② under | ③ from | ④ over | ⑤ against |
| 10 | ① doing | ② to have done | ③ having done | ④ to be done | ⑤ to do |

3 次の文章を読み，下の問い (1) ～ (3) に答えなさい。

Everyone has fears. If you did not have some fears, you probably would not have 11 this long. Fear can be a safeguard, a protection from danger.

12 all emotions, fear produces a physical reaction in your body. When you experience fear, your sympathetic nervous system responds by preparing your body for necessary action. Hormones cause your heart to beat faster and increase the force of each contraction. This sends an increased 13 of blood to your heart and muscles, while blood vessels in other parts of your body constrict. Your breathing rate increases. These responses are ways your body prepares to protect itself from danger. When the situation causing fear is gone, your body returns to its normal state. Some people like the response the body gets during times of fear. You may know someone who enjoys going to scary movies or doing daring acts.

Psychologists believe that most fears are learned, except for possibly the fear of loud noises and the fear of falling. What are some fears you learned as a child? 14 This fear may have helped you decide to wear a seat belt every time you ride in a car.

(1) 文章中の 11 ～ 13 に入る最も適切な語句を，それぞれ①～⑤から 1 つ選びなさい。

11	① survived	② performed	③ struggled	④ persisted	⑤ destructed
12	① Providing	② Wherever	③ Whatever	④ As for	⑤ As with
13	① count	② number	③ supply	④ feature	⑤ pressure

(2) 文章中の 14 に入る 3 つの英文が，下の A から C に順不同で示されている。論理的な文章にするために最も適切な配列を，下の①～⑥から 1 つ選びなさい。

A. As you grew older, you may have developed fear about being hurt in a car accident.
B. For example, fear of playing with matches or playing in the street probably helped keep you safe when you were young.
C. Before you were old enough to reason and to recognize potential danger, someone probably introduced some fears to you to help protect you.

  ① A—B—C ② B—C—A ③ C—A—B
  ④ A—C—B ⑤ B—A—C ⑥ C—B—A

(3) 本文の内容から考えて，下の文の 15 に入る最も適切なものを，①～⑤から 1 つ選びなさい。

恐怖を感じたとき，15 。

 ① 多くの人は危険を察知して保護を求める。
 ② 心臓に行く血液の流れが滞るので，息がしにくくなることがある。
 ③ 緊張をほぐすために映画や劇などの娯楽が最適である。
 ④ 体がさまざまに反応するが，それを自分から求める人もいる。
 ⑤ 車に乗っているとさらに悪化するので，必ずシートベルトをするべきだ。

4 次の 16 ，17 の単語①～⑤から，第一強勢のある母音の発音がほかの 4 つと異なる語を，それぞれ 1 つ選びなさい。

| 16 | ① phenomenon | ② photography | ③ apology | ④ moderate | ⑤ stomach |
| 17 | ① concentrate | ② continental | ③ conceptual | ④ adventure | ⑤ penetrate |

5 次の文章を読み，下の問い (1) ～ (3) に答えなさい。

　　(ア)We 【　　　　】 nature and function, just as we are not particularly aware of the action of our hearts, brains, or other essential organs. It is not surprising, therefore, that many people (イ)overlook the great influence of speech on the development and functioning of human society.

　　Wherever human beings live together, they develop a system of talking to each other; even people in the most (ウ)isolated societies use speech. Speech, in fact, is one of the few basic abilities — tool making is another — that set us apart from other animals and are closely connected with our ability to think abstractly.

　　Why is speech so important? One reason is that the development of human culture is made possible — to a great (エ)extent — by our ability to share experiences, to exchange ideas and to transmit knowledge from one generation to another; in other words, our ability to communicate with others. We can communicate with each other in many ways. The smoke signals of the Apache Indian, the starter's pistol in a 100-yard dash, the sign language used by deaf people, the Morse Code* and various systems of writing are just a few examples of the many different systems of communication that have (オ)evolved to meet special needs. Unquestionably, however, speech is the system that human societies have found, under most circumstances, to be far more efficient, convenient and appropriate than any other.

＊注 :
Morse Code*　モールス信号

(1) 下線部 (ア) の空欄 【　　　】 に入れる①～⑥の語句を並べかえて文を完成させ，| 18 |，| 19 | に入る語句を番号で答えなさい。

【 ＿＿＿＿　| 18 |　＿＿＿＿　＿＿＿＿　| 19 |　＿＿＿＿ 】

① understand speech and　② give little thought　③ take for granted
④ to its　　　　　　　　　⑤ to produce and　　　⑥ our ability

(2) 下線部 (イ) ～ (オ) に意味の上で最も近い語句を，それぞれ①～④から 1 つずつ選びなさい。

| 20 | (イ) ① view with caution　② watch too carefully　③ pay much attention　④ fail to notice

| 21 | (ウ) ① crowded　② separated　③ populated　④ neglected

| 22 | (エ) ① tension　② strength　③ degree　④ property

| 23 | (オ) ① battled　② charged　③ developed　④ extracted

(3) 次の | 24 | ～ | 27 | の英文で，本文の内容と合っている場合は①を，合っていない場合は②を，どちらとも言えない場合は③を，それぞれ選びなさい。

| 24 |　We usually do not think about how our internal organs work, but we cannot help thinking about how important speech is to humans.

| 25 |　One thing that seems to distinguish human beings from animals is the ability to make tools.

| 26 |　The failure to efficiently communicate with each other is a reason animals did not develop.

| 27 |　Whether or not speech is considered the most effective and suitable way of communication is still questionable.

6 次の文章を読み，下の問い (1) ～ (3) に答えなさい。

Treating High Cholesterol

　　High LDL (low-density lipoprotein*) cholesterol, often referred to as "bad cholesterol," is a well-established risk factor for heart disease, and there are proven drug and lifestyle therapies that can lower it up to 60 percent. Low levels of HDL (high-density lipoprotein) cholesterol, often referred to as "good cholesterol," are tied to heart disease too, but there isn't yet an | 28 | drug that raises HDL levels as significantly. That's why the current focus of conventional medical treatment is on reducing LDL.

　　Lately the | 29 | of "elevated LDL" has been changing. According to new guidelines, LDL levels once considered optimal are now considered only "near optimal" or even borderline high. In 2004, the National Cholesterol Education

Program (NCEP) recommended that people try to keep their LDL level under 100mg/dL – and that those with heart disease or high risk for a heart attack keep it under 70mg/dL. Because of these newer guidelines, many people don't realize that they ☐30 to have high cholesterol and may need to take steps to lower it.

Like heart disease, high cholesterol is a problem with many causes. So, an integrative approach that aims at lowering LDL but also at bringing down triglycerides*, raising HDL, and reducing risks from other factors such as diabetes* and high blood pressure would not only improve your cholesterol levels but lessen your risks for heart attack or other cardiovascular* problems, too. Changes in diet, exercise, and stress levels may be all you need to lower your cholesterol to healthier levels. ☐31 such lifestyle changes are what conventional doctors recommend first as well.

According to the NCEP, the first step in the treatment of high cholesterol should always be TLC – therapeutic* lifestyle changes. Studies have shown that people can significantly lower LDL cholesterol and triglycerides and raise HDL cholesterol through such efforts as ending tobacco use and improvements in diet and activity levels. No matter what your level of risk for heart attack or stroke, TLC should be one of your prescriptions.

The recommended TLC measures for lowering cholesterol are a diet low in saturated fat* and high in fiber and cholesterol-lowering plant compounds, physical activity, stopping smoking, and weight management. Although NCEP guidelines don't mention psychological issues like stress, depression, and unfriendliness, these emotions may also affect cholesterol levels and should be addressed as well. These lifestyle measures are like a double punch, protecting you not just from heart disease but from many other chronic health problems as well. Don't consider ⁽ᵀ⁾them optional: While each kind of TLC may lower LDL or raise HDL by only a small percentage, when they are combined they may be even more powerful than drugs at lowering the risk of heart disease.

＊注：

lipoprotein* リポ蛋白（脂質と蛋白とを含有する複合体または化合物の総称）; triglycerides* トリグリセリド; diabetes* 糖尿病; cardiovascular* 心（臓）血管の; therapeutic* 治療の; saturated fat* 飽和脂肪

(1) 文章中の ☐28 ～ ☐31 に入る最も適切な語句を，それぞれ①～⑤から１つ選びなさい。

☐28　① approve　② approval　③ approved　④ approving　⑤ approving with

☐29　① number　② term　③ means　④ definition　⑤ substance

☐30　① are now concerning　② are now threatening　③ are now worried
　　　④ are now observed　⑤ are now considered

☐31　① In fact,　② On the other hand,　③ In contrast,　④ Otherwise,　⑤ Whereas,

(2) 下線部（ア）の them が指しているものは次のうちどれか。下の①～⑤から１つ選びなさい。　☐32

　　① NCEP guidelines　② psychological issues　③ LDL and HDL cholesterol levels
　　④ TLC measures　⑤ chronic health problems

(3) 次の ☐33 ～ ☐36 の英文が，本文中の NCEP guidelines and recommendations の内容と合っている場合は①を，合っていない場合は②をそれぞれ選びなさい。

☐33　People who are in danger of a heart attack should probably try to keep the LDL level below 70mg/dL.

☐34　Changing your lifestyle rarely helps you lower your cholesterol levels.

☐35　Watching what you eat and exercising are considered to be a good way to lower your LDL level.

☐36　Psychological issues like stress and emotions are very important factors in lowering people's cholesterol level, so people should try to avoid having a stressful life.

数　学

問　題

21 年度

1 (1) 原点と点 A $(2, 3, 1)$ を結ぶ直線上の点で，定点 B $(5, 9, 5)$ との距離が最小になる点の座標を求めると $(\boxed{ア}, \boxed{イ}, \boxed{ウ})$ となる。

(2) 0 から 9 までの数字がひとつずつ書かれたカードが 10 枚ある。カードをよくきって，その中から 2 枚のカードを同時に引くとき，2 枚のカードの数字の差が 3 以上になる確率は $\dfrac{\boxed{エオ}}{\boxed{カキ}}$ である。

(3) 実数 a に対して，x に関する 2 次方程式 $x^2 + (a-1)x + (a+2)^2 = 0$ が実数解 α, β を持つとする。このとき，$(\alpha - 1)(\beta - 1)$ を a で表した式を $f(a)$ とする。この $f(a)$ は $a = -\dfrac{\boxed{ク}}{\boxed{ケ}}$ のとき最小値 $-\dfrac{\boxed{コ}}{\boxed{サ}}$ を取り，$a = -\boxed{シ}$ のとき最大値 $\boxed{ス}$ を取る。

(4) 自然数 $n (\geqq 2)$ に対して，$n - 1$ 個の数の積

$$\sin \frac{\pi}{n} \sin \frac{2\pi}{n} \cdots \sin \frac{(n-1)\pi}{n}$$

を作るとき，その値は，$n = 6$ のとき $\dfrac{\boxed{セ}}{\boxed{ソタ}}$ であり，$n = 12$ のとき $\dfrac{3}{\boxed{チツテ}}$ である。

(5) $0 \leqq x \leqq \pi/2$ であるすべての x に対して，不等式 $\sin^2 x + a\cos x \geqq 1$ が成立するための必要十分条件は実数 a が不等式 $a \geqq \boxed{ト}$ を満たすことである。

2 (1)　座標平面上に曲線 $y = \sin x$ $(0 \leqq x \leqq 2\pi)$ と $y = 1 - \cos x$ $(0 \leqq x \leqq 2\pi)$ がある。この 2 つの曲線で囲まれる 2 つの領域のうち，面積の大きい方を D_1 とし，面積の小さい方を D_2 とする。このとき，D_1 の面積から D_2 の面積を引いた値は $\boxed{ナ}\pi$ である。

(2)　一辺の長さが 6 の正三角形 ABC がある。この正三角形の内部に 2 つの点 P, Q を取り，ベクトル $\overrightarrow{PQ}$ を考える。点 P から辺 AB, BC, CA に垂線を引き，その交点をそれぞれ I, J, K とする。同様に，点 Q から辺 AB, BC, CA に垂線を引き，その交点をそれぞれ L, M, N とする。$\overrightarrow{PQ}$ は $\alpha\overrightarrow{BA} + \beta\overrightarrow{BC}$ のように，実数 α, β を使って表される。このとき，$\overrightarrow{IL} = \left(\alpha + \dfrac{\boxed{ニ}}{\boxed{ヌ}}\beta\right)\overrightarrow{BA}$ となる。同様に，$\overrightarrow{JM} = \left(\dfrac{\boxed{ネ}}{\boxed{ノ}}\alpha + \beta\right)\overrightarrow{BC}$ となる。したがって，3 個のベクトル $\overrightarrow{IL}, \overrightarrow{JM}, \overrightarrow{KN}$ の和は $\dfrac{\boxed{ハ}}{\boxed{ヒ}}\overrightarrow{PQ}$ と一致する。

(3)　座標空間の 3 点 A $(12, 0, 0)$, B $(0, 12, 0)$, C $(0, 0, 12)$ を頂点とする正三角形 ABC がある。この三角形上にあり，各座標が正の整数である点すべてに対して，x 座標の値の和を求めると $\boxed{フヘホ}$ となる。

(4)　三角形 ABC において，BC $= 9$, CA $= 12$, $\angle C = 4\theta$ とする。辺 AB 上に点 P を取り，$\angle ACP = \theta$, CP $= x$ とする。このとき，x は θ で表わされて，$\displaystyle\lim_{\theta \to 0} x = \dfrac{\boxed{マミム}}{\boxed{メモ}}$ となる。

物　理

問　題　　　　　　　21年度

次の $\boxed{1}$ ～ $\boxed{4}$ の設問に答えなさい。解答はそれぞれにつき解答群より1つ選びなさい。〔解答番号 $\boxed{1}$ ～ $\boxed{29}$ 〕

$\boxed{1}$　図のように内部抵抗の無視できる起電力 12.0 V の電池 E, 容量がそれぞれ 1.0 μF, 2.0 μF, 3.0 μF のコンデンサー C_1, C_2, C_3, 抵抗値がそれぞれ 10.0 Ω, 20.0 Ω, 40.0 Ω の抵抗 R_1, R_2, R_3, および切りかえスイッチ S よりなる電気回路がある。最初, スイッチ S は A, B どちらの端子にもつながっておらず, またどのコンデンサーにも電荷は蓄えられていなかったものとして, $\boxed{1}$ ～ $\boxed{9}$ に入る最も適切な数値を選びなさい。

（1）スイッチ S を A 側につないで十分に時間が経過したとき, コンデンサー C_1 に蓄えられている電気量は $\boxed{1}$ ×10^{-6}C であり, コンデンサー C_2 の極板間の電圧は $\boxed{2}$ V である。

$\boxed{1}$, $\boxed{2}$ の解答群

① 1.0　② 2.0　③ 3.0　④ 4.0　⑤ 5.0　⑥ 6.0　⑦ 7.0　⑧ 8.0　⑨ 9.0

（2）次にスイッチを B 側につないで十分に時間が経過したとき, コンデンサー C_2 の極板間電圧は $\boxed{3}$ V であり, コンデンサー C_3 に蓄えられている電気量は $\boxed{4}$ ×10^{-6}C である。

（3）このとき, コンデンサー C_2 と C_3 に蓄えられている静電エネルギーの合計は $\boxed{5}$ ×10^{-6}J であり, 従ってスイッチを B につないでから十分に時間がたつまでに失われた静電エネルギーは $\boxed{6}$ ×10^{-6}J である。これがすべて抵抗で失われたとすると, 抵抗 R_2 で発生した熱量は $\boxed{7}$ ×10^{-6}J である。

（4）次に再びスイッチ S を A 側につないで十分に時間が経過したとき, コンデンサー C_1 に蓄えられている電気量は $\boxed{8}$ ×10^{-6}C であり, コンデンサー C_2 に蓄えられている電気量は $\boxed{9}$ ×10^{-6}C である。

$\boxed{3}$ ～ $\boxed{9}$ の解答群

① 0.8　② 1.6　③ 3.2　④ 4.8　⑤ 6.4　⑥ 8.0　⑦ 9.6　⑧ 11.2　⑨ 12.8

$\boxed{2}$　回折格子を用いて単色光による干渉実験を行った。回折格子から 4.8 m 離れたところに, 回折格子に平行にスクリーンを置き, 光は格子面に垂直に入射させた。以下の問いに答えなさい。ただし, θ が 1 より十分に小さいとき, $\tan\theta \fallingdotseq \sin\theta \fallingdotseq \theta$ の近似を用いてよい。また, 必要なら π = 3.14 を用いなさい。

（1）格子定数を d, 用いる単色光の波長を λ, 回折光と入射方向とのなす角を θ とする。このとき, 強めあう干渉の起こる条件はどれか。ただし, m は整数とする。$\boxed{10}$

① $\lambda\cos\theta = md$　② $\lambda\sin\theta = md$　③ $d\cos\theta = m\lambda$　④ $d\sin\theta = m\lambda$

⑤ $d = m\lambda\cos\theta$　⑥ $d = m\lambda\sin\theta$　⑦ $m\cos\theta = d\lambda$　⑧ $m\sin\theta = d\lambda$

（2）波長 6.5×10^{-7}m の単色光を回折格子に当てたところ, スクリーン上に 15.6 cm 間隔で明線が現れた。この回折格子の格子定数を求めなさい。$\boxed{11}$ mm（単位に注意）

① 2.4×10^{-2}　② 2.4×10^{-3}　③ 2.4×10^{-4}　④ 2.4×10^{-5}　⑤ 5.0×10^{-2}

⑥ 5.0×10^{-3}　⑦ 5.0×10^{-4}　⑧ 5.0×10^{-5}　⑨ 2.0×10^{-2}　⑩ 2.0×10^{-5}

（3）この回折格子には 1 cm あたり何本の溝が刻まれているか。$\boxed{12}$ 本

① 42　② 100　③ 200　④ 420　⑤ 500　⑥ 1000　⑦ 2000　⑧ 4200　⑨ 5000　⑩ 10000

（4）この回折格子に波長 4.0×10^{-7}m の単色光を当てると, スクリーン上に何 cm 間隔で明線が現れるか。$\boxed{13}$ cm

① 8.4　② 9.6　③ 10.8　④ 12.0　⑤ 13.2　⑥ 14.4　⑦ 15.6　⑧ 16.8　⑨ 18.0　⑩ 19.2

（5）またこのとき, $\theta = 0$ に対する明線を 0 次（$m = 0$）とすれば, 3 次（$m = 3$）の明線のできる方向と入射光とのなす角は何度（°）か。$\boxed{14}$ 度（単位に注意）

① 6.0×10^{-2}　② 1.2×10^{-1}　③ 0.6　④ 1.2　⑤ 1.7　⑥ 3.4　⑦ 4.6　⑧ 5.7　⑨ 10.8

（6）さらに, この回折格子とスクリーンの間の実験空間を屈折率 1.5 の透明な液体で満たし,（4）と同じ単色光を当てると, 明線の間隔は何 cm になるか。$\boxed{15}$ cm

① 3.2　② 4.8　③ 6.4　④ 8.0　⑤ 9.6　⑥ 11.2　⑦ 12.8　⑧ 14.4　⑨ 16.0

3 次の問いに答えなさい。

(1) 静水に対する速さが 2.4 m/s の船で川の流れに平行に往復した。このとき上流に向かってある距離を進むのに要した時間が，下流に向かって同じ距離を進むのに要した時間の2倍であった。この川の流れの速さを求めなさい。 $\boxed{16}$ m/s

① 0.4　② 0.8　③ 1.2　④ 1.6　⑤ 2.0　⑥ 2.4　⑦ 2.8　⑧ 3.2　⑨ 3.6　⑩ 4.0

(2) 水平面上に距離 4.9 m を隔てて2点A，Bがある。重力加速度の大きさを 9.8 m/s²，空気抵抗は無視できるものとする。

(ア) 点Aから鉛直上向きに物体を投げて，物体が達する最高点の高さを 4.9 m とするためには，物体にどれだけの初速度を与えればよいか。 $\boxed{17}$ m/s

① 2.5　② 4.9　③ 7.0　④ 9.8　⑤ 15　⑥ 20　⑦ 25　⑧ 29　⑨ 34　⑩ 39

(イ) 設問 (ア) の初速度で点Aから物体を投げて点Bに落下させるためには，投げ上げの仰角を何度にすればよいか。
$\boxed{18}$ 度または $\boxed{19}$ 度　（ただし $\boxed{18}$ < $\boxed{19}$ とする）

$\boxed{18}$ ，$\boxed{19}$ の解答群

① 15　② 22.5　③ 30　④ 37.5　⑤ 45　⑥ 52.5　⑦ 60　⑧ 67.5　⑨ 75

(3) なめらかに移動できる軽いピストンのついた円筒容器の中に，0 ℃で圧力 1.0×10^5 Pa の気体が 6.3×10^{-3} m³ 入っている。この気体を加熱して，圧力を 1.0×10^5 Pa に保ったまま温度を 117 ℃にしたとき，気体が外部にした仕事は 何Jか。ただし，容器は圧力 1.0×10^5 Pa の大気中に置かれているものとする。 $\boxed{20}$ $\times 10^{\boxed{21}}$ J

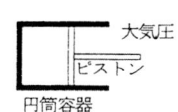

$\boxed{20}$ の解答群

① 1.8　② 2.7　③ 3.6　④ 4.5　⑤ 5.4　⑥ 6.3　⑦ 7.2　⑧ 8.1　⑨ 9.0

$\boxed{21}$ の解答群

① 1　② 2　③ 3　④ 4　⑤ 5　⑥ 6　⑦ 7　⑧ 8　⑨ 9　⑩ 0

4 ばね定数 k_1 の軽いばね S_1 に質量 m の小物体Aをとりつけ，ばね定数 k_2 の軽いばね S_2 に質量 $4m$ の小物体Bをとりつける。これら2つのばねをなめらかな水平面上に自然の長さの状態で置き，それぞれの一端を水平面に垂直な向かい合った壁に固定する。つぎに質量 $2m$ の小物体Cを小物体Aに接触させ，図のように小物体Cを押してばね S_1 を自然の長さより距離 L だけ縮めた後，静かに手を放した。すると小物体Cは小物体Aと一体となって運動したあと小物体Aから離れ，

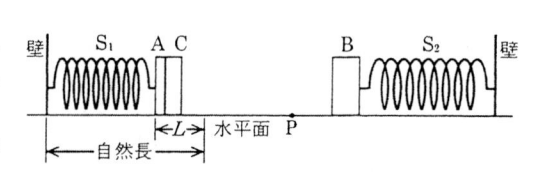

水平面上の点Pを通過し，小物体Bと完全弾性衝突しはねかえった。円周率を π とし，運動は一直線上で起こるものとして以下の問いに答えなさい。解答は既約分数となる数値を入れなさい。

(1) ばね S_1 を自然の長さより距離 L だけ縮めて手を放した後，小物体Aと小物体Cが離れるまでの時間はいくらか。

$$\sqrt{\frac{\boxed{22}}{\boxed{23}} \times \frac{m\pi^2}{k_1}}$$

(2) 小物体Cが小物体Aから離れた後，水平面上の点Pを最初に通過するときの小物体Cの速さはいくらか。

$$\sqrt{\frac{\boxed{24}}{\boxed{25}} \times \frac{k_1 L^2}{m}}$$

(3) 設問 (2) の小物体Cの速さを v とすると，小物体Bと小物体Cの最初の衝突によって小物体Cの運動エネルギーはどれだけ減少したか。

$$\frac{\boxed{26}}{\boxed{27}} \times mv^2$$

(4) 小物体Bと小物体Cの最初の衝突の後，小物体Bは単振動する。この衝突による小物体Bの単振動の振幅はいくらか。ただし，設問 (2) の小物体Cの速さを v とする。

$$\frac{\boxed{28}}{\boxed{29}} \times \sqrt{\frac{mv^2}{k_2}}$$

$\boxed{22}$ ～ $\boxed{29}$ の解答群

① 1　② 2　③ 3　④ 4　⑤ 5　⑥ 6　⑦ 7　⑧ 8　⑨ 9

化　学

問題　　　　　　　　　　21年度

次の (1) ～ (21) の設問に答えなさい。設問に特別指示のないものについては，解答群の中から答えとして適したものを 1 つ選びなさい。指示のある設問については，それに従って答えなさい。[解答番号　$\boxed{1}$ ～ $\boxed{25}$]

必要があれば次の値を用いなさい。

原子量　H：1　C：12　N：14　O：16　Na：23　S：32　Cl：35.5　Ca：40　Br：80　Pb：207

アボガドロ定数　$N_A = 6.0 \times 10^{23}$ / mol　　　気体定数　$R = 8.3 \times 10^3$ Pa・l / (K・mol)

log2 = 0.30　log3 = 0.48　log5 = 0.70

（1）炭素の同位体 ^{12}C と ^{14}C で異なるものを<u>すべて</u>選びなさい。　$\boxed{1}$

① 陽子数　　② 電子数　　③ 中性子数　　④ 質量数　　⑤ 最外殻電子数
⑥ 電子配置　　⑦ イオン化エネルギー　　　　⑧ 原子価　　⑨ 電気陰性度

（2）ある金属（元素記号を M で表す）a グラムを完全に酸化したところ，組成式が MO_C（c は整数）で示される酸化物が b グラム生成した。この金属の原子量を示す式はどれか。　$\boxed{2}$

① $\dfrac{16ac}{b-a}$　　② $\dfrac{16bc}{b-a}$　　③ $\dfrac{16ac}{a-b}$　　④ $\dfrac{16bc}{a-b}$

⑤ $\dfrac{48ac}{b-a}$　　⑥ $\dfrac{48bc}{b-a}$　　⑦ $\dfrac{48ac}{a-b}$　　⑧ $\dfrac{48bc}{a-b}$

（3）3.7 g の消石灰 $Ca(OH)_2$ を水に溶解して 4.0 l の溶液とした。消石灰は水溶液中で 100% 電離しているものとして，この水溶液の pH に最も近い値はどれか。　$\boxed{3}$

① 8.3　② 8.7　③ 9.5　④ 10.0　⑤ 10.4　⑥ 11.2　⑦ 11.7　⑧ 12.4　⑨ 12.6　⑩ 13.6

（4）次の記述の中で，<u>誤っているもの</u>はどれか。　$\boxed{4}$

① 塩素を水に吸収させて生成した水溶液は酸性を示し，酸化力を持つ。
② 硝酸銀水溶液に臭化ナトリウム水溶液を加えると，淡黄色の沈殿が生じる。
③ 炭酸ナトリウムは緑色の炎色反応を示し，加熱すると気体が発生する。
④ 二酸化硫黄と硫化水素を反応させて硫黄を単体として回収する方法がある。
⑤ リンの酸化物は白色粉末で，吸湿性が強いため乾燥剤として用いられる。

（5）次の記述の中で，<u>誤っているもの</u>はどれか。　$\boxed{5}$

① 鉄に希硫酸を加えると気体を発生して溶解し，淡緑色の溶液が得られる。
② 銅に熱濃硫酸を加えると気体を発生して反応し，次に水を加えると青色になる。
③ アルミニウムに塩酸を加えると，気体を発生して溶解する。
④ 亜鉛に水酸化ナトリウム水溶液を加えると，気体を発生して溶解する。
⑤ 銀に濃硝酸を加えると気体を発生して溶解するが，希硝酸を加えても溶解しない。

（6）水素と窒素の混合気体 A，B がある。標準状態で，同体積の A と B の質量比は 5：6 であり，A に含まれる水素と窒素の体積比は 6：1 であった。B に含まれる水素の物質量の割合に最も近い値はどれか。　$\boxed{6}$

① 0.16　② 0.32　③ 0.55　④ 0.68　⑤ 0.81　⑥ 0.98

（7）液体シクロペンタン（C_5H_{10}）の生成熱は 106 kJ/mol であり，黒鉛（C）および気体水素（H_2）の燃焼熱はそれぞれ 394 kJ/mol，286 kJ/mol である。燃焼で生成する二酸化炭素および水が，それぞれ気体，液体であるとすると，液体シクロペンタンの燃焼熱（kJ/mol）はどれか。　$\boxed{7}$

① 3164　② 3294　③ 3326　④ 3412　⑤ 3484　⑥ 3516

（8）エタノールに関する a ～ d の記述について，正誤の組合せ（a, b, c, d の順）として正しいものはどれか。　8

    a　水溶液は酸性を示す。
    b　水溶液は還元性を示す。
    c　塩基性水溶液中でヨウ素と反応させると，黄色沈殿を生じる。
    d　化学合成の他，グルコースに酵母菌を作用させても得られる。

  ① 正, 正, 正, 正　② 正, 正, 正, 誤　③ 正, 正, 誤, 正　④ 正, 正, 誤, 誤　⑤ 正, 誤, 誤, 誤
  ⑥ 誤, 正, 正, 正　⑦ 正, 誤, 正, 正　⑧ 誤, 誤, 正, 正　⑨ 正, 誤, 誤, 正　⑩ 誤, 誤, 誤, 誤

（9）化合物 A, B はともに分子式 C_8H_{10} の芳香族炭化水素である。濃硫酸と濃硝酸との混合物を作用させると，それぞれ 1 モルあたり 1 モルの硝酸を消費して，A からは単一の化合物 C が生成したのに対し，B からは 2 種の化合物 D, E の混合物が生成した。C をスズと塩酸で還元し，その後，水酸化ナトリウムで中和すると化合物 F が得られた。化合物 A ～ F に関する記述 a ～ d について，正誤の組合せ（a, b, c, d の順）として正しいものはどれか。　9

    a　A に鉄粉とともに臭素を作用させると，付加反応により分子式 $C_8H_{10}Br_2$ の化合物が得られる。
    b　A, B は互いに幾何異性体の関係にある。
    c　C, D, E はいずれも還元性を示し，フェーリング液に加えると赤色の沈殿を生じる。
    d　F は弱い塩基性を示し，希塩酸によく溶ける。

  ① 正, 正, 正, 誤　　② 正, 正, 誤, 誤　　③ 正, 誤, 誤, 正　　④ 正, 誤, 正, 誤
  ⑤ 誤, 正, 正, 誤　　⑥ 誤, 正, 誤, 正　　⑦ 誤, 誤, 正, 正　　⑧ 誤, 誤, 誤, 正

（10）a ～ c は化合物 X に関する記述である。これらをもとに X の分子量に最も近い値を選びなさい。　10

    a　炭素，水素，酸素からなる化合物 X を完全に燃焼させると，二酸化炭素と水が等モルずつ生じる。
    b　臭素水に X を加えると，臭素の色が消えて，X より分子量が 160 大きい化合物 Y が生成する。
    c　触媒を用いて 0.05 g の X を水素と反応させるとき，消費される水素の量は 0℃，1.013×10^5 Pa に換算すると 11.2 ml である。

  ① 70　② 72　③ 84　④ 86　⑤ 94　⑥ 98　⑦ 100　⑧ 112　⑨ 114　⑩ 116

（11）（10）の化合物 X に含まれる炭素：水素：酸素のモル比で正しいのはどれか。　11

  ① 3：4：1　　② 3：4：2　　③ 3：6：1　　④ 4：6：1　　⑤ 4：8：1
  ⑥ 5：8：1　　⑦ 5：8：2　　⑧ 5：10：1　　⑨ 6：10：1　　⑩ 6：12：1

（12）$C_5H_{12}O$ の分子式をもつ液体の化合物 Z を酸化すると，銀鏡反応を呈する化合物が生成した。Z として推定できる化合物はいくつあるか。　12

  ① 1　② 2　③ 3　④ 4　⑤ 5　⑥ 6　⑦ 7　⑧ 8　⑨ 9　⑩ 10

（13）次の分子のうち，共有結合に用いられている電子の総数が 6 個である分子をすべて選びなさい。　13

  ① H_2O　② CO_2　③ N_2　④ NH_3　⑤ CH_4　⑥ HF

（14）水素とヨウ素を一定容積の容器に入れ，高温で加熱するとヨウ化水素が生成する。水素 1 mol とヨウ素 1 mol を容器に入れ，ある温度で反応させたとき，水素とヨウ化水素の物質量は時間とともに図のように変化した。この温度における平衡定数 K の値はどれか。　14

  ① 6.0　　② 12.4　　③ 23.1　　④ 24.6
  ⑤ 36.0　　⑥ 48.8　　⑦ 60.0　　⑧ 72.2

（15）アラニンはメチル基を側鎖とするアミノ酸である。アラニン 10 個からできた直鎖ポリペプチドの分子量はどれか。　15

  ① 688　② 710　③ 728　④ 746　⑤ 868　⑥ 872　⑦ 890　⑧ 1002

(16) グルコース，デンプン，グリシン，卵白の水溶液それぞれを入れた4本の試薬ビンがあったが，標記のラベルがはがれてしまった。そこで，4本の試薬ビンA，B，C，Dそれぞれから溶液を試験管に移し，a～cの操作を行った。A，B，C，Dのビンに入っている物質の組み合わせ（A，B，C，Dの順）として正しいのはどれか。　16

   a　NaOHを加え加熱したところ，水に溶けると塩基性を示す気体がAとCから発生した。
   b　加熱したところ，Aのみゲル状の沈殿物が生成した。
   c　ヨウ素ヨウ化カリウム水溶液を加えたところ，Bのみが青紫色に着色した。

  ① （グリシン，グルコース，卵白，デンプン）　 ② （グリシン，デンプン，卵白，グルコース）
  ③ （グリシン，卵白，デンプン，グルコース）　 ④ （卵白，グルコース，グリシン，デンプン）
  ⑤ （卵白，デンプン，グリシン，グルコース）　 ⑥ （卵白，デンプン，グルコース，グリシン）
  ⑦ （グルコース，デンプン，グリシン，卵白）　 ⑧ （グルコース，デンプン，卵白，グリシン）
  ⑨ （グルコース，卵白，デンプン，グリシン）　 ⑩ （デンプン，卵白，グルコース，グリシン）

(17) エタノールの結晶中に存在する結合様式を<u>すべて</u>選びなさい。　17

  ①イオン結合　 ②共有結合　 ③金属結合　 ④配位結合　 ⑤水素結合　 ⑥ファンデルワールス力

(18) a～cの水溶液について，凝固点が高い順に並べられているのはどれか。　18

   a　27 g/kg のグルコース水溶液
   b　0.10 mol/kg の塩化ナトリウム水溶液
   c　0.10 mol/kg のスクロース水溶液

  ① a, b, c　 ② a, c, b　 ③ b, a, c　 ④ b, c, a　 ⑤ c, a, b　 ⑥ c, b, a

(19) 化学分野における知識の獲得を目指す探求過程で，科学的な思考・行動として最も適切な順序を選びなさい。　19

  ① 実験→仮説の設定→結論→観察　 ② 実験→結論→仮説の設定→観察　 ③ 実験→仮説の設定→観察→結論
  ④ 観察→実験→仮説の設定→結論　 ⑤ 観察→結論→仮説の設定→実験　 ⑥ 観察→仮説の設定→実験→結論
  ⑦ 結論→観察→実験→仮説の設定　 ⑧ 結論→仮説の設定→実験→観察　 ⑨ 結論→実験→仮説の設定→観察

(20) 鉛蓄電池（電極は Pb と PbO_2）では希硫酸を電解質溶液に用いている。この鉛電池を使用した後，電解質溶液を調べたところ，使用前34%あった硫酸の質量パーセント濃度が32%になっていた。
使用前の電解質溶液の質量を200 g とすると，使用により生成した水の質量は 20 . 21 22 g である。
20 ～ 22 に入る数字として適するものを選びなさい。

  ① 1　 ② 2　 ③ 3　 ④ 4　 ⑤ 5　 ⑥ 6　 ⑦ 7　 ⑧ 8　 ⑨ 9　 ⑩ 0

(21) 蒸発しやすい溶媒に溶けたステアリン酸（$C_{17}H_{35}COOH$）を水面上に滴下すると，ステアリン酸の単分子膜が形成されることがわかっている。0.0284 g のステアリン酸を 100 mℓ のシクロヘキサンに溶かし，その 0.1 mℓ を水面上に滴下したところ，120 cm² の単分子膜が形成された。
以上の実験結果から，単分子膜中でステアリン酸1分子が占める面積は 23 × 10⁻ 24 25 cm² と算出される。
23 ～ 25 に入る数字として適するものを選びなさい。

  ① 1　 ② 2　 ③ 3　 ④ 4　 ⑤ 5　 ⑥ 6　 ⑦ 7　 ⑧ 8　 ⑨ 9　 ⑩ 0

生　物

問題　　　　　　　　21年度

次の (1) ～ (25) の設問に答えなさい。設問に特別指示のないものについては，解答群の中から答えとして適したものを1つ選びなさい。指示のある設問については，それに従って答えなさい。〔解答番号 　1　 ～ 　28　〕

(1) 地球上における生物の進化の過程で，種子植物が最初に出現したのは次のうちどれか。　1
　① カンブリア紀　② オルドビス紀　③ 第三紀　④ デボン紀　⑤ 石炭紀　⑥ ペルム紀
　⑦ ジュラ紀　⑧ 白亜紀

(2) 養分や老廃物を含んだ動脈血の成分の一部は腎臓内の糸球体でろ過され，ボーマンのうで原尿となる。糸球体でろ過されない動脈血の成分を次のうちから<u>すべて</u>選びなさい。　2
　① 赤血球　② 高分子のタンパク質　③ 塩素　④ 尿素　⑤ クレアチニン　⑥ 尿酸
　⑦ グルコース　⑧ カルシウム　⑨ 白血球

(3) 動物の発生では細胞間で誘導が起こり，形態形成が行われる。この誘導を起こす物質として近年，注目されているものはどれか。　3
　① コルヒチン　② アクチビン　③ ATP 分解酵素　④ RNA 合成酵素　⑤ アセチルコリン
　⑥ オーキシン　⑦ カドヘリン

(4) 生態系に関する次の文章のうち，正しいものを<u>すべて</u>選びなさい。　4
　① 生産者が合成した有機物を消費者がえさとして利用する。
　② ある地域にすむ生物群集が，有機的環境の中で調和と独立を保っている1つのまとまりを生態系という。
　③ ある生態系における生物群集の個体数・現存量・エネルギー量は，栄養段階が高くなるにつれて多くなる。
　④ 炭素は光合成によって大気から生物界に取り込まれ，呼吸によって生物界から大気へ戻される。
　⑤ 窒素は生産者の窒素同化によって生物界に取り込まれ，分解者の分解によって無機的環境へ戻される。
　⑥ エネルギーは生態系の中を流れ，循環する。

(5) 酵素に関して説明した次の文章のうち，<u>誤っている</u>ものはどれか。　5
　① ある温度の範囲内では，酵素の触媒反応は温度の上昇とともに速くなる。
　② 補酵素をもつ酵素では，酵素本体に補酵素が結合することによってはじめて活性を示す。
　③ アポ酵素は熱で変性して失活するが，補酵素は熱に強い。
　④ 消化酵素はタンパク質のみからなるものが多い。
　⑤ アロステリック酵素では，その調節部位に物質が結合すると反応が促進される。

(6) 軟体動物や甲殻類などの血しょうは，呼吸色素としてヘモシアニンを含んでいる。ヘモシアニンに含まれる特有の原子は次のうちどれか。　6
　① 鉄　② マグネシウム　③ 水銀　④ 金　⑤ 銀　⑥ 銅　⑦ リン　⑧ 亜鉛　⑨ 硫黄

(7) 次の生殖様式のうち，有性生殖に属するものを<u>すべて</u>選びなさい。　7
　① 出芽　② 接合　③ 胞子生殖　④ 栄養（体）生殖　⑤ 単為生殖　⑥ 両性生殖　⑦ 分裂

(8) 次の文章のうち，正しいものを<u>すべて</u>選びなさい。　8
　① パフとはユスリカなどの幼虫のだ液腺染色体にみられるふくらみの部分のことである。
　② 細胞分裂に備えて DNA 合成を盛んに行っている染色体の一部をパフという。
　③ パフが生じる位置は，同じだ液腺染色体ではどの発生の段階においても変わらない。
　④ ユスリカの幼虫にエクジソンを注射してしばらくすると，だ液腺染色体の特定の位置にパフができる。
　⑤ ユスリカの幼虫にアミノ酸を投与すると，パフの部分にそのアミノ酸が大量に取り込まれる。

(9) 高等植物の細胞に<u>存在しない</u>ものはどれか。　9
　① ゴルジ体　② 細胞膜　③ ミトコンドリア　④ 核小体　⑤ 細胞壁　⑥ 中心体
　⑦ リボソーム　⑧ 液胞　⑨ 微小管

(10) 延髄の働きを<u>すべて</u>選びなさい。　10
　① 呼吸運動の調節　② 心臓の拍動の調節　③ 言語を発する運動の調節　④ 眼球の反射運動
　⑤ 視覚・聴覚の中枢　⑥ くしゃみなどの反射中枢　⑦ 姿勢の保持　⑧ 体温の調節

(11) 副甲状腺ホルモン（パラトルモン）に関して述べた次の文章のうち，正しいものはどれか。　[11]
① 血中のカルシウム濃度を上昇させる。
② 細胞の代謝を高め，成長を促進させる。
③ 細胞内の水分量や透過性を調節する。
④ 雌の二次性徴の発現を促進する。
⑤ 毛細血管を収縮させ，血圧を上昇させる。
⑥ 筋肉におけるグルコースの取り込みを促す。

(12) ある生物で，遺伝子 A，B は同一の常染色体上にあって連鎖しており，それぞれ a, b に対して優性である。いま，AABB に aabb を交雑して F_1 をつくり，その F_1 を劣性のホモ接合体（aabb）と検定交雑すると，その表現型の比が AB：Ab：aB：ab ＝ 9：1：1：9 となった。AB 間の組換え価（組換え率）として正しいものは次のうちどれか。　[12]
① 1%　② 2%　③ 5%　④ 9%　⑤ 10%　⑥ 12%　⑦ 15%　⑧ 18%　⑨ 20%　⑩ 25%

(13) ビタミン A の欠乏症はどれか。　[13]
① 血液の凝固障害　② くる病　③ 不妊症　④ 夜盲症　⑤ 壊血病　⑥ 脚気（かっけ）

(14) 次の文章は ATP について説明したものである。誤っているものはどれか。　[14]
① ATP はアデノシン三リン酸という物質のことである。
② ATP はアデニン，リボース，リン酸が結合したヌクレオチドである。
③ ATP を加水分解すると ADP とリン酸が生じる。
④ ATP の化学エネルギーはリン酸間の結合部分に存在する。
⑤ 1 モルの ATP は約 31 kcal のエネルギーを蓄えている。
⑥ ATP は呼吸などの過程で放出された遊離エネルギーを化学エネルギーとして蓄える。

(15) 片利共生の組合せはどれか。　[15]
① アリとアブラムシ　② サメとコバンザメ　③ ヤドカリとイソギンチャク　④ ジストマとヒト
⑤ ヒメウとカワウ

(16) 血糖について述べた次の文章のうち，正しいものをすべて選びなさい。　[16]
① 血糖は細胞の活動に必要なエネルギー源として重要である。
② 血糖は血小板によって運ばれる。
③ 血糖の濃度は食事の前後で変動する。
④ 血糖の濃度がある程度以上になると，一部が尿中に排出される。
⑤ グルカゴンは組織における糖利用を促進して，血糖値を下げる。

(17) 次の文章は多細胞動物の細胞について述べたものである。誤っているものはどれか。　[17]
① 下等動物の細胞に含まれる細胞小器官は高等動物の細胞に含まれる細胞小器官より数が少ない。
② 上皮，神経，筋肉，結合の 4 大組織のうち，細胞の密集度が最も低いのは結合組織である。
③ 細胞の種類を問わず，ミトコンドリアの働きはどの細胞でも同じである。
④ 神経組織では，細胞の更新の割合は上皮組織に比べて低い。
⑤ ヒトの血液では，核を持つ細胞は持たない細胞より少ない。

(18) 細胞が分裂するときに，一時消失するものをすべて選びなさい。　[18]
① 核膜　② ミトコンドリア　③ リボソーム　④ 細胞膜　⑤ 中心体　⑥ 核小体

(19) キイロショウジョウバエの白眼は赤眼に対して劣性であり，伴性遺伝をする。X 染色体には白眼または赤眼の遺伝子のどちらかがあって，Y 染色体には対立遺伝子はない。いま，白眼の雌と赤眼の雄を交配して F_1 を得た。この F_1 同士を交配すると，赤眼雌：赤眼雄：白眼雌：白眼雄がどのような割合で現れるか。次のうちから選びなさい。　[19]
① 1：1：1：1　② 1：2：2：1　③ 2：1：1：2　④ 1：3：3：1　⑤ 3：1：1：3
⑥ 1：4：4：1　⑦ 4：1：1：4　⑧ 1：8：8：1　⑨ 8：1：1：8　⑩ 16：1：1：16

(20) グルコース 1 分子がピルビン酸になるまでに，消費される ATP と生成される ATP の分子数を示した次の組合せのうち正しいものはどれか。　[20]
① 1－2　② 1－3　③ 1－4　④ 2－2　⑤ 2－3　⑥ 2－4

(21) 胃における分泌のしくみを調べる目的でイヌを用いた実験を行い，次のような結果を得た。これについて問 1～問 3 に答えなさい。

（イ）イヌの胃の中に直接食物を入れても，胃液の分泌は見られなかった。

(ロ) 胃壁をガラス棒で刺激しても，胃液の分泌は見られなかった。

(ハ) 一部すでに消化された食物を直接胃の中に入れると，はじめて胃液の分泌が見られた。

(ニ) 胃を手術によって 2 つの部屋に分け，一方の部屋にだけ一部消化された食物を入れると，両方の部屋で胃液の分泌が見られた。

(ホ) 一部消化された食物の抽出物を直接血管に注入した場合，胃液の分泌はほとんど見られなかった。

(ヘ) 胃の幽門部から粘膜をはぎとって，すり潰した食べ物と一緒に混ぜてしばらく放置した後，その抽出物を血管に注入すると胃液の分泌が見られた。

(ト) 2 匹のイヌの血管をつないで，一方のイヌの胃の中に一部消化した食物を入れたところ，両方のイヌに胃液の分泌が見られた。

問1　この実験を行った科学者を選びなさい。　| 21 |
① クレブス　　② ベイリス　　③ ワールブルグ　　④ フレミング　　⑤ パブロフ

問2　次の文章は上の実験から分かることを述べたものである。誤っているものはどれか。　| 22 |
① 胃液分泌を促進させるのは胃壁への単なる物理的刺激ではない。
② 食物そのものから出る成分が直接胃腺に働きかけているわけではない。
③ 胃の中で胃液を分泌する部位は，一部消化された食物の成分の存在する部位と一致する。
④ 食物の抽出物は胃の幽門部の粘膜に働く。
⑤ 胃の粘膜から分泌された物質が胃の分泌腺に作用して胃液を分泌させる。
⑥ 胃の分泌腺に作用して胃液を分泌させる物質は血液を通して運搬される。

問3　次のうち，胃液分泌を促進する物質はどれか。　| 23 |
① セクレチン　　② ガストリン　　③ インスリン　　④ チロキシン　　⑤ バソプレシン

(22) 乳糖分解酵素（ラクターゼ）を産生するのは，次のうちどれか。　| 24 |
① すい臓　　② だ液腺　　③ 胃腺　　④ 腸腺　　⑤ 乳腺　　⑥ 胸腺　　⑦ 腎臓　　⑧ 松果体

(23) 植物の多くは中性の土壌を好むが，中にはアルカリ性の土壌を好む植物もある。次のうち，アルカリ性の土壌を好むものをすべて選びなさい。　| 25 |
① ジャガイモ　　② イネ　　③ ホウレンソウ　　④ ビワ　　⑤ マツ　　⑥ ミズゴケ　　⑦ ヨモギ

(24) ある湖が 1 年間にその表面積 $1\,cm^2$ あたり 118 kcal の太陽エネルギーを受け取るとして，その中の緑色植物の 1 年間の現存量と各消失量をエネルギー（cal/cm^2）に換算した値は次の通りであった。問1，問2に答えなさい。

現存量：303.3　　呼吸消失：100.8　　捕食消失：63.8　　死後分解消失：12.1

問1　この緑色植物の 1 年間の総生産量は次のうちどれか。　| 26 |
① $480.0\,cal/cm^2$　　② $303.3\,cal/cm^2$　　③ $404.1\,cal/cm^2$　　④ $176.7\,cal/cm^2$

問2　この緑色植物の生産効率（太陽エネルギーの利用効率）として最も近い値は次のうちどれか。　| 27 |
① 0.15%　　② 0.26%　　③ 0.34%　　④ 0.41%　　⑤ 15.0%　　⑥ 26.0%　　⑦ 41.0%

(25) 大腸菌を ^{15}N（重窒素）を含む培地で 10 代以上培養を続けると，その窒素原子のすべてが ^{15}N からなる大腸菌が得られる。この大腸菌を ^{14}N を含む培地に移し，培養を行って分裂させそれらの DNA を分離した。これらの DNA のうち，^{15}N のみをもつものを（イ），^{14}N のみをもつものを（ロ），^{15}N と ^{14}N を半分ずつもつものを（ハ）とすると，2 回分裂した直後の大腸菌における DNA の割合，（イ）：（ロ）：（ハ）は次のうちどれか。　| 28 |
① 0:0:1　　② 0:1:1　　③ 1:1:2　　④ 1:2:1　　⑤ 1:2:7　　⑥ 1:7:1

英　語

解答　21 年度

■1　出題者が求めたポイント

[全訳]

(1)

ボブ：おはよう、リズ。どうしたの？何か心配事でもあるの？

リズ：ハーイ、ボブ。ジョンのことなの。今日の朝、彼とても怒っているようだけど、なんで？

ボブ：あのね、怒ってはいないんだよ。ただ、お腹が空いているだけなんだ。(1)彼はお金を貯めるために食事を抜いてるんだよ。

リズ：ああ、彼が言ってた車を買うために？でも、体に良くないわ。

(2)

メアリー：こんにちは、ジョーダン先生。

ジョーダン：ハーイ、メアリー。研究の進み具合はどう？

メアリー：かなりうまく行っています。もう実験段階に移っていいですか？

ジョーダン：(2)あと数日待った方がいいと思うよ。

メアリー：そうなんですか？理由を教えていただけませんか？

[解答]

(1)②　(2)①

■2　出題者が求めたポイント

[全訳]

(1)合併の合意書はついに2つの会社によって署名され、7月14日に効力を発する。

(2)彼の物理の試験、結果はどうだったんだろう。今は前より心配が少なくなったように見えるから、そんなに深刻だったはずはない。

(3)ブラウン医師：肺がんのようなほかの病気についてはどうですか。

ウォン医師：肺がんの発病率も、このグラフに示されているように、劇的に増えています。

(4)委員会によってなされたすべての決定は、ある意味で、役員会が確立した方針に影響されたように思われる。

(5)生活スタイルが関係する病気は、(7)もはや大人だけの問題ではない。親と同じように子どもたちも食べ過ぎ、運動が少なすぎ、太る傾向にある。不安なことに、子どもたちの健康を長期にわたって研究した結果から、心臓病の最初の兆候は今や、まだ小学生の子どもたちに見られるということが(8)わかっている。不健康な行動を方向転換させないと、子どもたちは命が危なくなる心臓の病気に、父母や祖父母の世代よりも早い年齢で(9)かかることになるだろう。状況はすでに深刻であり、何かの対策がすぐにでも(10)なされる必要がある。

[解答]

(3)④　(4)⑤　(5)③　(6)⑤

(7)⑤　(8)②　(9)③　(10)④

■3　出題者が求めたポイント

[全訳]

だれにでも恐怖はある。恐怖を持っていなかったら、あなたはこんなに長く生き延びられなかっただろう。恐怖は安全装置、危険からの保護者なのである。

すべての感情と同様に、恐怖は体に身体反応を起こす。恐怖を感じると、交感神経系が反応して、あなたの体を必要な行動がとれる態勢にする。ホルモンによってあなたの心臓の鼓動は速くなり、毎回の収縮力が増す。これによって、心臓や筋肉に送り出される血液の供給量が増え、一方で、体の他の部分の血管は収縮する。あなたの呼吸回数は増える。これらの反応によって、あなたの体は危険から身を守る準備を整える。恐怖を感じさせた状況がなくなると、体は平常の状態に戻る。恐怖の時に体がとる反応を好む人たちもいる。あなたは、恐い映画を見に行ったり危険な行為をしたりするのが楽しいという人を、知ってはいないだろうか。

大きな物音への恐怖と落下の恐怖以外、ほとんどの恐怖は後得的なものである。子どもの時に学んだ恐怖とはどんなものだろうか。(14)潜在的にある危険を、頭で考えて理解できる歳になる前には、おそらくだれかが、身を守る助けとなる恐怖を教えてくれた。たとえば、マッチで遊んだり道で遊んだりすることの恐怖は、小さいときに身を守るのに役立った。大きくなるにつれて、交通事故でけがをすることへの恐怖が出てきたことだろう。この恐怖は、車に乗るときにはいつもシートベルトをしようと決心するのに役だったかも知れない。

[解答]

(11)①　(12)⑤　(13)③　(14)⑥　(15)④

■4　出題者が求めたポイント

[解答]

(16)⑤　(17)①

■5　出題者が求めたポイント

[全訳]

(ア)私たちは言葉をしゃべり理解する能力を当然のものと見なして、その性質と機能をほとんど考えようとしない。心臓や脳などの大事な器官の動きに特に気がつくことがないのと同様である。よって、人間社会の発展と機能に与えた言葉を話すことの大きな影響を、多くの人々は(イ)見逃している。

人間はどこに住もうと、言葉を交わすシステムを発展させる。最も(ウ)孤立した社会でさえ言葉を話す。実に言葉を話すことこそ、私たちを他の動物から分ける数少ない基本的能力のひとつ ── 道具作りもそのひとつ

だが ── であり、抽象的に考える私たちの能力と密接に結びついている。

　言葉を話すことはなぜそれほど重要なのだろうか。ひとつの理由は、人間の文化の発展は非常に多くの㈜面において、経験を共有し、考えを交換しあい、知識を世代から世代へと伝え合うという私たちの能力、言い換えれば人とコミュニケーションする能力によって可能になったからである。私たちは多くの方法でコミュニケーションをとることができる。アパッチインディアンの狼煙、100メートルダッシュのスタートのピストル、耳の聞こえない人たちが使うサインラングイジ、モールス信号、さまざまな書法などは、特殊な必要性に応じて㈹進化してきた多くの異なるコミュニケーション方法の、ほんの一例にすぎない。しかし、疑う余地がないのは、話し言葉というのは、ほとんどの状況において他の何よりもはるかに効率が良く便利で適切だと、人間社会が発見したシステムだということである。

[解答]
(18)⑥　(19)②　(20)④　(21)②　(22)③
(23)③　(24)②　(25)①　(26)③　(27)②

6　**出題者が求めたポイント**
[全訳]
高コレステロールの治療
　よく「悪玉コレステロール」と呼ばれているLDL(低密度リポ蛋白質)コレステロールの値が高いのは、心臓病のはっきりわかっているリスク要因であり、これを60パーセントにまで下げられる薬と生活習慣セラピーは存在する。「善玉コレステロール」と呼ばれるHDL(高密度リポ蛋白質)のレベル低下も心臓病と関連しているが、このレベルを効果的に上げる(28)承認された薬は今のところない。この理由で、従来型の医療措置は最近LDL値を下げるのに集中している。

　最近「高いLDL」という(29)定義は変えられつつある。新しいガイドラインによると、かつて最適値とされていたLDLレベルは、今は「適値に近い」あるいは境界線上の高い値とさえ見なされる。2004年に全国コレステロール教育プログラム(NCEP)は、LDLレベルは100mg/dL以下に保つこと、心臓病の人や心臓発作のリスクの高い人は70mg/dL以下に抑えておくことを勧告した。このガイドラインが新しくなったせいで、多くの人々は、自分がいまや高コレステロール(30)と見なされ、それを下げるための処置が必要だろうとは認識していない。

　心臓病と同じように、高コレステロールも多くの原因がある問題だ。よって、LDLを下げることを目指すばかりでなく、トリグリセリドを引き下げること、HDLを上げること、糖尿病や高血圧など他の要因から来るリスクを減らそうと目指すことが、コレステロールレベルを改善するのみならず、心臓発作などの心臓血管系の問題から来るリスクも減らすことにもなる。食事、運動、ストレスレベルを変えることが、コレス

テロールを健康レベルに下げるために必要なすべてである。(31)実際、このような生活スタイルの変更は、従来から医者が最初に勧めることでもある。

　NCEPによると、高血圧治療の最初のステップは常に、TLCつまり治療的生活スタイル変更である。たばこをやめたり、食事と活動レベルを改善したりという努力をすることによって、LCLコレステロールとトリグリセリドをかなり引き下げ、HDLコレステロールを上げることができることが、研究でわかっている。心臓発作や脳卒中のリスクレベルがどれくらいであろうと、TLCは処方箋のひとつとすべきである。

　コレステロールを下げるために推奨されているTLC対策は、飽和脂肪酸が少なく繊維とコレステロール低下を促す植物混合物が多い食事、運動、禁煙、体重管理である。NCEPガイドラインは、ストレス、抑うつ、非社交性などの心理的な問題には言及していないが、これらの感情もコレステロールレベルに影響するので、同じように取り扱わなければならない。このような生活スタイルの対策はダブルパンチのようなもので、あなたを心臓病から守るだけでなく、他の多くの慢性病からも守ってくれる。これをやってもやらなくてもいいものと思ってはならない。それぞれのTLCがLDLを下げたりHDLを上げたりする割合は、ほんの少しだけかもしれないが、それらがまとまると、心臓病のリスクを下げることにおいて、薬よりもはるかに強力なものにさえなるかもしれないのである。

[解答]
(28)③　(29)④　(30)⑤　(31)①　(32)④
(33)①　(34)②　(35)①　(36)①

数　学

解答　21年度

1 **出題者が求めたポイント**（数学II・図形と方程式, 三角関数、数学A・確率、数学I・2次関数、三角比）

〔解答〕

(1) 原点と点Aを通る直線上の点$P(2t, 3t, t)$とする。ただし、$0 \leqq t \leqq 1$。また、PとBとの距離をdとおくと

$$d^2 = (2t-5)^2 + (3t-9)^2 + (t-5)^2$$
$$= 14t^2 - 84t + 131$$
$$= 14(t-3)^2 + 5$$

$t=3$のときdは最小となる。
よって、$P(6, 9, 3)$……（ア～ウの答）

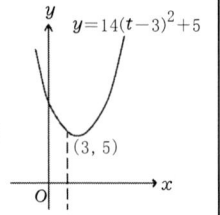

(2) 10枚から2枚を同時に引くのは

$$_{10}C_2 = \frac{10 \times 9}{2 \times 1} = 45通り$$

このときカードの差が3以上になるのは次の28通り

0と3, 4, 5, 6, 7, 8, 9の7通り
1と4, 5, 6, 7, 8, 9の6通り
2と5, 6, 7, 8, 9, の5通り
3と6, 7, 8, 9の4通り
4と7, 8, 9の3通り
5と8, 9の2通り
6と9の1通り

よって求める確率は$\dfrac{28}{45}$……………………（エ～キの答）

(3) この方程式が実数解を持つから判別式$D \geqq 0$

$$D = (a-1)^2 - 4 \times 1 \times (a+2)$$
$$= -3a^2 - 18a - 15$$
$$= -3(a+1)(a+5) \geqq 0 \quad \therefore -5 \leqq a \leqq -1$$

また、解と係数の関係から

$$\begin{cases} \alpha + \beta = 1 - a \\ \alpha\beta = (a+2)^2 \end{cases}$$

すると

$$(\alpha-1)(\beta-1) = \alpha\beta - (\alpha+\beta) + 1$$
$$= (a+2)^2 - (1-a) + 1$$
$$= a^2 + 5a + 4$$
$$= \left(a + \frac{5}{2}\right)^2 - \frac{9}{4}$$

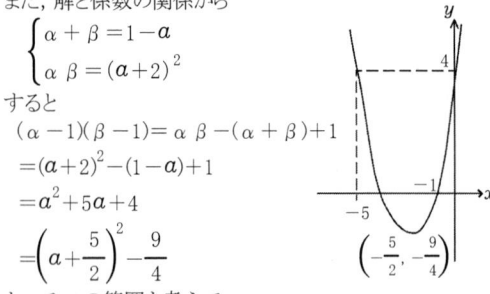

よって、aの範囲を考えて

$a = -\dfrac{5}{2}$のとき最小値$-\dfrac{9}{4}$………………（ク～サの答）

$a = -5$のとき最大値4………………（シ, スの答）

(4) $n=6$のとき

$$与式 = \sin\frac{\pi}{6}\sin\frac{2}{6}\pi\sin\frac{3}{6}\pi\sin\frac{4}{6}\pi\sin\frac{5}{6}\pi$$
$$= \frac{1}{2} \times \frac{\sqrt{3}}{2} \times 1 \times \frac{\sqrt{3}}{2} \times \frac{1}{2} = \frac{3}{16}\cdots（セ～タの答）$$

$n=12$のとき

$$\sin^2\frac{\pi}{12} = \frac{1}{2}\left(1 - \cos\frac{\pi}{6}\right) = \frac{1}{2}\cdot 1 - \frac{\sqrt{3}}{2} = \frac{2-\sqrt{3}}{4}$$

$\sin\dfrac{\pi}{12} > 0$ より $\sin\dfrac{\pi}{12} = \dfrac{\sqrt{2-\sqrt{3}}}{2} = \dfrac{\sqrt{4-2\sqrt{3}}}{2\sqrt{2}}$

$$= \frac{\sqrt{(\sqrt{3}-1)^2}}{2\sqrt{2}} = \frac{\sqrt{3}-1}{2\sqrt{2}} = \frac{\sqrt{6}-\sqrt{2}}{4}$$

$$= \cos\frac{5}{12}\pi$$

$$\sin^2\frac{5}{12}\pi = 1 - \cos^2\frac{5}{12}\pi = 1 - \left(\frac{\sqrt{6}-\sqrt{2}}{4}\right)^2 = \frac{4+2\sqrt{3}}{8}$$

$\sin\dfrac{5}{12}\pi > 0$ より

$$\sin\frac{5}{12}\pi = \frac{\sqrt{4+2\sqrt{3}}}{\sqrt{8}} = \frac{\sqrt{(3+1)^2}}{2\sqrt{2}} = \frac{\sqrt{6}+\sqrt{2}}{4}$$

ここで$b_k = \sin\dfrac{k}{12}\pi$とおくと

$$b_1 = b_{11}, b_2 = b_{10}, b_3 = b_9, b_4 = b_3, b_5 = b_7$$

$$b_1 = \sin\frac{1}{12}\pi = \frac{\sqrt{6}-\sqrt{2}}{4}, b_2 = \sin\frac{2}{12}\pi = \frac{1}{2}$$

$$b_3 = \sin\frac{3}{12}\pi = \frac{\sqrt{2}}{2}, b_4 = \sin\frac{4}{12}\pi = \frac{\sqrt{3}}{2}$$

$$b_5 = \sin\frac{5}{12}\pi = \frac{\sqrt{6}+\sqrt{2}}{4}, b_6 = \sin\frac{6}{12}\pi = 1$$

すると

$$与式 = (b_1 \times b_2 \times b_3 \times b_4 \times b_5)^2 \times b_6$$
$$= \left(\frac{\sqrt{6}-\sqrt{2}}{4} \times \frac{1}{2} \times \frac{\sqrt{2}}{2} \times \frac{\sqrt{3}}{2} \times \frac{\sqrt{6}+\sqrt{2}}{4}\right)^2 \times 1$$
$$= \frac{3}{512} \quad\cdots………………（チ～テの答）$$

(5) $t = \cos x$とおくと $0 \leqq x \leqq \dfrac{\pi}{2}$ より $0 \leqq t \leqq 1$

条件の不等式を変形する。

$$1 - \cos^2 x + at \geqq 1$$
$$t(t-a) \leqq 0$$ この不等式が$0 \leqq t \leqq 1$において

常に成り立つのは$a \geqq 1$………………（トの答）

2 **出題者が求めたポイント**（数学III・微分積分, 数学B・ベクトル）

〔解答〕

(1) 右図よりD_1, D_2を求める

$$D_2 = \int_0^{\frac{\pi}{2}} \{\sin x - (1 - \cos x)\}dx$$

$$= \{-\cos x - x + \sin x\}_0^{\frac{\pi}{2}}$$
$$= 2 - \frac{\pi}{2}$$

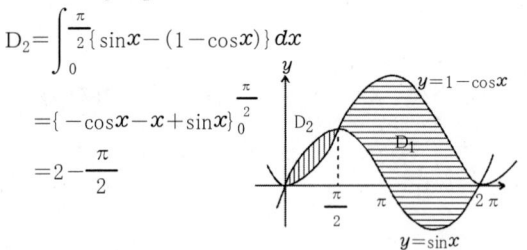

$$D_1 = \int_{\frac{\pi}{2}}^{2\pi} \{(1-\cos x) - \sin x\} dx$$

$$= \left[x - \sin x + \cos x \right]_{\frac{\pi}{2}}^{2\pi} = 2 + \frac{3}{2}\pi$$

よって

$$D_1 - D_2 = \left(2 + \frac{3}{2}\pi\right) - \left(2 - \frac{\pi}{2}\right) = 2\pi \cdots\cdots\cdots (ナの答)$$

(2) 条件より $|\overrightarrow{BA}| = |\overrightarrow{BC}| = 6$

$$\overrightarrow{BA} \cdot \overrightarrow{BC} = |\overrightarrow{BA}||\overrightarrow{BC}|\cos 60°$$

$$= 6 \times 6 \times \frac{1}{2} = 18$$

$\overrightarrow{PQ} = \alpha\overrightarrow{BA} + \beta\overrightarrow{BC}$ より

$$|\overrightarrow{PQ}|^2 = \alpha^2|\overrightarrow{BA}|^2 + 2\alpha\beta|\overrightarrow{BA}||\overrightarrow{BC}| + \beta^2|\overrightarrow{BC}|^2$$

$$= 36(\alpha^2 + \alpha\beta + \beta^2) \qquad \therefore |\overrightarrow{PQ}| = 6\sqrt{\alpha^2 + \alpha\beta + \beta^2}$$

また，

$$\overrightarrow{BA} \cdot \overrightarrow{PQ} = \overrightarrow{BA} \cdot (\alpha\overrightarrow{BA} + \beta\overrightarrow{BC})$$

$$= \alpha|\overrightarrow{BA}|^2 + \beta\overrightarrow{BA} \cdot \overrightarrow{BC} = 36\alpha + 18\beta$$

次に，$\overrightarrow{BA}$ と $\overrightarrow{PQ}$ のなす角を θ_1 とおくと

$$\overrightarrow{BA} \cdot \overrightarrow{PQ} = |\overrightarrow{BA}||\overrightarrow{PQ}|\cos\theta_1$$

$$36\alpha + 18\beta = 6 \times 6\sqrt{\alpha^2 + \alpha\beta + \beta^2}\cos\theta_1$$

$$\therefore \cos\theta_1 = \frac{2\alpha + \beta}{2\sqrt{\alpha^2 + \alpha\beta + \beta^2}}$$

よって，$|\overrightarrow{IL}| = |\overrightarrow{PQ}|\cos\theta_1$

$$= 6\sqrt{\alpha^2 + \alpha\beta + \beta^2} \cdot \frac{2\alpha + \beta}{2\sqrt{\alpha^2 + \alpha\beta + \beta^2}} = 6\alpha + 3\beta$$

ここで $0 \le k \le 1$ となる実数 k を用いて $\overrightarrow{IL} = k\overrightarrow{BA}$ と表せるから

$$|\overrightarrow{IL}| = k|\overrightarrow{BA}| \text{ より } 6\alpha + 3\beta = k \times 6 \quad \therefore k = \alpha + \frac{1}{2}\beta$$

$$\therefore \overrightarrow{IL} = \left(\alpha + \frac{1}{2}\beta\right)\overrightarrow{BA} \cdots\cdots\cdots (ニ, ヌの答)$$

条件より

$$\overrightarrow{BC} \cdot \overrightarrow{PQ} = \overrightarrow{BC} \cdot (\alpha\overrightarrow{BA} + \beta\overrightarrow{BC})$$

$$= \alpha\overrightarrow{BC} \cdot \overrightarrow{BA} + \beta|\overrightarrow{BC}|^2 = 18\alpha + 36\beta$$

次に $\overrightarrow{BC}$ と $\overrightarrow{PQ}$ のなす角を θ_2 とおくと

$$\overrightarrow{BC} \cdot \overrightarrow{PQ} = |\overrightarrow{BC}||\overrightarrow{PQ}|\cos\theta_2$$

$$18\alpha + 36\beta = 6 \times 6\sqrt{\alpha^2 + \alpha\beta + \beta^2}\cos\theta_2$$

$$\therefore \cos\theta_2 = \frac{\alpha + 2\beta}{2\sqrt{\alpha^2 + \alpha\beta + \beta^2}}$$

よって，$|\overrightarrow{JM}| = |\overrightarrow{PQ}|\cos\theta_2$

$$= 6\sqrt{\alpha^2 + \alpha\beta + \beta^2}\frac{\alpha + 2\beta}{2\sqrt{\alpha^2 + \alpha\beta + \beta^2}} = 3\alpha + 6\beta$$

ここで，$0 \le t \le 1$ となる実数 t を用いて $\overrightarrow{JM} = t\overrightarrow{BC}$ と表せるから

$|\overrightarrow{JM}| = t|\overrightarrow{BC}|$ より　$3\alpha + 6\beta = t \cdot 6 \quad \therefore t = \frac{1}{2}\alpha + \beta$

$$\therefore \overrightarrow{JM} = \left(\frac{1}{2}\alpha + \beta\right)\overrightarrow{BC} \cdots\cdots\cdots\cdots\cdots (ネ, ノの答)$$

条件より

$$\overrightarrow{AC} \cdot \overrightarrow{PQ} = (\overrightarrow{BC} - \overrightarrow{BA})(\alpha\overrightarrow{BA} + \beta\overrightarrow{BC})$$

$$= \alpha\overrightarrow{BC} \cdot \overrightarrow{BA} + \beta|\overrightarrow{BC}|^2 - \alpha|\overrightarrow{BA}|^2 - \beta\overrightarrow{BA} \cdot \overrightarrow{BC}$$

$$= 18\alpha + 36\beta - 36\alpha - 18\beta = -18\alpha + 18\beta$$

次に，$\overrightarrow{AC}$ と $\overrightarrow{PQ}$ のなす角を θ_3 とおくと

$$\overrightarrow{AC} \cdot \overrightarrow{PQ} = |\overrightarrow{AC}||\overrightarrow{PQ}|\cos\theta_3$$

$$-18\alpha + 18\beta = 6 \times 6\sqrt{\alpha^2 + \alpha\beta + \beta^2}\cos\theta_3$$

$$\therefore \cos\theta_3 = \frac{-\alpha + \beta}{2\sqrt{\alpha^2 + \alpha\beta + \beta^2}}$$

よって $|\overrightarrow{KN}| = |\overrightarrow{PQ}| \cdot \cos\theta_3$

$$= 6\sqrt{\alpha^2 + \alpha\beta + \beta^2}\frac{-\alpha + \beta}{2\sqrt{\alpha^2 + \alpha\beta + \beta^2}}$$

$$= -3\alpha + 3\beta$$

ここで，$0 \le s \le 1$ となる実数 s を用いて $\overrightarrow{KN} = s\overrightarrow{AC}$ と表せるから

$|\overrightarrow{KN}| = s\overrightarrow{AC}$ より $-3\alpha + 3\beta = s \times 6 \quad \therefore s = -\frac{1}{2}\alpha + \frac{1}{2}\beta$

$$\therefore \overrightarrow{KN} = \left(-\frac{1}{2}\alpha + \frac{1}{2}\beta\right)\overrightarrow{AC}$$

以上から

$$\overrightarrow{IL} + \overrightarrow{JM} + \overrightarrow{KN} = \left(\alpha + \frac{1}{2}\beta\right)\overrightarrow{BA} + \left(\frac{1}{2}\alpha + \beta\right)\overrightarrow{BC}$$

$$+ \left(-\frac{1}{2}\alpha + \frac{1}{2}\beta\right)\overrightarrow{AC}$$

$$= \left(\alpha + \frac{1}{2}\beta\right)\overrightarrow{BA} + \left(\frac{1}{2}\alpha + \beta\right)\overrightarrow{BC} + \left(-\frac{1}{2}\alpha + \frac{1}{2}\beta\right)(\overrightarrow{BC} - \overrightarrow{BA})$$

$$= \frac{3}{2}(\alpha\overrightarrow{BA} + \beta\overrightarrow{BC}) = \frac{3}{2}\overrightarrow{PQ} \cdots\cdots\cdots\cdots (ハ, ヒの答)$$

(3) この三角形を含む平面の法線ベクトルは $(1, 1, 1)$ より平面の方程式は $x + y + z = 12$

この方程式を満たす正の整数の組み合わせが三角形上の点の座標となる。

その座標は

(10, 1, 1) (9, 2, 1) (8, 3, 1) (7, 4, 1)

(9, 1, 2) (8, 2, 2) (7, 3, 2)

(8, 1, 3) (7, 2, 3)

(7, 1, 4)

(6, 5, 1) (5, 6, 1) (4, 7, 1) (3, 8, 1)

(6, 4, 2) (5, 5, 2) (4, 6, 2) (3, 7, 2)

(6, 3, 3) (5, 4, 3) (4, 5, 3) (3, 6, 3)

(6, 2, 4) (5, 3, 4) (4, 4, 4) (3, 5, 4)

(6, 1, 5) (5, 2, 5) (4, 3, 5) (3, 4, 5)

(5, 1, 6) (4, 2, 6) (3, 3, 6)

(4, 1, 7) (3, 2, 7)

(3, 1, 8)

(2, 9, 1) (1, 10, 1)
(2, 8, 2) (1, 9, 2)
(2, 7, 3) (1, 8, 3)
(2, 6, 4) (1, 7, 4)
(2, 5, 5) (1, 6, 5)
(2, 4, 6) (1, 5, 6)
(2, 3, 7) (1, 4, 7)
(2, 2, 8) (1, 3, 8)
(2, 1, 9) (1, 2, 9)
(1, 1, 10)

これより x 座標の和 S を求めると

$$S = 10 + 9 \times 2 + 8 \times 3 + 7 \times 4 + 6 \times 5$$
$$+ 5 \times 6 + 4 \times 7 + 3 \times 8 + 2 \times 9 + 1 \times 10$$
$$= 2 \times 110 = 220 \cdots\cdots\cdots\cdots\cdots\cdots （フ～ホの答）$$

(4) 三角形 ABC, BCP, PCA の面積をそれぞれ S, S_1, S_2
とおくと $S = S_1 + S_2 \cdots\cdots$ ①

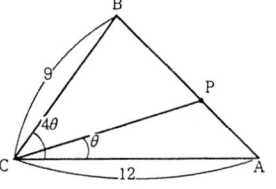

また, $S = \dfrac{1}{2} \times 9 \times 12 \sin 4\theta$

$S_1 = \dfrac{1}{2} 9x \sin 3\theta$

$S_2 = \dfrac{1}{2} 12x \sin\theta$

これらを①に代入すると

$$x = \frac{108 \sin 4\theta}{9 \sin 3\theta + 12 \sin\theta}$$

$$= \frac{108 \times 4 \times \dfrac{\sin 4\theta}{4\theta}}{27 \times \dfrac{\sin 3\theta}{3\theta} + 12 \times \dfrac{\sin\theta}{\theta}}$$

よって, $\displaystyle\lim_{\theta \to 0} x = \dfrac{108 \times 4}{27 + 12} = \dfrac{144}{13} \cdots\cdots\cdots\cdots （マ～モの答）$

物　理

解答　21 年度

1 出題者が求めたポイント……コンデンサーの接続

(1)C_1 と C_2 は直列であり、最初に電荷が蓄えられていないとき、C_1 に蓄えられる電気量＝C_2 に蓄えられる電気量＝全体に蓄えられる電気量 Q の関係がある。

C_1 と C_2 の合成容量 C は、$\dfrac{1}{C} = \dfrac{1}{1} + \dfrac{1}{2} = \dfrac{3}{2}$　より、

$C = \dfrac{2}{3} \times 10^{-6}[F]$ から、

$Q_1 = \dfrac{2}{3} \times 12 = 8.0[\mu C]$、$V_2 = \dfrac{8.0}{2.0} = 4.0[V]$

(2) C_2 と C_3 は並列になっているから、求める C_3 の電気量を Q とすると、

$\dfrac{Q}{3.0} = \dfrac{8.0 - Q}{2.0}$

これを解いて、$Q = 4.8[\mu C]$

C_2 の極板間電圧＝C_3 の極板間電圧だから、

$\dfrac{4.8[\mu C]}{3.0[\mu F]} = 1.6[V]$

(3) $U_2 + U_3 = \dfrac{1}{2}C_2V^2 + \dfrac{1}{2}C_3V^2 = \dfrac{1}{2}(5.0 \times 10^{-6}) \times 1.6^2$
$= 6.4 \times 10^{-6}[J]$

B に接続する前に C_2 が持っていたエネルギー
$= \dfrac{1}{2} \times 2.0 \times 10^{-6} \times 4.0^2 = 1.6 \times 10^{-5}$

∴　失われた静電エネルギー
$= 1.6 \times 10^{-5} - 6.4 \times 10^{-6} = 9.6 \times 10^{-6}[J]$

R_2 と R_3 には同じ量の電流が流れるから、抵抗の値に比例して熱量が発生する。

$\dfrac{20}{40 + 20} \times 9.6 \times 10^{-6} = 3.2 \times 10^{-6}[J]$

(4) C_1 から C_2 に $\Delta Q[\mu C]$ だけ、電荷が移動したとすると、電圧の関係から

$\dfrac{8.0 + \Delta Q}{1.0} + \dfrac{3.2 + \Delta Q}{2.0} = 12$　が成り立つ。

これを解いて、$\Delta Q = 1.6[\mu C]$

コンデンサー C_1 にたくわえられる電気量
$= 8.0 + 1.6 = 9.6[\mu C]$

コンデンサー C_2 にたくわえられる電気量
$= 3.2 + 1.6 = 4.8[\mu C]$

[解答]
1.⑧　2.④　3.②　4.④　5.⑤　.6⑦　7.③　8.⑦
9.④

2 出題者が求めたポイント……回折格子による光の干渉

(1) $d \sin \theta = m\lambda$

(2) スクリーンまでの距離を L、回折格子面からおろした垂線がスクリーンと交わる点からの距離を x とすると、$\sin \theta \cong \tan \theta = \dfrac{x}{L}$ なので、強め合う条件は、

$d\dfrac{x}{L} = m\lambda$ ともかける。これより、$d\dfrac{\Delta x}{L} = \lambda$

∴　$d = \dfrac{L\lambda}{\Delta x} = \dfrac{4.8 \times 6.5 \times 10^{-7}}{15.6 \times 10^{-2}} = 2.0 \times 10^{-5}[m]$
$= 2.0 \times 10^{-2}[mm]$

(3) $2.0 \times 10^{-2}\,mm$ あたり、1本であるから、$10\,mm$ あたりでは、$\dfrac{10mm}{2.0 \times 10^{-2}\,mm} = 5 \times 10^2$

(4) $\Delta x = \dfrac{L\lambda}{d} = \dfrac{4.8 \times 4.0 \times 10^{-7}}{2 \times 10^{-5}} = 9.6 \times 10^{-2}[m]$
$= 9.6[cm]$

(5) $d \sin \theta = m\lambda$ より、

$\sin \theta \cong \theta \cong \dfrac{m\lambda}{d} = \dfrac{3 \times 4.0 \times 10^{-7}}{2 \times 10^{-5}} = 6 \times 10^{-2}[rad]$
$= \dfrac{6.0 \times 10^{-2} \times 360}{2 \times 3.14} = 3.4[°]$

(6) $\lambda' = \dfrac{\lambda}{1.5}$ となるから、$\Delta x = \dfrac{L}{d} \times \dfrac{\lambda}{1.5} = \dfrac{9.6}{1.5}$
$= 6.4[cm]$

[解答]
10.④　11.⑨　12.⑤　13.②　14.⑥　15.③

3 出題者が求めたポイント……合成速度、斜め投射、気体のする仕事

(1) 求める速さを v_1 とすると、題意より、
$(2.4 - v_1) \times 2t = (2.4 + v_1) \times t$　∴ $v_1 = 0.8[m/s]$

(2)(ア) 力学的エネルギー保存則　$\dfrac{1}{2}mv_0^2 = mgh$ より、

$v_0 = \sqrt{2gh} = \sqrt{2 \times 9.8 \times 4.9} = 9.8[m/s]$

(イ) 初速度の水平方向成分＝$9.8 \cos \theta$、
鉛直成分＝$9.8 \sin \theta$

物体が再び水平面に戻る時間は、
$0 = 9.8 \sin \theta \times t - 4.9t^2$ より、$t \neq 0$ だから、$t = 2 \sin \theta$

水平距離 $4.9 = 2 \sin \theta \times 9.8 \cos \theta$　∴ $\dfrac{1}{2} = 2 \sin \theta \cos \theta$
$= \sin 2\theta$　∴ $2\theta = 30°, 150°$　∴ $\theta = 15°, 75°$

(3) シャルルの法則より、このときの体積を V とすると、
$\dfrac{6.3 \times 10^{-3}}{273} = \dfrac{V}{117 + 273}$

∴ $V = 9.0 \times 10^{-3}[m]$

気体がした仕事＝$p\Delta V$
$= 1.0 \times 10^5 \times (9 \times 10^{-3} - 6.3 \times 10^{-3}) = 2.7 \times 10^2[J]$

[解答]
16.②　17.④　18.①　19.⑨　20.②　21.②

4 出題者が求めたポイント……単振動、弾性衝突

(1) 小物体 A と C が離れるのは、S_1 が自然長になったときであり、この時間は単振動の周期の $\dfrac{1}{4}$ に等しい。

$$t = \frac{1}{4} \times 2\pi \sqrt{\frac{m+2m}{k_1}} = \sqrt{\frac{3}{4} \times \frac{m\pi^2}{k_1}}$$

(2) 力学的エネルギー保存則より、$\frac{1}{2} k_1 L^2 = \frac{1}{2} (m+2m) v^2$

$$\therefore \quad v = \sqrt{\frac{1}{3} \times \frac{k_1 L^2}{m}}$$

(3) 衝突後の C, B の速度をそれぞれ V_1、V_2 とすると、運動量保存則と反発係数＝1より、

$$2mv = 2mV_1 + 4mV_2、 \quad 1 = -\frac{V_1 - V_2}{v} が成り立つ。$$

2式を解いて、$V_1 = -\frac{1}{3} v$、$V_2 = \frac{2}{3} v$ を得る。

したがって、C が失った運動エネルギー

$$\Delta K = \frac{1}{2} \times 2mv^2 - \frac{1}{2} \times 2m \left(-\frac{v}{3}\right)^2 = \frac{8}{9} mv^2$$

(4) 力学的エネルギー保存則より、

$$\frac{1}{2} \times 4m \left(\frac{2v}{3}\right)^2 = \frac{1}{2} k_2 A^2 \quad \therefore A = \frac{4}{3} \times \sqrt{\frac{mv^2}{k_2}}$$

[解答]
22.③　23.④　24.①　25.③　26.⑧　27.⑨　28.④
29.③

化　学

解答　21 年度

■　出題者が求めたポイント……さまざまな分野からの小問の集合である。

(10)(11) を除き各小問間に関連性はない。

(2) この金属の原子量を x とすると、a$(x + 16c)/x = $ b
∴ $x = 16ac/(b - a)$

(3) $Ca(OH)_2 = 74$、$[OH^-] = (2 \times 3.7/74)/4.0 = 0.025$
pOH……$- \log[OH^-] = - \log(0.025)$
$= -(\log 10^{-1} - 2\log 2) = 1.6$
∴　pH……$14 - 1.6 = 12.4$

(4) ③ナトリウムの炎色反応であるので、黄色。

(5) それぞれの反応式は
①$Fe + H_2SO_4 \rightarrow FeSO_4 + H_2$
②$Cu + 4HNO_3 \rightarrow Cu(NO_3)_2 + 2H_2O + 2NO_2$
③$2Al + 6HCl \rightarrow 2AlCl_3 + 3H_2$
④両性金属である、
$Zn + 2NaOH \rightarrow Na_2[Zn(OH)_4] + H_2$
⑤希硝酸では、$3Ag + 4HNO_3$
$\rightarrow 3AgNO_3 + 2H_2O + NO$

(6) $H_2 = 2$、$N_2 = 28$
Aの見かけの分子量：$(6/7) \times 2 + (1/7) = 40/7$
Bの見かけの分子量：$(40/7) \times (6/5) = 48/7$
求める値を x とすると、
$2x + 28(1 - x) = 48/7$　∴　$x \fallingdotseq 0.81$

(7) それぞれの反応熱から
$C + O_2 = CO_2 + 394kJ$ ……①
$H_2 + \dfrac{1}{2}O_2 = H_2O + 286kJ$ ……②
$5C + 5H_2 = C_5H_{10} + 106kJ$ ……③
①$\times 5 +$②$\times 5 -$③
$C_5H_{10} + \dfrac{15}{2}O_2 = 5CO_2 + 5H_2O + 3294kJ$

(8) a. 中性である。
b. そのままでは還元性はない。
c. ヨードホルム反応は陽性である。
d. 発酵のことである。

(9) a. ベンゼン環は付加反応しにくい
b. 構造異性体である。
c. ニトロ化であるので、アルデヒド基は存在しない。
d. ニトロ化、アミノ化の順で反応させるので○。

(10) a. $C_nH_{2n}O_m$ である。
b. 炭素間の不飽和結合が1分子中ひとつある。
c. $11.2 \times 10^{-3}/22.4 = 5.0 \times 10^{-4}$
$0.05/(5.0 \times 10^{-4}) = 100$

(11) $12n + 2n + Om = 100$、$n = 6$ とすれば $m = 1$
不飽和結合も1分子中にひとつである。

(12)　$C°$ にヒドロキシル基が結合したとき。

```
C-C-C-C-C°      C
                |
C°-C-C-C°      C-C-C°
    |              |
    C              C
```

(13) 共有電子対が3対、つまり共有結合が3本の物質。

(14) $K = [HI]^2/[H_2][I_2] = 1.56^2/0.26^2 = 36.0$

(15) アラニン：$C_3H_7NO_2 = 89$
$89 \times 10 - 18 \times 9 = 728$

(16) a. アンモニアが発生したことからA・Cが卵白またはグリシンである。
b. Aが卵白である。
c. Bがデンプンである。
以上から、残りのCがグリシン、Dがグルコース

(18) 粒子数の質量モル濃度は
a. グルコース：180、$27/180 = 0.15(mol/kg)$
b. $NaCl \rightarrow Na^+ + Cl^-$、$0.10 \times 2 = 0.20(mol/kg)$
c. そのまま、$0.10mol/kg$
上記の値が大きいほど、凝固点降下する。

(20) $Pb + PbO_2 + 2H_2SO_4 \rightarrow 2PbSO_4 + 2H_2O$
硫酸$(= 98)$の物質量の減少分、水が生成される。
$18 \times 200 \times (0.34 - 0.32)/98 \fallingdotseq 0.73$

(21) 滴下されたステアリン酸(284)の物質量は
$(0.0284/284) \times (0.1/100) = 1.0 \times 10^{-7}(mol)$
$120/(6.0 \times 10^{23} \times 1.0 \times 10^{-7}) = 2.0 \times 10^{-15}(cm^2)$

[解答]
(1)③④　(2)①　(3)⑧　(4)③　(5)⑤　(6)⑤　(7)②
(8)⑧　(9)⑧　(10)⑦　(11)⑩　(12)④　(13)③④
(14)⑤　(15)③　(16)②　(17)②⑤⑥　(18)⑤　(19)⑥
(20)順に⑩⑨⑨　(21)順に②①⑤

生　物

解答　　21年度

■　出題者が求めたポイント

小問題が25問出題されているが、全て選択式である。生物ⅠとⅡよりまんべんなく出題されている。

(1) 古生代⑤石炭紀に木生シダ植物が繁栄するとともに、裸子植物が出現した(石炭紀の前の④デボン紀に出現したとする考えもある)。

(2) 糸球体でのろ過では、血圧によって毛細血管壁を透過するが、血球や高分子のタンパク質、脂質は通過できない。

(3) ②アクチビンは中胚葉誘導物質として発見された。この物質をさまざまな濃度でアニマルキャップ(胞胚期の動物極側の細胞集団)に加えると、色々な組織、器官に分化する。

(4) ②生態系は有機的、無機的環境の中でのまとまり。③個体数・現存量・エネルギー量どれも、基本的には、栄養段階が高いほど少なくなる。⑥エネルギーは、循環せず、最終的には生態系の外に放出される。

(5) ⑤アロステリック酵素は、アロステリック部位に物質が結合することで、活性部位が変化し酵素活性が変わる。これをアロステリック効果というが、多くの場合、酵素反応が阻害される。

(6) ヘモグロビンは鉄、ヘモシアニンは銅をヘムタンパク質の中心に含む。

(7) ②例えば、単細胞生物のゾウリムシなどは、配偶子の融合が見られないが、個体(細胞)どうしが接合し、遺伝情報を交換するので、有性生殖している。⑤単為生殖は受精が起きず、未受精卵が発生して個体が生じるが、卵という配偶子から発生するので有性生殖の1つと考える。⑥有性生殖のうち、配偶子の合体によるものを両性生殖という。

(8) ②パフでは転写が盛んに行われている。③どの遺伝子がいつ発現するかは決まっているので、発生段階でパフの位置は変わる。⑤転写と翻訳は異なる場所で行われる。

(9) 高等植物の分裂装置は、極帽である。

(10) ③は大脳、④は中脳、⑤は大脳、⑦は中脳(反射)、⑧は間脳の働きである。

(11) ②は成長ホルモン、④はエストロゲン、⑤はバソプレシン(抗利尿、血圧上昇ホルモン)、⑥はインスリンの説明である。

(12) 検定交雑により得られる個体の表現型の分離比は、配偶子の遺伝子型の分離比に相当する。よって、組換え価は{(1+1)/(9+1+1+9)}×100＝10%となる。

(13) ビタミンAは視物質(ロドプシン)の材料となるため、ビタミンAが不足すると視物質が減り暗順応能力が減弱する(夜盲症)。

(14) ATPは2個の高エネルギーリン酸結合を持ち、1mol当たり10～11kcalのエネルギーを持つ。

(15) ①、③は相利共生、④は寄生、⑤は食いわけの関係である。

(16) ②グルコースは血しょうに溶けて運ばれる。⑤グルカゴンは、グリコーゲンの分解を促進し、血糖値を上げる。

(17) ①単細胞の原生動物には、細胞小器官の発達したものが多いが、一般的には動物の高等、下等に関わらず、細胞に含まれる細胞小器官に、あまり違いはない。

(18) 核分裂時に、核内の染色体を正確に二分するのに邪魔になる核膜、核小体が一時消失する。

(19) 赤眼の遺伝子をR，白眼の遺伝子をrとして考えたとき、親の遺伝子型は、雌がX^rX^r、雄がX^RYであるので、F1は、雌がX^RX^r、雄がX^rYになる。このF1同士の交配では、雌雄ともに赤眼：白眼が1：1になる。

(21) 問2.実験の(ニ)から否定される。問3.①のセクレチンはガストリンとともに消化管ホルモンの一種。十二指腸のS細胞から分泌され、膵臓に働き、すい液の分泌を促進する。②のガストリンは、胃の幽門部粘膜に存在するG細胞から分泌され、胃液の分泌を促進する。

(22) ラクターゼは腸腺から分泌される消化酵素。

(23) 日本は酸性土壌が多く、pH5.5～6.5に最適な生育pHを持つ植物が多い。アルカリ性土壌を好む植物として、ホウレンソウの他にエンドウやキャベツなどがある。

(24) 問1.総生産量＝生長量＋被食量＋枯死量＋呼吸量である。生態全体での緑色植物の生長が見られなかったと考えると、総生産量は、100.8＋63.8＋12.1＝176.7cal/cm³となる。

問2.エネルギー効率＝(緑色植物の総生産量)/(入射した太陽エネルギー)×100＝(176.7/118000)×100＝0.15%

(25) 半保存的複製が起こるので、n回分裂したときの大腸菌のDNAは、(イ)：(ロ)：(ハ)＝0：$2^n－2$：2となる。

[解答]

(1)⑤　(2)①②⑨　(3)②　(4)①④⑤　(5)⑤
(6)⑥　(7)②⑤⑥　(8)①④　(9)⑥　(10)①②⑥
(11)①　(12)⑤　(13)④　(14)⑤　(15)②　(16)①③④
(17)①　(18)①⑥　(19)①　(20)⑥
(21)問1.⑤　問2.③　問3.②
(22)④　(23)③
(24)問1.①　問2.④　(25)②

金沢医科大学　医学部入試問題と解答

平成 30 年 8 月 7 日　初 版第 1 刷発行
平成 30 年 10 月 9 日　第二版第 1 刷発行
平成 30 年 12 月 21 日　第三版第 1 刷発行

編　集　　みすず学苑中央教育研究所

発行所　　株式会社ミスズ　　　　　　　　　定価　本体 4,700 円＋税

　　　　　〒167−0053

　　　　　東京都杉並区西荻南 2 丁目 1 7 番 8 号

　　　　　　　　　ミスズビル 1 階

　　　　　電　話　03（5941）2924（代）

印刷所　　タカセ株式会社

●本シリーズ掲載の入試問題について、万一、掲載許可手続きに遺漏や不備があると思われる
　ものがありましたら、当社までお知らせ下さい。

●乱丁・落丁等につきましてはお取り替えいたします。

●本書の内容についてのお問合せは、具体的な質問内容を明記のうえ、ハガキ・封書を当社宛
　にお送りいただくか、もしくは下記のメールアドレスまでお問合せ願います。

〈 お問合せ用メールアドレス：info-mgckk@misuzu-gakuen.jp 〉